现代临床
检验技术与应用

主编 杨云山 等

河南大学出版社
HENAN UNIVERSITY PRESS
·郑州·

图书在版编目（CIP）数据

现代临床检验技术与应用 / 杨云山等主编 . -- 郑州 :
河南大学出版社 , 2022.3
ISBN 978-7-5649-5049-1

Ⅰ . ①现… Ⅱ . ①杨… Ⅲ . ①临床医学 – 医学检验
Ⅳ . ① R446.1

中国版本图书馆 CIP 数据核字 (2022) 第 043461 号

责任编辑： 郑华峰　张雪彩
责任校对： 林方丽
封面设计： 河南树青文化

出版发行： 河南大学出版社
地址：郑州市郑东新区商务外环中华大厦 2401 号
邮编：450046
电话：0371-86059750（高等教育与职业教育出版分社）
0371-86059701（营销部）
网址：hupress.henu.edu.cn
印　　刷： 广东虎彩云印刷有限公司
版　　次： 2022 年 3 月第 1 版
印　　次： 2022 年 3 月第 1 次印刷
开　　本： 880mm × 1230mm　1/16
印　　张： 25.5
字　　数： 826 千字
定　　价： 100.00 元

编 委 会

主 编 杨云山 谭毅菁 刘明全
严良烽 赵 微

副主编 李孝辉 祁春茹 刁玉洁 邱 冬
吕忠兴 张 娜 李金凤

编 委 （按姓氏笔画排序）

刁玉洁 安徽医科大学第一附属医院
吕忠兴 郑州大学第三附属医院
刘明全 成都医学院第一附属医院
刘真银 重庆市开州区人民医院
祁春茹 山西省儿童医院（山西省妇幼保健院）
严良烽 景德镇市第一人民医院
李孝辉 徐州矿务集团总医院（徐州医科大学第二附属医院）
李金凤 河南中医药大学第三附属医院
杨云山 惠州市第一人民医院
邱 冬 河南医学高等专科学校
张 娜 河南中医药大学
赵 微 锦州医科大学
谭毅菁 佛山市第一人民医院

主编简介

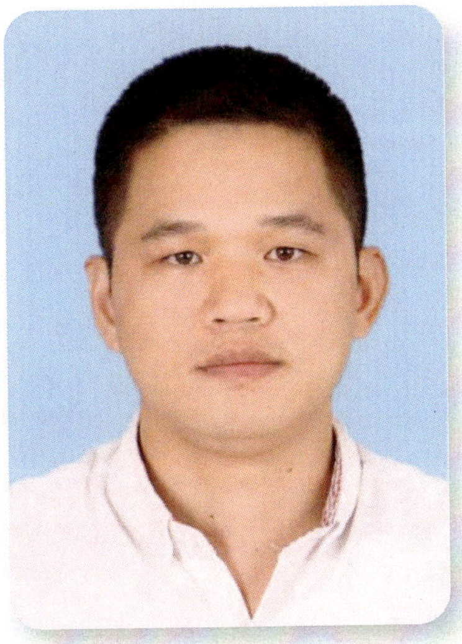

杨云山

杨云山，男，1980 年 12 月出生，籍贯：广东省梅州市，毕业于广州医科大学，本科，现任职于惠州市第一人民医院，门诊一支部书记，副主任技师，在检验科从事检验工作 16 年，后调到健康管理中心担任健康管理中心副主任，三级健康管理师。从事临床检验和临床生化检验工作多年，特别对细胞形态学、慢性病学检验、肿瘤标志物检验有着丰富的临床经验，在省级多个协会担任委员，连续多年来被为优秀带教老师。发表论文 8 篇，其中《同型半胱氨酸与胱抑素 C 在 2 型糖尿病肾病早期诊断中的价值分析》获得近三年度医学科技成果一等奖。

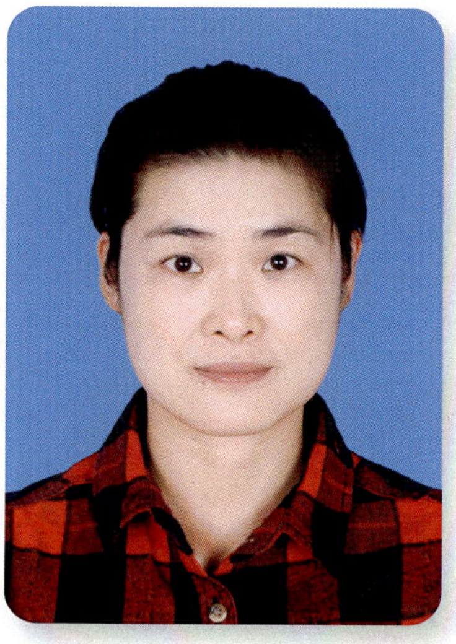

谭毅菁

谭毅菁，女，1973年1月出生，籍贯：广东省佛山市，党员，参加医学检验工作29年，2011年11月晋升临床医学检验技术副主任技师，本科学历，毕业于广东医学院临床医学检验专业，现工作于佛山市第一人民医院，擅长生物化学、免疫学、PCR核酸检测。参与出版多本医学著作，如《现代医学检验技术与临床诊断》《常用检验项目与临床诊断》；科研立项：《院内产超广谱β-内酰胺酶肺炎克雷伯菌中SHV型分子生物学及流行病学研究》；曾发表多篇论文，如《鼻咽癌患者血清中VCA-IgA、EA-IgA、EBV-DNA评价的比较》《尿蛋白和尿肌酐的比值(Pro/UcrE)与24h尿白蛋白排泄率的相关性研究》《继发性乳糖不耐受症与轮状病毒性肠炎的关系分析》《半胱氨酸蛋白酶抑制物C与血清肌酐检测在肾脏病中的应用比较》《多项生化指标联合检测对肝硬化疾病的诊断价值》《中枢神经特异蛋白在中枢神经系统感染性疾病的临床应用》《实时荧光定量RT-PCR检测宫颈癌组织中HIC1基因表达的应用研究》等。在国家级、省级期刊发表本专业相关论文10余篇。

前 言

医学检验是运用现代物理化学方法进行医学诊断的一门学科，主要研究如何通过实验室技术、医疗仪器设备为临床诊断治疗提供依据。随着现代科学技术的迅速发展，医学检验实验室作为发现病原的“前哨”，其作用越发凸显。随着检验基础理论研究的深入分析，新设备的投入使用，临床检验新项目、新方法不断涌现，检验工作者对原有项目的认识和应用也在不断深化。作为检验科的医务人员，需要不断学习，吸取最先进的技术与理念，并合理地运用于临床。为此，我们组织相关专业人员编写了此书，为广大临床检验人员提供帮助。

本书首先介绍了检验基础内容，如临床检验项目的选取与评价，然后依次介绍了红细胞、红细胞异常性疾病、白细胞、白细胞异常性疾病、血清血型、血小板、血栓与止血、血脂类、尿液、体液、微生物及免疫球蛋白、循环免疫复合物与补体的检验，最后介绍了PCR 检测技术、肿瘤标志物检测及病理检查技术内容。全书构架清晰，内容通俗易懂，实用性强，可供临床检验工作者参考和使用。

本书具体编写分工如下：

主编杨云山（第一章第二节，第十五章），共计 12 万余字；主编谭毅菁（第一章第三～五节，第四章，第八章第一～四节），共计 10 万余字；主编刘明全（第二章第三～八节，第三章），共计 10 万余字；主编严良烽（第六章，第九章第六～十节，第十一章第三节，第十三章），共计 6 万余字；主编赵微（第十二章），共计 5 万余字；副主编李孝辉（第十一章第一～二节，第四节），共计 5 万余字；副主编祁春茹（第十四章），共计 10 万余字；副主编刁玉洁（第十章），共计 3.8 万余字；副主编邱冬（第五章，第七章），共计 3.5 万余字；副主编吕忠兴（第九章第一～五节），共计 3 万余字；副主编张娜（第十六章第一～八节），共计 2 万余字；副主编李金凤（第二章第一～二节，第八章第五节，第十六章第九～十一节），共计 2 万余字；编委刘真银（第一章第一节），共计 4000 余字。

本书在整个编写过程中，虽力求做到精益求精，并为之付出了很大的努力，但难免会有不足、疏漏之处，希望读者及专家同道予以指正，不吝批评。

编 者

2022 年 3 月

目　录

第一章

临床检验项目的选取与评价

第一节　临床检验项目的选取

一、概述

临床工作中医生常常需要借助患者的临床症状、体征、实验室化验和影像学检查结果对患者的病情做出判断。那么这些诊断方法的结果是否真实可靠呢？目前在日常诊断中可利用的临床检查项目已有成百上千项，并且每年都在增加相当数量的应用最新技术开展的检测方法，要想有效利用好这些临床检查项目，有必要将每个项目的特性进行客观评价和比较，正确把握其在诊疗过程中的有效作用。

在对这些诊断方法进行评价时，通常将这些诊断方法称为“诊断试验”。广义的诊断试验包括了实验室检查、各种影像诊断、超声波诊断及放射性核素检查、纤维内镜及病理检查等各种诊断检查方法。

对诊断试验评价可正确认识其临床应用价值。临床的诊断技术在不断地发展，但是这些新的诊断技术和方法必须经过科学的评价，才能正确地应用于临床实践，以不断提高诊断效率和水平。如癌胚抗原（CEA）开始应用于临床时，被认为对结肠癌的诊断有很高的价值，但以后发现其他恶性肿瘤也有这种抗原，并且在非肿瘤的吸烟者中也有近20%的阳性率，其临床价值在开始报道时并非是作者的有意夸大，主要是因为缺乏科学的评价方法。

临床上诊断试验应用于多种场合。

1. 筛检

在人群中进行筛检主要是查找可疑患者，尽可能早发现患者。用于筛检的诊断试验应有较高的灵敏度和特异度，试验方法需简便、价廉和安全，易为被检查者所接受。

2. 诊断疾病

诊断假设建立以后，可能有几个诊断，为了排除某病的可能性，需要选择灵敏度高的试验，此时，假阴性率降低，试验阴性结果有助于排除诊断，如排除腰椎间盘突出症时使用同侧直腿抬高试验（SLR），其灵敏度较高，为80%，而特异度低，为40%。要肯定该病的存在，则需要选择特异度高的试验，此时，假阳性率降低，试验阳性结果有助于肯定诊断，如诊断腰椎间盘突出症时检查对侧SLR，其灵敏度很低，为25%，但特异度高，为90%。

3. 治疗效果评价与随访

在评价治疗效果及监测药物不良反应时，需要诊断试验的重复性好，即有较高的精密度。临床医师在对患者应用诊断试验前，应首先考虑该项检查对患者有无必要、该项检查或试验的结果是否会影响到对患者的治疗，患者的现有病情、已患疾病及已有的治疗对检查结果的影响。

近年，随着循证医学理念的兴起，越来越多的医务人员开始思考：哪些检验项目可提供最好的证据？这项检验项目结果是否真实可靠？检测的结果是否可用于患者的医疗服务？而临床流行病学工作者需要考虑的则是通过严格评价，在获得最佳证据之后，去制订检验项目组合的指南，为临床医师提供更好的实验室诊断指标。

在选择诊断试验时应考虑到该诊断试验结果的真实性和可靠性，实施时的费用、可行性，是否简便安全舒适以及改善患者最后结局的程度。在临床应用中还需要考虑该诊断试验检查时所需的时间及得到结果报告所需的时间。

二、检验项目评价的类别及其等级关系

从循证医学角度来看，检验项目的评价类别包括技术和诊断性能评价，对诊断决策、治疗决策和患者诊治结果影响的评价，以及经济效能评价等。

1. 技术性能评价

对检验方法的灵敏度、准确度、精密度、分析测量范围等技术性能指标进行逐一评价或验证。这是传统的方法学评价内容。

2. 诊断性能评价

即方法的临床灵敏度、临床特异度、阳性似然比、阴性似然比、阳性预测值、阴性预测值等诊断性能的评价和系统评价。在循证医学和临床流行病学教科书里多有具体的评价方法。

3. 结果评价

结果评价强调从患者和社会角度来评价，患者能否由于某检验项目的应用而最后受益。评价内容包括：某检验项目的应用是否有助于临床医师决策？患者是否减少了就医次数？是否减少了医疗用药？是否缩短了住院日？是否减少了不适当的额外检查？是否减少了再次入院次数？能否早期出院返回工作岗位？寿命是否得到延长，生活质量有无改善？某疾病的发生率或死亡率是否有所下降？结果评价是在技术和诊断性能之上的更高级的评价。可通过对大量人群的追踪、随访调查或标准设计的随机对照试验或对大样本研究的综合分析结果来进行评价。

4. 经济性能的评价

评价某试验检查的成本－效益，即该检验项目的收益是否大于支出；成本－效果，即如何以尽可能低的成本获得最理想的结果；成本－效用，即健康结果的质量评价。

从以上评价内容来看，技术性能和诊断性能的评价是检验项目严格评价的基础；检验结果直接影响着临床决策和对患者的诊断结果；经济学评价是技术性能、临床效能和健康结果相关信息的综合分析，其相互之间的等级关系见图 1–1。

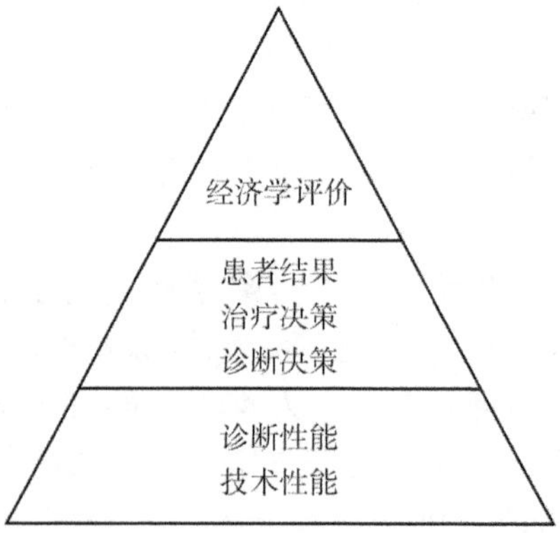

图 1–1　检验项目评价的等级关系

三、病史、查体和检验在诊断中的作用

选择检验项目时，必须依据病史和查体结果并联系既往的经验做出初步的诊断假设，然后依据这些诊断假设通过演绎–归纳方法有针对性地选择应进行的诊断试验项目并实施，根据检查结果对系列假说逐一进行排除，最后得出可能的诊断（图 1–2）。

在此过程中，一定注意不可漏掉重要的检查项目或拖延了宝贵的时间，致使患者的健康甚至生命受到损害和威胁。要努力克服临床诊断过分依赖各种诊断试验项目的不良习惯。应强调指出，认真、准确地采集病史是最基础的诊断步骤，研究结果表明，许多情况下仅依靠临床病史即可做出初步诊断。如 Hampton 等证实，在心脏科门诊中约有 83%的新患者是仅靠病史就做出了诊断，而仅靠查体或检验做出诊断的只有 9%。Sandler 在更大范围的一项比较研究中发现，在全部转诊病例中，约有 27%的消化道问题、67%的心脏问题仅依靠病史就做出了诊断，合计约占转诊诊断的 56%；其余靠查体确定诊断的约占 17%；靠常规检验确定诊断的约占 5%；靠特殊检查确定诊断的约占 18%。

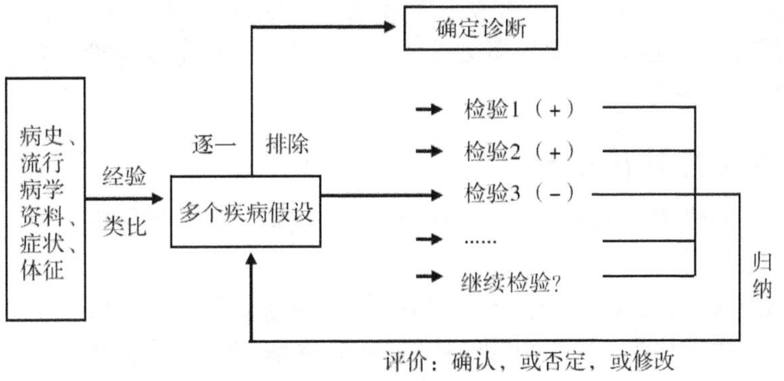

图 1–2　检验在诊断流程中的运用归纳

（刘真银）

第二节　诊断试验的评价

在评价一种新的诊断方法时，常与公认的准确可靠的诊断方法相比较，这种公认可靠的诊断方法称为金标准。金标准可以是活体组织的病理检查、手术探查、病原学的检查等。如果有的疾病还没有特异性诊断标准，则应以专家制订的或公认的临床诊断标准作为金标准，如急性风湿热的临床诊断标准。应用金标准来确定要诊断的疾病是否真正存在，从而评价新诊断方法的准确性和可靠性。用被研究的诊断试验同步地测试这些研究对象，将获得的结果与金标准诊断比较，应用相关的指标来评价该试验的诊断价值。在评价时一般应实行盲法的原则。

一、诊断试验评价原理

当需要对一种新的诊断方法评价时，对参加的受试对象用金标准诊断方法和待评价的诊断方法分别进行检测，再根据金标准的检测结果将受试对象分为两组，即患病组和未患病组，同时再列出这两组对象用待评价的诊断方法的检测结果。诊断试验研究就是据此对比两组对象的检测结果，从而对该待评价诊断方法进行评价。待评价诊断方法的检测结果与金标准所得的结果符合程度越高，这个新方法的诊断价值就越高，反之亦然。金标准检测结果与新的诊断试验的检验结果可用表 1–1 的四格表说明。

如表 1–1 所示，规定在纵列的金标准诊断方法的一栏下，分为“病例组”及“对照组”，诊断试验的结果则列为横行。同期检测这两组对象后，将阳性结果列为诊断试验的第一行，阴性结果列为第二行，将上述两组病例的人数分别填入相应的位置。

表 1-1　诊断试验结果的资料整理表（四格表）

		金标准诊断方法		合计
		病例组	对照组	
诊断试验	+	a 真阳性	b 假阳性	a+b
	-	c 假阴性	d 真阴性	c+d
合计		a+c	b+d	a+b+c+d=N

通过上述诊断试验结果的整理可获得真阳性、假阳性、假阴性和真阴性四个值。真阳性（a）表示用金标准方法确诊患某病而用新方法试验结果也为阳性者；假阳性（b）是指用金标准方法确诊未患某病而用新方法试验结果为阳性者；假阴性（c）是指用金标准方法确诊患某病而用新方法检查的结果为阴性者；真阴性（d）是指用金标准方法已确诊未患某病而用新方法的检查结果为阴性者。

诊断试验研究的评价主要是利用上述四格表的四个基本数据从该诊断方法的真实性、准确性、可靠性及可行性等方面评价。具体的指标有灵敏度、特异度、真实性、患病率、阳性预测值、阴性预测值、阳性似然比、阴性似然比等。这些指标从多方面对新的诊断方法进行评价，可对这种诊断方法的真实性、可靠性、准确度等进行深入评价。

二、诊断试验真实性评价指标

每一个诊断试验在真实性方面都有两个基本的特性，即灵敏度和特异度。

1. 灵敏度

即真阳性率，是指由标准诊断法确诊有病的病例组中经诊断试验查出阳性人数的比例［a/（a + c）］，余下的人即为假阴性患者，所以假阴性率又称漏诊率或第Ⅱ类错误，灵敏度和假阴性率相加等于 1。灵敏度的具体计算公式如下：

灵敏度（Sen）=［a/（a + c）］×100% = 1 －假阴性率

2. 特异度

特异度即真阴性率，是指由标准诊断法确诊无病的对照组中经诊断试验检出阴性结果人数的比例［d/（b + d）］，余下的人即为假阳性人数。假阳性率又称误诊率或第Ⅰ类错误，特异度和假阳性率相加等于 1。特异度的具体计算公式如下：

特异度（Spe）=［d/（b + d）］×100% = 1 －假阳性率

当试验方法和阳性标准固定时每个诊断试验的灵敏度和特异度是恒定的。下面例子有助于理解如何进行诊断试验各项指标的计算。

某医院将 70 岁以下怀疑患心肌梗死的患者 400 人收入监护病房，在入院当天及以后 2 天的早晨检测肌酸磷酸激酶（CK）的含量，并由一位不知道 CK 测定结果的医生根据患者的心电图和尸解结果判断患者有无心肌梗死。将 CK 水平定在 80 U 为阳性，< 80 U 为阴性，再根据患者是否被判断为有或无心肌梗死，得到下面的四格表（表 1-2），其中 a + c 是有心肌梗死的人（250 人），b + d 是没有心肌梗死的人（150 人），a + b 是不管他们有无心肌梗死但 CK 试验阳性者（251 人），c + d 是不管他们有无心肌梗死 CK 试验结果阴性者（149 人）。a + b + c + d 是总人数，共 400 人。

表 1-2　CK 试验诊断心肌梗死的四格表

		金标准诊断方法		合计
		心肌梗死者	无心肌梗死者	
CK 试验	+	225	26	251
	-	25	124	149
合计		250	150	400

由上面的四格表根据灵敏度与特异度的计算公式进行计算。

灵敏度（真阳性率）= [a/（a + c）] ×100% = [225/（225 + 25）] ×100% = 90.0%

特异度（真阴性率）= [d/（b + d）] ×100% = [124/（26 + 124）] ×100% = 82.7%

漏诊率（假阴性率）= [c/（a + c）] ×100% = [25/（225 + 25）] ×100% = 10.0%

误诊率（假阳性率）= [b/（b + d）] ×100% = [26/（26 + 124）] ×100% = 17.3%

上述结果说明，用 CK 水平诊断心肌梗死时，真正患病的人当中有 90.0% 的被正确诊断，同时有 10.0% 被诊断为非病例；真正无病的人当中有 82.7% 被正确地排除了，同时有 17.3% 被错误诊断为心肌梗死。

理想的诊断试验，从理论上讲是灵敏度和特异度应当均为 100%，从图形上表示为有病组和无病组中测定结果数据的分布曲线没有重叠，而实际上多数诊断试验的分布曲线是有重叠的（图 1-3）。当诊断试验的检测结果是连续性数据时，正常值的划定将会影响到灵敏度和特异度。通常将此正常、异常的分界数值点称为临界点，临界点划在哪里，将影响灵敏度和特异度的大小。若要提高灵敏度，将临界点移向 c 点，灵敏度可达 95%，但特异度降低为 60%，造成许多误诊病例。由此可见，灵敏度和特异度一般成反比关系。选择临界点时，关键在于决定诊断标准时究竟取高灵敏度还是高特异度。通常采用折中值，即两条曲线的重叠处，以减少过多的假阳性和假阴性。

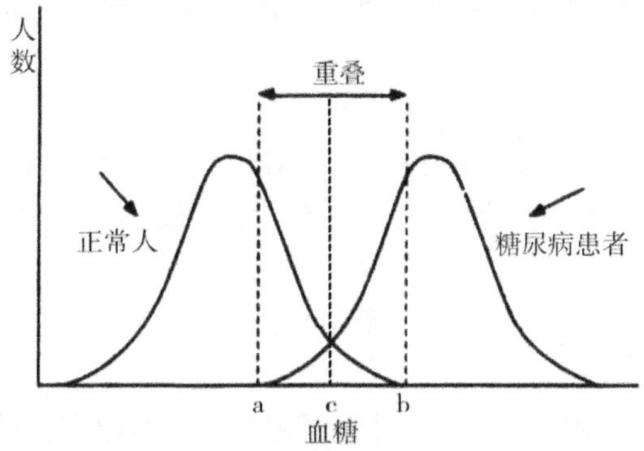

图 1-3　正常人群与糖尿病患者血糖水平分布

高灵敏度的诊断试验适用于：①疾病严重但又是可治疗的；②排除某病，当试验结果呈阴性时高灵敏度试验对排除某病的临床价值最大。

高特异度诊断试验适用于：①假阳性结果会导致患者精神和肉体上严重危害时，例如诊断患者患癌，而准备实施化疗；②肯定某个诊断时，高特异度试验阳性结果的临床意义最大。

3. 正确诊断指数

正确诊断指数又称约登指数，它是灵敏度与特异度之和减 1。

约登指数 = 灵敏度 + 特异度 − 1

其指数范围为 0 ~ 1，约登指数越接近于 1，诊断试验的真实性越好，反之越差。

约登指数表示一项检验能够正确判断患者和健康者的总能力。

4. 一致率

一致率又称符合率，一致率指标可分为粗一致率和调整一致率，可由下式计算：

粗一致率 = [（a + d）/（a + b + c + d）] ×100%

调整一致率 = 1/4 [a/（a + b）+ a/（a + c）+ d/（b + d）+ d/（c + d）] ×100%

粗一致率和调整一致率说明诊断试验阳性与阴性结果均正确的百分比。它也是表示检查方法真实性的指标。

三、诊断试验可靠性评价指标

诊断试验的可靠性评价指标主要是可重复性指标，是指诊断试验在完全相同条件下，进行重复操作获得相同结果的稳定程度。在研究中所观察测量的数据几乎都存在着变异，它可来自观察者间的变异、观察者的自身变异，测量仪器、试剂的变异及研究对象的生物学变异等，致使判定诊断结果时在诸多环节可能出现不一致性，而当诊断错误后又可能严重影响下一步的治疗及预后等。

（一）发生临床不一致性的环节

临床意见不一致，可发生于收集病史、体格检查、实验室检查结果的解释以及诊断、治疗等诸多环节。

1. 收集病史

病史采集是否认真，方法是否科学。由于询问方法不一致，也常易出现不一致性的诊断意见。

2. 体格检查

将一种体征误作为另一种体征，从而做出不同的诊断。

3. 实验室检查

结果的解释出现不一致性，不同的医师判断胸部 X 线片、运动后心电图的 ST 段及 T 波是否正常等，时常不能取得一致结果。如曾有人试验，两位医师判断一批运动后心电图是否正常，符合率仅 57%；同一医师两次判读同一批资料，两次结果符合率为 74%。

4. 医师的主观判断

不同时代培养的医师，其诊断和治疗受医学界当时流行认识的影响而出现结果不一致的预期偏倚。

（二）产生临床不一致的原因

1. 观察者的原因

如诊断指标、诊断标准不一致，诊断分类不清，不同专业人员偏重从本专业出发考虑诊断标准。观察者（检查者）的感觉上的差异，得到不同结果。由预期结果影响而形成的诊断上的预期偏倚等。

2. 被检查者的原因

如被检查部位不同、时间不同，可以影响测定结果。

3. 检查的原因

诊断仪器性能不良、计量误差大或用法不当造成测定结果不稳定，检查时环境杂乱影响到精密测定结果的判定等。

（三）防止临床意见不一致的方法

（1）安排适当的诊断环境，如安静、光线适当、环境舒适等。

（2）出具实验室检查结果的报告应不受临床诊断的干扰，按检查结果做出相应结论。

（3）核实据之确定诊断的关键性资料，如复查病史、体征，采用适当的实验室检查方法，引入有关参照资料，请求会诊等。

（4）报告结果时附上客观检查证据，以备其他专业人员参考。

（5）有关仪器设备进行计量认证，增用适当的检查设备，改进操作技术等。

（四）诊断试验可靠性的评价指标

诊断试验的可靠性评价指标主要用来评价测量变异的大小。一般计量资料用标准差及变异系数来表示，变异系数（CV）是用标准差除以均数所获得的百分数。计数资料用观察符合率与卡帕值（Kappa）表示，也称观察符合率或观察一致率。

Kappa 值是判断不同观察者间一致率的指标，常用于比较两者的一致性。表 1–3 列出了 Kappa 值评价标准。

表 1–3　Kappa 值评价标准

Kappa 值	一致性强度
< 0	弱
0 ~ 0.2	轻
0.21 ~ 0.40	尚好

续　表

Kappa 值	一致性强度
0.41 ~ 0.60	中度
0.61 ~ 0.80	高度
0.81 ~ 1.00	最强

例：甲、乙两位医生检查相同的眼底图像 100 张，判定结果列于表 1-4。

表 1-4　两位医生对 100 张眼底图像结果判定的一致性比较

乙医生	甲医生		合计
	轻或无视网膜病	中或重度视网膜病	
轻或无视网膜病（r_1）	46（a）	10（b）	56
中或重度视网膜病（r_2）	12（c）	32（d）	44
合计	58（c_1）	42（c_2）	100（N）

观察符合率又称观察一致率，用 P_o 表示，是指两次测量结果一致的人数（a + d）占受检人数（N）的百分比，用下式表示：

$$观察一致率 = \frac{(a + d)}{N} \times 100\%$$

依上表资料，观察一致率 =（46 + 32）/100×100% = 78%，说明甲、乙两位医生对眼底图像结果判定一致的人数占受检人数的 78%。

卡帕（Kappa）值表示不同观察者测量同一组研究对象，或同一观察者不同时间重复测量同一组研究对象的一致性强度。Kappa 值与观察一致率有所不同，它校正了机遇造成的结果判断相同（一致）对诊断试验一致性的影响。结合上表资料，其计算过程如下：

$$观察一致率（P_o）= \frac{(a + d)}{N} \times 100\% = (46 + 32)/100 \times 100\% = 78\%$$

$$机遇一致率（P_c）= \left(\frac{r_1c_1}{N} + \frac{r_2c_2}{N}\right)/N = \left(\frac{56 \times 58}{100} + \frac{44 \times 42}{100}\right)/100 = 51\%$$

$$非机遇一致率 = 100\% - P_c = 100\% - 51\% = 49\%$$

$$实际一致率 = P_o - (P_c) = 78\% - 51\% = 27\%$$

则

$$Kappa = \frac{P_o - P_c}{1 - P_c}$$

即：

$$实际一致率 / 非机遇一致率 = 27\% / 49\% = 0.55$$

从上述分析可知，上表资料尽管观察一致率较高（78%），但由机遇所致的一致率达 51%，实际一致率仅为 27%，实际一致率与非机遇一致率之比即为 Kappa 值，其值越高表示一项检验的可靠性愈好，一般认为 Kappa 值也可由四格表数字直接求得，公式为：

$$Kappa = \frac{N(a + d) - (r_1c_1 + r_2c_2)}{N^2 - (r_1c_1 + r_2c_2)}$$

$$由上表资料可知，Kappa = \frac{100(46 + 32) - (56 \times 58 + 44 \times 42)}{100^2 - (56 \times 58 + 44 \times 42)} = 0.55$$

四、阳性预测值和阴性预测值及其与患病率的关系

预测值是判断诊断性试验的检测意义的一类指标，可分为阳性预测值和阴性预测值两种。阳性预测值是诊断试验结果为阳性的对象中真正为患者的人数所占的百分率，即当诊断试验结果为阳性时，真正患病的可能性有多大。阴性预测值是诊断试验为阴性结果中真正的非患者人数所占的百分率，即诊断试验得出的结果为阴性时，此患者未患某病的可能性有多大。其计算公式如下：

$$\text{阳性预测值}(+PV)=[a/(a+b)]\times 100\%$$

$$\text{阴性预测值}(-PV)=[d/(c+d)]\times 100\%$$

如心肌梗死病例的预测值大小计算如下：

$$+PV=[225/(225+26)]\times 100\%=89.6\%$$

$$-PV=[124/(25+124)]\times 100\%=83.2\%$$

从阳性预测值计算结果可看出，在诊断试验结果为阳性的 251 个研究对象中，真正患病的人有 225 例，占 89.6%；从阴性预测值计算结果可看出，在诊断试验结果为阴性的 149 人中，真正未患病的人有 124 例，占 83.2%。这样的预测结果说明，当诊断试验的结果为阳性时，将有 89.6% 的试验对象被正确诊断；当诊断试验的结果为阴性时，将有 83.2% 的试验对象被正确地排除患某病。同时，预测值的大小与所检测人群的患病率有关。

首先来看患病率。诊断试验研究中的患病率与一般流行病学中的概念有所不同，在诊断试验中患病率通常是指试验对象中患某病的概率，也就是经金标准方法确诊的某病患者数占接受这种诊断方法的总人数的百分率。其计算公式为：

$$P=[(a+c)/N]\times 100\%$$

从 CK 试验诊断心肌梗死的诊断性试验中，有 250 名被检者经金标准确诊为心肌梗死，根据上述公式，患病率计算如下：

$$P=[(225+25)/400]\times 100\%=62.5\%$$

诊断试验的预测值与灵敏度受人群中患病率的影响。由于受患病率的影响，即使试验的特异度很高，当用于患病率很低的人群时，仍会出现大量假阳性患者；同样，一种灵敏度非常高的试验，当用于患病率很高的人群，仍会出现大量假阴性患者。这就是为什么一项诊断试验在临床初评时，诊断价值较高，而用于普查时就不满意了，这主要是由于两个人群的患病率不同，临床初评时往往是在患病率很高的人群中检测，而普查时则应用于患病率很低的人群。用 Bayes 公式可反映出预测值、灵敏度、特异度和患病率之间的关系：

$$\text{阳性预测值}=\frac{\text{灵敏度}\times\text{患病率}}{\text{灵敏度}\times\text{患病率}+(1-\text{特异度})(1-\text{患病率})}$$

预测值、灵敏度、特异度和患病率之间的关系是：灵敏度越高，阴性预测值越高；特异度越高，阳性预测值越高；受检人群某疾病患病率越高，阳性预测值越高，阴性预测值越低。例如，表 1–5 是用肌酸磷酸激酶试验诊断心肌梗死的研究结果，显示预测值与灵敏度、特异度的关系。表 1–6 显示预测值随患病率变化的关系。

表 1–5　预测值与灵敏度、特异度的关系

CK/（IU/L）	灵敏度 /%	特异度 /%	阳性预测值 /%	阴性预测值 /%
40 ~	99	68	84	98
80 ~	93	8	93	88
160 ~	67	97	98	85
280 ~	42	99	99	49

表 1-6 患病率与预测值的关系

患病率 /%	99	95	90	80	70	60	50	40	30	20	10	5	1	0.1
阳性预测值 /%	99.9	99.7	99.4	99	98	97	95	93	89	83	68	50	16	2
阴性预测值 /%	16	50	68	83	89	93	95	97	98	99	99.4	99.9	99.9	99.9

五、阳性似然比、阴性似然比及在临床上的应用

（一）似然比

评价诊断试验的真实性时，不同的试验临界值具有不同的灵敏度和特异度，灵敏度升高，特异度下降，特异度升高，灵敏度下降。所以在评价诊断试验时仅描述试验的一对或几对灵敏度和特异度尚不能反映诊断试验的全貌。因此用似然比（LR）这一指标来反映诊断性试验的真实性，它是一个可以同时反映灵敏度和特异度的复合指标，即患病者得出某一试验结果的概率与未患病者得出这一概率可能性的比值。利用诊断试验的检测结果，可计算所有试验测定数值的 LR，从而全面反映诊断试验的诊断价值。似然比非常稳定，比灵敏度和特异度更稳定，受患病率的影响较小。

试验阳性结果的似然比是真阳性率和假阳性率之比，阴性结果的似然比是假阴性率和真阴性率之比。阳性似然比和阴性似然比的计算公式如下：

$$+LR=\frac{a}{a+c}\div\frac{b}{b+d}=\frac{Sen}{1-Spe}$$

$$-LR=\frac{c}{a+c}\div\frac{d}{b+d}=\frac{1-Sen}{Spe}$$

上述例子的阳性似然比计算如下：

$$+LR=\frac{a}{a+c}\div\frac{b}{b+d}=\frac{Sen}{1-Spe}=\frac{90.0\%}{17.3\%}=5.20$$

由上面的结果提示 CK 阳性结果的似然比为 5.20，也就是说 CK 阳性来自心肌梗死的可能性为来自非心肌梗死的 5.20 倍；阳性似然比越高，该诊断试验的临床应用价值越高。我们选择诊断试验时应当选择阳性结果似然比较高的试验，而阴性结果似然比则越小越好。

（二）ROC 曲线及应用

这里主要详细介绍前面未述的 ROC 工作曲线、似然比在临床工作中的应用。ROC 工作曲线又称受试者工作特性曲线（ROC 曲线），它是用真阳性率和假阳性率作图所得出的曲线，可反映灵敏度和特异度之间的相互关系。ROC 工作曲线即以假阳性率为横坐标，以灵敏度（真阳性率）为纵坐标作图（图 1-4）。ROC 曲线常被用来决定最佳临界点，如患病率接近 50%左右时，最接近左上角那一点，可定为最佳临界点。如图 1-4，当灵敏度为 85%，特异度为 84%时，其假阳性和假阴性之和最小。ROC 曲线还可用来比较两种或两种以上诊断试验的诊断价值，从而帮助临床医师对诊断试验做出最佳选择。

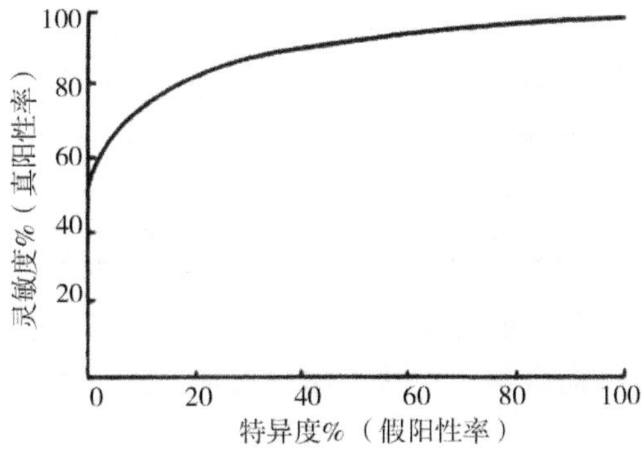

图 1-4 诊断糖尿病中血糖测定的 ROC 曲线

（三）似然比在临床中的应用

似然比也可反映诊断试验的真实性，它是可以同时反映灵敏度和特异度的指标，即患病者得出某一试验结果的概率与未患病者得出这一概率可能性的比值，我们可计算所有试验测定数值的似然比（LR），从而全面反映诊断试验的诊断价值。

从诊断试验的检测结果可推算出似然比，之后通过一些相关的计算即可得出患者患某病的概率。下面以一个例子来说明似然比在临床中的应用。

某女性患者，45 岁，有间歇性胸痛，需与冠心病、食管或上消化道疾病及情绪紧张引起的胸痛等做鉴别诊断。从文献中得知 45 岁女性冠心病的患病率为 1%，可根据下述公式计算验前比。

由患病率（验前概率）可按下面的公式计算出验前比：

$$验前比 = 验前概率 /（1 - 验前概率）= 0.011（1 - 0.01）= 0.01$$

即由患者的年龄得出患者患冠心病的可能性是 1%。

患者自诉的症状是典型的心绞痛病史，其似然比为 100，由此，可计算出验后比和验后概率。

$$验后比 = 验前比 \times 似然比 = 0.01 \times 100 = 1$$

$$验后概率 = 验后比 /（1 + 验后比）\times 100\% = 1/（1 + 1）\times 100\% = 50\%$$

由上面的结果可知在患者提供了典型心绞痛病史后，其患冠心病的概率就从 1% 升高到 50%。该患者又做了心电图运动试验，发现，ST 段压低 2.2 mm（似然比为 11）。

$$验前比 = 验前概率 /（1 - 验前概率）= 0.5/（1 - 0.5）= 1$$

$$验后比 = 验前比 \times 似然比 = 1 \times 11 = 11$$

$$验后概率 = 验后比 /（1 + 验后比）\times 100\% = 11/（1 + 11）\times 100\% = 91\%$$

此时，该患者患冠心病的可能性为 91%。

由上面的例子我们可以看出，如果能事先测定出一些诊断试验的似然比，由一些计算就能推断出患者患某病的概率，从而有利于做出正确的诊断。表 1–7 是缺血性心脏病患者的症状和实验室检查的似然比。

表 1–7　缺血性心脏病患者的症状和实验检查的似然比

诊断试验	结果	阳性似然比	阴性似然比
典型心绞痛症状	阳性病史		
	男性	115	
	女性	120	
不典型心绞痛症状	阳性病史		
	男性	14	
	女性	15	
心电图运动试验	ST 段压低（mm）		
	> 2	39	< 0.81
	2 ~	11	0.68
	1.5 ~	4.2	0.59
	1 ~	2.1	0.39
	0.05 ~	0.92	0.18
	< 0.05	0.23	
CK 检测（急性心肌梗死时）（U）	≥ 280	55	
	80 ~ 279	4.45	
	40 ~ 79	0.28	

综上所述，应用似然比时可分为下面几步。

（1）文献中找出或本院实验室提供某一症状、体征及某诊断试验项目的似然比，或找出不同诊断水平的似然比。

（2）确定其可行性和诊断试验在理论上的结果。

（3）估计患者的验前概率，应用公式及似然比计算出第一个诊断试验后的验后概率。

（4）第一个诊断试验后的验后概率（或验后比）为下一项诊断试验的验前概率，重复上述的过程，就可得到患者患某病的最后概率。

由于能引起胸痛的原因是多种多样的，若患者只有胸痛症状时，考虑其患有冠心病的可能性仅约为1%（验前概率）。但若胸痛时向左臂内侧放射，则是缺血性冠心病比较特异的临床表现，+ LR 可达100。计算其验后概率为：

$$验后概率（1）= 0.01 \times 100 \div [（100 - 1）\times 0.01 + 1] = 0.502\,5$$

于是行心电图检查，显示 ST 段降低 2.2 mm，查其 + LR 值为 11，此时可用上一步的验后概率（0.502 5）做验前概率，来计算此时的验后概率（2）：

$$验后概率（2）= 0.502\,5 \times 11 \div [（11-1）\times 0.5025 + 1] = 0.917\,4$$

进一步抽血做 CK 检查，结果超过正常参考值 80 U，+ LR 值为 4.45，计算验后概率（3）：

$$验后概率（3）= 0.917\,4 \times 4.45 \div [（4.45 - 1）\times 0.917\,4 + 1] = 4.082\,4 \div 4.165\,0 = 0.980\,2$$

经过一步步推算，该病例患有缺血性冠心病的可能性已达到 98.02%，可以确诊了。

此诊断步骤与临床医师日常的诊断思路基本一致，所不同的是，医师多根据自己的临床经验进行判断，而上述流行病学方法依据检验数据用公式进行推断，既科学又精确。

表 1-8 列出了阳性似然比与验前概率和验后概率之间的关系。从中可以看出，如果阳性似然比很高，即使在验前概率较低的情况下，验后概率也会有很大的增长。

表 1-8　阳性似然比与验前概率和验后概率之间的关系

+ LR	验前概率					
	5%	10%	20%	30%	50%	70%
10	24	53	71	81	91	96
3	14	25	43	56	75	88
1	5	10	20	30	50	70
0.3	1.5	3.2	7	11	23	41
0.1	0.5	1	2.5	4	9	19

注：表中的数据为验后概率

为方便临床医师应用似然比估计患者患病的可能性，还可通过查图法获得某项检查结果后患者的患病概率，如图 1-5 所示。使用时，将直尺的一端置于已知的验前概率处，令直尺通过已知的似然比值，直尺的另一端与验后概率线相交处，即为试验的验后概率，操作十分简便。

例如根据临床和流行病学估算，由链球菌感染引起咽炎的可能性为 10%，采取快速抗原检查方法的结果为阳性，已知其阳性似然比为 32，这时便可利用图表求得检验阳性结果后的患病概率为 75%。如检查结果为阴性，则此法的阴性似然比为 0.03，据此连线求出的检查后的患病概率是 0.3%。

当验前概率与该试验的患病率相同时，则验后概率与阳性预测值相等。否则，不能认为验后概率就等于阳性预测值。

六、联合试验的判断

由于同时具有很高的灵敏度和特异度的诊断试验不多，因此需要采用联合试验方法提高灵敏度和特异度，从而提高诊断效率。联合试验有两种：平行试验和序列试验。

平行试验是同时做几个试验，只要有一个阳性，即可认为有患病的证据。即对多个诊断试验的结果进行平行并联分析，当某一个诊断试验的结果为阳性时，确诊某病的存在；序列试验是一些依次相继的诊断试验，当所有试验均为阳性才能做出诊断，即多个诊断试验的结果序列分析，当上一个试验结果阳性时才进行下一个试验，只要试验中出现一个阴性，即得出无病的诊断，如表 1-9 所示。

平行试验是多个诊断试验阳性时才确诊某病，因此提高了灵敏度和阴性预测值，序列试验是只要有一项诊断为阴性时，即排除某病，因此提高了特异度和阳性预测值。

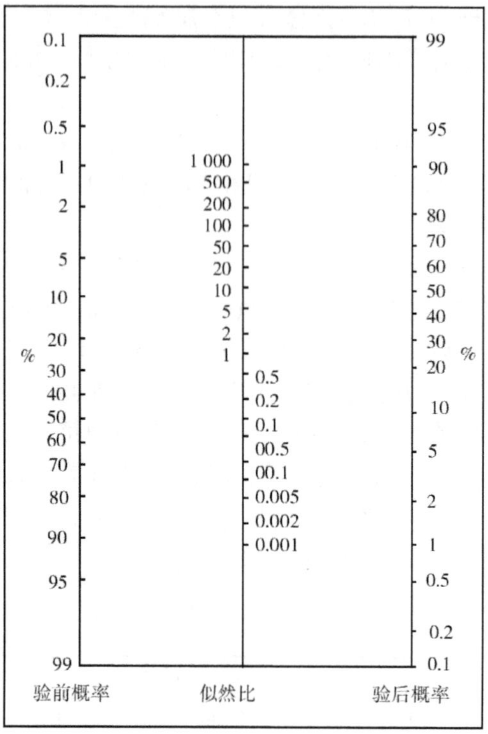

图 1-5　用似然比判断验后概率测量图

表 1-9　诊断试验并联串联结果的判断

诊断试验	试验 1 结果	试验 2 结果	判断
平行（并联）	+	+	+
	+	−	+
	−	+	+
	−	−	−
序列（串联）	+	+	+
	+	−	−
	−	不必做	−

例如，在用尿糖和血糖检测的方法对糖尿病进行筛检试验时，得到表 1-10 中的结果。

表 1-10　尿糖与血糖筛检结果

筛检结果		患者	非患者
尿试验	血试验		
+	−	7	3
−	+	23	11
+	+	45	7
−	−	124	7 620
合计		199	7 641

根据上面的结果，可进行单项试验和联合试验的灵敏度和特异度等指标的计算。单项试验的计算结果如下。血糖试验单项计算：灵敏度 = 34.17%，特异度 = 99.17%；尿糖试验单项计算：灵敏度 = 26.13%，特异度 = 99.87%。

两项试验结果的序列（串联）计算：灵敏度 = 22.61%，特异度 = 99.91%。

两项试验结果的平行（并联）计算：灵敏度 = 37.68%，特异度 = 99.73%。

由上述计算可看出，序列试验可使灵敏度降低，特异度提高；而平行试验可使灵敏度提高，特异度降低。

临床诊断中平行试验适用于急需迅速做出诊断时，或需要一种很灵敏的试验，但只有两项或两项以上不太灵敏的试验可以做的情况。平行试验与单项的试验比较提高了灵敏度和阴性预测值，疾病的漏诊减少，但同时降低了特异度与阳性预测值，可能做出假阳性诊断。

序列试验适用于不需迅速做出诊断者，但需要增加诊断的正确性，或在某些试验昂贵且有危险性时，可用简单安全的试验先做，一旦提示该病可能存在之后，才使用其他试验。序列试验可提高特异度和阳性预测值，但降低灵敏度和阴性预测值，增加漏诊疾病的危险性。

如何有效、合理地安排联合试验直接影响着临床实验室的服务质量。现实是，一些证明有效的项目未得到应有的重视和应用，如半胱氨酸蛋白酶抑制剂 C 对早期肾小球滤过功能的检测、心肌肌钙蛋白对心肌梗死的早期诊断和冠脉综合征危险度分级等检验项目。而另一方面，为追求经济效益，撒大网式地开列众多的检验项目，表现出“过度服务”。应按照循证医学诊断性试验的要求，结合临床具体实际，进行项目的有效组合，这样既可保持和提高服务质量，又可降低成本。一些国家为此制订了实验室检验项目组合指南，其中列举的常见检验项目的组合有以下几种。

（1）健康体检或初诊：①贫血，全血细胞分析。②代谢性疾病，血糖、血尿酸、胆固醇、甘油三酯测定，以发现有无糖尿病、高尿酸血症、高脂血症。③肝脏疾病，总蛋白、白蛋白、氨基转移酶、γ-谷氨酰转肽酶测定，以推测肝脏功能。④肾脏疾病，尿素、肌酐测定，推测肾脏功能。⑤尿常规检查，识别有无尿路感染和糖尿病。

（2）具体疾病检验项目组合：

①糖尿病，空腹血糖测定用于糖尿病筛查；空腹和餐后 2 h 血糖测定用于糖尿病诊断；糖化血红蛋白测定监测糖尿病的控制情况；尿糖测定用于初诊和自我监测。②心脏疾病，急性心肌梗死：肌红蛋白和 CK-MB（早期诊断）；肌钙蛋白（确诊）、乳酸脱氢酶和肌钙蛋白（回顾性诊断）。心力衰竭：心房钠尿肽（ANP）、脑利尿钠肽（BNP）。危险性预测：超敏 C 反应蛋白。③呼吸道疾病，急性咽炎：咽部细菌培养、白细胞计数及分类；肺炎：全血细胞分析及白细胞分类、痰革兰染色和细菌培养、血细菌培养、血气分析（严重时）。④急性脑膜炎，脑脊液细胞计数、脑脊液革兰染色、脑脊液葡萄糖和乳酸、血清葡萄糖和乳酸测定。

七、评价检验结果时应考虑的其他因素——药物的影响

评价检验结果时应考虑到其他因素的影响。如某些食物标本采集不当，送检的标本放置时间过长或被阳光直射；在静脉输液时采血，血液标本溶血或有凝块；技术操作失误，记录错误；仪器未校准，计量不准；使用错误的采血管；实验方法不同等。除了上述影响因素外，药物也是一个重要因素。许多药物由于受其药理学或毒理学的影响，进入人体后可引起人体生理、生化和病理方面的复杂变化（这些变化并非原发病所致），从而影响临床检验结果；另一些药物由于其物理化学性质可与检验试剂发生反应，从而干扰检验结果，出现假阳性、假阴性或其他一些无法解释的情况。这不仅影响了检验的准确性和可靠性，而且会使医师诊断困难，贻误病情和治疗，严重者危及生命。

某些药物对临床检验干扰的时间可长达几天、几月甚至几年，如使用碘油做 X 线造影剂后，因其半衰期特别长，在体内的残留量对甲状腺功能检验产生假阳性的时间可长达数年。所以，了解和研究药物对检验结果的影响，可供临床更科学、更准确地解释和判断检验结果，对提高医疗质量、改进检验方法具有重要意义。

能影响临床检验结果的药物主要有以下几类。

抗生素类药物中青霉素类和磺胺类药物能增高血液中尿酸浓度，常被误报告为痛风阳性。磺胺类抑制肠内细菌繁殖，使尿胆素不能还原为尿胆原，使尿胆原检查出现混浊，无法得出尿胆原的正确结果。

镇痛抗炎药物阿司匹林、氨基比林等有助于胆红素氧化为蓝绿色物质，故会使尿中胆红素值升高；镇痛消抗药中的吲哚美辛、布洛芬及一些麻醉镇痛药，如吗啡、哌替啶等，可使胆总管开口处的奥狄括约肌发生扩张，有利于胆总管排出胆汁，导致检验中淀粉酶和脂肪酶含量明显升高，在用药后 4 h 内影响最大，24 h 后消失。

激素类药物雌激素能影响人体中血脂的正常含量，使葡萄糖耐量试验减低，并可引起血小板和红细胞量的减少。盐皮质激素易致水钠潴留和影响血钾水平。肾上腺素减少钙、磷的吸收，且排出量增加，故血钙、血磷偏低，该类药还能明显升高血糖值，临床上常误以为糖尿病。

使检验标本着色的药物主要为药物使尿液染色，从而干扰比色测定和荧光分析的测定结果。如服用利福平后尿呈橙红色；服用维生素 B_2、盐酸小檗碱和阿的平等使尿呈黄色；服用苯琥珀后尿呈橘红色；服用氨苯蝶啶后使尿呈绿蓝色，并有蓝色荧光。许多药物对大便的色泽也产生影响。

与药物应用后会出现干扰检验结果不同的是，不少药物引起的临床检验改变是我们观察药物不良反应的重要方式，如一些药物会影响造血系统，有些药物可引起肝肾功能改变，有些药物能影响到水电解质代谢等。当检验时出现改变后，要引起使用者的高度重视并及时采取相关措施，以减少药品的毒副作用。

总之，药物对临床检验值的影响是多方面的，往往导致实验室检验结果与临床症状严重不符。为了最大限度地避免和清除药物干扰检验结果这一现象，医师、化验师和药师必须研究不同给药途径给药后的药物代谢动力学，判定检验结果时要综合考虑给药途径、药物的血药浓度水平、药物的半衰期、排泄途径和清除率等。许多药物对检验结果的干扰，常与血药浓度呈正相关，故检验取样时应尽量避开血药高峰期。当然，疾病条件许可时，应提早几天停药，以尽可能或完全排除药物对检验的影响，但这并不是每个患者都能做到的。

综上所述，通过对诊断试验进行评价即可回答下面几个问题或为诊断提供信息。

（1）该诊断试验是否有效：一项诊断试验如果有效必须从以下几方面进行评价，即真实性、可重复性、准确性、可行性，以及对临床决定和结果的作用。如果一项检验当由不同的人做或在不同地方做，其结果不一致时，那么该项检验很难做到有效。如果检验很少提供新的信息因而很少影响临床决策，那么该检验不值得做。即使它可影响临床决策，但是如果这些决策不能改善被检验者的临床结局，该检验仍然是没有用的。

（2）可重复性如何：由于进行诊断试验的地点、时间或操作者不同，检验结果也不尽相同。如果我们考虑当同一个观察者或实验室在不同时间做检验时，在结果上是否具有重复性，即为可重复性如何。例如，如果对某放射科医师在两种场合展示同一胸部 X 线片，在解释上与他自己相一致的次数比例有多少？如果另一个放射科医师被展示同一张片子，那么他与第一个医师意见一致的可能性有多大？可重复性评价对于鉴别实验或需要改进的观察者来说非常重要。当可重复性差时，因为如果内部或观察者间可变性都很大，诊断实验不太可能有效。可重复性研究不需要一个金标准，所以这类研究可在未做检验或无疾病情况下进行。

（3）精确性如何：由诊断性试验的检验结果，可计算出该试验的阳性似然比和阴性似然比，从而判定出检验结果阳性和阴性对患病概率的判断。

（4）对临床决策的影响：即检验结果对患病判断决策的影响。为了提高检验结果的临床应用价值，临床医师在开出化验单时应对患者的病史充分了解，认真体检，选择有必要做的项目检验。这样就可提高被测项目的真阳性率，大大降低假阳性率。另一方面临床医师如果已对患者有相当把握做出诊断，也无必要再做任何新的检测项目。因为进一步的检验结果是阳性，最多为临床医师增强自信心，决不会改变临床诊断。总之检验结果在临床使用中的价值，还有很多方面的工作要做，还需不断观察，不断总结。

（5）诊断试验的可行性、成本及危险性研究：诊断试验的经济学评价标准可从患者、医疗服务机构、付钱的第三方（如医疗保险）和社会四个层面来分析。社会层面的评价是终级评价。例如对心肌肌钙蛋白I（cTnI）检测用于胸痛患者的危险程度分级，以早期诊断防止发生严重心脏疾病的评价。站在不同角度有不同的考虑。①从临床实验室角度看，增加检验项目，将增加支出而不能给实验室带来效益，对于经费开支固定的实验室会很谨慎地开展此检验项目。②从医院角度来看，由于心肌肌钙蛋白I（cTnI）检测应用，患者得以及时采取诊断和治疗，而缩短了住院日，减少了整个医院支出，患者的满意度也会提高。因此，医院认为开展此检验项目值得。③从社会角度看，因患者及时得到治疗，可早期出院、早日返回工作岗位。检验项目经济性能的评价有“硬”指标（如住院时间、病发率、死亡率）和“软”指标（如满意度、抱怨率），对其进行有效评价能从整体的角度做出判断。

（杨云山）

第三节　临床检验结果正常与否的判定及其影响因素

临床上最常遇到的必须回答的问题之一是：该现象（患者的症状、体征、诊断试验结果等）是正常还是异常？因为对病情进一步研究、治疗或观察都基于此，如果正常与异常区分得很清楚，没有重叠，这个问题就不难解决。但实际情况是正常与异常有一部分重叠，而更常见的是只有一个分布曲线，异常者只是在此分布曲线的一端。

一、正常值的判定

医学上对正常值范围的传统概念是指正常人解剖、生理、生化等各种数据的波动范围。这些数据不仅因人而异，即使同一个人，还会因机体内外环境的改变而改变，因此需要有一个正常的波动范围。现代医学对正常值的概念有了很大的发展，如预防医学实践着眼于群体，制订不同性别、年龄儿童发育评价标准，制订食品、水、空气的卫生标准及有害物质的允许浓度，作为保护健康的安全界限。

制订正常值，常以“正常人”为对象，这与医学上的健康含义不同，“正常人”不是指机体任何器官、组织的形态及功能都正常的人，而是排除了影响所研究指标的疾病和有关因素后，所确定的同质人群。为此，有的学者提出参考值、习惯范围和参考值范围等词来代替正常值一词。

需要注意的是参考值虽可区别健康与异常，但参考值与病理值之间仍然存在着交叉现象，而且生理与病理的划分也不能单靠几个数据来决定，所以诊断学上的根本问题仍未解决，因此有学者提出医学决定水平这一概念。

二、医学决定水平的概念

为了提高诊断值的临床使用效果，不仅要研究健康者的参考值，还要研究其他各种无关疾病患者的参考水平以及有关的疾病在不同病情时的数据。Bernett 首先提出医学决定水平的概念。其目的是在应用各种项目结果时，能有比较一致的见解。医学决定水平的应用可以克服只使用参考值的缺点。

所谓医学决定水平就是指该项结果如高于或低于某个值，就应该采取一定的措施。一个检测结果所产生的价值在于能对患者处理提供依据。医学决定水平把试验结果类型分为 3 种情况：第一种是应进一步检查；第二种是采取治疗措施；第三种是对预后进行估计。例如 HCO_3^-的参考值是 23 ～ 30 mmol/L，当测定结果≤ 6.0 mmol/L 时，通常伴有严重的代谢性酸中毒，估计血液 pH ＜ 7.1，属于临床急症抢救范围，提示必须采取适当的治疗措施；如果 HCO_3^-≥ 33 mmol/L，应考虑鉴别是代谢性碱中毒还是呼吸性酸中毒，要结合临床及测定血液 pH；如果 HCO_3^-≤ 20 mmol/L 也应结合临床寻找原因。因此 HCO_3^-的医学决定水平为 6.0 mmol/L、20 mmol/L 及 33 mmol/L。

同样，白细胞总数的参考值为（4.0 ～ 10）$\times 10^9$/L，当白细胞＜ 4.0$\times 10^9$/L 时，应进一步检查白细胞减少的原因；如果化疗患者的白细胞总数＜ 3.0$\times 10^9$/L，提示临床应立即停止治疗；如果中性粒细胞绝对值＜（1.5 ～ 2.0）$\times 10^9$/L，临床上可诊断为粒细胞减少症，应积极采取抢救措施。以上例子对医学决定水平的概念介绍较为合理，也有助于临床应用。但在真正建立各项试验的医学决定水平时还十分复杂，在推广中也存在一些问题。

三、正常参考值的确定方法

（一）将普通作为正常

通常临床医师把常见的作为正常，而把罕见情况作为异常。此时常在频数分布上选取一个任意的截断点（临界点，cut-off point）作为正常与异常的区分。通常以平均值之上或之下 2 个标准差作为截断值。如果为正态分布，则通常有 2.5% 的人被确定为异常。如果不是正态分布则可以用百分位数法。如果用双侧检验则从 2.5 百分位数到 97.5 百分位数为正常值，如单侧检验，测量数值过大为不正常，则上限定于第 95 百分位数作为截断值；如果测量数值过小为不正常，则定在第 5 百分位数，其下为异常。那么在人群中不正常者即被确定占 5%。

这种分法是人为的，没有生物学基础。而且有些情况，如血压、血清胆固醇，在正常值范围内随着数值的上升心血管疾病的危险性也在上升，而大部分冠心病死亡者的血清胆固醇是在“正常”值范围，只有少部分是在高水平。

（二）异常与疾病相联系

第二个标准是按健康者与患者的分布，选取一个明确的截断点以区分正常与异常。但是，常常这两者有相当的重叠，有时几乎不能明确分开。有一些正常人在截断点的患者侧（假阳性，误诊），而有一些患者在截断点的健康者侧（假阴性，漏诊）。这种情况可以用灵敏度、特异度表示。根据需要漏诊率（或误诊率）哪个小，而定截断值。另外，可用绘制 ROC 曲线法，选取其左上角拐弯点做截断值，既考虑到灵敏度，又考虑到特异度，故可将该点作为区别正常、异常的界限，作为制订正常参考值的依据。还可以以约登指数最大时的测量值作为正常或异常的分界点。

（三）按可治疗界限划分

由于上述两种分法来区分正常与异常较困难，引出用人群调查的方法确定参考值范围。如用随机对照试验来确定区分标准。即根据在什么标准时进行治疗可以利大于弊。这种方法是在临床实践中摸索出来的。

在临床上一个诊断试验的测定值达到什么水平才需要治疗，常根据人群调查来判断。例如，血清胆固醇水平超过 6.5 mmol/L 时，发生冠心病的危险性显著升高，而低于此水平危险就不显著，故将血清胆固醇水平定为超过 6.5 mmol/L 为异常。

又如，治疗高血压标准从 1955 年至 1999 年曾有过几次变动。关于舒张压正常值范围，20 世纪 60 年代中期定为 14.0 kPa，70 年代又定为 12.0 kPa，1985 年英国医学研究理事会认为按 12.0 kPa 可能有些治疗过度。但 WHO 关于高血压的诊断标准还是定为收缩压 ≥ 18.6 kPa（140 mmHg）和（或）舒张压 ≥ 11.97 kPa（90 mmHg）。确定诊断标准时应参考其可否减少病死率和（或）发生并发症为依据。此外，还应参考其费用、效益等加以确定。

影响正常参考值的因素多种多样。如在选择制订参考值研究对象时，不可将研究指标主观划一个标准来划分正常人和患者；同时还要保证研究对象的同质性。所谓“同质”是对限定的因素严加控制；再者，需注意研究对象的代表性，即应遵守在一个相应的整体中采用随机抽样的原则和方法来确定研究对象。除此而外，研究正常值时，还须判明影响某指标正常值的生理因素和环境因素，如性别、年龄、民族、职业、女性的月经期、妊娠和哺乳的影响，以及测定的时间和地区因素的影响。如有性别和年龄差异，应分别制订不同性别和年龄的正常值。其他影响因素还有技术操作、仪器设备、样本含量、系统误差和随机误差等。

在制订参考值标准时，研究对象须排除的因素有饮食、饮酒、吸烟、营养状况、高血压、肥胖症、月经期、妊娠期、哺乳期、口服避孕药、正在用药、滥用药物、近期住院、近期输血、环境污染、某种职业等。再者选择的对象应尽可能和临床的患者年龄分布情况相似，有的项目还要考虑儿童和老年人，一般不要选择住院或门诊患者作为参考个体。为了确保参考数值的可靠性，应至少取 120 个参考个体。

临床中应用正常值范围时常习惯引用文献或商品试剂盒所提供的参考值，这是欠妥的。因为这些参考值是来自不同实验室、不同地区、不同人群、不同仪器的结果，因此应用前需加以验证，有条件者也可建立自己实验室的参考值。

总之，临床医师在使用正常值范围时应当注意正常值的含义，制订正常值的对象，何种检测方法及参考的范围等因素，因为这些均会影响到正常值的参考价值。

（谭毅菁）

第四节 临床决策分析

一、概述

临床医师经常为患者的诊断、治疗做出决定。这些临床决定也称临床决策。所谓决策就是为达到同一目标在众多可以采取的方案中选择最佳方案。在临床处理患者的病情时，由于疾病临床表现复杂多变，诊治方法多种，有些药物还可能产生一些不良反应，以及患者的心理变化等，促使医师在考虑上述情况后做出全面且合理的选择。

决策分析的基本步骤有以下四步。

（1）供临床选择的治疗方法有时很多，此时要筛除一些“劣”的决策，以利于下一步的分析。

（2）确定各决策可能的后果，并设置各种后果发生的概率。

（3）确定决策人的偏爱，并对效用赋值。

（4）在以上三步基础上去选择决策人最满意的决策，即期望效用最大的决策。

二、诊断决策树模型

临床决策分析的模型很多，在此介绍决策树模型。决策树是一种能够有效表达复杂决策问题的数学模型。决策树由一些决策点、机会点和决策枝、机会枝组成。一般用圆圈“○”表示机会点，代表发生的结果不在医师的控制之下；小方框“□”表示决策点，在决策点，医师必须在几种方案中选取一种；决策点相应的分枝称为决策枝；机会点相应的分枝称为机会枝。

下面介绍由 JC Sisson 等做出的一个关于胰腺癌的决策树模型（图 1–6）。

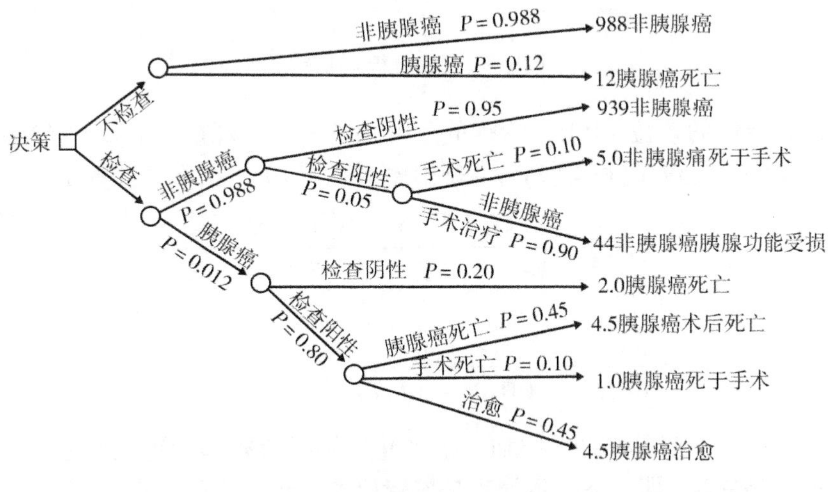

图 1–6 对疑似胰腺癌患者的诊断决策树

胰腺癌常常难以在疾病的早期做出诊断，当发现时癌肿已有转移，患者多在短期内死亡。最可能患胰腺癌者包括 40 岁以上，中腹部疼痛持续 1 ~ 3 周的人。假设这类人中胰腺癌的发生率为 12%。如有一种不冒什么风险的早期诊断方法对胰腺癌的检出率为 80%（灵敏度），但对有类似症状的非胰腺癌患者的假阳性率为 5%，用此法诊断确诊的胰腺癌患者手术死亡率为 10%，治愈率为 45%。

根据上述疾病概率、诊断概率和死亡、治愈概率，如对 1 000 人进行诊断治疗，其所获得的益处，是否比不进行诊断检查和手术更大？可以用一个决策树进行分析比较。从以上决策树可见，不做该项检查的死亡者为 12 例，均为胰腺癌患者。用该项检查手术后死亡 12.5 人，其中有 5 例为非胰腺癌患者。而且新的检查使 44 例非胰腺癌患者的胰腺功能因手术而可能受到损害。因此这项检查对患者弊大于利，不宜使用。

三、治疗决策分析

临床上处理患者时，常遇到以下几种情况：①不必做检查，也不必治疗，暂时观察。②先做检查，根据其结果酌情处理。③不用检查，直接给予治疗。④已做各方面检查，但仍难以确诊。对患者是否做进一步治疗，目前往往靠医师的经验。现介绍阈值分析法即用定量分析方法判断治疗与否，使诊断更全面和准确。

使用该法的前提是：只考虑一种疾病，患者患有该病或不患该病，虽经各种检查，但目前仍难以确诊；现有一种疗效肯定的治疗方法可供采用。如果不及时治疗，可能有发生并发症的危险，而治疗就肯定会带来好处。

阈值分析法原理：如果患者患某病的概率大于治疗阈值，则应给予治疗；如果该病概率小于治疗阈值，则可暂不治疗做进一步检查。

根据可靠的病史资料，诊断检查的准确性，治疗的效果以及检查、治疗的潜在危险性，可以算出两个阈值概率，即诊断－等待阈值概率（T_1）和诊断－治疗阈值概率（T_2）。

根据病史和一般检查结果估计患病概率 P，假如某患者的患病概率 P 小于 T_1 则选策略①，暂先观察；P 大于 T_2 则选策略③，直接给予治疗；P 介于 T_1 和 T_2 之间，则选策略②，先做检查（图 1–7）。

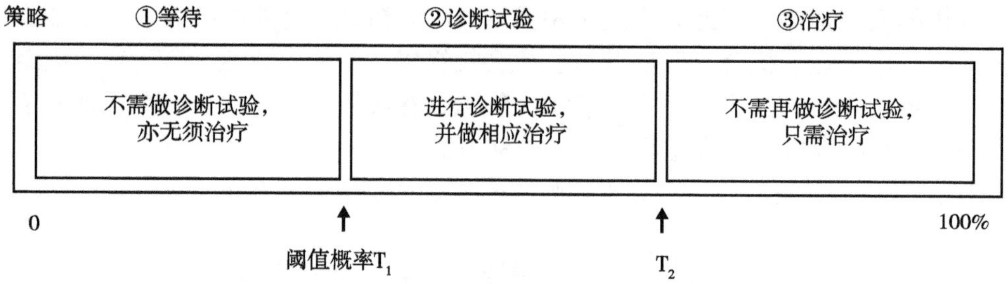

图 1–7　阈值分析与决策

根据以往资料得到治疗的效益（B），治疗的危险性（R_2），检查的危险性（R_1），检查的真阳性率（TP）、真阴性率（TN）、假阳性率（FP）和假阴性率（FN），按下式计算 T_1，T_2：

$$T_1 = \frac{(FP)\times(R_2) - R_1}{(FP)\times(R_2) + (TP)\times(B)}$$

$$T_2 = \frac{(TN)\times(R_2) - R_1}{(TN)\times(R_2) + (FN)\times(B)}$$

例：男性患者，60 岁，上腹部疼痛，呕血，上消化道钡餐检查提示胃大弯有一个 2 cm 大小溃疡。面对患者，医师需做临床决策，即：下一步处理是胃镜检查，还是剖腹探查，或者两者均无必要？结合病史及钡餐检查结果，再根据以往的经验，胃镜科医师与放射科医师认为患者胃癌的概率约为 0.1。另外，年龄 60 岁其剖腹探查术死亡率（R_2）为 2%。早期手术的效益（B）为生存率提高 33%，胃镜检查死亡率（R_1）约 0.005%，真阳性 TP 为 96%，假阳性 FP 为 2%。即已知 B = 0.33，R_1 = 0.000 05，R_2 = 0.02，TP = 0.96，FP = 0.02，TN = 0.98，FN = 0.04。

把上述数据代入公式：

算出 $T_1 = 0.001\,4$，$T_2 = 0.60$，患者的患病概率为 0.1，处于 T_1 和 T_2 之间，选策略②，因此患者的处理应是先做胃镜检查。

由上述可见，医师在做出临床决策之前，要设法了解各种状态下发生的概率，从而使其所采取的策略更为合理。目前，临床决策分析仍处于起步阶段，临床医师一般习惯于根据自己的知识经验和习惯来做出临床决策。随着微型计算机在临床上的应用日益普遍，临床信息的贮存和处理在各医院广泛开展，将使临床决策分析得到不断完善和发展。

（谭毅菁）

第五节　诊断试验研究和诊断试验研究文献的评价方法

一、诊断试验研究

诊断试验研究的设计同其他临床研究一样要遵循一些基本原则。评价诊断试验的临床诊断价值时，最基本的步骤是先确定金标准，再选择研究对象、盲法测量和比较结果。同时，还需要考虑样本含量和代表性的问题。

（一）确定金标准

诊断试验的金标准是指当前临床医师公认的诊断疾病最可靠的方法，也称标准诊断。应用金标准可以正确区分“有病”或“无病”。金标准包括活检、手术发现、细菌培养、尸检、特殊检查和影像学诊断，也可采用公认的综合临床诊断标准（如 Johes 标准等）。长期临床随访所获得的肯定诊断也可用于金标准诊断。金标准诊断的选择应结合临床具体情况决定，如肿瘤诊断应选用病理诊断；冠心病应选用冠状动脉造影显示主干狭窄程度 > 75%；胆石症应以手术发现为标准。必须注意，如果采用的金标准诊断方法选择不妥，就会造成对研究对象“病例组”“对照组”划分上的错误，从而影响对诊断试验的正确评价。

（二）选择研究对象

诊断试验的研究对象包括两组；一组是用金标准方法确诊“有病”的病例组，另一组是用金标准证实为“无病”的患者，称对照组。所谓“无病”的患者，是指研究对象没有“金标准诊断”的这种疾病，而不是完全无病的正常人。

诊断试验的研究对象应能代表试验检查对象的总体。为此，病例组应当包括该病的各种临床类型：如轻、中、重型，早、中、晚期，典型的和不典型的，有和无并发症者，治疗过的与未治疗过的，以使试验的结果具有代表性。对照组应选自确实无该病的其他病例，并且应包括易与该病相混淆的其他疾病，这样的对照才具有临床鉴别诊断的价值。当然在建立试验研究的初期阶段，正常人也可作为对照组。被试验的对象应是同期进入研究的连续样本或者是按比例抽样的样本，而不能由研究者随意选择，否则就会出现选择偏倚，影响试验的真实性和试验的重复性。

（三）盲法判断试验结果

观察者对试验结果的判断应采取盲法，即在不知道金标准诊断结果的情况下，观察参加试验者的结果，以此来避免因为过高或过低估计诊断试验结果与金标准的符合程度而导致的观察者偏倚。

（四）样本大小的估算

诊断性试验研究的样本大小与下列因素有关：①试验灵敏度的要求，即假阴性率要控制在什么水平，在疾病筛选时一般需要灵敏度较高的试验。②试验特异度的要求，即假阳性率要控制在什么水平，在关注肯定诊断的诊断性试验中一般需要特异度高的试验。③允许误差的大小，一般取总体率 100（1 − α−）%可信区间宽度的一半。下面是计算样本量的公式：

$$n = \frac{u_{\alpha-}^{2}p(1-p)}{\delta^{2}}$$

式中，n 为样本量的大小。$u_{\alpha-}$ 为正态分布中累积概率的 α-/2 时的 u 值。δ 为允许误差，一般定在 0.05 ~ 0.10 水平上。p 为灵敏度或特异度，可用该试验的灵敏度估计值计算病例组所需样本数，用特异度的估计值来计算对照组的样本量。

（五）如实报告试验结果

在诊断性试验研究中，检测中出现的不能解释的结果应该如实报告，因为使用的检测仪器设备或试剂需要评价其可靠性和技术性的偏差。如果没有如实的报告，则会影响试验的真实性和可重复性。

二、诊断试验研究文献的评价

临床医师在开展诊断试验或查阅有关诊断试验文献时，可对文献从下面几方面进行全面的判断。

（1）在对一项诊断性试验进行评价时，首先要看研究对象是否同时接受金标准和该诊断试验的检查，还应看所用的金标准是否是公认的准确性很高的诊断方法，再者即是否进行了盲法的判断。

（2）参加诊断性试验的病例组是否包括了各种类型的患者，非病例组是否包括了易与所诊疾病混淆的其他疾病。

（3）样本的含量是否足够。这一问题关系到试验结果的稳定性。

（4）文献中对研究的地点、参加的人员是否进行了详述。因为研究对象的患病率不同，对于预测值将有直接影响。所以，对诊断试验结果进行评价时，应详细报告试验的环境、试验对象的特征等，以使阅读者判断出此研究的结论是否适合于自己的情况，以确定可否用于自己的患者或是否需要进行重复的验证。

（5）诊断试验的可重复性。一项好的诊断试验应在不同的时间地点具有可重复性，即应有较好的可靠性。即观察者针对同一疾病开展诊断试验，反复多次测量或不同观察者测量，都能得到同样的结果。

（6）对诊断阈值或诊断标准的规定是否准确合理。对诊断阈值或诊断标准的规定直接影响诊断试验的灵敏度和特异度，同时也涉及诊断试验的应用价值。所以在评价诊断性试验时，应分析确认阈值确定的方法是否合理和可靠。

（7）文献中是否交代了诊断试验的具体操作步骤。在诊断性试验的报告中，要详细介绍诊断试验的操作步骤及所用的仪器、设备、试剂、试验环境等，以便他人据此推广应用。

（8）研究者是否对该试验的诊断价值、应用前景、安全性等问题做了全面评价。

循证医学对诊断试验的评价标准是严格的，对试验的真实性、重要性和实用性全面进行评价，以期得到真正有临床意义的诊断性试验，提供可靠的依据供临床医生参考。为此，Jaeschke 等对诊断性试验文献的评价，提出了 3 个方面的 9 条评价标准，用以指导临床诊断决策（表 1-11）。

表 1-11　诊断性试验的评价标准

评价内容
一、诊断性试验的真实性
1. 是否用盲法将诊断性试验与参考标准（金标准）做过独立的对比研究？
2. 该诊断性试验是否包括了适当的疾病谱？
3. 诊断性试验的检测结果是否会影响到参考标准的实施？
4. 如将该试验应用于另一组病例，是否也具有同样的真实性？
二、诊断性试验的重要性
1. 是否通过该项诊断性试验能正确诊断或鉴别该患者有无特定的目标疾病？
2. 是否做了分层似然比的计算？
三、诊断性试验的实用性
1. 该试验是否能在本机构开展并能进行正确的检测？
2. 在临床上医师是否能够合理估算患者的验前概率？
3. 检测后得到的验后概率是否有助于医师对患者的处理？

（谭毅菁）

第二章

红细胞检验

第一节 红细胞计数

一、红细胞概述

正常红细胞为两面双凹的圆盘形，无核，平均直径为7.2μm，厚2μm，边缘较厚，呈橘黄色，中央较薄呈草绿黄色，侧面观察呈哑铃形。在高渗溶液中，红细胞皱缩成锯齿形，在低渗溶液中，红细胞膨胀，甚至破裂，血红蛋白逸出成影红细胞。

红细胞的主要生理功能是从肺部携带氧气输送至全身各组织，并将组织中的二氧化碳运送到肺而呼出体外。这一功能主要是通过红细胞内的血红蛋白来完成的。血红蛋白分子量约为64.458，每个红细胞内约含2.8亿个血红蛋白分子，占红细胞重量的32%～36%，或占红细胞干重的96%。每克血红蛋白可携带氧1.34 mL。

红细胞的平均生存时间为120 d，因此成人体内每天约有1/120的红细胞因衰老死亡，同时又有相应数量的红细胞生成进入血液循环，以维持动态平衡。衰老红细胞破坏后释放出的血红蛋白在单核－吞噬细胞系统内降解为铁、珠蛋白和胆色素。释出的铁进入全身铁代谢池供机体重新利用，珠蛋白肽链被分解为氨基酸参与氨基酸代谢，胆色素则经肝代谢通过粪便和尿液排出体外。多种原因可造成红细胞生成和破坏的平衡遭到破坏，使红细胞数量减少或增多，从而引起贫血或红细胞增多症。或者使红细胞在质量方面发生改变。通过对红细胞和血红蛋白数量的检查，以及对红细胞形态学或生化改变的检查，对诊断和鉴别某些疾病具有重要的意义。

二、红细胞目视计数法

红细胞计数有显微镜计数法、光电比浊法、血细胞计数仪计数法等多种方法，现介绍目视计数法。

（一）原理

用等渗稀释液将血液稀释一定倍数，充入计数池中，然后在显微镜下计数一定体积内的红细胞数，再换算成每升血液内的红细胞数。

（二）器材

1. 显微镜

2. 微量吸管

有10μL和20μL两个刻度，市场有售。

3. 计数板

由一厚玻璃板制成，中央分为上下两个相同的计数池，每个计数池的面积是 9 mm^2，盖上盖玻片后，因有空间，形成刻度域内的标准体积。计数室网格有许多种，现国内通用改良牛鲍（Neubauer）型，其计数池的结构如下：每个计数池分 9 个大方格，每个大方格的边长为 1 mm，面积为 1 mm^2，四个角的四个大方格用单线分为 16 个中方格，供计数白细胞用。中央的一个大方格，用双线划分为 25 个中方格，每个中方格又用单线划成 16 个小方格，共 400 个小方格，供计数红细胞和血小板用，加盖玻片后，盖片与计数池底距离为 0.1 mm，充液后每个大格容积为 0.01 mm^2。

计数池和盖玻片在使用前应用清洁、干燥，用柔软的纱布或丝绸制品（以后者为好）拭净，特别注意不要用手指接触使用面玻璃，以防污染油腻，否则充液时易起气泡。

（三）试剂

1. 赫姆（Hayem）液

氯化钠：1 g。结晶硫酸钠（$Na_2SO_4 \cdot 10H_2O$）：5 g。氯化高汞（$HgCl_2$）：0.5 g。蒸馏水：加至 200 mL。

其中氯化钠的作用是调节渗透压，硫酸钠可防止细胞粘连，氯化高汞为防腐剂。溶解后加 20 g/L 伊红水溶液 1 滴，过滤后备用。

2. 0.85%氯化钠溶液

（四）方法

（1）取小试管 1 支，加红细胞稀释液 1.99 mL。

（2）用微量吸管准确吸取末梢血 10 μL。

（3）擦去吸管外余血，轻轻吹入稀释液底部，再轻吸上层稀释液刷洗 2 ~ 3 次，立即混匀。

（4）将计数池和盖玻片用软布擦净，将盖玻片覆盖于计数池上。

（5）用吸管取已混匀的红细胞悬液，充入计数池中。

（6）静置 2 ~ 3 min，待红细胞下沉后，先用低倍镜观察计数池内红细胞分布是否均匀（如不均匀，应重新冲池），然后再用高倍镜依次计数中央大方格中的 5 个中方格（四角和中央）内的红细胞总数。

（五）计算

5 个中方格内红细胞总数 $\times 5 \times 10 \times 200 \times 10^6$ = 5 个中方格内红细胞数 $\times 10^6$ – 红细胞数 /L。式中：×5 表示将 5 个中方格内红细胞数折算成 25 个中方格，即一个大方格中红细胞数；×10 表示将一个大方格容积 0.1 μL 折算为 1 μL×200，表示红细胞计数时的稀释倍数；$\times 10^6$ 表示由 μL 换算成 L。

（六）正常参考值

成人男性：（4 ~ 5.5）$\times 10^{12}$/L，平均 4.83×10^{12}/L。

成人女性：（3.5 ~ 5.0）$\times 10^{12}$/L，平均 4.33×10^{12}/L。

新生儿：（6.0 ~ 7.0）$\times 10^{12}$/L。

三、红细胞计数的质量控制

造成红细胞计数不准确的原因主要有两类：一类是技术误差，另一类是固有误差。

（一）技术误差

（1）采血部位应无冻疮、水肿、发绀、炎症等，否则可影响结果，使标本失去代表性。

（2）稀释倍数要准确。造成稀释倍数不准确的常见原因有：①稀释液或者血液吸取不准确；②吸血时吸管内有气泡；③未擦去吸管外血；④血液加入稀释液时冲混悬液，血被吸管带出；⑤稀释液放置时间过长，蒸发浓缩。

（3）操作时动作要快，太慢或吸管内残余乙醇，都可使血液凝固。冷凝集的血样很易发生冷凝集，应将血细胞悬液温至 45 ~ 50℃，趁热离心沉淀，除去大部分上清液后再用 30℃温盐水恢复至 2 mL，混匀后抓紧时间计数。

（4）混合悬液时用力均匀，过猛会产生大量气泡，使气泡与溶液中细胞分布不均，造成计数不准。

（5）充液时应一次充满计数池，如充液不足、外溢、断续充液、产生气泡等会影响计数结果。

（6）计数池内细胞分布不均，当各个大方格内细胞数有明显差异时，应重新充液。

（7）误认，如将污染的酵母菌等误认为红细胞。

（8）应使用经校正的微量吸管和计数盘计数（校正方法见后）。

（9）当白细胞计数很高时（$>100\times10^9/L$），应从红细胞计数中减去白细胞数报告。

（二）固有误差

任何一个技术熟练者，用同一标本同一仪器连续多次充液、计数后其结果也会有一定差异，这种由于每次细胞分布不可能完全相同所造成的误差称为固有误差或计数域误差。根据统计学研究，计数任何区域的细胞数（m），有95%的机会落在 $m\pm2S$ 的范围内，$S=\sqrt{M}$ 如以变异百分率CV表示，则 $CV=\frac{S}{M}\times100=\frac{\sqrt{M}}{M}\times100$ M 表示计数区域内细胞计数的均值。研究证明，血细胞在计数室内的分布符合泊松分布，红细胞计数的分布域误差 $S=0.92\sqrt{M}$，将其代入上式得 $CV=\frac{0.92}{\sqrt{M}}\times100\%$。

由此可知，红细胞计数的变异系数与计数区域的细胞数成负相关，即计数的均值越小越不精密，为了提高计数的可靠性，严重贫血的患者可扩大计数区域或缩小稀释倍数，否则计数值的可靠性差。

（三）红细胞计数的质量要求

1. 两差比值评价法

在细胞计数的评价中，多应用两差比值（r）评价法。

两差比值（r）评价法主要有两个方面的应用。

（1）评价工作人员细胞计数的质量得分，让被考核者对同一标本，用同一计数板进行前后两次细胞计数，用上述公式求出 r 值，求出该工作人员的质量得分（20.1为失分系数，40/1.99 = 20.1）。

（2）对同一患者在治疗前后进行细胞计数来判断疗效。$r>2$ 表示疗效显著。

2. 变异系数评价法

RCV ≤ 8%（4% ~ 8%）。

四、血红蛋白吸管的质量鉴定（水银称重法）

血红蛋白吸管和血细胞计数板是细胞计数中影响检验结果的主要因素，因此在细胞计数前必须对血红蛋白吸管和计数板进行质量鉴定，鉴定合格后方可使用。

血红蛋白吸管的质量鉴定方法如下：将干燥洁净的20μL吸管用胶塞与1 mL注射器乳头部紧密接通。把注射器活栓抽出约1 cm，再将吸管尖插入水银中，准确吸取水银至20μL刻度处，注入已知重量的称量瓶内。在分析天平上准确称出水银重量，同时用校准的0 ~ 50℃的水银温度计测定水银温度。然后用下列公式求出血红蛋白吸管的容积。每支吸管重复测定3次，然后用下列公式求出血红蛋白吸管的容积和误差。

注意事项：①所用的水银应为新开封的AR级试剂，吸取水银时不可用手直接触摸水银瓶，称量结果应保留小数点后4位数字；②因水银能溶解多种金属，操作过程中严防其他金属污染；③水银是剧毒品，并有挥发性，务必谨慎操作，及时加盖，防止水银污染台面及衣物。

五、血细胞计数板的质量鉴定

（一）原理

0.3 g/L酚红碱性溶液在559 nm有很宽的线性范围（稀释数百倍仍呈线性），并且显色稳定，分别测定计数池和比色皿的吸光度即可求出计数池的深度及其误差。

（二）仪器

721或751分光光度计，光径10 mm标准比色皿（误差 < 50/μm），待测计数板并配备自制比色架。

（三）试剂

1\. 0.3 g/L 酚红溶液

取酚红 0.03 g 酚红溶解于 0.1 mol/L 碳酸钠溶液 100 mL 中摇匀，过滤后备用。

2\. 稀释酚红溶液

准确吸取 0.3 g/L 的酚红溶液 1 mL，加入已校准的 100 mL 容量瓶中，以 0.1 mol/L 碳酸钠溶液稀释至刻度。

（四）测定

用潮湿棉棒轻轻擦拭计数池两侧的盖片支面和盖玻片，迅速用推压法加合格专用盖玻片，使其固定（翻转计数板 2 ~ 3 次，盖玻片不脱落），向计数池内充入蒸馏水，置专用比色架上用 559 mm 调 0 点（光束垂直射入盖玻片面）取出计数板擦净，用同样方法滴入 0.3 g/L 酚红溶液，测其吸光度，重复 2 次求其吸光度均值，然后用 10 mm 光经比色皿在同样条件下测稀释酚红吸光度，重复 2 次，求吸光度均值（水调零）。

（李金凤）

第二节　红细胞参数平均值的计算

将测得的红细胞数量、血红蛋白量和血细胞比容三项数据，按下面公式可以计算出红细胞的 3 个平均值。

一、平均红细胞容积

平均红细胞容积（MCV）是指每个红细胞的平均体积，以飞升（fL）为单位（$1\ \text{L} = 10^{15}\ \text{fL}$）。

二、平均红细胞血红蛋白量

平均红细胞血红蛋白量（MCH）是指每个红细胞内所含血红蛋白的平均量，以皮克（pg）为单位（$1\ \text{g} = 10^{12}\ \text{pg}$）。

三、平均红细胞血红蛋白浓度

平均红细胞血红蛋白浓度（MCHC）是指每升红细胞中平均所含血红蛋白浓度，以 g/L 表示。

（一）正常参考值

320 ~ 360 g/L。

（二）临床意义

根据上述 3 项红细胞平均值可进行贫血的形态学分类。

贫血的形态学分类取决于红细胞计数、血红蛋白量和血细胞压积测定的准确性。目前临床上已广泛应用血细胞多参数自动测量仪，上述各项红细胞平均值可通过测量仪内部的微电脑运算，直接获得结果。另外，以上数值只是表示红细胞的平均值，正常细胞性贫血并不意味着患者的红细胞形态就无改变。例如溶血性贫血、急性白血病贫血的形态学分类属正常细胞性贫血，但其红细胞可能有明显大小不匀和异形红细胞，在大细胞性贫血时也可能有小细胞存在，在小细胞贫血时也可以出现一些大红细胞或异常红细胞，这些只有在血涂片中才能观察到。因此，计算红细胞平均值具有一定局限性，必须进行血液涂片来观察红细胞形态才能得出完整的概念。

（李金凤）

第三节　红细胞形态异常

各种贫血时，不仅红细胞数量和血红蛋白含量降低，而且红细胞形态和着色也会有不同程度的改变。这种形态改变可反映贫血的性质和骨髓造血功能，对贫血的诊断、鉴别诊断有一定的参考价值。

一、大小异常

正常红细胞大小基本一致，直径为6 ~ 9μm，各种贫血时，红细胞的大小可以发生改变，出现红细胞大小不均。红细胞直径 > 10μm者叫大红细胞，> 15μm者叫巨红细胞，< 6μm者称为小红细胞。

（一）小红细胞

红细胞直径 < 6μm。见于低色素性贫血，主要是缺铁性贫血。在贫血严重时，因血红蛋白合成不足，细胞体积变小，中央淡染区扩大，红细胞呈小细胞低色素性。球形细胞的直径也 < 6μm，但其厚度增加，血红蛋白充盈良好，中央淡染区消失。

（二）大红细胞

红细胞的直径 > 15μm。见于溶血性贫血、急性失血贫血，也可见于巨幼细胞贫血。

（三）巨红细胞

红细胞的直径 > 15μm。常见于叶酸和（或）维生素 B_{12} 缺乏所致的巨幼细胞贫血。巨细胞常呈椭圆形，内含血红蛋白量高，中央淡染区常消失。见于巨幼细胞贫血、肝脏等疾病。

（四）红细胞大小不均

红细胞大小悬殊，直径可相差1倍以上。这种现象见于病理造血，反映骨髓中红细胞系增生明显旺盛。在增生性贫血如低色素性贫血、溶血性贫血、失血性贫血等贫血程度达中度以上时，均可见不同程度的红细胞大小不均，在巨幼细胞贫血时尤为明显。

二、形态异常

贫血患者不仅有红细胞和血红蛋白数量的减少，也常有红细胞质量的改变，这些改变可从染色后的血涂片上反映出来，对贫血的病因分析具有一定的意义。因此，在贫血病例的诊断中，不仅要进行红细胞数和血红蛋白量的测定，还应仔细观察红细胞的形态有无改变。

（一）球形红细胞

红细胞直径通常 < 6μm，厚度通常 > 2.9μm。在涂片上显示细胞体积小，着色深，中央淡染区消失，呈小球状。主要见于遗传性球形红细胞增多症、自身免疫性溶血性贫血、异常血红蛋白病（HbS及HbC）等。此种细胞在涂片中占20%以上时具有参考价值，但在发生急性溶血后球形细胞可以被大量破坏，使其比例减低。

（二）椭圆形红细胞

红细胞的横径缩短，长径增大，横径/长径 < 0.78，呈卵圆形。正常人外周血涂片中最多不超过15%。当这种细胞高达25% ~ 50%时具有诊断价值。遗传性椭圆形红细胞增多症时一般可高达到25% ~ 50%。巨幼细胞贫血时也可达25%。

（三）口形红细胞

红细胞中央淡染区呈扁平裂缝状，宛如微张开口的嘴。正常人血涂片中此种细胞小于4%，在遗传性口形红细胞增多症、弥散性血管内凝血（DIC）及酒精中毒时口形红细胞明显增多。

（四）靶形红细胞

此种红细胞比正常红细胞偏薄，中央淡染区扩大，中心部位又有少许血红蛋白存留而深染，部分可与周围的血红蛋白连接，形似射击的靶子。在地中海贫血、异常血红蛋白病（血红蛋白C、D、E、S病）等疾病时，此细胞常在20%以上。在缺铁性贫血、溶血性贫血、阻塞性黄疸或脾切除后也可见到少量靶形红细胞。

（五）镰形红细胞

形如镰刀状，也可呈麦粒状或冬青叶状，见于镰形细胞性贫血（HbS病）。由于该种细胞内存在着异常血红蛋白S（HbS），在缺氧情况下，HbS分子易于聚合成长形或尖形的螺旋状结晶体，使细胞膜发生变形，红细胞变成镰形。这种变化是可逆的，当HbS与氧结合时，镰变的红细胞又恢复正常形状。

因此，查这种镰形细胞需将血液制成湿片，然后加入还原剂如偏亚硫酸氢钠或亚硫酸氢钠后用盖片加封（红细胞镰变试验）才能观察到。

（六）泪滴形红细胞

细胞呈泪滴状或手镜状。骨髓纤维化时此种细胞明显增多，珠蛋白生成障碍性贫血、溶血性贫血时也可见到该细胞。

（七）棘形红细胞

细胞外周呈钝锯齿状突起。棘形红细胞增多症（遗传性 β－脂蛋白缺乏症）时，该细胞可高达70%～80%，脾切除术后、乙醇中毒性肝脏疾病、尿毒症等也可见到该细胞。

（八）红细胞形态不整（红细胞异形症）

红细胞形态不整是指红细胞发生各种明显的形态学异常改变而言。红细胞可呈梨形、泪滴形、新月形、长圆形、哑铃形、逗点形、三角形、盔形以及球形、靶形等。见于红细胞因机械或物理因素所致的破坏。如弥散性血管内凝血、血栓性血小板减少性紫癜、恶性高血压、心血管创伤性溶血性贫血及严重烧伤等。

（九）锯齿细胞

此种细胞形态和皱缩的红细胞相似，主要见于尿毒症、丙酮酸激酶缺乏症和阵发性睡眠性血红蛋白尿症等。

三、染色异常

红细胞着色深浅取决于所含血红蛋白量的多少。正常红细胞在 Wright 染色的血涂片中呈淡橘红色圆盘状，中央有生理性淡染区，通常称正常色素性红细胞。该细胞除见于正常人外，再生障碍性贫血、急性溶血性贫血、急性失血性贫血和白血病等患者的红细胞也属正常色素性。染色反应异常有以下几种。

（一）低色素性

红细胞染色过浅，中央淡染区扩大，红细胞内血红蛋白含量明显减少。常见于缺铁性贫血、珠蛋白生成障碍性贫血、铁粒幼细胞性贫血，也可见于某些血红蛋白病。

（二）高色素性

红细胞着色深，中央淡染区消失，其平均血红蛋白含量增高。常见于巨幼细胞贫血和球形红细胞增多症。

（三）嗜多色性（多染色性）

红细胞呈淡灰蓝或灰红色，是一种刚脱核而未完全成熟的红细胞，体积较正常红细胞稍大，胞质中嗜碱性着色物质是少量残留的核糖体、线粒体等成分。有学者认为这种细胞经活体染色后即为网织红细胞，在正常人外周血中可见到少量（约占 1%）。其增多反映骨髓造血功能活跃，红细胞系增生旺盛。见于各种增生性贫血。

四、结构异常

（一）嗜碱性点彩

Wright 染色血涂片中，红细胞胞质内见到散在的、大小和数量不等的深蓝色颗粒，故又称点彩红细胞。该颗粒是因为胞质中的核糖体发生聚集变性所致，正常人很少，约为 0.01%。在增生性贫血、巨幼细胞贫血及骨髓纤维化等疾病时增多。铅、汞、锌、铋等重金属中毒时，因红细胞膜受重金属损伤，胞质中的核糖体发生聚集变性，该细胞明显增多，常作为重金属中毒诊断的重要指标之一。

（二）Howell-Jolly（染色质小体）

该细胞中含有紫红色圆形小体，大小不等，数量不一。此小体可能是幼红细胞在核分裂过程中出现的一种异常染色质，或是核染色质的残留部分。常见于溶血性贫血、巨幼细胞贫血、脾切除术后、红白血病或其他增生性贫血。

（三）Cabot 环

在红细胞中出现的一种紫红色呈圆形或“8”字形红细线状环。有学者认为该环是核膜的残留物，现认为可能是纺锤体的残余物或者是由于胞质中的脂蛋白变性所致，常与 Howell-Jolly 小体同时出现。见于溶血性贫血、恶性贫血、巨幼细胞贫血、脾切除后或铅中毒等。

（四）有核红细胞

正常成人外周血中不能见到，在出生 1 周之内的新生儿外周血中可见到少量。成人外周血中出现有核红细胞均属病理现象。

1. 增生性贫血

最常见于各种溶血性贫血，急性失血性贫血、巨幼细胞贫血、严重的低色素性贫血。以出现晚幼红细胞或中幼红细胞为多见。外周血中出现有核红细胞表示骨髓中红细胞系增生明显活跃。

2. 红血病、红白血病

骨髓中幼稚红细胞异常增生并释放入血，以原红细胞、早幼红细胞为多见。

3. 髓外造血

骨髓纤维化时，脾、肝、淋巴结等组织恢复胚胎时期的造血功能，这些组织因缺乏对血细胞释放的调控能力，幼稚血细胞大量进入外周血。各发育阶段的幼红细胞都可见到，并可见到幼稚粒细胞及巨核细胞。

4. 其他

如骨髓转移癌、严重缺氧等。

（刘明全）

第四节　血细胞比容测定

血细胞比容是指单位体积血液中红细胞所占的比积。

一、Wintrobe 法

（一）原理

将一定量的抗凝血液，经过一定速度和时间离心沉淀后，沉下压实的红细胞体积与全血体积之比即为红细胞比积或红细胞压积（又称血细胞比容）。

（二）器材

1. 红细胞比积管（Wintrobe 管）

为一长 11 cm，内径 2.5 mm，容量约 0.7 mL 的平底厚壁玻璃管，管上有 100 mm 刻度，其读数一边由下而上，供测血细胞比容用，另一边由上而下，供测红细胞沉降率用。

2. 长毛细吸管

吸管的细长部分必须超过 11 cm 管端方可到红细胞比积管的底部（亦可用 1 mL 注射器和长穿刺针头代替）。

（三）抗凝剂

（1）双草酸盐抗凝剂。

（2）肝素抗凝剂。

（3）$EDTA-Na_2$。

（四）方法

（1）抽取静脉血 2 mL，注入事先已烘干的双草酸盐或者肝素抗凝瓶中，立即混匀。

（2）用长毛细吸管吸取混匀的抗凝血，插入温氏管底部，然后将血液缓慢注入至刻度 0 处。注意不能有气泡。然后用小橡皮塞塞紧管口。

（3）将灌好血的离心管以相对离心力 2 264 g，水平离心 30 min。

（4）记录红细胞层的高度，再离心 10 min，至红细胞不再下降为止，以升 / 升（L/L）为单位报告结果。

（5）离心后血液被分为 5 层，由上至下各层成分分别为：①最上层为血浆；②白色乳糜层为血小板；③灰红色层为白细胞和有核红细胞；④紫黑红色层是氧合血红蛋白被白细胞代谢还原所致的红细胞；⑤最下层是带氧红细胞层，读红细胞柱的高度以紫黑红色层红细胞表面为准，结果乘以 0.01，即为每升血液中血细胞比容。

二、微量离心法

（一）操作

（1）使用虹吸法采外周血充进毛细血管内。

（2）把毛细管的一端插入橡皮泥中，封口。

（3）用高速离心机以 12 000 r/min 离心 5 min。

（4）取出，量取血液总长度和压实的红细胞长度。

（5）计算压实红细胞所占的百分率。

（二）正常参考值

男性：0.42 ～ 0.49 L/L（42% ～ 49%），平均 0.456 L/L（45.6%）。

女性：0.37 ～ 0.43 L/L（37% ～ 43%），平均 0.40 L/L（40%）。

（三）临床意义

血细胞比容减少见于各种贫血。由于贫血种类不同，血细胞比容减少的程度并不与红细胞计数减少程度完全一致。由血细胞比容、红细胞计数及血红蛋白检验 3 个实验结果可以计算出平均红细胞容积、平均红细胞血红蛋白含量及平均红细胞血红蛋白浓度，从而进行贫血的形态学分类，有助于各种贫血的鉴别。

血细胞比容增多见于：①各种原因所致的血液浓缩，如大量呕吐、大手术后、腹泻、失水、大面积烧伤等，通过测定比积来决定是否需要静脉输液及输液量；②真性红细胞增多症和继发性红细胞增多症，有时可高达 0.80 L/L 左右。

三、血细胞比容测定的质量控制

（一）Wintrobe 法

血细胞比容测定方法很多，其中最准确的方法是放射性核素测定法，该法被 ICSH 定为参考方法，但因该法不易推广，常规应用较多的是 Wintrobe 法和微量离心法，前者因夹杂血浆量大渐趋淘汰，WHO 将微量离心法作为常规首选方法向世界各国推广，该法的主要优点是用血量少，夹杂的血浆量少，方法快。（微量离心法测定结果比 Wintrobe 法平均低 0.01 ～ 0.02）

（1）双草酸盐抗凝剂对细胞有轻微缩小作用，且只能维持 3 h。而肝素对红细胞体积作用甚微，可忽略不计。EDTA-Na_2 抗凝剂在室温下可维持红细胞体积 48 h 不变。本试验所用抗凝剂应以不影响红细胞体积为首选。

（2）静脉取血时，当针刺入血管后，应立即除去止血带再抽血，以防血液淤积浓缩。

（3）离心管和注射器必须洁净干燥，防止溶血，如有溶血现象时应加以注明，特别是溶血性贫血患者。

（4）离心条件要恒定，因为红细胞压缩程度受相对离心力大小和离心时间的影响较大。本试验要求相对离心力 2 264 g 离心 30 min。

相对离心力（RCF）（G）= $1.18 \times 10^{-5} \times$ 有效离心半径（cm）$\times$ 2/min

有效离心力半径是指从离心机的轴心至红细胞层中点的距离（cm）。如离心机有效半径不足或患者红细胞增多或离心机转速不足，均可使相对离心力降低，必须适当延长离心时间，或提高离心速度加以纠正。

（二）微量离心法

（1）采血部位仍以红细胞计数的采血部位为宜，但刺血应稍深，以血液能自动流出为宜，取第 2 滴血检验。

（2）橡皮泥封管口底面应平，确实封严封牢，以深入毛细血管内 2 mm 左右为宜。

（3）离心力（RCF）以 10 000 ~ 15 000 g，5 min 为宜，当 Hct > 0.5 时应再离心 5 min。

（4）如使用静脉血测定，采血时最好不使用压脉带，用较粗采血针和较大血容器，以便血液能与空气充分混合，防止 $HbCO_2$ 对 Hct 影响。

（5）进行双份试验，双份试验结果之差应≤ 0.01。

（刘明全）

第五节　红细胞沉降率测定

一、Westergren 法

将抗凝血置于特制的血沉管中，观察红细胞在一定时间内沉降的距离，称为红细胞沉降率，简称血沉（ESR）。红细胞沉降率测定有多种方法，WHO（LAB/86.3）推荐 Westergren 法，现将该法介绍如下。

（一）原理

抗凝血置于特制的血沉管中，垂直竖立 1 h，观察红细胞下沉的速度，用血浆段的高度（mm）来表示。影响 ESR 的因素很多，其中最重要的因素是红细胞缗钱状的形成。因为红细胞形成缗钱状或凝集成团后总面积减少，所承受的血浆阻力也减少，下降的速度要比单个分散的红细胞快得多。影响缗钱状形成的主要因素有以下几种。

1. 血浆中各种蛋白的比例

一般认为，血沉加快主要是血浆中各种蛋白成分比例的改变，而与总蛋白浓度无关。白蛋白带负电荷，球蛋白与纤维蛋白原带正电荷，正常情况下，血浆蛋白所带的正、负电荷呈平衡状态，而红细胞因细胞膜表面的唾液酸而带负电荷，彼此排斥间距约为 25 nm，较为稳定。如血浆中纤维蛋白原或球蛋白含量增加或白蛋白含量减少，改变了电荷的平衡，致使红细胞表面的负电荷减少，容易使红细胞形成缗钱状而血沉加快。相反，如血浆纤维蛋白原减少或白蛋白增加时，血沉减慢。现已公认，血浆中带有正电荷的不对称的大分子物质纤维蛋白原是最强有力的促缗钱状聚集的物质，其次为球蛋白，再次为 α-、β-球蛋白。此外胆固醇、甘油三酯也有促进红细胞形成缗钱状的作用。而白蛋白及卵磷脂有抑制的作用。

2. 红细胞的数量和形状

正常情况下，红细胞沉降率和血浆回流阻逆力保持一定的平衡状态，如红细胞数量减少，会造成总面积减少，所承受的血浆逆阻力也减少，因此血沉加快。但数量太少则影响聚集成缗钱状，使血沉的加快与红细胞减少程度不成比例。反之红细胞增多时血沉减慢。红细胞直径越大血沉越快，球形红细胞不易聚集成缗钱状，血沉减慢。

3. 血沉管的位置

血沉管倾斜时，红细胞沿管壁一侧下沉，而血浆沿另一侧上升，使血沉加快。

（二）试剂及材料

（1）109 mmol/L 枸橼酸钠（32 g/L $Na_3C_6H_5O_7 \cdot 2H_2O$，AR）。

（2）魏氏血沉管长 300 mm ± 1.5 mm，内径 2.5 mm ~ 2.7 mm（误差不得超过 ±0.05 mm），管上刻有 200 mm 刻度，可容血液 1 mL 左右。

（3）血沉管架。

（三）操作

（1）取枸橼酸钠抗凝剂 0.4 mL，加入玻璃小瓶中。

（2）取静脉血 1.6 mL 立即加入上述玻璃小瓶中混匀。

（3）用魏氏血沉管吸血到刻度“0”处，管内不应有气泡。

（4）把血沉管垂直固定在血沉架上，1 h 后读取红细胞沉降的毫米数，即为红细胞沉降率。

（四）正常参考值

男性：0 ~ 15 mm/h。

女性：0 ~ 20 mm/h。

（五）临床意义

血沉的改变无特异性，不能单独依靠血沉诊断某种疾病，但对疾病的变化发展鉴别诊断和疗效观察有一定参考价值。

1. 生理性变化

正常成年男性血沉变化不大。新生儿因纤维蛋白原含量低，血沉较慢。12 岁以下的儿童、妇女月经期、妊娠 3 个月以上、老年人等血沉稍快。高原地区居民因有代偿性红细胞增多，故血沉低于平原地区居民。

2. 病理性变化

（1）血沉增快：①帮助观察结核等疾病的动态。急性细菌性炎症时，血中急性期反应物质迅速增多，包括 $\alpha-_1$ 胰蛋白酶、$\alpha-_2$ 巨球蛋白、C 反应蛋白、转铁蛋白、纤维蛋白原等。这些物质均能在不同程度上促进红细胞聚集，故在炎症发生后 2 ~ 3 d 即可出现血沉增快。风湿热变态反应性结缔组织炎症活动期血沉增快，病情好转时血沉减慢。可能与血中白蛋白降低、γ 及 $\alpha-_2$ 球蛋白增高有关。慢性炎症如结核病变呈活动性时，血中纤维蛋白原及球蛋白含量增加，血沉明显增快。病变渐趋静止，血沉也逐渐恢复正常；病变再活动时，血沉又可增快。②组织损伤及坏死。范围较大的组织损伤或手术创伤常致血沉增快，如无并发症，一般 2 ~ 3 周恢复正常。缺血性组织坏死如心肌梗死、肺梗死时，常于发病 2 ~ 3 d 后血沉增快，可持续 1 ~ 3 周。心绞痛时血沉正常，故血沉测定可作为心肌梗死和心绞痛的鉴别参考。组织损伤或坏死引起血沉增快的机制大致与急性炎症相同。③恶性肿瘤。增长快速的恶性肿瘤血沉多明显增快，可能与 $\alpha-_2$ 巨球蛋白和纤维蛋白原增高以及肿瘤组织坏死、继发感染、贫血等因素有关。肿瘤经手术切除或有效化疗、放疗后血沉渐趋正常，复发或转移时又增快。良性肿瘤血沉多属正常。④各种原因所致的高球蛋白血症。如多发性骨髓瘤、巨球蛋白血症、恶性淋巴瘤、风湿性及类风湿关节炎、亚急性细菌性心内膜炎等疾病所致的高球蛋白血症时，血沉常明显增快。慢性肾炎、肝硬化时常因白蛋白减少、球蛋白增高，导致血沉明显增快。在多发性骨髓瘤、巨球蛋白血症时，因血中异常免疫球蛋白大量增多引起血液黏滞度增高出现高黏滞性综合征时，红细胞沉降率反而受抑制，血沉可不增快甚至减慢。⑤贫血。贫血患者血红蛋白 < 90 g/L 时，血沉可轻度增快，并随贫血加重而增快。但严重贫血时，因红细胞过少不易形成缗钱状聚集，故血沉的加快并不与红细胞的减少成正比。遗传性球形红细胞增多症、镰状细胞贫血、红细胞异形症等，因异形红细胞不易聚集成缗钱状，故虽有贫血而血沉加快并不明显，镰形细胞贫血患者的血沉甚至很慢。⑥高胆固醇血症：如于动脉粥样硬化、糖尿病、肾病综合征、黏液性水肿、原发性家族性高胆固醇血症等，血沉均见增快。

（2）血沉减慢：一般临床意义较小。在红细胞数量明显增多或纤维蛋白原含量严重降低时，血沉可减慢。

综上，红细胞沉降率测定在临床诊断上虽有一定参考价值，但并无特异性。临床上一般用于以下情况：①动态观察病情变化，如风湿热、结核病、心肌梗死等疾病活动时血沉增快，病情好转或静止时，血沉多较前减慢或恢复正常。②用作良性肿瘤与恶性肿瘤的鉴别，良性肿瘤血沉多正常，而恶性肿瘤则有不同程度增快，晚期或有转移时常明显增快。③反映血浆中球蛋白增高，从而可以对一些可以导致高球蛋白血症的疾病进行分析、诊断与鉴别诊断。

二、红细胞沉降率的质量控制

血沉管与血沉架要符合标准，血沉管长 300 mm ± 1.5 mm，内径 2.55 mm ± 0.15 mm。同一管内孔径不均一性误差应 < ±0.05 mm，上下口等大、等圆，平整光滑与长轴垂直，血沉管外刻度 0 ~ 200 mm，误差 < ±0.35 mm，最小分值为 1 mm，彼此相差 < 0.2 mm，管壁外应有魏氏（Westergren）标志。

（1）抗凝剂浓度必须准确，浓度增加会使血沉减慢，最好每周配制一次，置冰箱中保存。血与抗凝剂的比例（4 ∶ 1）要准确，抽血应在 30 s 内完成，不得混入消毒剂，要避免形成凝块，因为血液凝固会使血浆纤维蛋白原减少，血沉减慢。

（2）注射器、试管、血沉管要干燥洁净，避免溶血。不得有血浆蛋白和洗涤剂残留物，有学者主张不用重铬酸钾硫酸清洗液和去污剂清洗用过的血沉管，而用丙酮 – 水系统处理。

（3）抽血后应尽快进行检验，最长不应超过 2 h，置 4℃冰箱最长不应超过 6 h，EDTA-K_2 抗凝血（1.5 mg/ mL 血）4℃不应超过 24 h。

（4）血沉管应完全直立，倾斜会加速红细胞沉降。经研究，血沉管倾斜 3℃，沉降率可增加 30%，所以血沉架必须保证垂直竖立。

（5）温度可影响红细胞沉降率。温度高则沉降快，反之则慢。要求室温在 15 ~ 25℃进行检验。

（6）避光，避振动，避通风环境。

（刘明全）

第六节　血红蛋白测定

一、血红蛋白生理概要

血红蛋白是由珠蛋白和亚铁血红素组成的结合蛋白质。每个血红蛋白分子有 4 条多肽链，每条折叠的多肽链中，包裹一个亚铁血红素。亚铁血红素由原卟啉和一个铁原子组成。血红蛋白分子量为 64 458。

每分子血红蛋白中的 4 个亚铁血红素含有 4 个 Fe^{2+}原子，可结合 4 个氧分子。因此，64 458 g 血红蛋白，含铁 4 × 55.84，可结合 4 × 22.4 L 氧，即每克血红蛋白含铁 3.47 mg（即铁占 0.347%），可结合氧 1.38 mL。

血红蛋白除能与氧结合形成氧合血红蛋白（HbO_2）外，尚能与某些物质作用形成多种血红蛋白衍生物。它们具有特定的色泽和吸收光谱，在临床上，可用以诊断某些变性血红蛋白血症或用作血红蛋白的定量测定。

氧合血红蛋白（HbO_2）：呈鲜红色，在 578 nm（黄光）和 540 nm（绿光）处，有两条吸收光带。

还原血红蛋白（Hbred）：呈暗红色，只在 556 nm 处（黄绿光之间）有一条吸收光带。

碳氧血红蛋白（HbCO）：CO 中毒时，一氧化碳与血红蛋白牢固结合，形成樱红色 HbCO，它有两条吸收光谱，分别位于 572 nm（黄光）和 535 nm（绿光）处。

高铁血红蛋白（Hi）：多种氧化物均可将血红蛋白氧化成高铁（Fe^{3+}）血红蛋白，而失去带氧能力。高铁血红蛋白呈红褐色，有 634、578、540 和 500 nm 4 条吸收光带。

氰化高铁血红蛋白（HiCN）：呈棕红色，位于 540 nm 处有一较宽的吸收光带。因其呈色稳定，可用以作为测定血红蛋白的一种方法。

二、氰化高铁血红蛋白测定法

血红蛋白测定方法很多，如比色法、比重法、血氧法、血铁法等，国际血液学标准化委员会推荐氰化高铁血红蛋白为首选测定法。现就氰化高铁血红蛋白（HiCN）法介绍如下。

（一）原理

血红蛋白被高铁氰化钾氧化为高铁血红蛋白，新生成的高铁血红蛋白再与氰结合成稳定的棕红色的氰化高铁血红蛋白（HiCN），在规定的波长和液层厚度条件下，具有一定的吸光系数，根据吸光度，可求得血红蛋白浓度。

HiCN 转化液：①氰化钾（KCN），0.05 g；②高铁氰化钾［$K_3Fe(CN)_6$］，0.2 g；③磷酸二氢钾（KH_2PO_4），0.14 g；④ TritonX-100（或其他非离子型表面活性剂），1 mL；⑤蒸馏水，加至 1 000 mL；纠正 pH 至 7.0 ~ 7.4。

此液为淡黄色透明液体，可储存在棕色瓶中放室温保存。变混、变绿后都不可再用。

非离子型表面活性剂可加速溶血和缩短转化时间，防止因血浆蛋白改变引起的混浊。

（二）方法

取 HiCN 转化液 5 mL，加外周 20 μL，混匀后静置 5 min，用光径 1 cm，波长 540 nm 的分光光度计测定吸光度 OD（以水或稀释液调"0"），求得每升血液中血红蛋白含量。

（三）计算

实际工作中可将此公式用直接坐标纸以血红蛋白克数为横坐标，OD 值为纵坐标做成曲线，或者事先列成换算表直接从表上查出血红蛋白浓度。

（四）正常参考值

成人男性：120 ~ 160 g/L。

成人女性：110 ~ 150 g/L。

新生儿：170 ~ 200 g/L。

（五）注意事项

（1）分光光度计必须校正波长和灵敏度，540 nm 波长位置必须正确。目前市场上有测定血红蛋白的专用仪器。

（2）HiCN 试剂色泽稳定，分装于棕色瓶中冷藏可长期保存。

（3）比色杯内径要准确，即 1.000 cm ± 0.005 cm（需用内卡钳测定），无合格比色杯时，应乘以校正系数。

（4）HiCN 不能偏酸，也不宜用聚乙烯瓶盛装，否则 KCN 易分解。

（5）高丙种球蛋白血症、高白细胞、白血病等疾病可出现混浊，可按 15 ~ 50 g/L 的比例加入氯化钠防止，但不能防止因有核红细胞引起的混浊。

（6）HiCN 转化液的毒性问题：转化液中，氰化钾是剧毒药品，在配制和保存过程中必须谨慎，防止污染，但因转化液中所含氰化钾浓度很低，需 600 ~ 1 000 mL 才能对人体产生毒性反应，致死量为 4 000 mL，所以，一般对工作人员不会造成伤害，但是为了安全，此液积存过多时，应进行除毒处理。其方法是在 HiCN 废液中加等量自来水混合，在每升稀释废液中加次氯酸钠 35 mL，混匀，敞开存放 15 h，再排入下水道。

三、血红蛋白测定的质量控制

血红蛋白测定的质量控制除了所用量器必须事先校准外（允许误差，5 mL 吸管为 2.5%，血红蛋白吸管为 1%），还要进行下面几项质量控制。

（一）仪器的线性校正

取 50 g/L、100 g/L、150 g/L、200 g/L 的 HiCN 标准参考液，在 λ540 nm 测出其 A 值（以 HiCN 转化液为空白），标准状态下其值应分别为 0.135、0.271、0.407、0.543，或者将一血红蛋白含量较高的样品，分别稀释成 1/4、1/2、3/4 和原液 4 个梯度进行线性校正，仪器在 200 g/L 范围内应有良好线性，重复性试验 CV 应≤ 2%。

（二）比色皿的光径和透光度标准

比色皿的光径和透光度应符合下述标准：光径 1 cm 的比色皿误差应 < 0.005 cm。

检验比色皿的透光度可用下述方法校正：用 2 mg/L 伊文蓝水溶液装入同规格的各个比色皿内，先以 1 号比色皿为基准，在波长 600 ~ 610 nm 将透光度调至 50% T，分别测定其他各比色皿的透光度。然后以 2 号比色皿做基准进行测定，依此类推，交替测定。各比色皿之间的透光度差在 0.5% T 以下者为合格。

（三）质控物的应用

用来校准仪器和控制实验准确度的制品称为参考品；用于控制实验精密度的制品称为质控品（物）。

血红蛋白测定的质控物和校准物国内都有商品供应，但新购的这些物品在使用前应检验是否符合下列标准。

（1）HiCH 卫生部级参考液，图形扫描符合 ICSH 文件规定，A540/A504 = 1.590 ~ 1.630，A750 ≤ 0.002，随机取 10 支做精密度试验，其变异系数应≤ 0.5%，以 WHO HiCN 参考品为标准做准确度试验，其测定值与定值之差≤ 0.5%，细菌培养阴性，稳定性要达到 3 年定值不变，参考液应放棕色瓶内，每瓶不得少于 10 mL。

（2）HiCH 工作标准液，准确度测定值与定值之差≤ 1%，稳定性符合出厂说明，其他质量要求同上。

（3）质控物的应用，每天随患者标本一起测定，并将测定结果填入质控图。

（四）质控要求

手工操作 OCV ≤ 3%，RCV ≤ 6%，EQADI ≤ 2。

四、红细胞计数和血红蛋白测定的临床意义

通常情况下，单位容积血液中红细胞数量与血红蛋白量大致成平行的相对应关系。健康成人的红细胞数与血红蛋白量的比例固定，两者测定的意义大致相同。但在某些情况下，特别是在红细胞内血红蛋白浓度发生改变的贫血时，两者的减少程度往往不会一致。如小细胞低色素性贫血时，血红蛋白的降低程度较红细胞明显，大细胞性贫血时，红细胞数量减少程度比血红蛋白下降程度明显，因此同时对患者的红细胞和血红蛋白量进行比较，对诊断就更有意义。

（一）红细胞及血红蛋白增多

指单位容积血液中红细胞数及血红蛋白量高于正常参考值高限。一般来讲，经多次检查，成年男性红细胞 > 6.0×10^{12}/L，血红蛋白 > 170 g/L；成年女性红细胞 > 5.5×10^{12}/L，血红蛋白 > 160 g/L 时即认为红细胞血红蛋白增多。一般分为相对增多和绝对增多两类。

1. 相对增多

指因血浆容量减少，造成红细胞数量相对增加。见于严重呕吐、腹泻、大量出汗、大面积烧伤、慢性肾上腺皮质功能减退、尿崩症、甲状腺功能亢进症危象、糖尿病酮症酸中毒等疾病。

2. 绝对增多

临床上称为红细胞增多症，是一种由多种原因引起红细胞增多的综合征。按发病原因可分为继发性和原发性两类。

（1）继发性红细胞增多症：是一种非造血系统疾病，发病的主要原因是因为血液中促红细胞生成素增多。

①促红细胞生成素代偿性增加：因血氧饱和度减低，组织缺氧所引起。红细胞增多的程度与缺氧程度成正比。见于胎儿及新生儿，高原地区居民，严重的慢性心肺疾患，如阻塞性肺气肿、肺源性心脏病、发绀型先天性心脏病，以及携氧能力低的异常血红蛋白病等。②促红细胞生成素非代偿性增加：这类患者无血氧饱和度减低，组织无缺氧，促红细胞生成素增加与某些肿瘤或肾脏疾患有关，如肾癌、肝细胞癌、子宫肌瘤、卵巢癌、肾胚胎瘤、肾盂积水、多囊肾等。

（2）原发性红细胞增多症：即真性红细胞增多症，是一种原因未明的以红细胞增多为主的骨髓增生性疾病，目前认为是多能造血干细胞受累所致。其特点是红细胞持续性显著增多，甚至可达（7 ~ 10）× 10^{12}/L，血红蛋白 180 ~ 240 g/L，全身总血容量也增加，白细胞和血小板也有不同程度增多。本病属慢性病和良性增生，但具有潜在恶性趋向，部分病例可转变为白血病。

（二）红细胞及血红蛋白减少

指单位容积循环血液中红细胞数、血红蛋白量均低于正常参考值低限，通常称为贫血。临床上根据血红蛋白减低的程度将贫血分为 4 级。①轻度：血红蛋白 < 参考值低限至 90 g/L；②中度：90 ~ 60 g/L；③重度：60 ~ 30 g/L；④极重度：< 30 g/L。造成红细胞及血红蛋白减少的原因有生理性减少和病理性减少两大类。

1. 生理性减少

出生后 3 个月 ~ 15 岁以前的儿童，因身体生长发育迅速，而红细胞生成相对不足，红细胞及血红

蛋白可较正常成人低 10% ~ 20%。妊娠中、后期的孕妇血浆容量增加，使血液稀释，表现出不同程度的贫血；老年人因骨髓造血功能减低，导致红细胞及血红蛋白减少，统称为生理性贫血。

2. 病理性减少

按照病因和发病机制进行分类，可将贫血分为红细胞生成减少性贫血、红细胞破坏过多性贫血和失血性贫血三大类。

注意：红细胞与血红蛋白测定只是反映单位容积血液中的测定值，在判断检验结果时必须注意一些可能影响检验结果的因素，如患者全身血液总容量有无改变和全身血浆容量有无改变。在大量失血早期，主要变化是全身血容量减少，而此时血液浓度改变很少，从红细胞计数和血红蛋白检验结果很难反映贫血的存在，在各种原因引起的失水或水滞留时，引起血浆容量减少或增加，造成血液浓缩或稀释，均可使红细胞计数和血红蛋白测定值随之增大或减少；另外对患者的性别、年龄、精神因素以及居住地海拔的差异等因素也应进行综合分析，如当感情冲动、兴奋、恐惧、冷水浴刺激时均可使肾上腺素增多导致红细胞和血红蛋白暂时增多。

（刘明全）

第七节　网织红细胞计数

一、网织红细胞计数方法

（一）原理

网织红细胞内尚存在嗜碱性的 RNA 残余物质，以煌焦油蓝或新亚甲蓝等染料做活体染色后，这些物质即发生沉淀并被染色。

（二）试剂

1. 10 g/L 煌焦油蓝乙醇溶液

取煌焦油蓝（灿烂甲酚蓝）1 g，置于乳钵中研碎，溶于 100 mL 无水乙醇中，过滤后备用。

2. 10 g/L 煌焦油蓝等渗盐水溶液

煌焦油蓝 1 g、枸橼酸钠 0.4 g、氯化钠 0.85 g，溶于双蒸馏水 100 mL 中，过滤后备用。

3. 新亚甲蓝溶液

新亚甲蓝 N 0.5 g、草酸钾 1.4 g、氯化钠 0.8 g，溶于 100 mL 双蒸馏水中备用。

（三）操作

1. 玻片法

（1）于清洁玻片的一端，滴加煌焦油蓝乙醇溶液一小滴，使其蒸发干，形成一层薄膜。

（2）取血一小滴，加于煌焦油蓝膜上，迅速用推玻片之一角将血与煌焦油蓝充分混合。为防止蒸发，可将推片的一端覆盖在血液与煌焦油蓝的混合液上，待 2 ~ 4 min。

（3）用推玻片推成薄膜，复染（或不复染）后计数。

（4）在油镜下，选择红细胞分布均匀网织红细胞染色较好部分，计数 1 000 个红细胞中的网织红细胞数，除以 10 即为网织红细胞百分数。

为了便于计数，可在目镜中加入网格计数器（或用一圆形有色的塑料片，在中心挖一长、宽各约 4 mm 的小方孔），以缩小视野。

（5）网织红细胞绝对值的计算：

$$网织红细胞数/\mu L = \frac{网织细胞\% \times 红细胞数/\mu L}{100}$$

2. 试管法

将等量血液与染液（煌焦油蓝盐水溶液或新亚甲蓝溶液）混合于一小试管内，10 ~ 15 min 后制成薄的涂片后镜检。镜检方法同上。

（四）正常参考值

百分数：①成人，0.005 ~ 0.015（0.5% ~ 1.5%）；②新生儿，0.02 ~ 0.06（2% ~ 6%）。

绝对值：（24 ~ 84）×10^9/L（2.4 万 ~ 8.4 万 /μL）。

（五）临床意义

1. 反映骨髓的造血功能

网织红细胞的增减能反映骨髓造血功能。对贫血的诊断和鉴别诊断有重要参考价值。

（1）网织红细胞增多：表示骨髓造血功能旺盛。溶血性贫血时由于大量网织红细胞进入血液循环，网织红细胞百分数可增至 0.06 ~ 0.08 或者更多。急性大溶血时，可高达 0.20 或更高，严重者甚至可在 0.50 以上。急性失血性贫血时网织红细胞也可明显增高。缺铁性贫血和巨幼细胞贫血时，网织红细胞正常或轻度增高，有时甚至轻度减少。

（2）网织红细胞减少：表示骨髓造血功能低下，见于再生障碍性贫血。典型的病例常低于 0.005，甚至为 0；绝对值 < 15×10^9/L（1.5 万 /μL）常作为诊断再生障碍性贫血的标准之一。某些慢性再生障碍性贫血病例，因骨髓中尚有部分代偿性造血灶，其网织红细胞可正常或略增高。但给予各种抗贫血药物治疗后，网织红细胞仍不见增高。在骨髓病性贫血（如急性白血病）时，因骨髓中异常细胞的大量浸润，使红细胞增生受到抑制，造成网织红细胞减少。

2. 作为贫血治疗的疗效观察和治疗性试验的观察指标

缺铁性贫血和巨幼细胞贫血患者在治疗前，网织红细胞仅轻度增高（也可正常或轻度减少）。当给予铁剂或叶酸治疗后，用药 3 ~ 5 d 网织红细胞便开始上升，7 ~ 10 d 达高峰，一般增至 0.06 ~ 0.08，甚至可达 0.10 以上。治疗 2 周左右网织红细胞逐渐下降，而红细胞及血红蛋白则逐渐增高。这一现象称为网织红细胞反应，可以作为贫血治疗的疗效判断指标。临床上也有应用网织红细胞的反应观察缺铁性贫血和巨幼细胞贫血诊断的治疗性试验，即上述两种贫血患者的诊断尚未明确者，可相应地给予铁剂或叶酸。如用药后出现网织红细胞反应，就可帮助确定为某种贫血的诊断，或做出鉴别诊断。如有肠道吸收功能障碍的病例，则可应用注射剂进行试验，因此治疗性试验是临床上确诊这两种贫血的一项简单而可靠的方法。

3. 作为观察病情的指标之一

溶血性和失血性贫血患者在治疗过程中，连续进行网织红细胞计数，可以作为判断病情变化的参考指标。如治疗后网织红细胞逐渐降低，表示溶血或出血已得到控制。如网织红细胞持续不减低，甚至更见增高者，表示病情未得到控制，甚至还在加重。

二、网织红细胞计数的质量控制

网织红细胞计数（RC）虽然试管法重复性较好，但因为玻片法染色能力强而稳定，WHO 推荐玻片法。

（一）玻片法注意事项

（1）用煌焦油蓝乙醇染液时，应待乙醇挥发干燥后才能加血液，否则可使血液凝固。

（2）试管法染液与血液的比例以 1 ∶ 1 为宜，严重贫血患者可适当增加血的比例，制片时血膜不宜太薄，否则会造成网织红细胞分布不均。

（3）染色时间一定要充足，混合后不能立即涂片，气温低时，染色时间要适当延长。特别是应用煌焦油蓝乙醇染液，将血液与煌焦油蓝混合后，在防蒸发的条件下（置于有湿润纸片的平皿内，温育 10 ~ 20 min 后推片）染色效果更好。

（4）用瑞氏染液复染后，可使网织红细胞更为清晰，但可降低检验结果，故一般不需复染。

（二）计数结果的校正（网织红细胞成熟指数：RPI）

网织红细胞计数是根据它与成熟红细胞之比计数出来的，贫血患者由于红细胞数量减少必然导致网织红细胞计数增加，此项误差可用血细胞比容进行校正。但是正常人血液循环中网状结构消失约 1 d，而贫血患者，由于红细胞生成素增加，骨髓往往将网织红细胞提前释放入血，造成网织红细胞在血中的成熟时间显著延长，致使血中网织红细胞数量增加，为了消除这部分假阳性增加的网织红细胞，Finch提出在贫血时用网织红细胞生成指数（RPI）加以校正。

$$RPI = \frac{测定值}{成熟指数 \times 0.45}$$

网织红细胞成熟指数与贫血严重程度呈正相关，与 Hct 呈负相关。

（三）网织红细胞的标准误和可信限

（1）标准误（Sp）的计算与白细胞分类计数的标准误相同。

（2）95%的可信限为 $p \pm 1.96\,Sp$，p 为测定值（%）。

（四）质控要求

（1）做正常对照试验，新配制的试剂应随临床标本一起染色检验，网织红细胞结构应清晰易辨，结果在正常范围，否则说明本试验不成功，应仔细查找原因，重新配制试剂。

（2）可用两差比值法（r）评价计数精密度。

$$r = \frac{|P1 - P2|}{\sqrt{\frac{P1(1-P1)+P2(1-P2)}{n}}}$$

式中，$P1$、$P2$ 为两次计数的网织红细胞结果，n 为计数的红细胞总数（两次检查应一致），要求 $r < 2$。

（刘明全）

第八节　一氧化碳血红蛋白定性试验

一、原理

一氧化碳与血红蛋白结合后，形成樱桃红色的一氧化碳血红蛋白，它对碱抵抗力较正常血红蛋白为强。

二、试剂

50 g/L NaOH。

三、操作

（1）取试管 2 支，各加蒸馏水 3 ～ 5 mL，一管加患者血液 3 滴，另一管加正常人对照血 3 滴，混匀。此时，如患者血中有一氧化碳，则血液呈樱桃红色。

（2）每管各加 50 g/L NaOH 1 滴，轻轻混合，正常对照管呈绿褐色，如患者血液中有一氧化碳血红蛋白，则溶血液仍呈樱桃红色，为阳性，如与正常对照色泽一致为阴性。

四、附注

（1）观察结果须及时，否则樱桃红色逐渐退去，不易分辨。

（2）本试验敏感性较差，血液中一氧化碳含量到一定程度时才显阳性。如患者事先已采取通气措施，血中一氧化碳含量下降，该试验可呈阴性。但临床症状、体征仍可能存在。

五、临床意义

一氧化碳血红蛋白定性试验主要用于诊断急性煤气中毒。

（刘明全）

第三章

红细胞异常性疾病检验

第一节　铁代谢异常性贫血

一、缺铁性贫血检验

实验一　细胞形态学检验

（一）原理

掌握缺铁性贫血（iron deficiency anemia，IDA）的血象、骨髓象特点，正确书写 IDA 骨髓检查报告单。

按照血涂片和骨髓涂片细胞学检查方法进行细胞形态观察和分类计数。

1. 血象

血象呈小细胞低色素性贫血，MCV、MCH 和 MCHC 均降低，RDW 升高。红细胞大小不等，形态不一，以小红细胞为主，中心浅染区扩大。严重者可见环形红细胞，以及少量靶形红细胞、嗜多色性红细胞和点彩红细胞等。网织红细胞计数大多正常，患者服用铁剂后网织红细胞可迅速增高，常于一周左右达高峰。白细胞和血小板计数一般正常。慢性失血者可有血小板增多。钩虫病引起的缺铁性贫血可有嗜酸性粒细胞增多。

2. 骨髓象

骨髓象呈增生性贫血骨髓象特点，绝大多数患者骨髓有核细胞增生活跃或明显活跃，粒红比值降低。红系增生，以中、晚幼红细胞为主。形态特征与正常同阶段细胞相比概括为小、蓝、密：胞体“小”；胞质量少而着色偏“蓝”，边缘不整，呈不规则锯齿状或如破布样；胞核小而致密、深染，甚至在核的局部呈浓缩块状，表现为“核老质幼”的核质发育不平衡改变。成熟红细胞的形态特征同血象。粒细胞系比例相对减低，各阶段间比例及形态基本正常。巨核细胞系无明显异常。淋巴细胞、单核细胞和其他细胞基本正常。骨髓象检查不一定在诊断时需要，但当与其他疾病鉴别诊断困难时需进行。

3. 骨髓铁染色

细胞外铁阴性，显示骨髓小粒可染铁消失；细胞内铁阳性率为零或明显下降，且铁颗粒小，着色淡。经铁剂治疗有效后，细胞内铁先增加，血色素恢复正常后细胞外铁增加。

（二）注意事项

（1）观察血涂片和骨髓涂片时应选择体尾交界处红细胞平铺的部位。因为较厚的部位成熟红细胞过分重叠，有核红细胞胞体小、胞质少；尾部细胞过分展开，显得胞体大、胞质多，均易造成误断。

（2）读片时注意观察增生性贫血的骨髓象特点，如嗜多色性红细胞、点彩红细胞、Howell–Jolly 小体和细胞分裂象等。

（3）注意“核老质幼”的中、晚幼红细胞与小淋巴细胞鉴别。两者鉴别见表 3–1。

表 3–1　“核老质幼”的幼红细胞与小淋巴细胞的鉴别

鉴别点	小淋巴细胞	“核老质幼”的幼红细胞
胞体	6 ~ 9 μm（类）圆形、蝌蚪形	比正常幼红细胞小，胞体边缘不整齐
胞质量	常极少（位于局部）	较少，围绕核周
胞质颜色	淡蓝色	深蓝色、灰蓝色
胞质中颗粒	常无颗粒，有时可有少许	无
核形	类圆形或有小切迹	圆形
染色质	结块，副染色质不明显，呈涂抹状	结块，副染色质明显或结成一块，染色深

（4）骨髓涂片特征描述时，红系应置于各系统描述首位，而且要详细描述幼红细胞和成熟红细胞的形态特点。

（5）注意 IDA 与其他小细胞低色素性贫血（如珠蛋白生成障碍性贫血、慢性病性贫血）的鉴别，可通过铁染色和铁代谢指标的检测加以鉴别。

实验二　血清铁测定

（一）原理

掌握化学比色法测定血清铁的基本原理、注意事项和临床意义，熟悉其检测方法。

血清铁（serum iron，SI）以 Fe^{3+} 形式与转铁蛋白（transferrin，Tf）结合成复合物的形式存在，降低介质的 pH 及加入还原剂如亚硫酸钠、羟胺盐酸盐、维生素 C 等，可使 Fe^{3+} 从复合物中解离出来，并还原为 Fe^{2+}。后者与显色剂如亚铁嗪（菲咯嗪）、2，2'– 联吡啶等反应，生成有色配合物，与同样处理的铁标准液做对照，可计算出血清铁的含量。

（二）材料

1. 器材

分光光度计、水浴箱等。

2. 试剂

（1）甘氨酸 / 盐酸缓冲液（pH2.8）：0.4 mol/L 甘氨酸溶液 58 mL、0.4 mol/L 盐酸 42 mL 和 Triton X–100 3 mL 混合，再加入无水亚硫酸钠 800 mg，使之溶解。

（2）亚铁嗪显色剂：亚铁嗪 0.6 g 溶于 100 mL 去离子水中。

（3）1.791 mmol/L 铁标准储存液（100 mg/L）：精确称取优级纯结晶硫酸高铁铵［$NH_4Fe(SO_4)_2 \cdot 12H_2O$］0.863 5 g，溶于约 50 mL 去离子水中，逐滴加入浓硫酸 5 mL，溶解后再以去离子水稀释至 1 L 刻度，混匀。置于棕色瓶中可长期保存。

（4）35.82 μmol/L 铁标准应用液（2 mg/L）：铁标准储存液 2 mL 加入 100 mL 容量瓶中，加适量去离子水后，再加浓硫酸 0.5 mL，最后用去离子水稀释至刻度。

（三）方法

（1）按表 3–2 操作。

（2）混匀，于波长 562 nm 处，采用 5 mm 光径比色杯，以空白管调零，读取测定管吸光度，称为血清空白。

（3）再向各管加入亚铁嗪显色剂 0.05 mL，充分混匀，置于 37℃ 10 min 或室温 15 min，读取测定管和标准管的吸光度。

表 3-2 血清铁测定操作步骤

加入物 /mL	测定管	标准管	空白管
血清	0.45	–	–
铁标准应用液	–	0.45	–
去离子水	–	–	0.45
甘氨酸 / 盐酸缓冲液	1.20	1.20	1.20

（4）计算：

血清铁（μmol/L）=（测定管吸光度 – 血清空白管吸光度 ×0.97）/ 标准管吸光度 ×35.82

因两次测吸光度时溶液体积不同，所以将血清空白管吸光度乘以 0.97 作为校正。

（四）注意事项

（1）为确保无铁污染，实验用水必须经过去离子处理；玻璃器材须用 10% 盐酸浸泡 24 h，清水冲洗后，再用去离子水冲洗干净。

（2）标本应避免溶血，因血红蛋白铁会影响测定结果。

（五）参考范围

成年男性 11.6 ~ 31.3μmol/L，成年女性 9.0 ~ 30.4μmol/L，均值为 20μmol/L，1 岁后小儿时期约 12μmol/L。

（六）临床意义

1. 减低

见于缺铁性贫血、慢性炎症或感染。

2. 增高

见于铁粒幼细胞贫血、再生障碍性贫血、慢性溶血、巨幼细胞贫血、反复输血和血色素沉着症。

（七）应用评价

血清铁测定是一项直接反映体内运输过程中铁含量的指标，在反映机体铁储存量方面不够准确，单项检测意义局限，往往需要联合其他铁代谢指标检测。

目前临床实验室检测血清铁多采用化学比色法。亚铁嗪分光光度法测定血清铁，虽然比血清铁检测试剂盒的操作步骤烦琐，但试剂配制方法明确，有利于学习。

实验三 血清总铁结合力及转铁蛋白饱和度测定

（一）原理

掌握血清总铁结合力及转铁蛋白饱和度测定的原理、注意事项及临床意义，熟悉其检测方法。

血清总铁结合力（total iron binding capacity，TIBC）是指血清中转铁蛋白（Tf）能与铁结合的总量。健康人血清中仅有 1/3 的转铁蛋白与铁结合。在血清中加入已知过量的铁标准应用液，使血清中全部的 Tf 与铁结合达到饱和状态，再加入吸附剂（碳酸镁）除去多余的铁。按照血清铁测定方法，测得的血清铁含量，即总铁结合力，实际上是反映血浆转铁蛋白的水平。血清铁占总铁结合力的百分比，即转铁蛋白饱和度（transferrin saturation，TS）。

（二）材料

1. 器材

同血清铁测定。

2. 试剂

（1）轻质碳酸镁粉。

（2）179.1μmol/L 铁标准液：取铁标准储存液（1.791 mmol/L）10 mL 置于 100 mL 容量瓶中，再加浓硫酸 0.5 mL，最后用去离子水稀释至 100 mL。

（3）其他试剂同血清铁测定。

（三）方法

（1）取患者血清 0.45 mL，加 179.1 μmol/L 铁标准液 0.25 mL 和去离子水 0.2 mL，混匀，室温下放置 10 min 后，加入碳酸镁粉剂 20 mg，振荡混匀，再放置 10 min，期间用力混匀数次。

（2）3 000 r/min 离心 10 min，吸取上清液 0.45 mL，按测血清铁测定方法测定铁含量。

（3）计算

TIBC（μmol/L）=（测定管吸光度 - 血清空白管吸光度）/ 标准管吸光度 ×35.82×2

TS =（血清铁 / 总铁结合力）×100%

（四）注意事项

（1）不同品牌的碳酸镁吸附力可能有差异，用前要测定碳酸镁吸附力，方法是以铁标准液代替血清进行测定，完全吸附为合格。

（2）所用容器要洁净，无铁剂污染。

（五）参考范围

TIBC：男性 50 ~ 77 μmol/L，女性 54 ~ 77 μmol/L。

TS：20% ~ 55%。

（六）临床意义

（1）TIBC 增高常见于：①缺铁性贫血和红细胞增多症等，因转铁蛋白合成增加、铁摄入不足或需要增加所致。②肝细胞坏死等储存铁蛋白从单核 - 吞噬细胞系统释放入血。③口服避孕药。

（2）TIBC 减低常见于：①储存铁蛋白缺乏，如肝病、血色病。②转铁蛋白丢失，如肾病综合征、尿毒症。③转铁蛋白合成不足，如遗传性转铁蛋白缺乏症。④恶性肿瘤、慢性感染、溶血性贫血等。

（3）TS 增高常见于：①铁利用障碍，如铁粒幼细胞性贫血、再生障碍性贫血。②铁负荷过重，如血色病。

（4）TS 减低常见于缺铁性贫血、慢性感染性贫血。

（七）应用评价

TIBC 可反映机体 Tf 水平（1 分子 Tf 能结合 2 原子的铁，Tf 相对分子质量约 77 000，据此可从 TIBC 推算出 Tf 水平），但反映储存铁变化时敏感性低于血清铁蛋白（SF），不宜用于缺铁的早期诊断。TIBC 与 SI、TS 及血清铁蛋白呈负相关，进行上述指标的实验室检测和综合分析，对缺铁性贫血的诊断和与慢性疾病、其他储存铁增多所致贫血的鉴别诊断具有临床价值。

实验四　血清铁蛋白测定

（一）原理

掌握化学发光法测定血清铁蛋白的原理、注意事项、临床意义和应用评价，熟悉其检测方法。

应用化学发光酶免疫分析法对血清铁蛋白（serum ferritin，SF）进行检测。以双抗体夹心法为原理，在包被有抗铁蛋白单克隆抗体的固相载体上，依次加入待测样本和酶标记的抗铁蛋白单克隆抗体，形成固相抗体 - 铁蛋白 - 酶标记抗体复合物，经洗涤后，加入发光底物，通过检测酶促化学发光的强度，结合标准曲线对待测样本中的铁蛋白进行定量分析。

（二）材料

1. 器材

微孔板化学发光自动测量仪等。

2. 试剂

（1）聚苯乙烯微孔板（48 孔或 96 孔）。

（2）包被稀释液：0.05 mol/L pH9.6 的碳酸钠（Na_2CO_3）- 碳酸氢钠（$NaHCO_3$）缓冲液。

（3）封闭液：0.02 mol/L pH7.4 的磷酸盐缓冲液（PBS），1% BSA，0.5% NaN_3。

（4）洗涤液：0.02 mol/L pH7.4 的 Tris-HCl-Tween 20。

（5）抗体：抗铁蛋白单克隆抗体、酶标记的抗铁蛋白单克隆抗体。

（6）铁蛋白标准品（现用现配）。

（7）化学发光底物。

（三）方法

1. 包被抗体

准备微孔板，用 0.05 mol/L pH9.6 的 Na_2CO_3-$NaHCO_3$ 缓冲液稀释抗铁蛋白单克隆抗体，每孔加入 100 μL 稀释的铁蛋白抗体，4℃过夜。弃去孔中液体，用洗涤液洗 3 次，每次 1 min。将微孔板倒扣于吸水纸上，使孔中洗涤液流尽。每孔加封闭液 300 μL，室温封闭 2 h。洗涤 3 次，冷冻干燥，密封，于 4℃保存备用。

2. 加样

将铁蛋白标准品或待测样本加入包被板中，每孔 50 μL，加入酶标记抗体 50 μL，振荡混匀，置于 37℃温育 1 h。

3. 洗涤

弃去孔中液体，每孔用 300 μL 洗涤液冲洗 5 次，于吸水纸上充分拍干。

4. 加发光底物

每孔加 100 μL，室温避光反应 30 min。

5. 测定

在微孔板化学发光自动测量仪上测量相对发光强度单位（relative light units，RLU）。

6. 结果计算

用双对数坐标分别以标准品相对发光强度对铁蛋白标准品的浓度作图，通过标准曲线对待测血清中的铁蛋白实现定量分析。

（四）注意事项

（1）标准管和测定管均应进行复孔检测，测定结果取均值。

（2）加入发光底物后应在 30 ~ 90 min 检测 RLU 值。

（3）本实验为定量分析，需注意准确加样。

（五）参考范围

成年男性，30 ~ 400 μg/L；成年女性，13 ~ 150 μg/L。

（六）临床意义

1. 降低

常见于缺铁性贫血、失血、营养缺乏和慢性病性贫血等。可作为孕妇、儿童铁营养状况调查的流行病学指标。

2. 增高

常见于体内储存铁增加，如血色病、频繁输血；铁蛋白合成增加，如感染、恶性肿瘤等；组织内铁蛋白释放增加，如肝脏疾病等。可作为肝脏疾病（如肝癌、病毒性肝炎、酒精性肝病）、恶性肿瘤等的辅助诊断指标。

（七）应用评价

（1）SF 检测是诊断缺铁性贫血的敏感方法和重要依据之一，主要用于评价体内储存铁的减少或消耗。SF 也是一种急性时相蛋白，肿瘤、炎症等可使其增高。

（2）SF 检测常用的方法有放射免疫分析（RIA）、ELISA 法和化学发光法。RIA 法敏感性和重复性比较好，但存在试剂有效期短、辐射污染等问题。ELISA 法简便易行，但易受温度、酸碱度等因素的影响。化学发光免疫法灵敏度高、特异性强，同时克服了 RIA 法试剂有效期短和辐射污染的问题，已应用于临床。但需要全自动发光免疫分析仪及与仪器配套的试剂，检测成本较高。

实验五 血清转铁蛋白受体检测

（一）原理

掌握酶联免疫法检测血清转铁蛋白受体的原理和临床意义，熟悉其检测方法和注意事项。

血清可溶性转铁蛋白受体（soluble transferring receptor，sTfR）测定一般采用酶联免疫双抗体夹心法：将待测血清中转铁蛋白受体，与包被于酶标板上的转铁蛋白受体特异性多克隆抗体结合，形成抗原抗体复合物，再加入酶标记的对转铁蛋白受体特异的多克隆抗体，使之与酶标板上的抗原抗体复合物进行特异性结合，洗去未结合的酶标记多克隆抗体，加入底物和显色剂使酶联复合物显色，其颜色深浅与转铁蛋白受体的含量成正比。

（二）材料

1. 器材

经转铁蛋白受体的多克隆抗体包被的 96 孔酶标板、酶标仪等。

2. 试剂

（1）不同浓度的转铁蛋白受体标准品。

（2）辣根过氧化物酶标记的转铁蛋白受体的多克隆抗体。

（3）洗板液：pH7.4 的磷酸盐缓冲液加 1% 牛血清白蛋白（BSA）。

（4）底物混合液：四甲基苯丁烯与 3% 过氧化氢等量混合，现用现配。

（5）终止液：0.5 mol/L 硫酸。

（三）方法

（1）在已包被抗体的酶标板上，各孔内分别加入不同浓度的转铁蛋白受体标准品和待测血清各 100 μL。37℃湿盒孵育 2 h。弃尽孔中液体，洗涤 3 次，于吸水纸上充分拍干。

（2）在每孔中加入 100 μL 辣根过氧化物酶标记的转铁蛋白受体的多克隆抗体，置于 37℃水浴 2 h。洗涤 3 次，最后一次洗板后，要在吸水纸上尽可能地拍干。

（3）每孔加 100 μL 底物混合液，置于室温避光显色 30 min。当阳性对照出现明显颜色变化时，每孔加入 100 μL 终止液。

（4）在 630 nm 波长的酶标仪上比色，测定各孔吸光度（A）。

（5）以吸光度值为 y 轴，浓度为 x 轴，依据标准液的 A 值和浓度在坐标纸上绘制标准曲线。根据待测血清的吸光度从标准曲线上查出对应的转铁蛋白受体的浓度。

（四）注意事项

标本采集后迅速分离血清，不能立即检测时应置于 –20℃保存，避免反复冻融。所有标本在测定前均应进行不小于 1 ∶ 100 的稀释。底物 1 与底物 2 混合后在 30 min 内使用。洗板后尽量拍干孔内液体，显色终止后应尽快完成比色。

（五）参考范围

各实验室应根据试剂说明书提供的参考范围进行判断。

（六）临床意义

1. 增高

常见于缺铁性贫血、溶血性贫血、红细胞增多症等。对缺铁性贫血和慢性疾病所致贫血的诊断有鉴别价值。

2. 减低

常见于再生障碍性贫血、慢性病性贫血和肾衰竭等。

3. 用于临床观察骨髓增生状况和治疗反应

如肿瘤化疗后骨髓受抑制和恢复情况，骨髓移植后的骨髓重建情况，应用促红细胞生成素治疗各类贫血过程中的疗效观察。

（七）应用评价

sTfR 检测无性别和年龄差异，也不受妊娠、感染、肝病和其他慢性疾病的影响。sTfR 是一种反映红细胞内铁缺乏的可靠指标。

实验六 血清转铁蛋白检测

（一）原理

掌握免疫散射比浊法检测血清转铁蛋白的原理、注意事项及临床意义，熟悉其检测方法。

血清转铁蛋白（serum transferrin，sTf）测定可采用免疫散射比浊法：抗人转铁蛋白的抗体与待测血清中转铁蛋白结合，形成颗粒状抗原抗体复合物，其光吸收和散射浊度增加，与标准曲线比较，可计算出转铁蛋白的浓度。

（二）材料

1. 器材

分光光度计、离心机等。

2. 试剂

（1）兔抗人转铁蛋白抗体。

（2）转铁蛋白标准液。

（3）4% 聚乙二醇生理盐水溶液等。

（三）方法

（1）制备抗体工作液。

将兔抗人转铁蛋白抗体用 4% 聚乙二醇生理盐水溶液 1 ∶ 10 稀释，置于 4℃ 2 h 后，3 000 r/min 离心 20 min，去除沉淀物。

（2）稀释待检血清。

用生理盐水将待测血清稀释 50 倍。

（3）操作步骤按表 3-3 操作。

表 3-3 免疫散射比浊法测定血清转铁蛋白操作步骤

加入物 /mL	测定管	标准管	抗体对照管	空白管
抗体工作液	2	2	2	–
待测稀释血清	0.04	–	–	–
转铁蛋白标准液	–	0.04	–	–
生理盐水	–	–	0.04	0.04
4% 聚乙二醇	–	–	–	2

（4）充分混匀各管后，室温放置 10 min，于 340 nm 波长下以空白管调零，测得各管的吸光度（A 值）。

（5）计算：

血清转铁蛋白（μmol/L）=（测定管 A 值 – 抗体对照管 A 值）/（标准管 A 值 – 抗体对照管 A 值）× 转铁蛋白标准液浓度 ×50。

（四）注意事项

（1）注意转铁蛋白抗血清效价，最好先做预试验，以确定其最佳应用效价。

（2）可将标准液稀释成不同浓度，作标准曲线，以提高检测的准确性。

（五）参考范围

28.6 ~ 51.9 μmol/L。

（六）临床意义

增高：见于缺铁性贫血和妊娠等。降低：见于肾病综合征、肝硬化、恶性肿瘤、炎症等。

（七）应用评价

sTf 测定在反映铁代谢方面的意义同血清总铁结合力。肝细胞损伤时 sTf 合成降低，sTf 也可作为肝细胞损伤的指标。尿微量 sTf 测定在反映肾小球滤过膜损伤方面比白蛋白更敏感，也可作为肾小球损伤的早期诊断指标。

二、铁粒幼细胞性贫血细胞形态学检验

原理：掌握铁粒幼细胞性贫血的血象、骨髓象特点。

按照血涂片和骨髓涂片细胞学检查方法进行细胞形态观察和分类计数。

（一）血象

贫血为正常细胞性或轻度大细胞性。血涂片常可见到正常性和低色素性两种细胞群，称为“双形”性，为本病特征之一。红细胞大小不均，以小细胞低色素为突出，亦可见少数靶形红细胞、椭圆形红细胞和点彩红细胞增多（特别是继发于铅中毒者）。白细胞和血小板数正常或减低。

（二）骨髓象

有核细胞增生活跃，红系明显增生，以中、晚幼红细胞为主，幼红细胞形态可异常，如缺铁样改变、巨幼变。粒系细胞相对减少，原发性患者可见粒系的病态造血。巨核细胞一般正常。

（三）骨髓铁染色

细胞外铁和细胞内铁均明显增加，铁粒幼红细胞明显增多，环形铁粒幼红细胞占 15% 以上，并可见铁粒红细胞。

（刘明全）

第二节　巨幼细胞性贫血

一、细胞形态学检验

（一）原理

掌握巨幼细胞贫血（megaloblastic anemia，MA）的血象、骨髓象特点，正确书写 MA 骨髓检查报告单。

按照血涂片和骨髓涂片细胞学检查方法进行细胞计数和形态观察。

1. 血象

大细胞正色素性贫血，红细胞大小不等，可见大红细胞、嗜多色性红细胞、点彩红细胞、有核红细胞、Howell-Jolly 小体等。白细胞数正常或减低，中性粒细胞可见巨幼变、核分叶过多（>5 叶），出现“核右移”现象，偶见中性中、晚幼粒细胞。血小板数正常或减低，可见巨大血小板。

2. 骨髓象

骨髓增生活跃或明显活跃，以红系、粒系、巨系细胞均出现巨幼变为特征。

红系增生明显活跃，伴显著巨幼变。各阶段的巨幼红细胞明显增多，其比例常大于 10%。核分裂象和 Howell-Jolly 小体易见，可见核畸形、核碎裂等。巨幼红细胞与同阶段的幼红细胞比较，形态特征有以下三点不同：①胞体大，胞质丰富。②胞核大，染色质细致、疏松和浅染。染色质排列呈点网状或疏松网状，随着细胞的成熟，染色质不能形成明显的块状，副染色质明显。③核质发育不平衡，细胞质较核成熟早，即“核幼质老”现象。

原巨幼红细胞（promegaloblast）：比原始红细胞大，直径 19 ~ 27μm，稍呈椭圆形。核略偏位，染色质比原始红细胞更细致、均匀和疏松，核仁明显。胞质多，呈深蓝色。

早巨幼红细胞（basophilic megaloblast）：直径 15 ~ 25μm，染色质部分开始聚集，呈均匀细颗粒构成的网，网眼（副染色质）清楚，核仁消失或有遗迹。胞质量比正常早幼红细胞多，呈深蓝色，不透明，有的胞质中已有血红蛋白而呈灰蓝色，核周界明显。分裂象多见。

中巨幼红细胞（polychromatic megaloblast）：直径 12 ~ 20μm，体积、核的结构和胞质的着色均多变而不一致。“核幼质老”特征明显。核圆形或规则，可见双核。核染色质呈点粒状或网状或为均匀的小块，副染色质明显。胞质可呈深灰蓝色、淡灰蓝色带红色到完全红色。分裂象多见。

晚巨幼红细胞（orthochromatic megaloblast）：直径 10 ~ 18μm，常为椭圆形。核较小，常偏位，可见核出芽、分叶、锯齿状、折痕和核碎裂现象。核染色质较致密，但仍保持着点粒状和网状结构痕迹。胞质丰富，着色与红细胞一致或略带灰色，可见 Howell-Jolly 小体。

粒系细胞比例相对降低，可见巨幼变，以巨晚幼粒和巨杆状核细胞多见。胞体大，胞质颗粒较少，可见空泡，胞核肿胀，染色质疏松。分叶核细胞分叶过多，可见巨多叶核中性粒细胞。

巨核细胞数量正常或减少，部分细胞可见胞体过大、分叶过多，胞质内颗粒减少等，血小板生成障碍，可见巨大血小板。

3. 骨髓涂片

细胞化学染色 MA 幼红细胞糖原染色（PAS）呈阴性反应。

（二）注意事项

（1）注意观察点彩红细胞、嗜多色性红细胞、Howell-Jolly 小体和细胞分裂象等。

（2）注意粒系巨幼变在巨幼细胞性贫血中的诊断价值。粒系巨幼变早于红系，为巨幼细胞性贫血的早期表现；食补或不规则治疗后，红系巨幼变 48 h 恢复正常形态，粒系巨幼变常持续 1 ~ 2 周；巨幼细胞性贫血合并缺铁性贫血时，红系巨幼变可被掩盖，粒系巨幼变不被掩盖；有少数巨幼细胞性贫血病例，骨髓象中红系细胞和巨系细胞减少，可见大量巨幼变粒系细胞，根据粒系细胞的形态特征，仍可做出诊断。

（3）注意巨幼细胞性贫血伴有缺铁时，血象和骨髓象表现为巨幼细胞性贫血与缺铁性贫血并存的红细胞形态学改变，称为混合性贫血。

（4）骨髓涂片特征描述时，红系应置于各系统描述首位，而且要详细描述幼红细胞和成熟红细胞的形态特点，还应详细描述粒系巨幼变细胞的形态特点。

（5）巨幼细胞性贫血需要与急性红白血病相鉴别。二者均有红系细胞增生和红系细胞巨幼变，其细胞形态主要鉴别点见表 3-4。

表 3-4 巨幼细胞性贫血和急性红白血病的细胞形态鉴别

细胞形态鉴别点	巨幼细胞性贫血	急性红白血病
巨幼性改变	典型巨幼红细胞改变	类巨幼样改变
同阶段细胞大小	大小较一致	大小相差悬殊
核染色质	细致均匀，排列疏松	粗细不均，排列紊乱
核质发育	核幼质老	核幼质老或核老质幼
副幼红细胞改变	核形不规整、核凹陷、扭曲等少见	多见
原始、幼稚粒细胞增多	无	多见
巨核细胞减少	不明显	明显
有核红细胞糖原反应	阴性	阳性

二、血清和红细胞叶酸测定

（一）原理

掌握血清和红细胞叶酸测定的原理、注意事项及临床意义，熟悉其检测方法。

叶酸测定常用的方法有放射免疫分析（RIA）法、化学发光法（与血清铁蛋白检测方法类同）和 ELISA 法等。RIA 法测定血清和红细胞叶酸可靠、快速、精确，可同时检测维生素 B_{12}。叶酸盐对蛋白质具有高亲和力，蛋白质可特异性地结合这些分子。用放射性竞争性蛋白质结合法，向受检者无放射性叶酸的血清中，加入一定量的结合蛋白和放射标记的叶酸，使受检血清中的叶酸与放射标记的叶酸竞争与结合蛋白结合，用吸附剂去除游离的标记叶酸后，检测其放射活性，其量与受检血清和红细胞叶酸含量成反比，与已知标准管对照，计算出叶酸含量。

（二）材料

1. 器材

液体闪烁计数器、离心机、旋涡振荡器、冰箱等。

2. 试剂

（1）0.77 mg/mL 牛奶叶酸结合剂。

（2）0.05 mol/L 硼酸盐 –Ringer 缓冲液（B–R 缓冲液 pH8.0）。

（3）N–5 甲基四氢叶酸（MTHFA）标准工作液：每 0.1 mL 标准工作液中含 1 000 pg MTHFA。

（4）^{3}H 标记的叶酸（PGA），特异活性应大于 740 GBq/mmol。

（5）维生素 C 2.52 mmol/L。

（6）葡萄糖包被的活性炭（DCC）。

（三）方法

（1）取 6 支试管作标准管，编号 1 ~ 6，标准为每 0.1 mL B–R 缓冲液和维生素 C 中含 MTHFA 1 000、500、250、125、62.5、0 pg，待测血清及质控血清均为双份。同时制备 1 个非特异结合（NSB）管。

（2）按表 3–5 加入各组分，完成 6 个标准管的测定，样品体积为 10 ~ 50 μL。

（3）将各管旋涡混匀，25℃孵育 30 min，然后于 4℃再孵育 60 min。

（4）加 100 μL ^{3}H–PGA 示踪物于每管中，旋涡混匀，4℃孵育 30 min。

（5）加 400 μL DCC 于每支管中，旋涡混匀，4℃孵育 30 min。

（6）将上清液转入闪烁瓶内，加入 10 mL 闪烁液。

（7）用专用的淬灭校正的 β – 粒子闪烁计数器测定每一瓶中的计数量。

表 3–5　血清叶酸测定操作步骤

加入物 /μL	NSB 管	标准管	待测管	质控管
B–R 缓冲液	600	400	450	450
含维生素 C 的 B–R 缓冲液	200	200	200	200
MTHFA 标准工作液	0	100	–	–
待测血清	–	–	50	–
质控血清	–	–	–	50
0.77 mg/mL 牛奶叶酸结合剂	–	100	100	100

（8）计算从所有其他各管的计数中减去 NSB 管中的放射性强度（脉冲数 /min，cpm），计算标准管与待测管的 B/Bo 值，公式为：

$$B/Bo = \frac{\text{样品管计数} - \text{NSB 管的放射性强度}}{\text{标准管计数} - \text{NSB 管的放射性强度}} \times 100\%$$

（9）以标准的 B/Bo 计算结果对浓度作图，根据所得的标准曲线，用插入值法计算受检血清的浓度。

（10）对于红细胞叶酸盐（RCF）检测，样品可用溶血液，制备方法如下：①将全血收集于用去离子水 1 ∶ 10 稀释的 EDTA 液中，放置 30 min 后，冻融 2 次；②吸取 50 μL 溶血液测定，计算溶血液的浓度，乘以 10，即得到全血的叶酸盐（WBF），然后用下列公式计算出 RCF：

$$RCF = \frac{WBF - SF\,(Hct/100)}{Hct/100}$$

式中，SF 为血清叶酸盐，Hct 为压积红细胞的体积。

（四）注意事项

（1）采集空腹血，因血清叶酸盐水平随食物的摄入而改变，会影响血清叶酸测定。

（2）血液可用肝素抗凝，所用容器应洁净，测定血清叶酸应避免溶血。

（3）操作应标准化，实验材料中不应含各种叶酸衍生物。

（五）参考范围

血清叶酸，成年男性 8.61 ~ 23.8 nmol/L，女性 7.93 ~ 20.4 nmol/L。红细胞叶酸，成人 340 ~ 1 020 nmol/L（放射免疫分析法）。

（六）临床意义

叶酸降低见于巨幼细胞贫血，叶酸利用增加如溶血性贫血、骨髓增殖性肿瘤，叶酸拮抗剂如氨甲蝶呤的使用等。

（七）应用评价

因红细胞叶酸不受当时叶酸摄入情况的影响，能反映机体叶酸的总体水平及组织的叶酸水平，在体内组织叶酸缺乏但未发生巨幼细胞贫血时，红细胞叶酸测定对判断叶酸缺乏更有价值。

三、血清维生素 B_{12} 测定

（一）原理

掌握测定血清维生素 B_{12} 的原理、注意事项及临床意义，熟悉其检测方法。放射免疫分析法测定血清维生素 B_{12}，用抗氧化剂和氰化钾在碱性环境下（pH > 12），将人血清中的维生素 B_{12} 从载体蛋白中释放出来，与加入的一定量 ^{57}Co 标记的维生素 B_{12}，竞争性与维生素 B_{12} 结合物结合，去除未结合的标记维生素 B_{12}，检测其放射活性，其量与受检血清维生素 B_{12} 含量成反比，与标准管对照，换算出血清维生素 B_{12} 含量。

（二）材料

同血清和红细胞叶酸测定。

（三）方法

同血清和红细胞叶酸测定。

（四）注意事项

（1）采集空腹血，因进食影响血中维生素 B_{12} 水平。

（2）检测维生素 B_{12} 时如用血浆，不宜用肝素抗凝，因肝素有结合维生素 B_{12} 的能力。

（3）维生素 B_{12} 对光解作用敏感，故操作中应避免过度光照。

（五）参考范围

成人 148 ~ 660 pmol/L（放射免疫分析法）。

（六）临床意义

减低常见于巨幼细胞贫血和恶性贫血，还可见于脊髓侧束变性、髓鞘障碍症。

（七）应用评价

因维生素 B_{12} 和叶酸在代谢上关系密切，在血液学上相互影响，所以临床上进行病因分析时常需同时测定维生素 B_{12} 和叶酸。

血清维生素 B_{12} 测定最常用的方法是放射免疫分析法和化学发光免疫分析法。

四、血清维生素 B_{12} 吸收试验

（一）原理

掌握维生素 B_{12} 吸收试验的原理、注意事项及临床意义，熟悉其检测方法。给受检者口服同位素 ^{57}Co 标记的维生素 B_{12} 0.5 μg，2 h 后肌内注射未标记的维生素 B_{12} 1 mg，收集 24 h 尿，测定 ^{57}Co 排出量。

（二）材料

1. 器材

液体闪烁计数器等。

2. 试剂

^{57}Co 标记维生素 B_{12} 和注射用维生素 B_{12} 等。

（三）方法

（1）受检者空腹口服同位素 ^{57}Co 标记的维生素 B_{12} 0.5 μg（溶于 100 mL 水中口服），记录时间为零点，即开始收集 24 h 尿液。

（2）服药后 2 h，肌内注射未标记的维生素 B_{12} 1 mg，以促进 ^{57}Co 标记的维生素 B_{12} 的排泄，防止自肠道吸收的维生素 B_{12} 在体内蓄积。

（3）受检者开始进食，收集尿液标本，测定其放射性。计算出 24 h 内 ^{57}Co 标记的维生素 B_{12} 的排出量。

（四）注意事项

（1）试验过程中尿液的收集必须绝对准确，以免影响结果的可靠性。

（2）本试验受胃肠吸收功能等诸多因素的影响，如果放射性维生素 B_{12} 排泄低下，间隔 5 天后，应进行第 2 次试验。方法除与第 1 次试验相同外，在口服 ^{57}Co 维生素 B_{12} 的同时，外加口服内因子 60 mg。如果第 1 次试验的排泄低下是由内因子缺乏所致，那么第 2 次结果就会正常。如果第 2 次结果仍低，就必须考虑口服维生素 B_{12} 吸收不良的其他原因。

（五）参考范围

正常人 24 h 尿液内排出 ^{57}Co 标记的维生素 B_{12} 超过口服量的 7%。

（六）临床意义

巨幼细胞贫血患者小于 7%，恶性贫血患者小于 5%。

（七）应用评价

本试验主要是对维生素 B_{12} 缺乏的病因诊断而不是诊断是否存在维生素 B_{12} 缺乏。如内因子缺乏，加入内因子可使结果正常，为恶性贫血确诊试验。

（刘明全）

第三节　造血功能障碍性贫血

一、再生障碍性贫血细胞形态学检验

（一）原理

掌握再生障碍性贫血（aplastic anemia，AA）（简称再障）的血象、骨髓象特点，正确书写 AA 骨髓检查报告单。按照血涂片和骨髓涂片细胞学检查方法进行细胞形态观察和分类计数。

1. 血象

全血细胞减少。贫血多为正细胞正色素性，网织红细胞绝对值明显减少。白细胞减少，其中中性粒细胞减少尤为明显，而淋巴细胞比例相对增多。血小板不仅数量减少，而且体积减小和颗粒减少。急性再障时，网织红细胞 < 1%，绝对值 < $15 \times 10^9/L$；中性粒细胞绝对值 < $0.5 \times 10^9/L$；血小板 < $20 \times 10^9/L$；慢性再障血红蛋白下降速度较慢，网织红细胞、中性粒细胞和血小板数减低，但各指标较急性再障为高，达不到急性再障的程度。

2. 骨髓象

（1）急性再障：骨髓涂片可见脂肪滴明显增多。有核细胞增生减低或极度减低。造血细胞（粒系、红系、巨系细胞）明显减少，早期阶段细胞减少或不见，巨核细胞减少或缺如，无明显的病态造血。非造血细胞（包括淋巴细胞、浆细胞、肥大细胞等）相对增多，非造血细胞比例增高，大于 50%，淋巴细胞比例可高达 80%。如有骨髓小粒，染色后镜下为蜂窝状或空网状结构或为一团纵横交错的纤维网，其中造血细胞极少，大多为非造血细胞。

（2）慢性再障：病程中骨髓呈向心性损害，骨髓中有残存散在的增生灶。多部位穿刺至少一个部位增生不良，两系或三系减少，如穿刺到增生灶，骨髓可表现增生良好，红系代偿性增生，以核高度固缩的“炭核”样晚幼红细胞多见，粒系减少，主要为晚期及成熟粒细胞。巨核细胞明显减少，非造血细胞相对增加。骨髓小粒中非造血细胞也相对增加。

（二）注意事项

（1）急性再障患者骨髓穿刺时易出现“干抽”，可行骨髓活检。

（2）再障患者骨髓液通常比较稀薄，有核细胞数少，应全片观察。注意与取材不良涂片（无骨髓特有的细胞，如浆细胞、组织细胞、肥大细胞、破骨细胞、巨核细胞等）的区别，以免误诊。

（3）急性再障的骨髓象一般比较典型，慢性再障的骨髓可以有散在增生灶，骨髓可以出现有核细胞增生活跃（但巨核细胞明显减少或缺如），需要多部位穿刺才可以诊断。

（4）虽然再障的骨髓小粒具有特征性，但应注意脂肪滴增加和空网状骨髓小粒不是再障所特有的，也可见于造血功能低下者、老年人、白血病多次化疗后患者等。

（5）注意与血全细胞减少性疾病相鉴别。急性造血功能停滞骨髓象中可以见巨大原始红细胞，骨髓增生异常综合征以病态造血为主要特征。急性白血病、恶性组织细胞病、骨髓纤维化、骨髓转移癌、巨幼细胞性贫血、脾功能亢进等疾病都可有外周血的三系减少，但患者体征中可有脾大、淋巴结肿大、骨压痛，外周血可出现幼稚红细胞和幼稚白细胞，骨髓象可有肿瘤细胞、白血病细胞和巨幼红细胞，这些特征与再障明显不同。

二、纯红细胞再生障碍性贫血检验

原理：掌握纯红细胞再生障碍性贫血（pure red cell aplastic anemia，PRCA）的血象、骨髓象特点。按照血涂片和骨髓涂片细胞学检查方法进行细胞形态观察。

（一）血象

为正细胞正色素性贫血，网织红细胞显著减少（< 1%）或缺如。白细胞和血小板一般正常或有原发病的变化。

（二）骨髓象

有核细胞增生多活跃，红系细胞各阶段均严重减少，幼红细胞少于5%。粒系及巨系细胞的各阶段比例正常。三系细胞无病态造血。

三、急性造血功能停滞

原理：掌握急性造血功能停滞（acute arrest of hemopoiesis，AAH）的血象、骨髓象特点。按照血涂片和骨髓涂片细胞学检查方法进行细胞形态观察。

（一）血象

贫血，红细胞形态由原发病决定。网织红细胞绝对值明显减少或缺如。当伴有粒细胞减少时，淋巴细胞比例相对升高，粒细胞胞质内可见中毒颗粒，有的患者可见异型淋巴细胞。当伴有巨核细胞造血停滞时，可有血小板明显减少。

（二）骨髓象

多数增生活跃，有的增生减低或重度减低。当只有红系造血停滞时，正常幼红细胞难见，可见巨大原始红细胞，其胞体呈圆形或椭圆形，大小为30 ~ 50μm，有少量灰蓝色胞质，含蓝色颗粒，出现空泡，周边有钝伪足，染色质细致网点状，核仁1 ~ 2个，隐显不一。粒系和巨系细胞大致正常。当伴有粒系造血停滞时，粒系细胞明显减少，可见巨大早幼粒细胞。当伴血小板减少时，可见巨核细胞数量减少，多为颗粒型巨核细胞，有退行性变。有的患者三系均造血停滞，骨髓有核细胞增生重度减低，造血细胞明显减少，非造血细胞比例相对增高。

（刘明全）

第四节　溶血性贫血

一、显示溶血的检验

实验一　溶血性贫血细胞形态学检验

目的：掌握溶血性贫血的血象及骨髓象检查特点。

（一）血象

可见到提示骨髓中红细胞系代偿增生旺盛的表现，如红细胞大小不均，嗜多色性红细胞易见，有的可见点彩红细胞、Howell-Jolly 小体、Cabot 环、有核红细胞等。有时见到特殊类型的异形红细胞，如球形红细胞、椭圆形红细胞、口形红细胞及靶形红细胞等，可为病因的诊断和鉴别提供有价值的线索。白细胞和血小板多正常。

（二）骨髓象

呈增生性贫血表现。增生明显活跃，粒红比值降低或倒置。红系细胞显著增生，以中、晚幼红细胞增生为主，分裂象细胞多见。红细胞形态与血象相同。其他细胞系形态、比例大致正常。

实验二　血浆游离血红蛋白测定

（一）目的

掌握血浆游离血红蛋白测定的原理、注意事项及临床意义，熟悉其检测方法。

（二）原理

血红蛋白中亚铁血红素具有类过氧化物酶活性，在过氧化氢（H_2O_2）参与下，可催化无色的邻甲联苯胺脱氢而显蓝色，吸收峰在 630 nm。加强酸（pH1.5）后呈黄色，吸收峰为 435 nm。根据颜色深浅，与同时测定的标准血红蛋白溶液对照，可测出血浆游离血红蛋白（plasma free hemoglobin）的含量。

（三）材料

1. 器材

分光光度计、离心机等。

2. 试剂

（1）2 g/L 邻甲联苯胺溶液：取 2 g 邻甲联苯胺，溶解于 600 mL 冰醋酸中，加蒸馏水至 1 L，低温避光保存。

（2）1 g/L H_2O_2 溶液：由 30 g/L H_2O_2 稀释而成，临用时新鲜配制。

（3）10% 醋酸溶液：取 10 mL 冰醋酸，加蒸馏水至 100 mL。

（4）100 mg/L 血红蛋白标准应用液：取抗凝全血，离心去除血浆，用生理盐水洗涤 3 次。以红细胞比容为准，加入等体积的蒸馏水和半量体积的四氯化碳（或氯仿），与洗涤后的红细胞混合，剧烈振摇 5 ~ 10 min，高速离心，分离出上层血红蛋白液，用 HiCN 法测定其血红蛋白浓度，并用生理盐水调节至 100 g/L，保存于低温冰箱中，作为血红蛋白标准储存液。临用时加生理盐水稀释，配成 100 mg/L 的血红蛋白标准应用液。

（四）方法

（1）取 3 支试管，分别标注标准管、测定管和空白管，按表 3-6 操作。

表 3-6　血浆游离血红蛋白测定操作方法

加入物 /mL	测定管	标准管	空白管
2 g/L 邻甲联苯胺溶液	0.5	0.5	0.5
100 mg/L 血红蛋白标准应用液	0.01	–	–
受检血浆	0.01	–	–

续 表

加入物 /mL	测定管	标准管	空白管
1 g/L H_2O_2 溶液	0.5	0.5	0.5
10% 醋酸溶液	5.0	5.0	5.0

（2）用分光光度计，以空白管调零，于波长 435 nm 处读取各管的吸光度。通过下式计算待检血浆中游离血红蛋白浓度。

$$\text{血浆游离血红蛋白（mg/L）} = \frac{\text{测定管吸光度}}{\text{标准管吸光度}} \times 100$$

（五）注意事项

（1）实验试管、吸管等器材使用前应用盐酸浸泡 24 h，并用蒸馏水冲洗干净，避免血红蛋白污染导致假阳性。

（2）标本采集及分离血浆过程中，应严格防止体外溶血而造成假阳性。如测定管吸光度 > 0.6，应稀释标本后重新测定。

（3）因机体对血浆游离血红蛋白有多种处理机制，故本实验应于溶血后及时取样检查。

（4）H_2O_2 溶液应浓度准确，并新鲜配制。

（六）参考范围

< 40 mg/L。

（七）临床意义

（1）正常人血浆中仅含微量游离血红蛋白，且大部分与结合珠蛋白结合。

（2）血浆游离血红蛋白增高是判断血管内溶血最直接的证据，多见于严重的血管内溶血，常为 60 ~ 650 mg/L。

（3）体外循环心脏手术、血液透析、心脏瓣膜置换术后等因素所致的溶血，血浆游离血红蛋白含量可有不同程度增高。

（4）血管外溶血时，血浆游离血红蛋白含量一般正常。

实验三 血清结合珠蛋白测定

（一）目的

掌握血清结合珠蛋白测定的原理、注意事项及临床意义，熟悉其检测方法。

（二）原理

血清结合珠蛋白（haptoglobin，Hp）可与血清中的血红蛋白结合成 Hp–Hb 复合物。在待检血清中加入足量的、已知含量的血红蛋白液，经温育后，血清中的 Hp 即与血红蛋白形成 Hp–Hb 复合物。通过电泳法将 Hp–Hb 复合物与游离的血红蛋白分开，洗脱后用比色法测定 Hp–Hb 复合物中血红蛋白的含量，以此代表血清中的 Hp 含量。

（三）材料

1. 器材

分光光度计、电泳仪等。

2. 试剂

（1）30 g/L 血红蛋白液：制备血红蛋白标准储存液，临用时精确配制成 30 g/L 的血红蛋白液。

（2）TEB 缓冲液（pH8.6）：Tris 55 g，EDTA 17 g，硼酸 12 g，加蒸馏水配成 1 000 mL 的储存液。用前稀释 3 倍即为电泳缓冲液，稀释 6 倍即为浸膜缓冲液。

（四）方法

（1）取受检血清 0.18 mL，加 30 g/L 的血红蛋白液 0.02 mL，混匀，置于 37℃水浴 20 min。

（2）取 20 μL 上述温育液，点样于浸透 TEB 缓冲液的醋酸纤维素薄膜上，点样线宜距阴极端 1 cm 处，然后将膜平整地架于电泳槽内。180 V 电压，电泳 1 h 左右，直至清晰出现两条带为止。

（3）取下醋酸纤维膜，立即剪下前面相当于 α_{-2}- 球蛋白处的 Hp–Hb 带和后面相当于 β－球蛋白处的血红蛋白带。分别用 3 mL 等渗盐水洗脱，并不时轻轻振荡，20 min 后，取上清液，以洗脱液调零，用分光光度计读取 415 nm 波长处的吸光度值。

（4）结果计算

$$\text{Hp（Hb g/L）}=\frac{\text{Hp–Hb 带的吸光度}}{\text{Hp–Hb 带的吸光度}+\text{游离 Hb 带的吸光度}}\times 3$$

（五）注意事项

（1）采血和离心过程应严格防止体外溶血，避免结果偏低。

（2）采血前避免使用类固醇、性激素和口服避孕药等药物，防止药物引起 Hp 增高。

（3）血红蛋白液浓度必须准确。

（4）电泳时室温不能过高，否则区带分离效果差。电泳液应经常更换，避免 pH 及离子强度改变影响电泳效果。

（5）如电泳后仅见 1 条带，应将电泳膜纵向剪为两条，分别用丽春红 S 和联苯胺染色，若区带相当于 α_{-2}- 球蛋白位置，即为 Hp–Hb 带，表明血清中 Hp 含量过高，使标本中 Hb 全部结合；若区带位置相当于 β－球蛋白，即为 Hb 区带，表示血清中 Hp 含量极低或缺如。

（六）参考范围

0.5 ～ 1.5 g Hb/L。

（七）临床意义

（1）血清 Hp 是反映溶血较敏感的指标，各种溶血性贫血（包括血管内和血管外溶血），其含量均可减低甚至消失，其减少程度常与病情严重程度一致。

（2）严重血管内溶血时，Hp 消失，电泳时，在其相应位置前面可出现 1 条区带，为高铁血红素白蛋白区带，此为血管内溶血所特有。

（3）严重肝病、先天性无珠蛋白血症、传染性单核细胞增多症等血清 Hp 也明显减低，此时不能以此指标判断有无溶血。

（4）血清 Hp 测定还可作为肝细胞性黄疸及阻塞性黄疸的鉴别指标之一，前者血清 Hp 含量减少，而后者常正常或增高。

（5）血清 Hp 在感染、创伤、恶性肿瘤、妊娠等情况下可增高，此时若 Hp 正常，不能排除合并溶血的可能。

实验四　尿含铁血黄素测定

（一）目的

掌握尿含铁血黄素测定的原理、注意事项及临床意义，熟悉其检测方法。

（二）原理

尿含铁血黄素试验（urine hemosiderin test）又称尿 Rous 试验，血管内溶血时，血液中游离血红蛋白增多，可通过肾小球滤过，从尿中排出，形成血红蛋白尿，此过程中部分或全部血红蛋白被肾小管上皮细胞吸收分解，以含铁血黄素的形式沉积于细胞内，然后随细胞脱落从尿中排出。尿中含铁血黄素是不稳定的铁蛋白聚合体，其中的 Fe^{3+} 在酸性环境下与亚铁氰化钾作用，产生蓝色的亚铁氰化铁沉淀。本试验亦称普鲁士蓝反应。

（三）材料

1. 器材

显微镜、离心机等。

2. 试剂

（1）20 g/L 亚铁氰化铁溶液：称取 0.2 g 亚铁氰化钾，溶于 10 mL 蒸馏水中，加热助溶，每次使用时新鲜配制。

（2）3% 盐酸。

（四）方法

（1）取混匀后新鲜尿液 5 ～ 10 mL，400 g 离心 5 min 后弃去上清液。

（2）在沉渣中加入新鲜配制的 20 g/L 亚铁氰化钾溶液及 3% 盐酸各 2 mL，混匀后于室温下静置 10 min。

（3）再次离心，取沉渣涂片，可加盖玻片，于显微镜高倍镜下观察，必要时用油镜观察；涂片中如见到分散或成堆的蓝色闪光颗粒（1 ～ 3 μm）即为阳性，若蓝色颗粒在细胞内则更可靠。

（五）注意事项

（1）操作过程应避免铁污染，所用器材和试剂（如蒸馏水）需做去铁处理，避免假阳性出现。

（2）试剂需新鲜配制，避免试剂失效。

（3）应同时做阴性对照，避免出现假阳性结果。

（4）显微镜下观察，含铁血黄素颗粒应为在细胞内具有立体感闪光的蓝色颗粒。

（5）应留取首次晨尿标本，以提高阳性检出率。

（六）参考范围

正常人为阴性。

（七）临床意义

（1）阳性提示慢性血管内溶血，尿中有铁排出。临床上常见于阵发性睡眠性血红蛋白尿（paroxysmal nocturnal hemoglobinuria，PNH），阳性可持续数周。

（2）溶血初期，虽然有血红蛋白尿，但肾小管上皮细胞尚未脱落，或上皮细胞内尚未形成可检出的含铁血黄素颗粒，本试验可呈阴性。

实验五　血浆高铁血红素白蛋白测定

（一）目的

掌握血浆高铁血红素白蛋白测定的原理、注意事项及临床意义，熟悉其检测方法。

（二）原理

血液素白蛋白和特异性的血红素结合蛋白（hemopexin，Hx）均能结合血红素，但血红素与 Hx 的亲和力远高于与白蛋白的亲和力。在溶血发生时，游离血红蛋白先与 Hp 结合，当 Hp 耗尽后，血红蛋白将分解为珠蛋白和血红素，后者被氧化为高铁血红素，与血中 Hx 结合。当 Hx 消耗完后，高铁血红素与白蛋白结合形成高铁血红素白蛋白。血样中的高铁血红素白蛋白与饱和硫化铵混合后，形成易识别的铵血色原，用光谱仪或分光光度计检测显示在绿光区 558 nm 处有一最佳吸收区带。

（三）材料

1. 器材

分光光度计、离心机等。

2. 试剂

（1）饱和硫化铵。

（2）乙醚。

（3）氨水。

（四）方法

（1）将待检血清或血浆再次高速离心，以除尽红细胞。

（2）取离心后血清或生理盐水稀释血清（视溶血严重程度确定稀释倍数），以生理盐水作空白，用自动记录分光光度计从波长 500 ～ 700 nm 描记吸收光谱曲线，若在 620 ～ 630 nm 出现吸收峰，说明有高铁血红素白蛋白存在。

（五）注意事项

（1）血标本要新鲜，切勿溶血，并应同时做阴性对照。

（2）应对血清（或血浆）进行两次高速离心，以确保血浆中无红细胞残留。

（3）高铁血红素白蛋白在 620 ~ 630 nm 处有一吸收光谱，需与高铁血红蛋白区别。加入硫化铵处理，该谱带消失并在 558 nm 处出现一新的谱带，而加入过氧化氢处理，高铁血红素白蛋白吸收光带不消失。

（4）严重溶血时，应用生理盐水稀释血清（或血浆）。

（六）参考范围

正常人呈阴性。

（七）临床意义

阳性提示严重血管内溶血。

二、红细胞膜缺陷的检验

实验一　红细胞渗透脆性试验

（一）目的

掌握红细胞渗透脆性试验的原理、注意事项及临床意义，熟悉其检测方法。

（二）原理

红细胞渗透脆性试验（erythrocyte osmotic fragility test）是检测红细胞对不同浓度低渗溶液抵抗力的试验。红细胞在低渗盐水中，水分通过细胞膜内渗，使细胞膜膨胀破坏而溶血。常使用开始溶血、完全溶血的盐水浓度衡量红细胞脆性，其脆性大小主要取决于红细胞表面积与体积的比值，比值越低，红细胞厚度越大，对低渗溶液的抵抗力越小（渗透脆性增加）；反之，则抵抗力较高（渗透脆性降低）。

（三）材料

1. 器材

分析天平、注射器、针头、小试管等。

2. 试剂

1% NaCl 溶液：精确称取经 120℃烘干的分析纯 NaCl 1 g，加少量蒸馏水溶解，于 100 mL 容量瓶中用蒸馏水定容。

（四）方法

（1）取 12 支试管，依次编号，按表 3-7 加入 1% NaCl 溶液和蒸馏水，得到不同浓度的 NaCl 溶液。

（2）取受检者新鲜血液，不加抗凝剂，针头斜面向上，通过 6 号针头向各管中分别加入 1 滴（中度以上贫血者加 1 滴），轻轻摇匀后于室温静置 2 h，观察结果。

表 3-7　红细胞渗透脆性试验不同浓度盐溶液的配制

加入物 \ 管号	1	2	3	4	5	6	7	8	9	10	11	12
1%NaCl 溶液 /mL	0.6	0.7	0.8	0.9	1.0	1.1	1.2	1.3	1.4	1.5	1.6	1.7
蒸馏水 /mL	1.9	1.8	1.7	1.6	1.5	1.4	1.3	1.2	1.1	1.0	0.9	0.8
NaCl 溶液 /（mmol/L）	41.0	47.9	54.7	61.6	68.4	75.2	82.1	88.9	95.8	102.6	109.4	116.3
NaCl 溶液 /（g/L）	2.4	2.8	3.2	3.6	4.0	4.4	4.8	5.2	5.6	6.0	6.4	6.8

（3）同时按上述方法取 12 支试管，用正常人新鲜血做对照。

（4）结果判断：

不溶血：上清液无红色。

开始溶血：上清液呈浅红色，管底尚有多量未溶的红细胞。

完全溶血：全管皆呈深红色，管底已无红细胞或仅有少量红细胞残骸。

（五）注意事项

（1）NaCl 必须干燥，称量精确，用前新鲜配制。

（2）实验器具应清洁干燥；血液标本必须直接注入试剂中，不可沿着管壁注入，滴加血液时应避免用力挤压；混匀时动作应保持轻柔，避免人为溶血。

（3）每次检查均应做正常对照，被检者与正常对照开始溶血管的 NaCl 浓度相差 0.4 g/L 即有诊断价值。

（4）应在白色背景下观察溶血情况；判断完全溶血管时，应低速离心 1 min 后观察。

（5）对黄疸标本及重度贫血患者，开始溶血不易观察，可用肝素抗凝血，离心弃去血浆后用生理盐水洗涤，配成 50% 红细胞悬液再进行试验。

（6）应避免使用盐类抗凝剂，避免增加离子浓度，改变渗透压。

（六）参考范围

开始溶血：3.8 ～ 4.6 g/L NaCl 溶液。完全溶血：2.8 ～ 3.2 g/L NaCl 溶液。

每次试验应设正常对照。

（七）临床意义

1. 增高

主要见遗传性球形红细胞增多症和遗传性椭圆形红细胞增多症，亦见于自身免疫性溶血性贫血伴球形红细胞增多症。这类患者开始溶血常在 5.0 g/L NaCl 溶液以上，甚至可达到 7.2 g/L NaCl 溶液以上。此外，还见于遗传性口形红细胞增多症及 2 型糖尿病等。

2. 减低

主要见于珠蛋白生成障碍性贫血、血红蛋白病等低色素性贫血，脾切除术后（红细胞胞膜面积增大）及其他一些红细胞膜异常的疾病，如肝脏疾病等。某些中药（如当归）、磁场、紫外线等也可降低红细胞渗透脆性。

实验二　红细胞孵育渗透脆性试验

（一）目的

掌握红细胞孵育渗透脆性试验的原理、注意事项及临床意义，熟悉其检测方法。

（二）原理

红细胞孵育渗透脆性试验（erythrocyte incubated osmotic fragility test）是将患者红细胞于 37℃孵育 24 h，使红细胞代谢继续进行。因红细胞在孵育过程中，葡萄糖不断消耗，储备的 ATP 不断减少，导致需要能量的红细胞膜对阳离子的主动转运受阻，钠离子在红细胞内集聚，细胞肿胀，渗透脆性增加。有细胞膜缺陷或某些酶缺陷的红细胞孵育时能量很快耗尽，孵育渗透脆性明显增加。

（三）材料

1. 器材

离心机、孵育箱、分光光度计等。

2. 试剂

9 g/L 氯化钠磷酸盐缓冲液（pH7.4），配制方法如下：

NaCl（AR）9 g

Na_2HPO_4（AR）1.365 g

NaH_2PO_4（AR）0.184 g

蒸馏水加至 1 000 mL

（四）方法

（1）取肝素抗凝静脉血于无菌试管中，分为 2 份，其中 1 份立即做试验［见步骤（2）］，另 1 份加塞于 37℃孵育 24 h 再做试验。

（2）取 13 支试管，依次编号，按表 3-8 所示的量加入试剂，配制不同浓度的 NaCl 溶液。

（3）各管分别加入肝素抗凝静脉血 0.05 mL，轻轻颠倒混匀，室温放置 20 min 后，轻轻混匀，离心，取上清液，以 9 g/L 氯化钠磷酸盐缓冲液（pH7.4）作空白，于 540 nm 波长处测定以上各管的吸光度值，以第 13 号管为 100% 溶血管，计算各管的溶血率。

（4）以溶血率为纵坐标，NaCl 浓度为横坐标，绘制溶血曲线图，在曲线图中找出 50% 溶血率的 NaCl 浓度，即为红细胞中间脆性（median corpuscular fragility，MCF）。

（5）每次试验均应同时做正常对照。

表 3-8　红细胞孵育渗透脆性试验不同浓度 NaCl 溶液的配制

加入物 \ 管号	1	2	3	4	5	6	7	8	9	10	11	12	13
9 g/L NaCl 溶液 /mL	4.25	3.75	3.50	3.25	3.00	2.75	2.50	2.25	2.00	1.75	1.50	1.00	0.50
蒸馏水 /mL	0.75	1.25	1.50	1.75	2.00	2.25	2.50	2.75	3.00	3.25	3.50	4.00	4.50
NaCl 溶液 /（mmol/L）	145.3	128.3	119.7	111.1	102.6	94.1	85.5	76.9	68.4	59.8	51.3	34.2	17.1
NaCl溶液/(g/L)	8.5	7.5	7.0	6.5	6.0	5.5	5.0	4.5	4.0	3.5	3.0	2.0	1.0

（五）注意事项

（1）同“红细胞渗透脆性试验”。

（2）配制 9 g/L 氯化钠磷酸盐缓冲液（pH7.4）时，注意根据磷酸盐结晶水的含量，正确调整用量；氯化钠及磷酸盐的纯度必须为分析纯，避免杂质导致溶血。

（3）试剂的 pH 值和温度必须恒定，pH 改变 0.1 或温度升高 5℃均可使结果改变 0.01%。

（4）试剂应新鲜配制，蒸馏水煮沸除去 CO_2 后方可使用。

（六）参考范围

见表 3-9。

表 3-9　红细胞孵育渗透脆性试验参考值

NaCl 溶液 /（mmol/L）	NaCl 溶液 /（g/L）	未孵育溶血率 /%	孵育后溶血率 /%
51.3	3.0	97 ~ 100	80 ~ 100
59.8	3.5	90 ~ 99	75 ~ 100
68.4	4.0	50 ~ 95	65 ~ 100
76.9	4.5	5.0 ~ 45	55 ~ 95
85.5	5.0	0 ~ 6.0	40 ~ 85
94.1	5.5	0	15 ~ 70
102.6	6.0	0	10 ~ 40
111.1	6.5	0	0 ~ 10
119.7	7.0	0	0 ~ 5
128.3	7.5	0N	0

MCF：未孵育 68.4 ~ 76.1 mmol/L；孵育 79.5 ~ 100.9 mmol/L。

（七）临床意义

本试验多用于轻型遗传性球形红细胞增多症（hereditary spherocytosis，HS）、遗传性非球形红细胞溶血性贫血的诊断和鉴别诊断。

1. 脆性增加

见于 HS、遗传性椭圆形红细胞增多症和遗传性非球形红细胞溶血性贫血。

2. 脆性减低

见于珠蛋白生成障碍性贫血、缺铁性贫血、镰状细胞贫血、阻塞性黄疸及脾切除术后。

三、红细胞酶缺陷的检验

实验一 高铁血红蛋白还原试验

（一）目的

掌握高铁血红蛋白还原试验的原理、注意事项及临床意义，熟悉其检测方法。

（二）原理

高铁血红蛋白还原试验（methemoglobin reduction test，MHb-RT）是在血液中加入亚硝酸盐，使红细胞中的亚铁血红蛋白转变成高铁血红蛋白（MHb）。红细胞内的葡萄糖-6-磷酸脱氢酶（G-6-PD）正常时，可催化磷酸戊糖旁路代谢，生成足够的还原型辅酶Ⅱ（NAD-PH），其脱下的氢通过递氢体亚甲蓝和MHb还原酶的作用，使MHb还原成亚铁血红蛋白。如红细胞内G-6-PD缺乏，则NADPH生成减少或缺乏，MHb不被还原或还原速度显著减慢。MHb呈褐色，在635 nm波长处有吸收峰，通过测定此波长处吸光度变化，计算MHb还原率，以间接反映红细胞内G-6-PD的活性。

（三）材料

1. 器材

水浴箱、分光光度计、离心机等。

2. 试剂

（1）0.18 mol/L亚硝酸钠葡萄糖溶液：亚硝酸钠1.25 g，葡萄糖5.0 g，用蒸馏水溶解并加至100 mL，储存于棕色瓶中，放置于4℃冰箱，可保存1个月。

（2）0.4 mmol/L亚甲蓝溶液：称取含3个结晶水的亚甲蓝0.15 g，用蒸馏水溶解并加至100 mL，混匀，过滤，可保存3个月。

（3）0.02 mol/L磷酸盐缓冲液（pH7.4）：取磷酸二氢钠229.5 mg，磷酸氢二钾52.2 mg，加蒸馏水溶解并定容至100 mL。

（4）反应液：取0.18 mol/L亚硝酸钠葡萄糖溶液与0.4 mmol/L亚甲蓝溶液按1 ∶ 1的比例混合。

（四）方法

（1）取枸橼酸钠抗凝静脉血2 mL，加入20 mg葡萄糖，混匀，低速离心15 min，取出，调整血细胞与血浆比例为1 ∶ 1后再混匀。

（2）取上述处理后的标本1 mL，加反应液0.1 mL，颠倒混匀15次，使之与空气中的氧充分接触。加塞后置于37℃水浴3 h，同时将以上未加反应液的血标本同样置于37℃水浴3 h。

（3）取孵育后混匀标本0.05 mL，加入pH7.4的0.02 mol/L磷酸盐缓冲液5 mL，混匀，放置2 min，以此磷酸盐缓冲液调零，于635 nm波长处测定吸光度（设为SA）。

（4）取未加反应液的孵育标本0.05 mL，重复操作步骤（3），测得吸光度（设为B）。然后加入0.18 mol/L亚硝酸钠葡萄糖溶液1滴，混匀，放置5 min后，再测其吸光度（设为ST），此为高铁血红蛋白的对照。

（5）结果计算：

$$高铁血红蛋白还原率=\left(1-\frac{SA-B}{ST-B}\right)\times 100\%$$

（五）注意事项

（1）标本不能有凝血或溶血，否则会影响测定结果。

（2）当红细胞比容低于0.30时，MHb还原率显著降低，此时应调整红细胞与血浆的比例。

（3）细菌污染可导致结果呈假阳性，应保证试管等器材无菌。

（4）试验的敏感性和特异性不佳，HbH病、不稳定血红蛋白病、高脂血症等均可出现假阳性结果。标本加入缓冲液后出现混浊会影响比色，可离心后取上清液比色，以保证结果的准确。

（5）血液孵育后应充分混匀，再吸取标本，加缓冲液进行比色，避免出现大于 100% 的试验结果。

（6）测定时分光光度计的波长应准确，一般 ST 应高于 B 的 8 倍以上。

（六）参考范围

正常人 MHb 还原率≥ 75%（脐带血≥ 77%）；中间缺乏值（杂合子）为 31% ~ 74%（脐带血为 41% ~ 77%）；严重缺乏值（纯合子或半合子）为 30% 以下（脐带血为 40% 以下）。

（七）临床意义

G-6-PD 缺乏时，MHb 还原率下降，主要见于蚕豆病、服用某些药物（如伯氨喹、磺胺药、抗疟药等氧化性药物）后引起的药物性溶血性贫血、感染性溶血性贫血等。

实验二　葡萄糖 -6- 磷酸脱氢酶定性试验（荧光斑点法）

（一）目的

掌握葡萄糖 -6- 磷酸脱氢酶（G-6-PD）定性试验（荧光斑点法）的原理、注意事项及临床意义，熟悉其检测方法。

（二）原理

红细胞中 G-6-PD 可催化下列反应：

$$\text{葡萄糖 -6- 磷酸 +NADP} \xrightarrow{\text{G-6-PD}} \text{6- 磷酸葡萄糖酸 +NADPH}$$

NADPH 在长波紫外光（260 ~ 365 nm）照射时发出绿色荧光，而 NADP 无荧光。

（三）材料

1. 器材

水浴箱、长波紫外光灯等。

2. 试剂

（1）0.01 mol/L 葡萄糖 -6- 磷酸溶液：取葡萄糖 -6- 磷酸钠盐 3.05 mg，溶于 1 mL 蒸馏水。

（2）7.5 mmol/L NADP 溶液：取 NADP-Na_2 5.9 mg，溶于 1 mL 蒸馏水。

（3）0.25 mol/L 磷酸盐缓冲液（pH7.4）：取 0.25 mol/L K_2HPO_4 80 mL 和 0.25 mol/L K_2HPO_4 20 mL 混合，调节 pH 为 7.4。

（4）1% 皂素。

（5）反应液：葡萄糖 -6- 磷酸溶液 1 份、1% 皂素 2 份、0.25 mol/L 磷酸盐缓冲液（pH7.4）3 份和蒸馏水 3 份混匀，于 -20℃可保存 2 年，-4℃可保存数月。

（四）方法

（1）取 10 μL 抗凝全血或 15% 红细胞悬液，加入 100 μL 反应液，充分混匀，取 1 滴混合液滴于滤纸上（第 1 斑点）。

（2）将上述混合液置于 37℃水浴 10 min，再取 1 滴混合液滴于滤纸上（第 2 斑点）。

（3）晾干后，在长波紫外灯（365 nm）下观察结果。

（五）注意事项

（1）第一斑点为试验对照，应无荧光或出现弱荧光。

（2）每次试验均应选 G-6-PD 活性正常者作阴性对照。最好同时选用已知 G-6-PD 缺乏者的标本作阳性对照。

（3）严重贫血者应增加取血量，或用红细胞悬液进行试验。

（4）可在反应液中加入 1 份 8.0 mmol/L 氧化型谷胱甘肽（GSSG），以提高敏感性。杂合子病例标本中残留有 G-6-PD，反应后可产生少量 NADPH，GSSG 可将其再氧化为 NADP。

（六）参考范围

正常人可见明亮荧光，G-6-PD 严重缺乏者无荧光，杂合子或半合子介于两者之间（弱荧光）。

（七）临床意义

G-6-PD 缺陷见于蚕豆病、服用某些药物（如伯氨喹、磺胺药、抗疟药等氧化性药物）后引起的药物性溶血性贫血、感染性溶血性贫血等。利用此试验可对高发区域人群或疑诊的新生儿进行筛查。

实验三　葡萄糖 -6- 磷酸脱氢酶活性测定

（一）目的

掌握葡萄糖 -6- 磷酸脱氢酶（G-6-PD）活性测定的原理、注意事项及临床意义，熟悉其检测方法。

（二）原理

采用改良 WHO 推荐法（Zinkham 法）。

红细胞中 G-6-PD 可催化下列反应：

$$\text{葡萄糖 -6- 磷酸 +NADP} \xrightarrow{\text{G-6-PD}} \text{6- 磷酸葡萄糖酸 +NADPH}$$

NADPH 在 340 nm 波长处有吸收峰，通过直接测定 340 nm 波长处吸光度的变化来计算单位时间生成 NADPH 的量，以对 G-6-PD 的活性进行定量测定。

（三）材料

1. 仪器

水浴箱、分光光度计、离心机等。

2. 试剂

（1）生理盐水。

（2）溶血素：取毛地黄皂苷 16 mg，溶于 80 mL 蒸馏水，过滤后加入 NADP 1 mg。

（3）3.8 mmol/L NADP 溶液：取 $NADP\text{-}Na_2$ 0.30 g，加蒸馏水至 100 mL。

（4）0.5 mol/L Tris 缓冲液（pH7.5）：取 6.05 g Tris，溶于 70 mL 蒸馏水，用 HCl 溶液调节 pH 值至 7.5，加蒸馏水至 100 mL。

（5）0.63 mol/L 氯化镁溶液：取氯化镁（$MgCl_2 \cdot 6H_2O$）1.28 g，溶于 100 mL 蒸馏水中。

（6）33 mmol/L 葡萄糖 -6- 磷酸溶液：取葡萄糖 -6- 磷酸钠盐 931 mg，溶解于 100 mL 蒸馏水中。

（四）方法

（1）取新鲜抗凝静脉血 2 mL，用生理盐水洗涤红细胞 3 次，每次离心去上清液时，务必吸去乳白层（主要为白细胞和血小板），加入等体积生理盐水，制成红细胞悬液。

（2）取上述红细胞悬液 0.05 mL，加入溶血素 0.5 mL，混合后放置 10 min，完全溶血后作为溶血液，测定其血红蛋白浓度。

（3）按表 3-10 加入待检标本和试剂。

表 3-10　G-6-PD 活性测定操作表（Zinkham 法）

加入物	对照管	测定管
3.8 mmol/L NADP 溶液 /mL	0.1	0.1
0.5 mol/L Tris 缓冲液 /mL	0.1	0.1
0.63 mol/L 氯化镁溶液 /mL	0.1	0.1
蒸馏水 /mL	0.68	0.58
33 mmol/L 葡萄糖 -6- 磷酸溶液 /mL	–	0.1
	37℃预热	
溶血液 /μL	20	20

（4）以对照管调零，立即于 340 nm 波长处，用 1 cm 光径石英比色杯测定待检管吸光度，37℃恒温，每分钟记录 1 次吸光度的变化，共测定 6 次。一般测定不超过 15 min。

（5）计算：1 L 溶血液每分钟催化产生 1 μmol 的 NADPH 作为 1 个国际单位，换算成与每克血红蛋白相关的酶活性。

$$G\text{-}6\text{-}PD活性（U/g\ Hb）= \triangle A \times \frac{1\ 000}{6.22} \times \frac{1\ 020}{20} \times \frac{1}{溶血液血红蛋白浓度}$$

式中，△ A 为每分钟吸光度的平均变化值；1 000/6.22 为 NADPH 的微摩尔消光系数；1 020/20 为总容量与溶血液的量之比。

（五）注意事项

（1）溶血液制备后，应立即测定，以防 G-6-PD 活性下降。或者储存于 0 ～ 4℃，但不应超过 6 h。

（2）所用试剂应为分析纯，配制后的试剂应冷藏保存，一般保存 2 周。

（3）肝素抗凝标本应在 12 h 内完成测定，ACD 抗凝标本可冷藏保存 3 ～ 5 d。

（4）溶血素在 -20℃保存不宜超过 48 h，4℃保存不宜超过 8 h。

（5）Tris 缓冲液 pH、试剂及溶血液加入量、测定时间均应准确。

（6）如连续 6 次测定吸光度，各△ A 间相差较大，应增加读数次数，直至连续 5 次△ A 读数接近为止。

（六）参考范围

（12.1 ± 2.09）U/g Hb。

（七）临床意义

新生儿的红细胞和网织红细胞内 G-6-PD 活性较高。其余同荧光斑点试验。

实验四　丙酮酸激酶活性测定

（一）目的

掌握丙酮酸激酶活性测定的原理、注意事项及临床意义，熟悉其检测方法。

（二）原理

丙酮酸激酶（pyruvate kinase，PK）在二磷酸腺苷（ADP）存在的条件下，可催化磷酸烯醇式丙酮酸（PEP）转化成丙酮酸，在乳酸脱氢酶（LDH）催化下丙酮酸转化为乳酸，同时使反应体系中 NADH 氧化成 NAD^+，因 NADH 在 340 nm 波长处有吸收峰，而 NAD^+ 没有，在此波长下，检测 NADH 减少的速率，从而推算 PK 活性。

（三）材料

1. 仪器

水浴箱、分光光度计、离心机等。

2. 试剂

（1）1 mol/L Tris- 盐酸缓冲液（含 5 mmol/L EDTA）（pH8.0）。

（2）1 mol/L 氯化钾溶液。

（3）0.1 mol/L 氯化镁溶液。

（4）2 mmol/L NADH 溶液：称取 1.5 mg NADH，溶于 1 mL 蒸馏水中。

（5）30 mmol/L ADP 溶液：取 150 mg $ADP\text{-}Na_2$，溶于 5 mL 蒸馏水中。

（6）60 U/mL LDH 溶液：取 LDH 溶液，将活性单位调至 60 U/mL。

（7）50 mmol/L PEP 溶液：取 24.05 mg 磷酸烯醇式丙酮酸氨盐，溶于 1 mL 蒸馏水中，4℃冷藏备用。

（四）方法

（1）取肝素抗凝血 3.5 mL，加右旋糖酐 1 mL，静置后弃去血浆。再加右旋糖酐 1 mL、生理盐水补足至 4.5 mL，洗涤红细胞，反复洗涤 4 ～ 6 次，再将去除白细胞的红细胞用生理盐水洗涤 2 次。

（2）将洗涤后的红细胞悬液加入冰浴的蒸馏水，制成 1 ∶ 20 的溶血液，测定血红蛋白浓度。冰浴备用。

（3）按表 3-11 加入试剂及待检标本。

表 3-11 PK 活性测定的操作

加入物 /μL	对照	高 PEP 浓度	低 PEP 浓度
1 mol/L Tris- 盐酸缓冲液	100	100	100
1 mol/L 氯化钾溶液	100	100	100
0.1 mol/L 氯化镁溶液	100	100	100
2 mmol/L NADH 溶液	100	100	100
30 mmol/L ADP 溶液	–	50	20
60 U/mL LDH 溶液	100	100	100
1 ：20 溶血液	20	20	20
蒸馏水	380	330	455
50 mmol/L PEP 溶液	100	100	5

（4）用蒸馏水调零，37℃恒温条件下，于 340 nm 波长处，每分钟测定 1 次吸光度变化，连续测定 10 min。

（5）计算

$$\text{PK 活性（U/g Hb）}=\frac{100\times\triangle A\times Vc}{\text{溶血液血红蛋白浓度}\times 6.22\times V_H}$$

式中，△ A 为每分钟的吸光度变化；Vc 为测定体系的总体积，试验总体积为 1 mL；6.22 为 1 mmol/L NADH 在 340 nm 波长处的吸光度值；VH 为加入溶血液的量，本试验为 20μL。

（五）注意事项

（1）血液标本要新鲜。试验试剂、pH 和温度应准确恒定。

（2）细胞、血小板等含 PK 活性相当高，必须尽可能去除。

（3）PK 为变构酶，在低 PEP 浓度时，PK 活性可被微量果糖 -1，6- 二磷酸（FDP）刺激而增加。在低 PEP 浓度测定时，加入 FDP，有助于对高 PEP 浓度时酶活性测定接近正常的 PK 变异型的诊断，故当高浓度 PEP 测定结果不易判断时，可在低浓度 PEP 试验管加入 10 mmol/L FDP 溶液 50μL 进行试验。

（六）参考范围

正常人为（15.0 ± 1.99）U/g Hb。

（七）临床意义

（1）先天性 PK 缺乏症，PK 活性降低或消失，严重缺乏（纯合子）时，PK 活性为正常的 25% 以下；中间缺乏（杂合子）时，PK 活性为正常的 25% ~ 50%。

（2）PK 活性下降还可见于继发性 PK 缺乏症，如再生障碍性贫血、白血病、骨髓增生异常综合征等。

四、血红蛋白异常的检验

实验一 血红蛋白电泳

（一）目的

掌握血红蛋白电泳的原理、注意事项及临床意义，熟悉其检测方法。

（二）原理

血红蛋白电泳（hemoglobin electrophresis）是根据各种血红蛋白的主要差异为组成珠蛋白的肽链不同，不同的肽链所含的氨基酸不同，具有不同的等电点来进行测定的。若肽链中的一个或几个氨基酸缺失或被取代后，其所带电荷常随之发生改变。在一定 pH 的缓冲液中，不同的血红蛋白所带的电荷不同，在电场中迁移的速度也不一样，即可在支持物中形成各种区带（电泳图）。从电泳图中可初步发现异常血红蛋白，同时也可对电泳出的各区带进行光电比色或光密度扫描，测出不同血红蛋白含量，从而对血红蛋白病做出诊断。根据 pH 不同分为碱性电泳（pH8.6）和酸性电泳（pH6.5）。常规采用 pH8.5 TEB 缓冲液醋酸纤维素薄膜进行血红蛋白电泳分析。

（三）材料

1. 仪器

加样器、电泳仪、离心机等。

2. 试剂

（1）TEB 缓冲液（pH8.5，浸膜用）：Tris 10.29 g，EDTA 0.6 g，硼酸 3.2 g，加蒸馏水至 1 000 mL。

（2）硼酸盐缓冲液（电泳槽用）：硼砂 6.87 g，硼酸 5.56 g，加蒸馏水至 1 000 mL。

（3）血红蛋白溶液：制备方法见“血浆游离血红蛋白测定”，并配制成 50 ~ 100 g/L 的血红蛋白溶液备用。

（4）染液及漂洗液可选用以下任一组。①丽春红染液：丽春红 S 0.1 g，二氯醋酸 1.4 g，加蒸馏水至 100 mL。其漂洗液为 3% 醋酸溶液。②联苯胺染液：取联苯胺 0.1 g，溶于 10 mL 甲醇中，加入 500 mL 醋酸钠缓冲液（冰醋酸 1.2 mL，结晶醋酸钠 0.8 g，加蒸馏水至 500 mL），混匀，于 4℃保存。临用时，取上述液体 30 mL，加入 1 滴 30% 过氧化氢溶液和 1 滴 5% 亚硝基铁氰化钠溶液。其固定液为 10% 磺基水杨酸溶液，漂洗液为蒸馏水。③氨基黑染液：氨基黑 10B 1 g，磺基水杨酸 10 g，冰醋酸 20 mL，加蒸馏水至 400 mL。其漂洗液为乙醇 45 mL，冰醋酸 5 mL，加蒸馏水至 100 mL。

（四）方法

1. 血红蛋白电泳

（1）标记：在醋酸纤维素薄膜毛面（无光泽面）距阴极端 1.5 cm 用铅笔画一横线，作为点样线，并在近阳极端标注待检者的姓名或编号。

（2）浸膜：将醋酸纤维素薄膜（3 cm × 8 cm）纸条毛面接触 TEB 缓冲液表面，均匀浸湿后沉下浸泡 15 ~ 20 min，使其完全浸透，取出，用滤纸吸去多余的缓冲液。

（3）点样：用加样器蘸取血红蛋白溶液约 20 μL，然后垂直点加于醋酸纤维素薄膜的毛面距一端 1.5 cm 处。点样应均匀、细、直。同时平行点上正常人血红蛋白溶液做对照。

（4）电泳：将硼酸盐缓冲液作为电泳缓冲液倒入电泳槽两端的缓冲液槽内并使两端液面平衡。将点样后的醋酸纤维素薄膜放于电泳槽架上，毛面向下，点样线在阴极端，加盖，平衡 5 ~ 10 min 后接通电源。电流在 0.4 ~ 0.6 mA/cm 膜宽度为宜，电泳 20 ~ 30 min。

（5）染色：异常血红蛋白筛查时可选用丽春红、氨基黑染色。发现异常血红蛋白区带后可用联苯胺染色证实；HbA_2 的定量检测多选用氨基黑染色。

①丽春红染色：将电泳后薄膜浸入丽春红染液中染色约 10 min，移入 3% ~ 5% 醋酸溶液中，漂洗至背景为无色，取出，贴于玻片上阴干后肉眼观察。

②联苯胺染色：将电泳后薄膜用 10% 磺基水杨酸溶液固定 3 min，充分水洗后，浸入联苯胺染液中，至显现清晰的蓝色区带后取出水洗或脱色液洗净，观察结果。

③氨基黑染色：将电泳后薄膜浸入氨基黑染液中，染色约 30 min，移入漂洗液中浸泡漂洗，更换漂洗液数次，直至背景干净为止。

2. HbA_2 及其他异常血红蛋白的定量测定

（1）电泳：方法同上。

（2）染色：方法同上，多选用氨基黑染色。

（3）洗脱：分别剪下 HbA、HbA_2 及相当于 HbA_2 大小的空白带。如有异常血红蛋白带也同时剪下，将各带放入相应的试管内，再分别加入 10 mL、2 mL 和 2 mL 的 0.4 mol/L NaOH 溶液浸泡，不时轻轻振摇，血红蛋白完全洗脱后，将洗脱液混匀。

（4）比色：将上述各管洗脱液用空白带管调零，在 600 nm 波长处读取各管吸光度。

（5）计算

$$HbA_2含量=\frac{HbA_2管吸光度}{HbA_2管吸光度\times5+HbA_2管吸光度}\times100\%$$

如有异常血红蛋白带，则计算 HbA_2 含量时，分母中还要加上异常血红蛋白管吸光度。

$$异常血红蛋白含量=\frac{异常血红蛋白管吸光度}{HbA_2管吸光度\times5+HbA_2管吸光度+异常血红蛋白管吸光度}\times100\%$$

（五）注意事项

（1）醋酸纤维素薄膜应漂浮在 TEB 缓冲液中浸透，不能一开始就浸没于缓冲液中，避免产生气泡，浸膜不均匀。

（2）避免醋酸纤维素薄膜被蛋白污染，手指尽量不触及薄膜或只触及薄膜的两端。

（3）点样前，薄膜表面多余的缓冲液应用滤纸吸去，以免导致样品扩散；但不宜太干，否则样品难以快速进入膜内，造成点样线参差不齐，影响分离效果。点样时，动作宜轻、稳，以免损坏薄膜或印出凹陷，影响分离效果。点样量应适宜，过多则色带易脱落，染色效果不佳，可出现 HbA_2 相对增高的假阳性结果；过少则洗脱后 HbA_2 吸光度太低，影响检测准确性。

（4）电泳时间不能太长，观察到 HbF 和 HbA_2 清晰分开时即停止电泳，时间过长易导致区带扩散模糊。电泳时电流在 0.4 ～ 0.6 mA/cm 膜宽度为宜。电流过高，则热效应高，条带不易分开；电流过低，则样品泳动速度慢且易扩散。

（5）为保证电泳效果，电泳槽内缓冲液不能长期使用，第二次使用时应倒换电极，一般最多重复使用两次。

（6）染色、漂洗时间与温度有关，室温低时染色时间应延长，洗脱要完全，室温高时洗脱时间不宜过长，否则颜色会逐渐减退，影响定量结果的准确性。洗脱后应尽快比色（30 min 内），否则可因褪色而影响测定结果。

（7）检测时应做正常人血红蛋白和已知异常血红蛋白标本对照试验。

（六）参考范围

应用 pH8.5 的 TEB 缓冲液醋酸纤维素薄膜电泳，正常血红蛋白电泳区带有：HbA > 95%，HbF < 2%，HbA_2 为 1.0% ～ 3.1%；常见的异常血红蛋白电泳区带见图 3-1，但 HbF 不易与 HbA 分开，HbH 与 Hb Bart’s 无法分开和显示，应再选择其他缓冲液进行电泳分离。

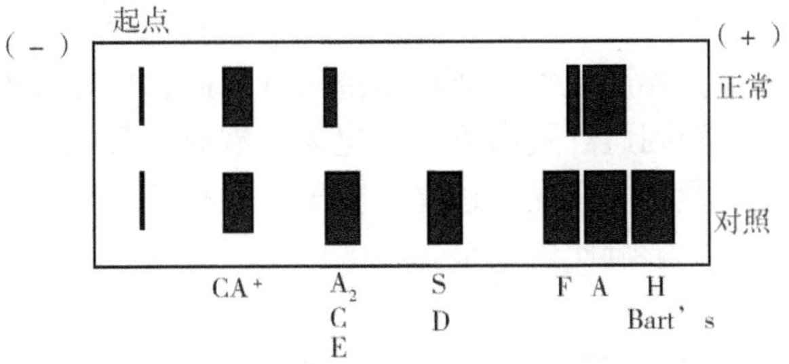

图 3-1 pH8.5 异常血红蛋白醋酸纤维素薄膜电泳图谱示意图

（七）临床意义

（1）通过与健康人血红蛋白电泳图谱进行比较，可发现异常血红蛋白区带，如 HbH、HbE、HbBart’s、HbS、HbD 和 HbC 等，为血红蛋白异常性疾病的诊断提供实验依据。

（2）HbA_2 增多，是轻型 β－珠蛋白生成障碍性贫血的重要诊断依据。HbA_2 轻度增加亦可见于 β－链异常的不稳定血红蛋白携带者、肝病、肿瘤、恶性贫血、巨幼细胞性贫血等。HbE 病时，HbA_2 区带处增宽，含量增高幅度较大（在 10% 以上）。

（3）缺铁性贫血患者 HbA_2 常降低，可借此与轻型 β－珠蛋白生成障碍性贫血相鉴别。

实验二　抗碱血红蛋白测定

（一）目的

掌握抗碱血红蛋白测定的原理、注意事项及临床意义，熟悉其检测方法。

（二）原理

胎儿血红蛋白（HbF）及某些异常血红蛋白具有比 HbA 更强的抗碱作用。将待检的血红蛋白溶液中加入定量的碱液后，HbA 即发生变性沉淀，HbF 等抗碱能力强的血红蛋白没有变性而存在于上清液中。离心后取上清液，于 540 nm 波长处测定吸光度，可计算抗碱血红蛋白的含量。此试验也称为碱变性试验（alkali denaturation test）。

（三）材料

1. 仪器

漏斗、滤纸、定时钟、分光光度计等。

2. 试剂

（1）0.083 mol/L 氢氧化钠溶液（pH12.7）：经标定校正后，置于塑料瓶内，4℃保存，用时倒出少许，若有沉淀或混浊，应弃去不用。

（2）酸性半饱和硫酸铵溶液：临用前取饱和硫酸铵溶液 4 mL，加等体积的蒸馏水，再加入 10 mol/L 的盐酸 0.02 mL。

（四）方法

（1）取一定量抗凝血，按"血浆游离血红蛋白测定"的方法制备血红蛋白溶液。

（2）取 0.083 mol/L 氢氧化钠溶液 1.6 mL，置于试管内，于（25 ± 1）℃水浴中放置 10 min。加入血红蛋白溶液 0.1 mL，立即混匀。准确碱化 1 min，立即加入 3.4 mL 酸性半饱和硫酸铵溶液终止反应，迅速颠倒混匀 6 次，以优质滤纸过滤，取滤液，以蒸馏水调零，于 540 nm 波长处读取其吸光度值（设为 A）。

（3）取 5 mL 蒸馏水，加入 0.02 mL 血红蛋白溶液作为对照管，在相同条件下测定其吸光度值（设为 B）。

（4）按下式计算：

$$\text{抗碱血红蛋白含量} = \frac{\text{测定管吸光度（A）}}{\text{对照管吸光度（B）}} \times \frac{51}{251} \times 100\%$$

式中，51 为测定管稀释倍数；251 为对照管稀释倍数。

（五）注意事项

（1）每份标本最好重复测定，并用正常人血和脐带血做对照，以提高准确性。

（2）血红蛋白溶液应新鲜，否则血红蛋白可被氧化为高铁血红蛋白，使测定结果出现假性偏低。

（3）碱化时间、碱液浓度、温度应准确，过滤后应于 1 h 内完成比色。

（4）滤液必须清澈透明，以免影响比色结果。

（六）参考范围

正常成人抗碱血红蛋白含量为 1.0% ～ 3.1%，新生儿为 55% ～ 85%，2 ～ 4 个月后逐渐下降，1 岁左右接近成人水平。

（七）临床意义

1. HbF 绝对增多

β－珠蛋白生成障碍性贫血时 HbF 增加，重型者达 30% ～ 90%，中间型常为 5% ～ 30%，轻型小于 5%。遗传性胎儿血红蛋白持续存在综合征患者，HbF 可高达 100%。

2. HbF 相对增多

见于急性白血病、淋巴瘤、再生障碍性贫血、PNH 等。

3. 孕妇及新生儿 HbF 多为生理性增多

实验三　红细胞包涵体试验

（一）目的

掌握红细胞包涵体试验的原理、注意事项及临床意义，熟悉其检测方法。

（二）原理

不稳定血红蛋白易变性沉淀。将氧化还原染料——煌焦油蓝染液与新鲜血液置于37℃孵育一定时间后，不稳定血红蛋白可被氧化变性，形成包涵体（heinz body），包涵体呈蓝色球形，均匀分布在红细胞内。油镜下观察并计算1 000个红细胞，计算含包涵体红细胞的百分率。

（三）材料

1. 仪器

显微镜、水浴箱。

2. 试剂

1%煌焦油蓝染液：煌焦油蓝1 g，枸橼酸钠0.4 g，研磨溶解于100 mL生理盐水中，储存于棕色瓶中，用前过滤。

（四）方法

（1）取1%煌焦油蓝染液0.5 mL于小试管内，加新鲜全血或抗凝血3 ~ 4滴，混匀，加塞，置于37℃水浴中。分别于10 min、1 h、3 h和24 h后取1滴血推成薄片。

（2）血涂片充分干燥后用油镜计数1 000个红细胞，算出含包涵体红细胞的百分率。

（3）结果判断：HbH包涵体阳性时，在红细胞内出现大小不等、数目不一、分布不均、有折光性的蓝色球形小体。

（五）注意事项

（1）观察时应注意与网织红细胞相鉴别，网织红细胞内的网状物质呈颗粒状或网状不均匀排列，形态不规则，孵育10 min即显现出来。HbH病红细胞内包涵体一般在10 min后至1 h产生包涵体。不稳定血红蛋白及HbF明显增高者的包涵体颗粒细小、分布均匀，需孵育3 h或更长时间。

（2）制片后应立即风干，使红细胞形态尽快固定，以便于结果观察。

（3）制片后应及时计数，若久置，血红蛋白包涵体可褪色消失。

（六）参考范围

正常人含包涵体红细胞占0 ~ 5%。

（七）临床意义

（1）HbH病患者孵育1 h就可出现包涵体，也称HbH包涵体，其阳性红细胞可达50%以上；轻型α-珠蛋白生成障碍性贫血时，偶见HbH包涵体。

（2）包涵体红细胞还见于不稳定血红蛋白病，不同型的不稳定血红蛋白需要的温育时间，以及形成包涵体的形态、数量、大小、分布各不相同，但孵育3 h后多数红细胞内可出现变性珠蛋白肽链沉淀形成的包涵体。

（3）G-6-PD缺乏或细胞还原酶缺乏及化学物质中毒等时，红细胞中也可出现包涵体。

实验四　血红蛋白聚丙烯酰胺凝胶电泳试验

（一）目的

掌握血红蛋白聚丙烯酰胺凝胶电泳试验的原理、注意事项及临床意义，熟悉其检测方法。

（二）原理

血红蛋白液中加入尿素或对氯汞苯甲酸后，血红蛋白内分子间发生解离，裂解为多条肽链亚单位。通过聚丙烯酰胺凝胶电泳（SDS-PAGE）的电荷效应和分子筛效应可将各种肽链分离成不同区带，并对各区带进行定性或定量分析。亦可与正常血红蛋白电泳结果进行比较，从而检测出各种血红蛋白的比例和珠蛋白氨基酸结构的异常。

（三）材料

1. 仪器

丙烯酰胺凝胶垂直平板电泳仪。

2. 试剂

（1）丙烯酰胺－甲叉双丙烯酰胺储存液（600 g/L–4 g/L）：60 g 丙烯酰胺，400 mg 甲叉双丙烯酰胺，加蒸馏水至 100 mL，分装，加塞，4℃保存。

（2）150 g/L 过硫酸铵溶液（催化剂）：取 0.15 g 过硫酸铵，溶于 1 mL 蒸馏水中，4℃保存。

（3）加速剂：四甲基乙二胺（TEMED），4℃保存。

（4）8 mol/L 尿素溶液：取 240 g 尿素，溶于蒸馏水并定容至 500 mL，4℃保存。

（5）裂解液：5.4 g 尿素，2 mL α－巯基乙醇，加 pH8.5 的 TEB 缓冲液（见"血红蛋白电泳"的试剂配制）10 mL。

（6）制胶用液：8 mol/L 尿素溶液 228 mL，冰醋酸 15 mL，Triton X–100 6 mL，混匀后于 4℃保存。

（7）电泳槽用液：取 20 mL 冰醋酸，加蒸馏水至 1 000 mL。

（8）染色液：0.3 g 考马斯亮蓝 R250，150 mL 甲醇，35 mL 冰醋酸，加蒸馏水至 500 mL。

（9）漂洗液：150 mL 甲醇，35 mL 冰醋酸，加蒸馏水至 500 mL。

（10）10 g/L 琼脂糖：取 0.2 g 琼脂糖，加蒸馏水 20 mL，于沸水中煮沸。

（四）方法

1. 制胶

安装好电泳槽，融化 10 g/L 琼脂糖，吸 5 mL 封底。待琼脂糖完全凝固后，在胶模两侧加入蒸馏水，水不能浸入模内。取制胶用液 16 mL 和丙烯酰胺－甲叉双丙烯酰胺储存液 4 mL，混匀，加入 150 g/L 过硫酸铵溶液 0.15 mL 及 TEMED 0.2 mL，充分混匀后，立即倒入胶模内。插入样品槽梳，然后慢慢加入蒸馏水于电泳槽内，至封胶模上端。待 2 h 成胶。

2. 预电泳

倒去槽内水分，加入电泳槽用液，取出样品槽梳，接上电源（胶上端接正极，下端接负极）。每个样品槽内加 α－巯基乙醇 20 μL，250 V 稳压电泳 3 ～ 4 h。

3. 电泳

取 10 μL 待检血红蛋白溶液，加样品裂解液 90 μL，混匀至澄清。加入样品槽，然后用 15 mA 稳流电泳 7 h。

4. 染色

取出电泳后的凝胶，浸入染色液，染色 12 h。取出后用漂洗液漂洗至胶板底色洗脱干净，观察结果。

5. 定量

若定量分析，用 20 mL 蒸馏水洗脱，用分光光度计于 420 nm 波长处测定吸光度。

（五）注意事项

（1）抗凝剂最好为 ACD 液，亦可选用肝素、枸橼酸钠抗凝。

（2）血红蛋白溶液应新鲜。

（3）每板应同时做正常对照，最好有已知异常血红蛋白标本做阳性对照。

（4）应严格掌握裂解液的浓度，以免影响实验结果。

（六）参考范围

根据对比阴性和阳性区带，判断正常区带以外的其他区带性质，并可进行光密度扫描定量。

（七）临床意义

（1）从各区带的含量及区带间的相互比值（如 α－链 / β－链，正常值为 1.0），用以评价各珠蛋白肽链基因表达信息及比例失衡程度。

（2）可识别醋酸纤维素薄膜电泳中与 HbA_2 电荷近似、泳动速度相近的异常血红蛋白区带，尤其是不稳定血红蛋白区带。

（3）可检测出大多数 α－珠蛋白生成障碍性贫血，并可明确区分 β^{-0} 和 β^{-+}－珠蛋白生成障碍性贫血。

五、免疫性溶血检验

实验一 抗人球蛋白试验

（一）目的

掌握抗人球蛋白试验的原理、注意事项及临床意义，熟悉其检测方法。

（二）原理

抗人球蛋白试验（antiglobulin test，AGT）又称为 Coombs 试验，是检测不完全抗体的一种很好的方法。自身免疫性溶血性贫血（autoimmune hemolytic anemia，AIHA）患者体内产生抗自身红细胞的抗体（为 IgG，不完全抗体），能与表面有相应抗原的红细胞结合，使红细胞致敏，但不凝集。本试验分为检测红细胞表面有无不完全抗体致敏的直接抗人球蛋白试验（direct antiglobulin test，DAGT）和检测血清中有无不完全抗体的间接抗人球蛋白试验（indirect antiglobulin test，IAGT）。DAGT 应用抗人球蛋白试剂［抗 IgG、IgM、IgA 和（或）抗 C_3］能与红细胞表面的 IgG 分子结合，出现凝集反应，即为直接抗人球蛋白试验阳性。IAGT 应用 Rh（D）阳性 O 型红细胞与受检血清混合孵育，若血清中存在不完全抗体，可使红细胞致敏，再加入抗人球蛋白血清，可出现凝集反应，即为间接抗人球蛋白试验阳性。图 3-2 为试验原理示意图。

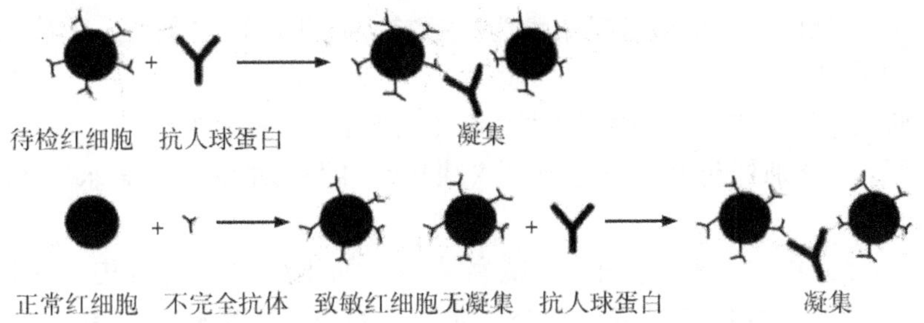

图 3-2 抗人球蛋白试验原理示意图

（三）材料

1. 器材

清洁干燥的试管及刻度吸管、水浴箱、离心机、显微镜等。

2. 试剂

（1）抗人球蛋白血清（广谱、单价），市售合格产品，主要抗 IgG。

（2）健康人 O 型 Rh 阳性混合压积红细胞。

（3）IgG 型抗 D 血清。

（4）AB 型血清。

（5）待检者压积红细胞和血清。

（6）5% 已知抗原的红细胞悬液。

（7）生理盐水。

（四）方法

1. 直接抗人球蛋白试验

（1）红细胞悬液制备：取待检抗凝血少许，用生理盐水洗涤 3 次后，配成 5% 红细胞生理盐水悬液。阳性对照、阴性对照 5% 红细胞悬液制备方法见表 3-12。

表 3-12　直接抗人球蛋白试验 5% 对照红细胞悬液制备

加入物	阳性对照红细胞悬液 / 滴	阴性对照红细胞悬液 / 滴
O 型 Rh 阳性混合压积红细胞	2	2
IgG 型抗 D 血清	4	–
AB 型血清	–	4
37℃水浴 1 h，低速离心，弃上清液，用生理盐水洗涤 3 次，取压积红细胞配成 5% 红细胞悬液		

（2）取 4 支小试管，分别标记待检管、阳性对照管、阴性对照管及盐水对照管，按表 3-13 加入反应物。

表 3-13　直接抗人球蛋白试验操作

加入物	待检管	阳性对照管	阴性对照管	盐水对照管
5% 待检红细胞悬液	2 滴	–	–	2 滴
5% 阳性对照红细胞悬液	–	2 滴	–	–
5% 阴性对照红细胞悬液	–	–	2 滴	–
抗人球蛋白血清	2 滴	2 滴	2 滴	–
生理盐水	–	–	–	2 滴

（3）各管分别混匀后，置于室温 30 min（或 120 g 离心 1 min），观察结果。如阳性对照管凝集，阴性对照管和盐水对照管不凝集，则待检管凝集者为直接抗人球蛋白试验阳性，不凝集者为阴性。

2. 间接抗人球蛋白试验

（1）5% 待检红细胞悬液和 5% Rh 阳性对照红细胞悬液制备方法同上。

（2）取 4 支小试管，分别标记待检管、阳性对照管、阴性对照管及盐水对照管，按表 3-14 加反应物。

（3）混匀，1 min 后，120 g 离心 1 min，观察结果。如阳性对照管凝集，阴性对照管和盐水对照管不凝集，待检管凝集表示受检血清中有不完全抗体，不凝集表示待检血清中不含与已知抗原红细胞相对应的不完全抗体。

表 3-14　间接抗人球蛋白试验操作

加入物	待检管	阳性对照管	阴性对照管	盐水对照管
待检血清	2 滴	–	–	–
5% 已知抗原的红细胞悬液	1 滴	–	–	–
IgG 型抗 D 血清	–	2 滴	–	–
5% Rh 阳性对照红细胞悬液	–	1 滴	1 滴	–
AB 型血清	–	–	2 滴	–
5% 待检红细胞悬液	–	–	–	1 滴
生理盐水				2 滴
混匀，置于 37℃水浴 1 h，用生理盐水分别洗涤各管 3 次后，尽量弃去上清液				
抗人球蛋白血清	1 滴	1 滴	1 滴	1 滴

（五）注意事项

（1）标本采集后应立即试验，以免抗体从细胞上丢失。

（2）抗人球蛋白血清使用前应按说明书使用最适稀释度，避免前带或后带现象而误认为阴性结果。

（3）所用红细胞必须经洗涤去除血浆蛋白，器材应防止血浆蛋白污染，防止出现假阴性结果。

（4）如阴性对照管出现凝集，可能是抗人球蛋白处理不当，或被细菌污染，应更换血清重做试验。

（5）直接抗人球蛋白试验阴性结果应进行核实，即在该管中加 1 滴 IgG 致敏红细胞，如结果为阳性，说明阴性结果可靠。

（6）血清与相应红细胞在 37℃水浴中致敏的时间应为 30 min ～ 1 h。致敏后红细胞洗涤应迅速、彻底。

（7）温抗体型自身免疫性溶血性贫血患者，可选用单种特异的抗人球蛋白抗体（如抗 IgG、抗 IgM、抗 IgA 或抗 C_3 等），不仅能诊断 AIHA，还可对疾病进一步分型。

（六）参考范围

正常人直接和间接抗人球蛋白均为阴性。

（七）临床意义

（1）直接抗人球蛋白试验是诊断 AIAH 的重要指标，阳性还可见于药物性溶血反应、系统性红斑狼疮、新生儿同种免疫性溶血、类风湿关节炎、淋巴细胞增殖性疾病等。

（2）AIHA 多数属于温抗体型（即 37℃条件下作用最强，主要为 IgG 型自身抗体），但有少部分属于冷抗体型（4℃条件下作用最强，主要为 IgM 型自身抗体），故必要时应在 4℃条件下进行试验，以排除假阴性。

（3）AIHA 主要以 IgG 型抗体为主，也存在 IgG+C_3 型、IgG 亚型（极少数）、IgA 和 IgM 型，临床上一般使用广谱的抗人球蛋白血清进行试验。

（4）间接抗人球蛋白试验主要用于母子血型不合妊娠免疫性新生儿溶血病母体血清中不完全抗体的检测。

实验二　冷热溶血试验

（一）目的

掌握冷热溶血试验的原理、注意事项及临床意义，熟悉其检测方法。

（二）原理

阵发性冷性血红蛋白尿症（paroxysmal cold hemoglobinuria，PCH）患者血清中存在一种特殊的冷反应抗体即 Donath–Landsteiner 抗体（D–L 抗体），此抗体在 20℃以下（常为 0 ～ 4℃）时与红细胞结合，同时吸附补体，但不溶血。当温度升至 37℃时，补体激活，红细胞膜破坏而发生急性血管内溶血，故本试验又称为冷热溶血试验（Donath–Landsteiner test）。

（三）材料

1. 器材

试管、冰箱、水浴箱等。

2. 试剂

无。

（四）方法

（1）取 3 支小试管，分别标记为 A、B、C 管，预温至 37℃，采集患者静脉血 3 mL，于上述试管中各加入 1 mL。

（2）A 管凝固后置于 37℃ 1 h；B 管凝固后置于 4℃ 1 h；C 管先置于 4℃ 30 min，再置于 37℃ 1 h，各管均不可搅动。

（3）观察结果：仅 C 管溶血，A、B 管不溶血，结果为阴性，提示患者可能有 D–L 抗体。

（五）注意事项

（1）如患者近期正处于溶血发作，则补体被消耗，可得出假阴性结果。

（2）应与 IgM 引起的冷凝集素区别，后者在体外 pH6.9 ～ 7.0 时亦可缓慢溶血，且血清中冷抗体滴度一般不高，补体因消耗而降低。

（六）参考范围

正常人为阴性。

（七）临床意义

阳性主要见于 PCH 患者。某些病毒感染如麻疹、流行性腮腺炎、水痘、传染性单核细胞增多症也可呈阳性反应。

实验三　冷凝集素试验

（一）目的

掌握冷凝集素试验的原理、注意事项及临床意义，熟悉其检测方法。

（二）原理

冷凝集素综合征（cold agglutinin syndrome，CAS）患者的血清中存在冷凝集素，为 IgM 型完全抗体，在低温时可使自身红细胞、O 型红细胞、同型的红细胞发生凝集。凝集反应的高峰在 0 ~ 4℃，当温度回升到 37℃时凝集消失。

（三）材料

1. 器材

冰箱、离心机、水浴箱等。

2. 试剂

（1）健康人（O 型或与受检者相同血型）红细胞：取健康人抗凝血 1 mL，用生理盐水洗涤 3 次后，取压积红细胞配成 2% 红细胞悬液。

（2）生理盐水。

（四）方法

（1）取患者血液 4 ~ 5 mL，立即置于 37℃水浴箱内，待凝固后，离心分离出血清，备用。

（2）取 10 支小试管，依次编号，每管加 0.2 mL 生理盐水，第 1 管加 0.2 mL 受检者血清，混匀后吸取 0.2 mL 加至第 2 管内，以此类推，倍比稀释至第 9 管，第 10 管做生理盐水对照。

（3）每管加 2% 红细胞悬液 0.2 mL，混匀，4℃冰箱放置 2 ~ 4 h，立即观察结果，记录出现凝集的血清最高稀释度。如第 9 管仍凝集，继续稀释观察其凝集的最高稀释度，再将所有试管放入 37℃水浴 2 h，观察凝集是否消失。

（五）注意事项

（1）患者血标本采集后应立即置于 37℃水浴，严禁放入冰箱，防止冷凝集素被红细胞吸收，导致假阴性结果。

（2）观察凝集时，应同时注意观察溶血现象，如发现溶血，应同时报告。

（3）试验需用自身及健康人红细胞做自身对照和正常对照。

（六）参考范围

正常人血清中抗红细胞抗原的 IgM 冷凝集素效价低于 1 ∶ 16。

（七）临床意义

（1）阳性主要见于 CAS，效价高于 1 ∶ 1 000。支原体肺炎、传染性单核细胞增多症、淋巴瘤、疟疾、多发性骨髓瘤患者等可引起冷凝集素效价继发性增高，但多数效价不超过 1 ∶ 1 000，抗体几乎均为 IgM，但也有报道 IgG 或 IgA 增高，因此广谱 DAGT 可呈阳性。

（2）部分低效价高温度幅度的 CAS，其冷凝集素效价不太高（< 1 ∶ 256），而活性强，作用温度幅度大，在 37℃虽 1 ∶ 16 仍有活性，患者可有明显溶血及红细胞自凝集现象，一般溶血较持久。

（3）也有的冷凝集素效价高达 1 ∶ 5 120，无严重溶血，但贫血严重，网织红细胞减少，可能是由于冷凝集素抑制红系细胞生成，红系细胞无效造血导致。

六、阵发性睡眠性血红蛋白尿检验

实验一 酸化血清溶血试验

（一）目的

掌握酸化血清溶血试验的原理、注意事项及临床意义，熟悉其检测方法。

（二）原理

酸化血清溶血试验（acidified-serum hemolysis test），也称 Ham test。在 pH6.4 ~ 6.5 的酸化血清中，补体容易被激活。PNH 患者的红细胞由于膜有缺陷，对补体敏感性增加，容易产生溶血，而正常红细胞不被破坏。如将血清经 56℃加热 30 min，使补体灭活，患者红细胞即不被溶解。

（三）材料

1. 器材

试管、离心机、孵育箱等。

2. 试剂

（1）0.2 mol/L HCl 溶液。

（2）生理盐水。

（四）方法

1. 待检红细胞悬液制备

取患者静脉血 5 mL，注入洁净、盛有玻璃珠的三角烧瓶内，轻轻匀速摇动，制备去纤维蛋白血，用生理盐水洗涤 3 次后，取压积红细胞配成 50%红细胞悬液。

2. 血清制备

取与待检标本相同血型或“AB”型健康人静脉血 8 mL，按步骤制备去纤维蛋白血，离心沉淀分离血清和红细胞。取压积红细胞按步骤制备正常 50% 红细胞悬液，取 1/3 量血清于 56℃水浴 30 min 以灭活补体。

3. 操作

取 6 支试管，依次编号，按表 3–15 加入反应物。

4. 结果判断

置于 37℃孵育箱中放置 1 h 后直接观察或低速离心后观察有无溶血现象。正常人全部不溶血。PNH 患者第 1 管（未酸化的血清）通常不溶血或极轻微溶血，第 2 管部分溶血，如第 3 管（加正常人灭活血清管）也溶血，则表明此溶血不依赖补体，故不是 PNH，可能红细胞有其他缺陷，如球形红细胞增多症等，应进一步鉴别。

表 3–15 酸化血清溶血试验操作步骤

加入物 /mL	试验管			对照管		
	1	2	3	4	5	6
健康人新鲜血清	0.50	0.50	–	0.50	0.50	–
健康人灭活血清	–	–	0.50	–	–	0.50
0.2 mol/L HCl 溶液	–	0.05	0.05	–	0.05	0.05
50% 患者红细胞悬液	0.05	0.05	0.05	–	–	–
50% 健康人红细胞悬液	–	–	–	0.05	0.05	0.05
混匀，加塞，置于 37℃水浴中 1 h（中间轻轻混匀 1 次）后低速离心						
阴性结果（溶血）–	±	+++	–	–	–	

（五）注意事项

（1）血清必须新鲜，以免补体失活而导致假阴性结果。

（2）血清酸化后，应塞紧试管，防止 CO_2 逸出、酸度降低而导致溶血程度减低。

（3）本试验宜用去纤维蛋白血，防止抗凝剂中 Na^+、K^+ 影响实验结果。

（4）试验器材应清洁、干燥，红细胞悬液应直接滴入液体，不能沿管壁流下，避免溶血而出现假阳性。

（六）参考范围

正常人为阴性。

（七）临床意义

（1）本试验阳性主要见于 PNH 患者，对 PNH 的诊断有特异性。

（2）自身免疫性溶血性贫血患者溶血发作严重时偶可呈阳性。此时，如果将血清加热破坏补体后，试验结果由阳性转变为阴性，则更支持 PNH 的诊断。

（3）球形红细胞在酸化血清内可呈假阳性反应，可用加热灭活补体后的血清再做试验，其结果仍呈阳性。借此排除遗传性球形红细胞增多症。

（4）如 PNH 患者曾多次输血，因血中所含补体敏感红细胞相对减少，试验可呈弱阳性或阴性反应。可延长温育时间（4 ~ 6 h），再观察是否有溶血现象。

实验二　蔗糖溶血试验

（一）目的

掌握蔗糖溶血试验的原理、注意事项及临床意义，熟悉其检测方法。

（二）原理

蔗糖溶血试验（sucrose hemolysis test）是基于等渗低离子强度的蔗糖溶液，可使补体成分与红细胞膜结合增强，使补体敏感的红细胞膜缺损，导致蔗糖溶液进入红细胞内，引起渗透性溶血。而正常红细胞则不发生溶血。

（三）材料

1. 器材

离心机、孵育箱、分光光度计、试管等。

2. 试剂

（1）10% 蔗糖溶液：取蔗糖 10 g，溶于 100 mL 蒸馏水中，4℃保存几个月。

（2）正常新鲜血清：取与患者同型或 AB 型健康者新鲜血清。

（3）生理盐水。

（4）0.01 mol/L 氢氧化铵溶液。

（四）方法

1. 定性法

（1）取患者枸橼酸钠抗凝血，按表 3-16 加入反应物。

表 3-16　蔗糖溶血试验定性法操作

加入物 /mL	试验管	对照管 1	对照管 2
患者全血	0.1	0.1	0.1
10% 蔗糖溶液	0.9	–	–
生理盐水	–	0.9	–
蒸馏水	–	–	0.9

（2）混匀，置于 37℃孵育箱孵育 30 min。低速离心后观察上清液有无溶血现象。对照管 1 不溶血或轻度溶血（PNH 患者），对照管 2 应完全溶血。

2. 定量法

（1）取患者抗凝静脉血，用生理盐水洗涤 3 次后，取压积红细胞配制成 50% 红细胞悬液。

（2）按表 3-17 加入反应物。

表 3-17 蔗糖溶血试验定量法操作

加入物 /mL	试管 1	试管 2	试管 3	试管 4
50% 红细胞悬液	0.05	0.05	–	0.05
10% 蔗糖溶液	0.90	0.95	0.95	–
正常血清	0.05	–	0.05	–
0.01 mol/L 氢氧化铵溶液	–	–	–	0.95

3. 操作

置于室温 1 h，每管加生理盐水 4 mL，离心，取上清液，以蒸馏水调零，于 540 nm 波长处读取各管吸光度值。

4. 计算

$$溶血率 = \frac{试管1吸光管 - （试管2吸光管 + 试管3吸光管）}{试管4吸光管 - 试管2吸光度}$$

（五）注意事项

（1）采血应顺利，器具必须清洁干燥，避免溶血。

（2）每次试验应同时做正常对照。

（3）肝素可抑制本试验，故不宜用肝素抗凝血。

（4）血清不新鲜而致补体含量太少可出现假阴性，加入血清量过多时可出现假阳性。

（5）假阳性溶血一般不超过 5%，可见于自身免疫性溶血性贫血。

（六）参考范围

定性试验：正常人无溶血。定量试验：溶血率 < 5%。

（七）临床意义

（1）无溶血为阴性，一般可排除 PNH。PNH 患者为阳性，AA-PNH 综合征患者亦可见阳性反应。

（2）轻度阳性或溶血率在 1% ~ 5%，可见于部分巨幼细胞贫血、再生障碍性贫血、自身免疫性溶血性贫血、遗传性球形细胞增多症等。

实验三 流式细胞术检测细胞表型 CD55、CD59

（一）目的

掌握流式细胞术检测细胞表型的原理、注意事项及临床意义，熟悉其检测方法。

（二）原理

PNH 的发病机制是因为造血干细胞 X 染色体短臂 Xp22.1 上的磷脂酰肌醇聚糖 A 类（PIG-A）基因突变，引起细胞膜上糖化磷脂酰肌醇（GPI）合成障碍，使反应性溶血膜抑制物（CD59）和 / 或 C_3 转化酶衰变加速因子（CD55）等补体调节蛋白不能连接到细胞膜上，其表达明显减少或缺失，故 PNH 细胞对补体敏感，易遭补体攻击而溶血。如用 CD59、CD55 荧光标记的单克隆抗体，通过流式细胞仪检测红细胞和白细胞 $CD59^-$、$CD55^-$ 的细胞数量，对 PNH 的诊断与鉴别诊断有重要意义。

（三）材料

1. 器材

旋涡混匀器、流式细胞仪、离心机、加样器等。

2. 试剂

（1）荧光标记抗人 CD55 抗体（CD55-FITC 或 -PE）。

（2）荧光标记抗人 CD59 抗体（CD59-FITC 或 -PE）。

（3）磷酸盐缓冲液（PBS），pH7.4。

（4）1% 多聚甲醛。

（5）溶血剂：NH_4Cl 80.2 g，$NaHCO_3$ 8.4 g，EDTA-Na_2 3.7 g，加蒸馏水 900 mL，用 1 mol/L NaOH 溶液或 HCl 溶液调节 pH 为 7.4，再加蒸馏水至 1 L 作为储存液，4℃保存 6 个月。临用时稀释 10 倍。

（四）方法

1. 标本采集

取患者 EDTA-K_2 或肝素抗凝的静脉血 1 mL。

2. 红细胞 CD55、CD59 的检测

（1）用 pH7.4 的 PBS 将待测标本红细胞数调整至大约 10 000 个 /μL。

（2）取两个专用试管，分别加入 CD55-FITC 和 CD59-FITC 抗体试剂各 20μL。

（3）向各管中加入 100μL 待测标本，混匀，室温孵育 15 min。

（4）向各管中加入 2 ~ 3 mL PBS，混匀，低速离心 5 min。

（5）弃去上清液，加入 1% 多聚甲醛 500μL。

（6）放置约 5 min 后上机检测，或 2 ~ 8℃避光保存（可保存 24 h）后上机检测。

3. 粒细胞 CD55、CD59 检测

（1）取适量标本，加入相同体积的溶血剂，室温放置 5 min。

（2）低速离心 5 min，弃上清液。再用 PBS 洗涤 1 次，用 PBS 将细胞浓度调整为 3 000 ~ 10 000 个 /μL。

（3）取两个试管，分别进行标记，方法同红细胞的检测。

（4）放置约 5 min 后上机检测，或 2 ~ 8℃避光保存（可保存 24 h）后上机检测。

4. 流式细胞仪检测

（1）调校好流式细胞仪，设置 CD55-FITC 和 CD59-FITC 的直方图。

（2）在 FSC/SSC 散点图上选择待分析的细胞群设门。

（3）上机检测时收获（1 ~ 2）$\times 10^4$ 个细胞，以正常标本作为阳性对照，采集信号时将 CD55-FITC 或 CD59-FITC 阳性峰值调至 10^4 左右。

（4）分析检测结果，计算 CD55 或 CD59 低表达群细胞比例。

（五）注意事项

（1）加样须准确，加入溶血剂后应能使红细胞完全溶解。

（2）细胞群应严格按仪器说明书进行操作。

（3）每次检测须同时做健康对照，做荧光标记抗人 IgG 同型对照。

（六）参考范围

正常人外周血中 $CD59^-$ 和 $CD55^-$ 细胞均低于 5%，而 PNH 患者通常高于 10%（5% ~ 10% 为可疑）。

（七）临床意义

患者 CD55、CD59 低表达的异常细胞群增多，支持 PNH 诊断。先天性 CD55 缺乏者极少见，缺乏者所有红细胞膜上完全无 CD55，但不缺 CD59，此不同于 PNH 部分红细胞缺失 CD55、CD59。先天性 CD59 缺乏者类同。

（刘明全）

第五节　其他红细胞疾病

一、骨髓病性贫血的检验

骨髓病性贫血（myelopathic anemia）或称骨髓浸润性贫血，是骨髓被肿瘤细胞或异常组织浸润，造血骨髓微环境遭受破坏，造血功能受损引起的贫血。其特征是骨痛，骨质破坏，贫血伴幼粒、幼红细胞

血象。

（一）目的

掌握骨髓病性贫血血象、骨髓象特点，正确书写骨髓病性贫血骨髓检验报告单。

（二）材料

（1）骨髓病性贫血血涂片、骨髓涂片。

（2）病例资料：患者，男性，57 岁。头晕、疲乏、消瘦近 1 年，近 1 年出现腰部及胸部疼痛，针灸理疗不能缓解。脊柱 CT 片提示胸椎及腰椎有多处压缩性骨折。实验室检查：RBC 1.6×10^{12}/L，Hb 53 g/L，Hct 0.21，Ret 1.5%，MCV 76 fL，MCH 29 pg，MCHC 332 g/L，RDW 13.5%；WBC 3.8×10^9/L，N 61%，L 35%，M 2%，E 2%；PLT 153×10^9/L。

（三）形态学检验

1. 血象

白细胞、红细胞、血小板均有不同程度减少，部分病例血红蛋白下降明显，呈现幼红、幼粒细胞性贫血，即白细胞分类计数中，出现数量不等的幼稚红细胞和幼稚粒细胞。幼稚红细胞以晚幼阶段为主，幼稚粒细胞以中幼和晚幼阶段细胞居多。红细胞一般呈正细胞性贫血；部分病例红细胞大小不一，查见异形红细胞、嗜碱性点彩红细胞和嗜多色性红细胞。

2. 骨髓象

骨髓取材偶有“干抽”或“血抽”现象。疾病早期骨髓有核细胞增生明显活跃，粒、红、巨三系均增生，但以红系增生为主。各系各阶段有核细胞的比例及形态大致正常。骨髓涂片和活检可发现原发疾病的细胞形态学表现。癌肿转移者可在片尾找到成团出现的癌细胞。

3. 鉴别

骨髓病性贫血病因不同，骨髓象表现差异巨大。常见的病因有转移癌、造血系统肿瘤、感染及代谢性疾病。

（1）转移癌：转移癌细胞侵犯骨髓后，可以导致造血微环境的改变和造血干细胞受损，破坏血细胞正常的生长发育，引起血细胞减少而致骨髓病性贫血。常见的转移癌有甲状腺癌、胃癌、肺癌、肝癌、结肠癌、直肠癌、前列腺癌及神经母细胞瘤等。其骨髓象的重要特征就是查见癌细胞。骨髓象早期血细胞增生活跃或明显活跃，粒红比例正常，有核细胞形态大致正常。部分病例可以出现粒、红系类巨幼变。中后期出现造血细胞增生受抑，粒、红系增生低下，巨核细胞减少，并发骨髓纤维化或骨髓坏死。

（2）造血系统肿瘤：造血系统肿瘤细胞的恶性增生抑制和破坏了正常克隆的干细胞，致使造血细胞再生不良和分化成熟受阻，造成骨髓病性贫血。常见的造血细胞肿瘤包括急性髓细胞白血病、急性淋巴细胞白血病、慢性淋巴细胞白血病、慢性粒单白血病、多发性骨髓瘤、恶性淋巴瘤等。骨髓增殖性肿瘤中，骨髓纤维化最容易引起骨髓病性贫血，其他亚型则很少，部分病例可能在疾病后期才会导致骨髓病性贫血。骨髓象以原发病的表现为特征，即白血病细胞异常增生，正常血细胞数量减少。骨髓纤维化后期的骨髓象特征是有核细胞增生减低，粒、红、巨核三系减少，骨髓组织病理活检检查可见纤维细胞异常增生，正常的造血组织结构破坏或消失。

（3）感染：细菌和真菌感染均可引起机体炎症，导致免疫功能紊乱，干扰和破坏造血细胞的生长发育，并发骨髓病性贫血。常见疾病有结核、葡萄球菌感染、伤寒和组织胞浆菌病等。骨髓象表现为粒细胞系显著增生，中性粒细胞颗粒（S 颗粒）粗大，核溶解；组织细胞增多，噬血现象明显。组织胞浆菌病的骨髓象可检出被吞噬在组织细胞内的带有荚膜的组织胞浆菌。部分病例可以出现红细胞系发育异常和核畸形等病态现象。

（4）代谢性疾病：脂质代谢障碍的戈谢病和骨硬化症等可引起骨髓病性贫血。

（四）注意事项

1. 填写报告单

填写增生程度，计数 200 个有核细胞，分类计数，计算粒红比。

2. 诊断与建议

骨髓病性贫血是对贫血分类所列出的一类病理概念，在骨髓象分析报告中不列为诊断报告结果。该类疾病的骨髓象主要描述原发病的骨髓象特征或相关的形态学改变。对于骨髓象不能做定性诊断的病例，建议做临床相关检查。

3. 书写

书写骨髓报告单时，应将红细胞系置于首位描述，并注意描述幼稚红细胞的比例、形态特点及成熟红细胞的形态特点。

4. 鉴别

与其他贫血相鉴别，后者有与之相应的骨髓象特征，如缺铁性贫血、再生障碍性贫血等。

二、红细胞增多症的检验

（一）目的

掌握红细胞增多症血象、骨髓象特点，正确书写红细胞增多症骨髓检验报告单。

（二）材料

（1）红细胞增多症血涂片、骨髓涂片。

（2）病例资料：患者，男性，68 岁。咳嗽、咳痰 11 年，近 1 年出现咳嗽症状加重，伴心慌、胸闷、呼吸困难。皮肤、黏膜明显红紫。CT 片提示慢性阻塞性肺炎、心影增大。实验室检查：RBC 7.1×10^{12}/L，Hb 178 g/L，Hct 0.54，Ret 1.0%，MCV 78 fL，MCH 28 pg，MCHC 351 g/L，RDW 13.2%；WBC 12.8×10^{9}/L，N 82%，L 14%，M 3%，E 1%；PLT 308×10^{9} /L。

（三）形态学检验

按照骨髓细胞学检查方法进行细胞形态学观察。

1. 血象

红细胞数显著增多，白细胞和血小板计数正常或有不同程度增多。红细胞形态大致正常，在血涂片上细胞排列紧密，常见相互挤压、重叠现象。白细胞分类以中性分叶粒细胞为主，部分病例中性颗粒粗大，少见中性中、晚幼稚粒细胞。

2. 骨髓象

骨髓液为深红色。骨髓有核细胞增生明显活跃，粒、红、巨核三系均增生，粒红比例可以增高、正常或减低。各系各阶段有核细胞的比例及形态大致正常。红细胞增多症骨髓采取极易稀释，故有核细胞分类计数常会出现粒细胞系阶段右移。

3. 鉴别

红细胞增多症分为真性红细胞增多症和继发性红细胞增多症，二者需结合临床表现和实验室检查特征来鉴别。前者是干细胞疾病，临床观察无疾病诱因，存在 *JAK2* 基因突变；骨髓象表现为粒、红、巨三系均异常增生，可伴有病态造血现象。后者多继发于心脏病、肺源性心脏病等多种疾病，高原居住、吸烟人群也可出现反应性红细胞增生，临床观察可查找到诱因；骨髓象一般大致正常，也可表现为与原发病相关联的形态学特征。

（四）注意事项

（1）书写骨髓报告单时，应将红细胞系置于首位描述，详细描述幼红细胞的比例、形态特点及成熟红细胞的形态特点。

（2）填写报告单。填写增生程度，计数 200 个有核细胞，分类计数，计算粒红比。

（3）诊断与建议。增生性骨髓象，请结合临床分析。

（刘明全）

第四章

白细胞检验

第一节　白细胞检验的基本方法

一、白细胞功能检验

（一）墨汁吞噬试验

1. 原理

血液中中性粒细胞及单核细胞对细菌、异物等具有吞噬作用。在一定量的肝素抗凝血中，加入一定量的墨汁，经 37℃温育 4 h，涂片染色镜下观察吞噬细胞对墨汁的吞噬情况，并计算吞噬率及吞噬指数。

2. 参考值

成熟中性粒细胞吞噬率 74% ±15%，吞噬指数 126±60；成熟单核细胞吞噬率 95% ±5%，吞噬指数 313±86。

3. 临床评价

粒细胞的吞噬功能仅限于成熟阶段，单核细胞幼稚型和成熟型都具有吞噬能力。急性单核细胞白血病 M5a 为弱阳性，M5b 吞噬指数明显增高。急性粒细胞白血病（M2）、急性淋巴细胞白血病和急性早幼粒细胞白血病的原始及幼稚细胞多无吞噬能力，吞噬试验为阴性。急性粒－单核细胞白血病呈阳性反应，对鉴别有一定价值。慢性粒细胞白血病的成熟中性粒细胞吞噬能力明显减低。

（二）白细胞吞噬功能试验

1. 原理

分离白细胞悬液，将待测的吞噬细胞与某种可被吞噬而又易于查见计数的颗粒物质如葡萄球菌混合，温育一定时间后，细菌可被中性粒细胞吞噬，可在镜下观察中性粒细胞吞噬细菌的情况，根据吞噬率和吞噬指数即可反映吞噬细胞的吞噬功能。

2. 参考值

吞噬率（%）= 吞噬细菌的细胞数 /200 个（中性粒细胞）×100%，正常为 62.8% ±1.4%；吞噬指数 = 200 个中性粒细胞吞噬细胞总数 /200 个（中性粒细胞），正常为 1.06±0.05。

3. 临床评价

吞噬细胞分大吞噬细胞和吞噬细胞两大类。前者包括组织中的巨噬细胞和血循环中的大单核细胞，后者主要是中性粒细胞。本试验可了解中性粒细胞的吞噬功能。比如吞噬率和吞噬指数增高，反映中性粒细胞吞噬异物功能的增强，常见于细菌性感染。对疑有中性粒细胞吞噬功能低下者，有帮助确诊的价值。

（三）血清溶菌酶活性试验

1. 原理

溶菌酶能水解革兰阳性球菌细胞壁乙酰氨基多糖成分，使细胞失去细胞壁而破裂。以对溶菌酶较敏感的微球菌悬液为作用底物，根据微球菌的溶解程度来检测血清或尿中溶菌酶的活性。

2. 参考值

血清：（5 ~ 15）mg/L，尿：（0 ~ 2）mg/L（比浊法）。

3. 临床评价

在人体血清中的溶菌酶，主要来自血中的单核细胞和粒细胞，其中以单核细胞含量最多。在中性粒细胞中，从中幼粒到成熟粒细胞可随细胞的成熟程度而增高。嗜酸性粒细胞，除中幼阶段外，均无此酶活性。淋巴细胞中则含量极低。血清和血浆中的溶菌酶大部分是由破碎的白细胞所释放。血清溶菌酶含量增高。可见于部分急性髓细胞白血病。急性单核细胞白血病（简称急单）的血清溶菌酶含量明显增高，由于成熟单核细胞溶菌酶的含量很多，因而在周围血中成熟单核细胞的多少，直接影响血清溶菌酶的测定值。一般认为急单血清溶菌酶增高，是由于患者的单核细胞不能转移到组织内或溶菌酶迅速从单核细胞释放入血的结果。尿溶菌酶含量也增高，故尿溶菌酶阴性可排除急单的诊断。急性粒－单核细胞白血病血清溶菌酶含量也有明显增高，其增高程度与白细胞总数有关，在治疗前其含量明显高，表示细胞分化程度较好，预后亦较好。急性粒细胞白血病的血清溶菌酶的含量可正常或增高，临床意义与急粒－单核细胞白血病相似。急性粒细胞白血病和急性单核细胞白血病都是在治疗时缓解，白细胞计数减少时，其含量也同时下降，但在复发时上升。血清溶菌酶含量减低。急性淋巴细胞白血病多数减低，少数正常。慢性粒细胞白血病血清溶菌酶含量正常，但急变时下降。

（四）硝基四氮唑蓝还原试验

1. 原理

硝基四氮唑蓝（NBT）是一种染料，其水溶性呈淡黄色。当被吞入或掺入中性白细胞后，有产生过氧化物酶的作用，可接受葡萄糖中间代谢产物葡萄糖 -6- 磷酸在已糖磷酸旁路代谢中 NADPH 氧化脱下的氢，而被还原成非水溶性的蓝黑色甲腊颗粒，呈点状或片状沉着在胞质内有酶活性的部位，可在显微镜下观察并计数阳性细胞百分比。

2. 参考值

正常成人的阳性细胞数在 10% 以下。若有 10% 以上中性粒细胞能还原 NBT，即为 NBT 还原试验阳性；低于 10% 则为阴性。

3. 临床评价

用于中性粒细胞吞噬杀菌功能异常的过筛鉴别和辅助诊断儿童慢性肉芽肿（CGD）、葡萄糖 -6- 磷酸脱氢酶（G-6-PD）缺乏症、髓过氧化物酶缺乏症和 Job 综合征，NBT 还原试验阳性如在涂片中能查出几个出现甲腊沉淀的中性粒细胞即可排除 CGD。故本试验可用于这些疾病的过筛鉴别和辅助诊断。如在涂片中未查出有甲腊沉淀的中性粒细胞而又不能确定是 CGD 时，可做细菌内毒素激发试验确诊之。方法如下：将 10 g 大肠杆菌内毒素溶于 50 mL 生理盐水，取 0.05 mL 与 0.5 mL 肝素抗凝血（12.5 U 肝素 /mL 血）在试管内混匀，盖住管口置室温 15 min 后，按前述方法进行 NBT 还原试验。若 NBT 还原阳性细胞超过 29%，即可否定 CGD；若仍在 10% 以下，即可诊断为中性粒细胞吞噬杀菌功能异常。用于细菌感染的鉴别。全身性细菌感染时，患者的 NBT 还原阳性细胞在 10% 以上，而病毒感染或其他原因发热的患者则在 10% 以下。但若细菌感染而无内毒素等激发白细胞还原 NBT 的物质入血时，也可在 10% 以下。器官移植后发热的鉴别：器官移植后发热，若非细菌感染所致，其 NBT 还原试验阴性；若该试验阳性，则提示可能有细菌感染。无丙种球蛋白血症、镰状细胞病、恶性营养不良、系统性红斑狼疮、类风湿关节炎、糖尿病等，以及应用激素、细胞毒药物、保泰松等治疗时，NBT 还原阳性细胞比例可降低。新生儿、小儿成骨不全症、心肌梗死急性期、淋巴肉瘤、变应性血管炎、脓疱性银屑病、皮肌炎、某些寄生虫感染（如疟疾）和全身性真菌感染（如白念珠菌性败血症）、注射伤寒菌苗后、口服避孕药或黄体酮后，NBT 还原阳性细胞比例可增高。

（五）白细胞趋化性试验

1. 原理

在微孔滤膜的一侧放入粒细胞，另一侧放入趋化因子（细菌毒素、补体 C3a、淋巴因子等），检测离体粒细胞潜过滤膜到达趋化因子这一侧定向移动的能力。

2. 参考值

趋化指数 3.0 ~ 3.5。

3. 临床评价

趋化性是粒细胞到达炎症局部所必需的。本试验是观察粒细胞向感染灶运动能力的一项重要检测方法。趋化功能异常可见于 Wiskot-Aldrich 综合征、幼年型牙周炎、糖尿病、烧伤、新生儿、慢性皮肤黏膜白念珠菌病、高 IgE 综合征、先天性鱼鳞病、膜糖蛋白（相对分子质量 11 000）缺陷症、肌动蛋白功能不全症、Chediak-Higashi 综合征。

（六）吞噬细胞吞噬功能试验

1. 原理

活体巨噬细胞、单核细胞在体内外均有吞噬细菌、异物的功能，在体外将细胞与异体细胞或细菌混合孵育后，染色观测其吞噬异体细胞或细菌的数量，可了解其吞噬功能。利用中药斑蝥在人的前臂皮肤上发疱，造成非感染性炎症，诱使单核细胞游出血管大量聚集于疱液内，抽取疱液则成为天然提纯的吞噬细胞悬液。以鸡红细胞为靶细胞，在体外 37℃条件下观察吞噬细胞对鸡红细胞的吞噬消化活性，取试管内的细胞进行涂片染色和镜检并计算吞噬百分率和吞噬指数。

2. 参考值

吞噬百分率 62.77% ± 1.38%，吞噬指数 1.058 ± 0.049。

3. 临床评价

吞噬细胞是机体单核 – 吞噬系统的重要组成部分，而单核 – 吞噬系统与肿瘤的发生发展有密切关系。吞噬细胞在组织中含量多，分布广，移动力强且能识别肿瘤细胞，所以吞噬细胞在机体免疫监视系统中发挥主要作用。吞噬细胞功能检测对基础理论研究和临床治疗都有重要意义，此法可测定吞噬细胞的非特异性吞噬功能。吞噬细胞吞噬功能低下主要见于各种恶性肿瘤，吞噬率常低于 45%，手术切除好转后可以上升，故可作为肿瘤患者化疗、放疗、免疫治疗疗效的参考指标。一些免疫功能低下的患者，吞噬率降低，可作为预测感染发生的概率，并观测疗效、判断预后的指标。

二、白细胞代谢及其产物检验

（一）末端脱氧核苷酰转移酶检测

1. 酶标免疫细胞化学显示法

（1）原理：末端脱氧核苷酰转移酶（TdT）是一种 DNA 聚合酶，它不需要模板的指导，就可以催化细胞的脱氧核苷酸，使其转移到低聚核苷酸或多聚核苷酸的 3'-OH 端，合成单链 DNA。兔抗牛 TdT 抗体能和人细胞的 TdT 产生交叉反应，可采用免疫荧光技术或酶标免疫细胞化学技术，用辣根过氧化物酶 – 抗酶复合物在细胞涂片上定位，显示细胞内的 TdT。

（2）结果：阳性反应为棕黄色颗粒，定位在细胞核上。TdT 为早期 T 细胞的标志，在正常情况下不成熟的胸腺淋巴细胞出现阳性反应，正常人外周血细胞中极少或无活性。

（3）临床评价：95% 以上急性淋巴细胞白血病和约 30% 慢性粒细胞白血病急淋变患者外周血细胞有明显的 TdT 活力，病情缓解后阳性率逐渐减弱。在急性淋巴细胞白血病中，由于细胞表面标志不同，TdT 活性也有变化，T-ALL，早 B 前体 -ALL 细胞的阳性率很高，B-ALL 细胞阴性。当外周血中此酶活性升高，就预示着血细胞的恶性变。因此 TdT 的测定对急性白血病的鉴别和治疗都有一定意义。

2. 同位素检测法

（1）原理：以 ^{3}H 或 ^{14}C 标记的脱氧核苷三磷酸等的 dXTP 为基质，用低聚脱氧核苷（dA）等人工同聚物作为引物，由于酶反应与引物重合，使基质不溶于三氯醋酸，可用玻璃纤维盘将其吸附，从未被放射性核素标记的反应基质中分离出反应的生成物，计测放射活性。除去不加引物所测定的内源性反应所引起的活性之后，可测算酶的活性。

（2）参考值：正常人骨髓细胞的活性为 dGTP 掺入 1×10^8 个细胞的量为 0 ～ 0.09 mmol/L。

（3）临床评价：急性淋巴细胞白血病（B-ALL 除外）可检出较高的 TdT 活性，慢性粒细胞性白血病急性变时，约有 1/3 的病例在原始细胞中能检出高活性的 TdT。恶性淋巴瘤中，原始淋巴细胞性淋巴瘤的淋巴结细胞中能检出高的 TdT 活性。此酶检在研究造血细胞的分化与白血病的关系、白血病细胞的起源、白血病的治疗药物选择上都有较重要的价值。

（二）N- 碱性磷酸酶检测

1. 原理

用 P- 硝基酚磷酸盐（P-NPP）作为细胞碱性磷酸酶（APase）总活性检测的基质，在反应中生成 P- 硝基酚，测量 400 nm 时的吸光密度，借以检测出细胞 APase 的总活性。此外，可通过 CASP 作为基质来测定 N- 碱性磷酸酶（N-Apase）的活性。通过酶反应，生成半胱胺，这是用二硝基苯（DNTB）置换 5- 硫 - 硝基酚酸；检测 412 nm 的吸光密度，借以检测 N-APase 的总活性。在基质液中加入用 N- 丁醇：水（1 ： 3）的混合液提取粗酶液，室温下放置 60 min，记录酶反应，求出酶反应的速度。一般情况下，N-APase 的 P-NPP 与 CASP 的水解速度之比（VP-NPP/VCASP）为 1.1 ～ 2.0，平均为 1.8。因此，N-APase 的活性许可用 VP-NPP-1.8VCASP 求出，再从（VP-NPP-1.8VCASP）VP-NPP 计算 N-APase 的百分率。

2. 参考值

正常人的粒细胞、淋巴细胞中不能检出 N-APase 的活性。

3. 临床评价

在 AML 及 CML 慢性期、CML 急性变的原粒细胞中，均不能检出 N-APase。但在 ALL 和 CML 急淋变时，原始淋巴细胞能检出 N-APase，且不仅在非 T-ALL、非 B-ALL 的幼稚细胞，就是在 T-ALL 及具有 B 细胞标记物的原始细胞中亦可检出。因此，认为此酶是从未成熟的白血病性原始淋巴细胞向 T 细胞、B 细胞分化过程中，未成熟的淋巴系统的细胞标志酶。此外，在鼻咽癌、喉癌等被认为是病毒感染的肿瘤细胞中，以及与 EB 病毒有关的传染性单核细胞增多症、Burkitt 淋巴瘤等，均可检出此酶。

（三）酸性 α - 醋酸酯酶检测

1. 原理

血细胞中的酸性 α - 醋酸酯酶（ANAE），在弱酸性（pH5.8）条件下能将基质液中的 α - 醋酸萘酯水解，产生 α - 萘酚。产生的 α - 萘酚再与六偶氮副品红耦联形成不溶性暗红色偶氮副品红茶酚沉淀，定位于胞质内酶活性处，呈现单一的或散在的红色点块状或颗粒状。

2. 结果

酸性 α - 醋酸酯酶（ANAE）主要分布在 T 细胞和单核细胞内；粒细胞、B 细胞、红系细胞、巨核细胞和血小板中含量较少。T 细胞为 ANAE 阳性细胞，胞质内有大小不等、数量不一的紫红色颗粒或斑块；B 细胞为 ANAE 阴性细胞，胞质呈黄绿色，胞质内无红色斑块；单核细胞为 ANAE 阳性，其胞质内有细小红褐色颗粒斑块。

3. 临床评价

有助于区分 T 细胞和 B 细胞。ANAE 染色在 T 细胞胞质中呈现点状颗粒或大块局限阳性反应；B 细胞大多数为阴性反应，偶见稀疏弥散细小颗粒。鉴别急性白血病类型：急性 T 细胞白血病时细胞为点状或块状阳性，局限分布；急性粒细胞白血病时细胞 ANAE 染色大部分呈阴性或弱阳性反应，颗粒增多的早幼粒白血病细胞阳性反应较强，为弥散性分布；急单呈强阳性反应，胞质为均匀一致的弥散样淡红色或深红色，无点状颗粒。

三、白细胞动力学检验

（一）氚标记脱氧胸苷测定

1. 原理

分离的粒细胞并在培养过程中加入PHA或特异性抗原刺激后，进入有丝分裂期，此时加入^{3}H-TdR，可被细胞摄入参与DNA合成，其掺入量与DNA合成的量以及增殖细胞数成正比，用液体闪烁计数器测定^{3}H-TdR的掺入量，即可判定粒细胞的增殖水平。

2. 参考值

SI < 2。

3. 临床评价

在正常情况下，体内粒细胞在增生池（骨髓）、循环池（血液）及边缘池（组织）之间处于平衡状态，末梢血中成熟粒细胞数为（2.5 ~ 5.5）×10^9/L。在罹患血液等病理情况下，这种平衡状态受到不同程度的破坏，即可能出现异常。研究白血病细胞动力学时给急性白血病患者连续静脉输入^{3}H-TdR，8 ~ 10 d后观察到仍有8% ~ 10%的白血病细胞未被标记，这一部分白血病细胞增殖相当缓慢。说明白血病细胞是一群非同步化增生的细胞。

（二）泼尼松刺激试验

1. 原理

正常时骨髓中粒细胞贮备量大于外周血中的10 ~ 15倍，泼尼松具有刺激骨髓中性粒细胞由贮备池向外周血释放的功能。如果受检者骨髓的粒细胞贮备池正常，服用泼尼松后经过一定时间储备池大量释放至血流而使外周血中性粒细胞的绝对值明显增高。反之，则无此作用或作用不明显。可间接测定骨髓粒细胞池粒细胞的贮备功能。

2. 参考值

服药后中性粒细胞最高绝对值 > 20×10^9/L（服药后5 h为中性粒细胞上升到高峰的时间）。

3. 临床评价

泼尼松试验可反映骨髓中性粒细胞储备池的容量。中性粒细胞减少患者，如服用泼尼松后外周血中性粒细胞最高绝对值 > 20×10^9/L，表明患者中性粒细胞的贮备池正常，粒细胞减少可能是由于骨髓释放障碍或其他因素所致。这对于某些骨髓受损引起粒细胞减少的轻微病例有一定参考及诊断价值。反之，则反映贮备不足。

4. 临床意义

白细胞减少者，注射肾上腺素后，如外周血白细胞能较注射前增加1倍以上或粒细胞上升值超过（1.5 ~ 2）×10^9/L，表示患者白细胞在血管壁黏附增多，提示患者粒细胞分布异常，即边缘池粒细胞增多，如无脾大，可考虑为“假性”粒细胞减少。如果增高低于上述值，则应进行其他检查，进一步确定白细胞减少的病因。

（三）二异丙酯氟磷酸盐标记测定

1. 原理

二异丙酯氟磷酸盐标记（$DF^{32}P$）是利用含有放射性磷的二异内酯氟磷酸作为胆碱酯酶的抑制剂，与细胞上的胆碱酯酶结合，即使细胞崩解，也不再与其他细胞相结合。故对测定血液循环中细胞池的大小以及滞留的时间均非常方便。用于粒细胞动力学研究时，一旦采血制成离体标记物后，即做静脉注射。经过一段时间再次采血。分离粒细胞，通过追踪观察其放射活性的变化，可测知外周血中有关粒细胞池的参数。

2. 参考值

粒细胞总数的测定：标记粒细胞半衰期（$T_{1/2}$）：4 ~ 10 h；血中滞留时间：10 ~ 14 h。全血粒细胞池（TBGP）：（35 ~ 70）×10^7/kg；循环粒细胞池（CGP）：（20 ~ 30）×10^7/kg；边缘粒细胞池（MGP）：（15 ~ 40）×10^7/kg；粒细胞周转率（GTR）：（60 ~ 160）×10^7/（kg·d）；单核细胞总

数的测定：标记单核细胞半衰期：4.5 ~ 10.0 h；全血单核细胞池（TBMP）：（3.9 ~ 12.7）$\times 10^7$/kg；循环单核细胞池（CMP）：（1.0 ~ 2.7）$\times 10^7$/kg；边缘单核细胞池（MMP）：（2.4 ~ 11.7）$\times 10^7$/kg；单核细胞周转率（MTR）：（7.2 ~ 33.6）$\times 10^7$/kg。

3. 临床评价

在慢性白血病、真性红细胞增多症和骨髓纤维化时，TBGP 及 GTR 显著增加。粒细胞半寿期明显延长，急性粒细胞白血病时有轻微的延长，而再生障碍性贫血时各指数测定值均偏低。流式细胞仪检测 DNA 合成及含量：流式细胞仪（FCM）是对单细胞快速定量分析和分选的新技术。当被测细胞被制成单细胞悬液，经特异性荧光染料染色后加入样品管中，在气体压力推动下，流经 100μm 的孔道时，细胞排成单列，逐个匀速通过激光束，被荧光染料染色的细胞受到强烈的激光照射后发出荧光，同时产生散射光。荧光被转化为电子信息，在多道脉冲高度分析仪的荧光屏上，以一维组方图或二维点阵图及数据表或三维图形显示，计算机快速而准确地将所测数据计算出来，结合多参数分析，从而实现了细胞的定量分析。

（四）DNA 合成的检测

1. 原理

与氚 - 胸腺嘧啶标记法的原理一样，用 5- 溴脱氧尿嘧啶（5-BrdU）掺入 S 期细胞的 DNA，然后用抗 5-BrdU 抗原的特异性抗体，通过免疫荧光技术，用 FCM 准确测定 DNA 合成速率。

2. 结果

快速提供有关细胞周期各时相分布的动态参数，间接了解 DNA 的合成情况。

3. 临床评价

可直接用于白血病患者体内细胞增殖的动态研究，据此按化疗药物对细胞动力学的干扰理论设计最佳治疗方案，静止期肿瘤细胞对化疗不敏感而增殖期（SG_2M）敏感，可将 G_0 期细胞分化诱导进入 SG_2M 期，再予以细胞杀伤药物，以达到最佳杀伤瘤细胞的效果。

（五）DNA 含量的检测

1. 原理

碘化丙啶（PI）荧光染料可嵌入到双链 DNA 和 RNA 的碱基对中与之结合。用 PI 染 DNA 后能在指定波长的光波激发下产生红色荧光，利用 FCM 可将细胞按不同的荧光强度即 DNA 含量分类并绘出 DNA 直方图。细胞在增生周期的不同阶段，其 DNA 含量不同，从 DNA 直方图中可以得出细胞周期不同阶段的细胞百分数。

2. 结果

细胞 DNA 含量。VI 细胞中 DNA 含量多少用 DNA 指数（DI）来表示。

根据 DI 值来判断细胞 DNA 倍体的方法是：以正常同源组织细胞作为样品 2 cDNA 含量细胞的内参标准。DNA 倍体的判断标准为 DI = 0.1 CV ± 2 CV。二倍体：DI = 1.0 CV ± 2 CV（直方图上仅 1 个 G_0/G_1 峰）。非整倍体（aneuplid，AN）：DI 值 < 0.91，> 1.10。DNA 指数（DI）= 样品 G_0/G_1 期 DNA 量平均数 / 标准二倍体 DNA 量平均数。细胞周期各时相细胞比率包括：G_0/G_1 期、S 期和 G_2M 期，计算各时相细胞的百分比。其中 S 期细胞百分比也叫 SPF。SPF（%）= [S（G_0/G_1 + S + G_2M）] × 100%。细胞增生指数（PI）（%）= [（S + G_2M）÷（G_0/G_1 + S + G_2M）] × 100%。临床评价：DNA 非整倍体细胞是肿瘤的特异性标志，从 FCM 的 DNA 图形分析，可得知血细胞和骨髓细胞 DNA 的相对含量，从而了解白血病细胞的倍体水平及增生活动。以纵坐标表示细胞数，横坐标表示 DNA 相对含量，可绘出 DNA 不同含量血细胞分布曲线，得到 G 期、S 期和 G_2 + M 期细胞的百分比，尤其对白血病患者血细胞动力学的了解更为重要。急性白血病患者在未经治疗时其骨髓细胞（大多数为白血病细胞）S%（S 期细胞 DNA 的百分含量）明显低于正常骨髓。用流式细胞仪对白血病化疗后监测药效是目前较为灵敏的方法，对比化疗后的细胞内 DNA 含量表化，可迅速得出是否敏感的结论，从而指导临床对初治或复发白血病患者选用和及时更换化疗方案。白血病患者外周血白血病细胞多处于 G_0 或 G_1 期。S 期细胞百分率（S%）高者对常用周期特异性药物较为敏感，患者的完全缓解率高，但容易复发。S%低者对化疗不敏感，但一旦缓解，不易复发。根据增殖期细胞对周期特异药物比静止期细胞为敏感，应用G-CSF来复苏G_0期白血病细胞，有利于提高化疗效果。

四、粒细胞抗体检测

（一）荧光免疫法检测

1. 原理

受检血清中的抗体和粒细胞结合后，加标记荧光物质的羊抗人IgG血清，可使粒细胞膜显示荧光，然后在荧光显微镜下观察阳性比率和荧光强度。

2. 结果

阳性反应表示受检血清中存在粒细胞抗体。

3. 临床评价

本法敏感性较好，特异性强，临床上常作为确诊免疫性粒细胞减少症的方法。

（二）化学发光法检测

1. 原理

用化学发光技术测定单个核细胞与抗体被覆的粒细胞相互作用产生的代谢反应，间接测定抗粒细胞抗体。

2. 结果

用发光仪测定增强的化学发光反应，用发光指数表示结果。

3. 临床评价

本法比间接荧光免疫法更灵敏，可用于确诊免疫性粒细胞减少症。

（三）流式细胞技术检测

1. 原理

采用正常人“O”型抗凝血分离出单核细胞和粒细胞，经1%多聚甲醛固定，两者再等量混合制成细胞悬液，加受检血清孵育，再加结合异硫氰酸荧光素（FITC）和抗人F（ab）2IgG，采用流式细胞分析仪进行分析来检测同种反应性粒细胞抗体。

2. 结果

荧光强度与粒细胞抗体量呈线性关系，根据荧光强度的大小即可得出粒细胞抗体的量。

3. 临床评价

本法不但可对粒细胞抗体做半定量测定，还可以对抗体类型进行分析，以确定是否存在免疫复合物。

五、白细胞免疫标记检测

（一）荧光显微镜计数检测

1. 原理

将抗体标记上荧光素制成的荧光抗体，在一定条件下与细胞表面的分化抗原簇相互作用，洗去游离的荧光抗体后，结合于细胞表面的荧光素在一定波长激发光照射下，发出一定波长的荧光，凭借此用荧光显微镜就可检测到与荧光抗体特异结合的表面标志。以鼠抗羊IgG做阴性对照，标本中有明显荧光现象就证明有相应的抗原存在，凭借此对标本中的抗原做鉴定和定位。根据标记物和反应程序的不同分为：直接荧光法，即将荧光素直接标记在特异性抗体上，直接与相应抗原起反应，根据荧光有无来检测抗原。间接荧光法：将荧光素标记抗体，待基质标本中的抗原与相应抗体（一抗）反应，再用荧光标记抗抗体（二抗）结合第一抗体，呈现荧光现象。另外，还有双标记法，即用两种荧光素分别标记不同抗体，对同一基质标本进行染色，可使两种抗原分别显示不同颜色的荧光。主要用于同时观察细胞表面两种抗原的分布与消长关系。常用异硫氰酸荧光素（FITC）和藻红蛋白做双重标记染色，前者发黄绿色荧光，后者发红色荧光。

2. 结果

观察标本的特异性荧光强度一般用 + 号表示，- 表示无荧光；± 为极弱的可疑荧光；+ 为荧光较弱但清楚可见；+ 为荧光明亮；+ + + ~ + + + + 为荧光闪亮。

3. 计算公式

阳性细胞率 = 荧光阳性细胞 /（荧光阳性细胞 + 荧光阴性细胞）× 100%。

（二）流式细胞仪计数检测

1. 原理

流式细胞仪可看作荧光显微镜的延伸，是将标本细胞用荧光标记制备成悬液，使荧光标记的细胞一个个地通过仪器的毛细管，分别辨认细胞形态大小和荧光特征，称为荧光活化细胞分选法（FACS）。与荧光显微镜相比，流式细胞仪优势是短期可分析数万个细胞，还可用计算机记录处理，对各个细胞进行快速多参数定量分析。多色荧光分析还可识别一个细胞上同时存在的数种荧光颜色。

2. 结果

流式细胞术的数据显示以直方图（histogram）形式表示。

（1）单参数直方图：它是一维数据用得最多的图形，可用来进行定性分析和定量分析。在图中横坐标表示荧光信号或散射光强度的相对值，其单位用“道数”（channel）表示。“道”即多道脉冲分析器中的道，亦可看成相对荧光（或散射光）的单位。横坐标可以是线性的，也可以是对数的。直方图的纵坐标通常代表细胞出现的频率或相对细胞数。

（2）二维点阵图：为了显示两个独立数与细胞定量的关系时，可采用二维点阵图的显示方式。例如，在此图上，点阵图横坐标是 CD8 细胞的相对含量，纵坐标是 CD4 细胞的相对含量。图上每一点代表 1 个细胞，每个点与纵轴的距离即表示该点的相对值 CD4 值。可以由点阵图得到两个直方图，但两个直方图无法反演成一个二维点阵图。这说明一个点阵图所携带的信息量大于两个直方图所携带的信息量。此外，用流式细胞仪检测时，为分析一群较纯的细胞的表面标志，也可用门技术（gating）把其他细胞排除于被分析的细胞外。

（三）碱性磷酸酶 - 抗碱性磷酸酶桥联酶标法检测

1. 原理

碱性磷酸酶 - 抗碱性磷酸酶桥联酶标术（APAAP）法，是用碱性磷酸酶作为标记物标记已知抗体或抗抗体，进行抗体抗原反应。先用鼠单抗制备一种碱性磷酸酶 - 抗碱性磷酸酶单克隆抗体（APAAP）复合物，然后按照细胞抗原成分与第 1 抗体（鼠抗人单抗）、第 2 抗体（兔抗鼠抗体）、APAAP 复合物依次结合后，通过碱性磷酸酶水解外来底物显色，达到抗原定位。

2. 结果

高倍镜下计数 200 个有核细胞，其中细胞膜上或细胞质内有红色标记物着染的细胞为阳性，无红色标记为阴性细胞，计算出各片阳性细胞百分率，该百分率即分别代表各单抗所针对抗原的阳性百分率。阳性细胞≥ 20% 为阳性结果。

（四）生物素 - 亲和素酶标法检测

1. 原理

生物素 - 亲和素酶标（ABC）法是依据亲和素（avitin）和生物素（biotin）者之间有很强的亲和力，生物素可以和抗体相结合，且结合后仍保持与亲和素连接的强大能力。辣根过氧化物酶标记在亲和素与生物素复合物上形成亲和素 - 生物素 - 过氧化物酶复合物，即 ABC。细胞抗原成分与特异性抗体称第 1 抗体结合后，与已标记上生物素的第 2 抗体起反应，再与 ABC 结合。ABC 上辣根过氧化物酶作用于显色剂，使其产生有色沉淀，指示抗原存在部位。

2. 结果

同 APAAP 法。

3. 临床评价

抗人白细胞分化抗原 CD 系列单克隆抗体与流式细胞仪和多色荧光染料的联合应用，成为研究造血细胞免疫表型，分化发育、激活增生，生物学功能和恶变关系以及造血细胞分离纯化强有力的手段，大大促进了血液学和免疫学的发展。对造血干、祖细胞的研究（或）$CD34^+$造血干细胞（HSC）/ 祖细胞（HPC）分析与鉴定。由于 $CD34^+$ HCS/HPC 具有自我更新、多向分化以及重建长期造血的细胞生物学性质与功能，分离纯化造血干 / 祖细胞具有重要的理论与应用价值，也是研究造血增生、分化、调控机制、干 / 祖细胞体外扩增、干细胞库的建立、造血干细胞移植净化以及基因治疗等的条件与手段。目前，CD34 已成为能识别人类最早造血干 / 祖细胞的重要标志。人类 $CD34^+$细胞分别占骨髓、脐血和外周血有核细胞的 1% ~ 4%、0.5% ~ 1.5%和 0.05% ~ 0.1%。用阴性选择（用各种抗成熟血细胞单抗去除成熟细胞）和阳性选择（CD34 单抗选择出 $CD34^+$细胞），开展了分离造血干细胞、祖细胞的研究，还可用流式细胞仪或免疫磁珠吸附分离法对 $CD34^+$细胞进行亚群的分选和分析。T 细胞亚群检测。用 CD4 和 CD8 单抗可将外周淋巴器官和血液中的 T 细胞分为 $CD4^+$、$CD8^-$（Th）和 $CD4^-$、$CD8^+$（Ts）两个主要亚群。临床上常用测定全 T（CD3）、Th（CD4）、（CD8）以及计算 Th/Ts（CD4/CD8）比值作为机体免疫状态，某些疾病诊断、病期分析，监测治疗和判断预后的参数。可用 T4 /T8 之比作为排斥检测的指标，比值增高，提示有排斥反应。急性白血病分型诊断。白血病是白细胞在分化到某个阶段受阻滞后呈克隆性异常增生的结果。它的发病是多阶段的，不同病因引起的白血病其发病机制不同，白血病细胞具有与其对应的正常细胞相同的分化抗原，利用白细胞分化不同阶段出现的细胞表面标记可以对白血病进行免疫分型。使用单克隆抗体和 FCM 检测已成为对血细胞免疫分型的一种有效方法，既客观，重复性又好。该法结合形态学、细胞化学，可大大提高对血细胞的识别能力，对白血病分型诊断的准确性从 60% ~ 70%提高到 97%。恶性淋巴瘤分类与诊断中的应用。淋巴瘤的正确分类有助于提高诊断治疗效果和预后的客观判断。免疫表型与组织学、细胞学的密切结合，使淋巴瘤的分类与诊断更为合理，更能反映其生物学特性。通过淋巴细胞表面抗原进行连续性评价，可弄清淋巴细胞分化过程各阶段抗原表达情况。一个单一表型淋巴细胞群体的检出，表明某一淋巴细胞亚群的单克隆性增生，这是恶性淋巴瘤的特征。利用 McAb 和细胞免疫标记技术不仅可确定淋巴瘤细胞来源（B 细胞、T 细胞、组织细胞或树突状细胞），而且可对细胞在组织中的分布情况进行精确视察。如 B 细胞淋巴细胞瘤单一细胞群体的标志，是具有某一种类型的轻链或重链和（或）某一特定 B 细胞分化抗原的表达。微量残留白血病诊断。通过检测白血病细胞特异的异常抗原表达来研究微量残留病（MRD），观察有特异标志的细胞所占的比率大小。还有某些特殊标志如 TdT 正常只表达于 T 细胞上，存在于胸腺和骨髓有限的细胞中，大部分白血病细胞表达 TdT，因此，如在外周血或脑脊液中发现 TdT 阳性细胞，可立即确定其为恶性细胞。应用多种标志组合的方式，包括 CD34、CD56、TdT、淋系抗原，结合其抗原密度，也可敏感地检测大部分 AML 的 MRD。FCM 结合双标记技术或多参数多色荧光 FACS，是可定量地快速而敏感地鉴定 MRD 的方法，也可根据白血病时白血病细胞在外周增生、分裂，用 FCM 检测分裂期 SM 峰来研究 MRD。在血小板研究中的应用。血小板膜糖蛋白（glycoprotein，GP）是血小板参与止血与血栓形成等多种病理生理反应的基础。用抗 GP 的单抗作为分子探针对血小板进行免疫荧光标记检测，对临床上诊断先天性、获得性血小板 GP 异常所致疾病诊断、治疗、预防，尤其是对血栓性疾病的诊断、预防有重要的理论与实践意义。如 CD62P（P- 选择素）、CD63 是活化血小板最为特异灵敏的分子标记物。血小板无力症其 CD41、CD61 明显缺乏。巨大血小板综合征有 CD42b、CD42a 的缺乏。骨髓移植及免疫重建的鉴定。可通过标记的 CD34 单抗来检测外周血中的干细胞并对其定量。对移植前骨髓细胞免疫表型分析，可清楚地了解骨髓处理情况，如 T 细胞剔除，化学净化和用免疫磁珠对特殊细胞进行剔除的结果，并能确定为患者进行移植的类型。还可研究各种细胞因子在移植前的变化与并发症产生的因果关系。并可检测活化淋巴细胞来诊断移植排斥反应，若发现 $CD8^+$ HLA-DR^+细胞增加或 $CD16^+$ HLA-DR^+细胞增加，表示可能产生排斥现象。

（谭毅菁）

第二节　白细胞计数

白细胞目视计数法和白细胞计数的质量控制。

一、目视计数法

（一）原理

用稀醋酸溶液将血液稀释后，红细胞被溶解破坏，白细胞却保留完整的形态，混匀后充入计数池，在显微镜下计数一定体积中的白细胞，经换算得出每升血液中的白细胞数。

（二）试剂

2%冰醋酸；冰醋酸 2 L，蒸馏水 98 mL；10 g/L 亚甲蓝溶液 3 滴。2%冰醋酸稀释液为低渗溶液，可溶解红细胞，醋酸可加速其溶解，并能固定核蛋白，使白细胞核显现，便于辨认。21%盐酸：浓盐酸 1 mL 加蒸馏水 99 mL。

（三）器材

与红细胞计数相同。

（四）方法

取小试管 1 支，加白细胞稀释液 0.38 mL。用血红蛋白吸管准确吸取末梢血 20 μL。擦去管尖外部余血，将吸管插入盛 0.38 mL 稀释液的试管底部，轻轻吹出血液，并吸取上清液洗涮 3 次，注意每次不能冲混稀释液，最后用手振摇试管混匀。充液，将计数池和盖玻片擦净，盖玻片盖在计数池上，再用微量吸管迅速吸取混匀悬液充入计数池中，静置 2 ~ 3 min 后镜检。用低倍镜计数四角的 4 个大方格内的白细胞总数。对于压线的白细胞，应采取数上不数下、数左不数右的原则，保证计数区域的计数结果的一致性和准确性。

（五）计算

白细胞数 / 升 = 4 个大方格内白细胞总数 $/4 \times 10 \times 20 \times 10^6$ = 4 个大方格内白细胞数 $\times 50 \times 10^6$；式中：/4 得每个大格内白细胞数；×10 由 0.1 μL 换算为 1 μL；×20 乘稀释倍数，得 1 μL 血液中白细胞数；$\times 10^6$ 由 1 μL 换算为 1 L。

（六）正常参考值

成人：（4 ~ 10）$\times 10^9$/L（4 000 ~ 10 000/μL）；新生儿：（15 ~ 20）$\times 10^9$/L（15 000 ~ 20 000/μL）；6个月 ~ 2岁：（11 ~ 12）$\times 10^9$/L（11 000 ~ 12 000/μL）。

（七）目视计数的质量控制

稀释液和取血量必须准确。向计数池冲液前应先轻轻摇动血样 2 min 再冲池，但不可产生气泡，否则应重新冲池。白细胞太低者（白细胞 < 5×10^9/L），可计数 9 个大方格中的白细胞数或计数 8 个大方格内的白细胞，然后在上面的计算公式中除以 9（或除以 8）。或取血 40 μL，将所得结果除以 2，白细胞太高者，可增加稀释倍数或适当缩小计数范围，计算方法则视实际稀释倍数和计数范围而定。计数池中的细胞分布要均匀。判定白细胞在计数池的分布是否均匀，可以采用常规考核标准（RCS）来衡量。

RCS =（max − min）$\bar{x}$ × 100%，max 为 4 个大方格计数值中的最高值，min 为其中的最低值，$\bar{x}$为 4 个大方格计数值中的平均值［即 = $\bar{x}$（X_1 + X_2X_3 + X_4）/4］，由于计数的白细胞总数不同，对 RCS 的要求也不一样，见表 4-1。

表 4-1　白细胞计数（WBC）的常规考核标准（RCS）

WBC（$\times 10^9$/L）	RCS/%
≤ 4	30 ~ 20
4.1 ~ 14.9	20 ~ 15
≥ 15	< 15

当 RCS 大于上述标准时，说明白细胞在计数池中明显大小不均，应重新冲池计数。

当有核红细胞增多时，应校正后再计数，校正方法如下：核准值 = 100 *A*/（100 + *B*）。

A 为校准前白细胞值，*B* 为白细胞分类计数时 100 个白细胞所能见到的有核红细胞数，当 $B \geq 10$ 时，白细胞计数结果必须校正。

质量考核与质量要求：根据变异百分数（*V*）法可以对检验人员进行质量（准确度）考核。$V = |X - T| / T \times 100\%$；*T* 为靶值，*X* 为测定值。质量得分 = 100 − 2 *V*。*V* 值越大，说明试验结果的准确度越低，质量评级：优 90 ~ 100 分，良 80 ~ 89 分，中 70 ~ 79 分，差 60 ~ 69 分，不及格 < 60 分。根据两差比值（*r*）法（见红细胞计数的质量控制）可以对个人技术进行（精密度）考核，若 $r \geq 2$ 说明两次检查结果的差异显著。质量得分 100 ~ 20.1 *r*，质量评级同变异百分数法。

白细胞分类计数法和质量控制。白细胞分类计数法：先用低倍镜观察全片的染色质量和细胞分布情况，注意血片的边缘和尾部是否有巨大异常细胞和微丝蚴等，然后选择血涂片体尾交界处染色良好的区域，用油镜自血膜的体尾交界处向头部方向迂回检查，线路呈“弓”字形，但不要检查血膜的边缘（大细胞偏多，没有代表性），将所见白细胞分别记录，共计数 100 或者 200 个白细胞，最后求出各种细胞所占的比值。

正常参考值：中性杆状核粒细胞 0.01 ~ 0.05；中性分叶核粒细胞 0.50 ~ 0.70；嗜酸性粒细胞 0.005 ~ 0.050；嗜碱性粒细胞 0 ~ 0.01；淋巴细胞 0.20 ~ 0.40；单核细胞 0.03 ~ 0.08。

二、白细胞分类计数的质量控制

一般先选血膜体尾交界处或中末 1/3 邻接处用油镜计数，移动线路呈“弓”形，避免重复计数。

分类计数时应同时注意白细胞、红细胞、血小板的形态是否异常，以及是否有血液寄生虫。

（一）白细胞

白细胞总数超过 20×10^9/L，应分类计数 200 个白细胞，白细胞数明显减少时（< 3×10^9/L）可检查多张血涂片。

白细胞分类计数的可信限：在白细胞分类中，中性粒细胞和淋巴细胞所占的比例较大，它们呈正态分布。白细胞分类的可信限可采用分类值 ±2 *s* 的方式。

$$SD = [Q(1-Q)/n]^{1/2} = Q(1-Q)/n$$

式中，*Q* 为白细胞分类百分比（%）；*n* 为分类所计数的细胞数（一般为 100）。

例：中性粒细胞分类结果为 70%，如果计数 100 个白细胞，代入上式得 SD = 0.040，95%的可信限为 70% ±4.5%，如果计数 200 个白细胞，那么 SD = 0.032，则 95%可信限为 70% ±3.2%。

以上说明，计数的白细胞越多，精密度越高。

白细胞分类计数的质量评价如下。

1. PD 可靠性试验

将同一张血涂片做两次分类计数，种种白细胞计数的百分数（或小数）之差总数即为 PD 值。根据陈士竹等对 2 080 个标本的调查 PD 24%（0.24）为及格，质量得分 = 100 − 182PD（182 为失分系数，即 40 ÷ 22% = 182），PD 评分法分级标准见表 4-2。

表 4-2 PD 评分法分级标准

级别	分值	PD/%	意义
A	85 ~ 100	0 ~ 8	优
B	70 ~ 82	10 ~ 16	良
C	60 ~ 67	18 ~ 22	及格
D	< 60	≥ 24	不及格

2. 准确性试验

由中心实验室将同一血液标本制成多张血涂片并固定，一部分由中心实验室有经验的技师分类计数20次，求其均值作为靶值，另一部分发至考评者或考评单位，随常规标本一起检查，并将考核者的分类结果与靶值进行比较，计算出被考核者分类计数结果与靶值之差总和。质量评级方法同PD可靠性试验。质量要求：PD可靠性和准确性试验均应在60分（C级）以上。白细胞计数和白细胞分类计数的临床意义：通常白细胞总数 > 10×10^9/L（10 000/mm^3）称白细胞增多，< 4×10^9/L（4 000/mm^3）称白细胞减少。由于外周血中白细胞的组成主要是中性粒细胞和淋巴细胞，并以中性粒细胞为主。故在大多数情况下，白细胞增多或减少与中性粒细胞的增多或减少有着密切关系。现将各种类型的白细胞增多或减少的临床意义分述如下。

（二）中性粒细胞

1. 中性粒细胞增多

（1）生理性中性粒细胞增多：在生理情况下，下午较早晨为高。饱餐、情绪激动、剧烈运动、高温或严寒等均能使中性粒细胞暂时性升高。新生儿、月经期、妊娠5个月以上以及分娩时白细胞均可增高。生理性增多都是一过性的，通常不伴有白细胞质量的变化。

（2）病理性中性粒细胞增多：大致上可归纳为反应性增多和异常增生性增多两大类。反应性增多是机体对各种病因刺激的应激反应，是因为骨髓贮存池中的粒细胞释放或边缘池粒细胞进入血液循环所致。因此，反应性增多的粒细胞大多为成熟的分叶核粒细胞或较成熟的杆状核粒细胞。反应性增多可见于急性感染或炎症，是引起中性粒细胞增多最常见的原因。尤其是化脓性球菌引起的局部或全身性感染。此外，某些杆菌、病毒、真菌、立克次体、螺旋体、梅毒、寄生虫等都可使白细胞总数和中性粒细胞增高。白细胞增高程度与病原体种类、感染部位、感染程度以及机体的反应性等因素有关。如局限性的轻度感染，白细胞总数可在正常范围或稍高于正常，仅可见中性粒细胞百分数增高，并伴有核左移，严重的全身性感染如发生菌血症、败血症或脓毒血症时，白细胞可明显增高，甚至可达（20 ~ 30）$\times10^9$/L，中性粒细胞百分数也明显增高，并伴有明显核左移和中毒性改变。

（3）广泛组织损伤或坏死：严重外伤、手术、大面积烧伤以及血管栓塞（如心肌梗死、肺梗死）所致局部缺血性坏死等使组织严重损伤者，白细胞显著增高，以中性分叶核粒细胞增多为主。急性溶血：因红细胞大量破坏引起组织缺氧以及红细胞的分解产物刺激骨髓贮存池中的粒细胞释放，致使白细胞增高，以中性分叶核粒细胞升高为主。急性失血：急性大出血时，白细胞总数常在1 ~ 2 h迅速增高，可达（10 ~ 20）$\times10^9$/L，其中主要是中性分叶核粒细胞。内出血者如消化道大量出血、脾破裂或输卵管妊娠破裂等，白细胞增高常较外部出血显著。同时伴有血小板增高。这可能是大出血引起缺氧和机体的应激反应，动员骨髓贮存池中的白细胞释放所致。但此时患者的红细胞数和血红蛋白量仍暂时保持正常范围，待组织液吸收回血液或经过输液补充循环血容量后，才出现红细胞和血红蛋白降低。因此，白细胞增高可作为早期诊断内出血的参考指标。急性中毒：如化学药物中毒、生物毒素中毒、尿毒症、糖尿病酸中毒、内分泌疾病危象等常见白细胞增高，均以中性分叶核粒细胞增高为主。恶性肿瘤：非造血系统恶性肿瘤有时可出现持续性白细胞增高，以中性分叶核粒细胞增多为主。这可能是肿瘤组织坏死的分解产物刺激骨髓中的粒细胞释放造成的；某些肿瘤如肝癌、胃癌等肿瘤细胞还可产生促粒细胞生成因子；当恶性肿瘤发生骨髓转移时可破坏骨髓对粒细胞释放的调控作用。

（4）异常增生性中性粒细胞增多：是因造血组织中原始或幼稚细胞大量增生并释放至外周血中所致，是一种病理性的粒细胞，多见于粒细胞白血病：急性髓细胞白血病（AML）的亚型中、急性粒细胞白血病（M1、M2型）、急性早幼粒细胞白血病（M3型）、急性粒－单核细胞白血病（M4型）和急性红白血病（M6型）均可有病理性原始粒细胞在骨髓中大量增生，而外周血中白细胞数一般增至（10 ~ 50）$\times10^9$/L，超过100×10^9/L者较少，其余病例白细胞数在正常范围或低于正常，甚至显著减少。慢性粒细胞性白血病中，多数病例的白细胞总数显著增高，甚至可达（100 ~ 600）$\times10^9$/L，早期无症状病例约为50×10^9/L，各发育阶段的粒细胞都可见到。粒细胞占白细胞总数的90%以上，以中幼和晚幼粒细胞增多为主，原粒及早幼粒细胞不超过10%。骨髓增生性疾病：包括真性红细胞增多症、原发性血小板增多症和骨髓纤维化症。慢性粒细胞白血病也可包括在此类疾病的范畴中。本组疾病是多能干细胞的病变引起，具有潜在演变为急性白血病的趋势。其特点是除了一种细胞成分明显增多外，还伴有一种或两种其他细胞的增生，白细胞总数常在（10 ~ 30）$\times 10^9$/L。

2. 中性粒细胞减少

白细胞总数 < 4 $\times 10^9$/L 称为白细胞减少。当中性粒细胞绝对值 < 1.5 $\times 10^9$/L 时，称为粒细胞减少症；< 0.5 $\times 10^9$/L 时称为粒细胞缺乏症。引起中性粒细胞减少的病因很多，大致可归纳为以下几个方面。①感染性疾病：病毒感染是引起粒细胞减少的常见原因，如流感、麻疹、病毒性肝炎、水痘、风疹、巨细胞病毒等。某些细菌性感染如伤寒杆菌感染也是引起粒细胞减少的常见原因，甚至可以发生粒细胞缺乏症。②血液系统疾病：如再生障碍性贫血、粒细胞减少症、粒细胞缺乏症、部分急性白血病、恶性贫血、严重缺铁性贫血等。③物理化学因素损伤：如放射线、放射性核素、某些化学物品及化学药物等均可引起粒细胞减少，常见的引起粒细胞减少的化学药物有退热镇痛药、抗生素（如氯霉素）、磺胺类药、抗肿瘤药、抗甲状腺药、抗糖尿病药等，必须慎用。单核 – 吞噬细胞系统功能亢进：如脾功能亢进、某些恶性肿瘤、类脂质沉积病等。④其他：系统性红斑狼疮、某些自身免疫性疾病、过敏性休克等。

（三）嗜酸性粒细胞

1. 嗜酸性粒细胞增多

①变态反应性疾病：如支气管哮喘、药物过敏反应、荨麻疹、血管神经性水肿、血清病、异体蛋白过敏等疾病时，嗜酸性粒细胞轻度或中度增高。②寄生虫病：如血吸虫、中华分支睾吸虫、肺吸虫、丝虫、包囊虫、钩虫等感染时，嗜酸性粒细胞增高，有时甚至可达 0.10 或更多。呈现嗜酸性粒细胞型类白血病反应。③皮肤病：如湿疹、剥脱性皮炎、天疱疮、银屑病等疾病时嗜酸性粒细胞可轻度或中度增高。④血液病：如慢性粒细胞性白血病、多发性骨髓瘤、恶性淋巴瘤。真性红细胞增多症等疾病时嗜酸性粒细胞可明显增多。嗜酸性粒细胞白血病时，嗜酸性粒细胞极度增多，但此病在临床上少见。⑤其他：风湿性疾病、脑垂体前叶功能减退症、肾上腺皮质功能减退、某些恶性肿瘤、某些传染疾病的恢复期等嗜酸性粒细胞增多。

2. 嗜酸性粒细胞减少

见于长期应用肾上腺皮质激素或肾上腺皮质激素分泌增加，某些急性传染病（如伤寒）的急性期，但传染病的恢复期嗜酸性粒细胞应重新出现。如嗜酸性粒细胞持续下降，甚至完全消失，则表明病情严重。

（四）嗜碱性粒细胞

嗜碱性粒细胞增多见于慢性粒细胞白血病、骨髓纤维化症、慢性溶血及脾切除后。嗜碱性粒细胞白血病则为极罕见的白血病类型。

（五）淋巴细胞

1. 淋巴细胞增多

（1）生理性增多：新生儿初生期在外周血中大量出现中性粒细胞，到第 6 ~ 9 日中性粒细胞逐步下降至与淋巴细胞大致相等，以后淋巴细胞又渐增加。整个婴儿期淋巴细胞较高，可达 70%。2 ~ 3 岁后，淋巴细胞渐下降，中性粒细胞渐上升，至 4 ~ 5 岁两者相等，形成变化曲线上的两次交叉，至青春期，中性粒细胞与成人相同。

（2）病理性淋巴细胞增多：见于感染性疾病。主要为病毒感染，如麻疹、风疹、水痘、流行性腮腺炎、传染性单核细胞增多症、传染性淋巴细胞增多症、病毒性肝炎、流行性出血热等。也可见于百日咳杆菌、结核杆菌、布鲁氏菌、梅毒螺旋体等的感染。

（3）相对增高：再生障碍性贫血、粒细胞减少症和粒细胞缺乏时因中性粒细胞减少，故淋巴细胞比例相对增高，但淋巴细胞的绝对值并不增高。其他，如淋巴细胞白血病、淋巴瘤、急性传染病的恢复期、组织移植后的排斥反应或移植物抗宿主病（GVHD）。

2. 淋巴细胞减少

主要见于应用肾上腺皮质激素、烷化剂、抗淋巴细胞球蛋白及接触放射线、免疫缺陷性疾病、丙种球蛋白缺乏症等。

3. 异形淋巴细胞

在外周血中有时可见到一种形态变异的不典型的淋巴细胞，称为异形淋巴细胞。Downey 根据细胞形态特点将其分为 3 型。①Ⅰ型（泡沫型）：胞体较淋巴细胞稍大，呈圆形或椭圆形，部分为不规则形。核偏位，呈圆形、肾形或不规则形，核染质呈粗网状或小块状，无核仁。胞质丰富，呈深蓝色，含有大小不等的空泡，胞质呈泡沫状，无颗粒或有少数颗粒。通常此型最为多见。②Ⅱ型（不规则型）：胞体较Ⅰ型大，细胞外形常不规则，似单核细胞，故也有称为单核细胞型。胞质丰富，呈淡蓝色或淡蓝灰色，可有少量嗜天青颗粒，一般无空泡。核形与Ⅰ型相似，但核染质较Ⅰ型细致，亦呈网状，核仁不明显。③Ⅲ型（幼稚型）：胞体大，直径 15 ~ 18μm，呈圆形或椭圆形。胞质量多，蓝色或深蓝色，一般无颗粒，有时有少许小空泡。核圆或椭圆形，核染质呈纤细网状，可见 1 ~ 2 个核仁。除上述 3 型外，有时还可见到少数呈浆细胞样或组织细胞样的异形淋巴细胞。外周血中的异形淋巴细胞大多数具有 T 细胞的特点（占 83% ~ 96%），故认为异形淋巴细胞主要是由 T 细胞受抗原刺激转化而来，少数为 B 细胞。这种细胞在正常人外周血中偶可见到，一般不超过 2%。异形淋巴细胞增多可见于病毒感染性疾病、某些细菌性感染、螺旋体病、立克次体病、原虫感染（如疟疾）、药物过敏、输血、血液透析或体外循环术后、免疫性疾病、粒细胞缺乏症、放射治疗等。

4. 单核细胞

正常儿童单核细胞较成人稍高，平均为 0.09。2 周内婴儿可达 0.15 或更多。均为生理性增多。病理性增多见于某些感染，如疟疾、黑热病、结核病、亚急性细菌感染性心内膜炎等；血液病，如单核细胞性白血病、粒细胞缺乏症恢复期；恶性组织细胞病、淋巴瘤、骨髓增生异常综合征等；急性传染病或急性感染的恢复期。

（谭毅菁）

第三节　嗜酸性粒细胞直接计数

嗜酸性粒细胞虽然可以从白细胞总数和分类计数中间接求出，但直接计数较为准确，故临床上多采用直接计数法。

一、原理

用适当稀释液将血液稀释一定倍数，同时破坏红细胞和部分其他白细胞，保留嗜酸性粒细胞，并将其颗粒着色，然后患者计数池中，计数一定体积内嗜酸性粒细胞数，即可求得每升血液中嗜酸性粒细胞数。

二、试剂

嗜酸性粒细胞稀释液有多种，现介绍常用的两种：①乙醇 – 伊红稀释液 20 g/L，伊红 10.1 mL，碳酸钾 1 g，90% 乙醇 30 mL，甘油 10 mL，枸橼酸钠 0.5 g；蒸馏水加至 100 mL。本稀释液中乙醇为嗜酸性粒细胞保护剂；甘油可防止乙醇挥发；碳酸钾可促进红细胞和中性粒细胞破坏，并增加嗜酸性粒细胞着色；枸橼酸钠可防止血液凝固；伊红为染液，可将嗜酸性颗粒染成红色。本试剂对红细胞和其他白细胞的溶解作用较强，即使有少数未被溶解的白细胞也被稀释成灰白色半透明状，视野清晰，与嗜酸性粒细胞有明显区别。嗜酸性粒细胞颗粒呈鲜明橙色，在此稀释液内 2 h 不被破坏。该试剂可保存半年以上，缺点是含 10% 甘油，液体比较黏稠，细胞不易混匀，因此计数前必须充分摇荡。②伊红丙酮稀释液 20 g/L，伊红 5 mL，丙酮 5 mL，蒸馏水加至 100 mL。本稀释液中伊红为酸性染料。丙酮为嗜酸性粒细胞保护剂。该稀释液新鲜配制效果好，每周配 1 次。

三、操作

取小试管 1 支，加稀释液 0.36 mL。取血 40 μL，轻轻吹入上述试管底部，摇匀，放置 15 min，然后再摇匀。取少量混悬液滴入两个计数池内，静置 5 min，待嗜酸性粒细胞完全下沉后计数。低倍镜下计数 2 个计数池中所有的 18 个大方格中的嗜酸性粒细胞数，用下式求得每升血液中的嗜酸性粒细胞数。

四、计算

嗜酸性粒细胞数 /L = [18 个大方格中嗜酸性粒细胞数 /18] $\times 10 \times 10 \times 10^6$ = 18 个大方格中嗜酸性粒细胞数 $\times 5.6 \times 10^6$。×10 表示血液稀释 10 倍；×10 表示计数板深 0.1 μL，换算成 1 μL；$\times 10^6$ 表示由每微升换算成每升。

五、注意事项

凡造成白细胞计数误差的因素在嗜酸性粒细胞计数时均应注意。如用伊红丙酮稀释液，标本应立即计数（< 30 min），否则嗜酸性粒细胞渐被破坏，使结果偏低。血细胞稀释液在混匀过程中，不宜过分振摇，以免嗜酸性粒细胞破碎。若用甘油丙酮之类稀释液，稠度较大，不易混匀，须适当延长混匀时间。注意识别残留的中性粒细胞。若嗜酸性粒细胞破坏，可适当增加乙醇、丙酮剂量；反之，中性粒细胞破坏不全时，可适当减少剂量。住院患者嗜酸性粒细胞计数，应固定时间，以免受日间生理变化的影响。

六、正常参考值

国外报道为（0.04 ~ 0.44）$\times 10^9$/L。国内天津地区调查健康成人嗜酸性粒细胞数为（0 ~ 0.68）$\times 10^9$/L，平均 0.219×10^9/L。

七、临床意义

①生理变异。1 天之内嗜酸性粒细胞波动较大，上午 10 时到中午最低，午夜至凌晨 4 时最高。在劳动、寒冷、饥饿、精神等因素刺激下，由于交感神经兴奋，促肾上腺皮质激素（ACTH）分泌增多，可阻止骨髓内嗜酸性粒细胞释放，并使其向组织浸润，从而使外周血中嗜酸性粒细胞减少。②观察急性传染病的预后。肾上腺皮质激素有促进机体抗感染的能力。急性传染病时，肾上腺皮质激素分泌增加，嗜酸性粒细胞减少，恢复期嗜酸性粒细胞又逐渐增加。若嗜酸性粒细胞持续下降，甚至完全消失，说明病情严重；反之，嗜酸性粒细胞重新出现，则为恢复期的表现。如果临床症状严重，而嗜酸性粒细胞不减少，说明肾上腺皮质功能衰竭。③观察手术和烧伤患者的预后。手术后 4 h 嗜酸性粒细胞显著减少，甚至消失，24 ~ 48 h 后逐渐增多，增多速度与病情的变化基本一致。大面积烧伤患者，数小时后嗜酸性粒细胞下降至零，且维持时间较长，若手术或大面积烧伤后，患者嗜酸性粒细胞不下降或持续下降，说明预后不良。

（谭毅菁）

第四节　红斑狼疮细胞检查

一、红斑狼疮细胞的形成

红斑狼疮患者的血液中有一种红斑狼疮因子（简称 LE 因子），该因子是一种特殊的蛋白质，存在于 γ－球蛋白中。在体外可使白细胞退化，导致细胞核染色质失去正常结构，变成游离肿胀的圆形或椭圆形烟雾状的均匀性物质。均匀体可吸引吞噬细胞（常为中性粒细胞），并被吞噬细胞所吞噬形成红斑狼疮细胞。也有的均匀体同时吸引数个吞噬细胞于周围，形成花形细胞簇。形成红斑狼疮细胞有几个条件：①患者血清中存在有 LE 因子。②受损的或退变的细胞核，即被作用的细胞核，通常为中性粒细胞或淋巴细胞核，该细胞核没有特异性，由患者本身或白血病患者细胞供给均可。③具有吞噬能力的白细胞通常为中性粒细胞，亦可为单核细胞、嗜酸性或嗜碱性粒细胞。在体外经一定温度及时间。

二、红斑狼疮细胞检查

抽取患者血液 2 ~ 3 mL，注于干燥洁净试管内，于室温待凝。凝固刚形成时，用竹签将凝块搅碎，并将残余凝块除去。以 2 000 r/min 离心沉淀 10 min，使白细胞聚集在同一层面，以利于狼疮细胞形成。置 37℃温箱内温育 2 h。将白细胞层附近的血浆和白细胞（包括部分红细胞）取出少许，置血细胞比容管内，以 2 000 r/min 离心 10 min。吸去上层液，轻轻吸取白细胞层，制成薄片 3 ~ 4 张。以瑞氏染液染色、镜检。

三、红斑狼疮细胞的形态特征

（一）前期

LE 因子在体外与破损白细胞接触，数分钟后白细胞的核即开始肿胀，溶解成前红斑狼疮细胞。而后胞质崩溃，颗粒不清，胞膜消失，核成淡红色烟雾状均匀体，游离于血清中。

（二）花簇期

由于 LE 因子的调理素作用，吸引了若干完整健康的中性粒细胞，围绕于均匀体周围呈花簇状。

（三）吞噬期（LE 细胞形成）

均匀体完整地被中性粒细胞或其他细胞所吞噬，从而形成一个典型的 LE 细胞，典型的红斑狼疮细胞形态为一个吞噬了一个或数个圆形烟雾状的均匀体的中性分叶核细胞，此均匀体的大小可相当于 1/3 至 3 ~ 4 个红细胞，边缘模糊；染棕红色，嗜中性粒细胞本身的核，被挤在一边，染为深紫红色。仅在均匀体的周围可见少许细胞质。偶尔亦可在单核细胞、中性晚幼粒细胞及中性杆状核粒细胞中见到同样的吞噬现象。有时也可见均匀体着色不很均匀，但仍有疏松肿胀感，与被挤在一边的普通细胞核有明显的差别。均匀体偶分二叶，但边缘光滑清楚。直径多为 10 ~ 30 μm，也可见一个细胞吞噬两个均匀体，或两个细胞共吞一个均匀体的现象。

附注：整个操作时间不得超过 3 h，红斑狼疮细胞形成后会因时间过长而引起细胞溶解，检出率下降。应与果陷细胞区别，果陷细胞多为单核细胞吞噬淋巴细胞的核所形成，核仍保持原细胞核的结构和染色特点，在此涂片上一般找不到游离的均匀体和玫瑰花形成簇，果陷细胞在任何骨髓涂片和血涂片都可见到无诊断意义。

四、结果报告

找到红斑狼疮细胞（有典型 LE 细胞）。未找到红斑狼疮细胞。若仅见均匀体或花形细胞簇，应多次反复观察，必须找到典型 LE 细胞，才能报告阳性。

五、临床意义

系统性红斑狼疮患者，LE 细胞阳性率一般为 70% ~ 90%，通常在活动期容易找到，在缓解期消失。病情严重者，在血液、骨髓、胸腹水的直接涂片中，亦可找到 LE 细胞。因此，未找到 LE 细胞并不能否定红斑狼疮细胞的诊断，应进一步做其他方面的检查。LE 细胞的形成，为一种抗核抗体的免疫反应，除系统性红斑狼疮外，其自身免疫性疾病，亦可发现 LE 细胞，如类风湿、硬皮病、活动性肝炎等。因此，发现 LE 细胞，尚需结合临床表现，才能确诊系统性红斑狼疮症。

（谭毅菁）

第五节 白细胞检验的临床应用

一、慢性粒细胞白血病

慢性粒细胞白血病（CML）简称慢粒，是起源于造血干细胞的克隆性增生性疾患，以粒系增生为主。本病在亚洲发病率最高，占成人白血病总数的40%，占慢性白血病的95%以上，国内统计资料表明，慢粒仅次于急粒和急淋，占第3位，以20 ~ 50岁多见。本病的自然临床过程是慢性期进展为加速期，最后发展成急变期，一旦急变，往往在3 ~ 5个月死亡。慢性期起病缓慢，初期症状不明显，逐渐出现乏力、盗汗、消瘦及低热。最突出的体征是脾大，可有中等度肿大，胸骨压痛也较常见，随病程进展出现贫血并逐渐加重。发病1 ~ 4年有70%患者转变为加速期及急变期，总的病程平均为3.5年，常规治疗不能延长生命。本病在细胞遗传学上有恒定的、特征性的Ph染色体及其分子标志 *bcr/abl* 融合基因。

（一）检验

1. 血常规

红细胞和血红蛋白早期正常，少数甚至稍增高，随病情发展渐呈轻、中度降低，急变期呈重度降低。贫血呈正细胞正色素性，分型中见有核红细胞、多染性红细胞和点彩红细胞。白细胞数显著升高，初期一般为50×10^9/L，多数在（100 ~ 300）$\times 10^9$/L，最高可达$1\ 000 \times 10^9$/L。可见各阶段粒细胞，其中以中性中幼粒及晚幼粒细胞增多尤为突出，分别可占15% ~ 40%及20% ~ 40%，杆状核及分叶核也增多，原始粒细胞（Ⅰ型＋Ⅱ型）低于10%，嗜碱性粒细胞可高达10% ~ 20%，是慢粒特征之一。嗜酸性粒细胞和单核细胞也可增多。随病情进展，原始粒细胞可增多，加速期可大于10%，急变期可大于20%。血小板增多见于1/3 ~ 1/2的初诊病例，有时可高达$1\ 000 \times 10^9$/L，加速期及急变期，血小板可进行性减少。

2. 骨髓象

有核细胞增生极度活跃，粒红比例明显增高可达（10 ~ 50）∶1。粒细胞分类类同于周围血常规，这是慢粒慢性期的特点。显著增生的粒细胞中，以中性中幼粒、晚幼粒和杆状核粒细胞居多。原粒细胞和早幼粒细胞易见，原粒细胞＜10%。嗜碱和嗜酸性粒细胞增多，有时可见到与葡萄糖脑苷细胞和海蓝细胞相似的吞噬细胞。幼红细胞早期增生，晚期受抑制，巨核细胞增多，骨髓可发生轻度纤维化。加速期及急变期时，原始细胞逐渐增多。慢粒是多能干细胞水平上突变的克隆性疾病，故可向各系列急性变，以原粒细胞增多者为急粒变，占50% ~ 60%，以原始淋巴细胞（原淋＋幼淋）增多者为急淋变，约占30%。此外，还可有慢粒急变为原始单核、原始红细胞、原始巨核细胞、早幼粒细胞、嗜酸或嗜碱性粒细胞等急性白血病。急变期红系、巨核系均受抑制。慢粒的粒细胞有形态异常，细胞大小不一，核质发育不平衡，有些细胞核染色质疏松，胞质内有空泡或呈细胞破裂现象，偶见Auer小体，疾病晚期可见到Pelger–Huet异常，分裂细胞增加，可见异常分裂细胞。

（二）慢性粒细胞白血病的临床分期及诊断标准

慢性期，具下列4项者诊断成立：贫血或脾大；外周血白细胞≥30×10^9/L，粒系核左移，原始细胞（Ⅰ型＋Ⅱ型）＜10%。嗜酸性粒细胞和嗜碱性粒细胞增多。

可有少量有核红细胞；骨髓象：增生明显活跃至极度活跃，以粒系增生为主，中、晚幼粒和杆状粒细胞增多，原始细胞（Ⅰ型＋Ⅱ型）≤10%；中性粒细胞碱性磷酸酶积分极度降低或消失；Ph染色体阳性及分子标志 *bcr/abl* 融合基因；CFU–GM培养示集落或集簇较正常明显增加。加速期：具有下列之两者，可考虑为本期：不明原因的发热、贫血、出血加重和（或）骨骼疼痛，脾进行性肿大，非药物引起的血小板进行性降低或增高，原始细胞（Ⅰ型＋Ⅱ型）在血中和（或）骨髓中＞10%，外周血嗜碱性粒细胞＞20%，骨髓中有显著的胶原纤维增生，出现Ph以外的其他染色体异常，对传统的抗慢粒药物治疗无效，CFU–GM增生和分化缺陷，集簇增多，集簇和集落的比值增高。急变期，具下列之一者可诊断为本期：原始细胞（Ⅰ型 + Ⅱ型）或原淋 + 幼淋，或原单 + 幼单在外周血或骨髓中≥ 20%，外周血中原始粒 + 早幼粒细胞≥ 30%，骨髓中原始粒 + 早幼粒细胞≥ 50%，有髓外原始细胞浸润。此期临床症状、体征比加速期更恶化，CFU-GM 培养呈小簇生长或不生长。

（三）细胞化学染色

NAP 阳性率及积分明显减低，甚至为 0 分。慢粒合并感染、妊娠及急变期，NAP 积分可升高。治疗获得完全缓解时，若 NAP 活力恢复正常，预示预后较好。

（四）免疫学检验

慢粒急变后标记表达较复杂。慢粒髓细胞变多表现 CD33、CD13、CD15、CD14 及 HLA-R 阳性；淋巴细胞变往往有 CD3、CD7、CD2、CD5、CDIO、CD19、CD20、CD22、SIg 及 HLA-DR 阳性；巨核细胞变可现 CD41a、CD41b 及 PPO 阳性。

（五）血液生化

血清维生素 B_{12} 浓度及其结合力显著增高是本病特点之一，血及尿液中尿酸含量增高，血清乳酸脱氢酶、溶菌酶和血清钾亦增高。

（六）遗传学及分子生物学检验

Ph 染色体是 CML 的特征性异常染色体，检出率为 90% ~ 95%，其中绝大多数为 t（9；22）（q^{34}；q^{11}），称为典型易位。它不仅出现于粒细胞，也出现于幼红细胞、幼稚单核细胞、巨核细胞及 B 细胞，提示 CML 是起源于多能干细胞的克隆性疾病。基因分析发现，其正常位于染色体 $9q^{34}$ 上的癌基因 *c-abl* 移位至 $22q^{11}$ 的断裂点丛集区 *bcr* 基因，组成 *bcr*（break-point cluster）和 *abl*（同源基因）融合基因，表达具有高酪氨酸蛋白激酶（PTK）活性的 *bcr/abl* 融合蛋白，该蛋白在本病发病中起重要作用。此外，少数 CML 可有变异移位，包括简单变异易位，即 22 号与非 9 号（2、10、13、17、19、21 号）之间的易位及繁杂交异易位即 3 条或更多条染色体易位，如 t（2；9；22）（q^{15}；q^{34}；q^{11}）。Ph 染色体存在于 CML 的整个病程中，治疗缓解后，Ph 染色体却持续存在，因此采用骨髓移植，消除 Ph 阳性克隆，才可能达到最终治愈。Ph 阴性的 CML 均占 5% ~ 10%。分子水平研究证明，部分 Ph 阴性 CML 同样存在 bcr/abl 融合基因，但仍有小部分不能发现任何 Ph 染色体的分子学证据。此类患者年龄较大，外周血单核细胞相对增多，骨髓病态造血更趋明显，染色体核型异常多见，*ras* 原癌基因突变发生率高，治疗效果差，有学者认为与慢性粒单细胞白血病有一定关系。在 CML 慢性期，出现新增加的染色体异常，如 2Ph、i（17q）、+ 16、+ 8、+ 19、+ 21 等常预示急变，核型改变可以在临床急变前 2 ~ 4 个月，甚至 18 个月之前出现，并发现急变类型与 bcr 断点亚区有关，*bcr* 断点亚区 2 多见于急粒变，断点亚区 3 多见于急淋变。有报道降钙素（CT）基因甲基化异常同 CML 的进展有关。

（七）诊断

CML 诊断不困难，凡有不明原因的持续的细胞数增高、有典型的血常规和骨髓象变化、NAP 阴性、脾大、骨髓细胞 Rh 阳性或检测到 *bcr/abl* 基因，诊断即可确定。确诊后应予以准确的分期。慢粒的骨髓常发生轻度纤维化，应与骨髓纤维化相鉴别，见表 4-3。

表 4-3　慢粒与骨髓纤维化的鉴别

	慢粒	骨髓纤维化
发热	常见急变期	不常见
贫血	明显	不一致
脾大	更明显	明显
血常规		
异性红细胞	不明显	明显，见泪滴状红细胞
白细胞计数	增多	正常，减少或增多
有核红细胞	无或少见	常见，量多
NAP（积分）	降低或为零，急变可增高	正常，增多或减少

续 表

	慢粒	骨髓纤维化
骨髓涂片	以中、晚、杆粒细胞增生	多为干抽
骨髓活检	粒系增生与脂肪组织取代一致	为纤维组织取代；有新骨髓组织形成，巨核细胞增多
Ph 染色体	90% 阳性	阴性
bcr/abl 融合基因	阳性	阴性

二、阴性恶性组织细胞病

恶性组织细胞病，简称恶组，是异常组织细胞增生所致的恶性疾病，本病任何年龄均可以发病，15 ~ 40 岁占多数（68.4%），男女之比约 3 ：1。本病的病因和发病机制仍不清楚。恶组在病理上表现有异常组织细胞浸润，常累及多个脏器，包括非造血组织。故除常见的肝、脾、淋巴结、骨髓等处侵及以外，其他许多器官和组织如肺、胸膜、心、消化道、胰、胆囊、肾、皮肤、乳房、神经系统及内分泌腺等也可受累。异常的组织细胞呈斑片状浸润，有时也可成粟粒、肉芽肿样或结节状改变，一般不形成肿块，很少见纤维组织增生。有吞噬血细胞现象。无原发灶与转移灶之分，这与实体瘤有所区别。病灶的多形性、异形性及吞噬性是恶组病理组织学的共同特点。临床起病急骤，以高热、贫血、肝、脾、淋巴结肿大、全血细胞减少、出血、黄疸和进行性衰竭为主要特征。其中又以发热最为突出，常为首发和最常见（97.2%）症状。患者多在半年内死亡。有些患者可因某一部位的病变比较突出，而产生相应的表现，如皮下结节、乳房肿块、胸腔积液、胃肠道梗阻、骨质破坏等。由于临床表现的多样性，因此本病极易造成误诊和漏诊。

（一）检验

1. 血常规

大多有全血细胞减少，早期即有贫血，多为中度，后呈进行性加重。网织红细胞计数正常或轻度增高。白细胞计数在疾病早期高低不一，疾病中、晚期减少。血小板多数减少。晚期随着疾病的进展，全血细胞减少更加严重。白细胞分类中少数可有中、晚幼粒细胞，部分病例（17.71%）在片尾可找到异常组织细胞和不典型单核细胞。浓缩白细胞涂片，可提高异常组织细胞的检出率。中性粒细胞碱性磷酸酶阳性率和积分明显低于正常或阴性。当大量异常组织细胞在外周血中出现，白细胞数可高至 100×10^9/L 以上，则称为“白血病性恶性组织细胞病”。

2. 骨髓象

骨髓多数增生活跃，仍可见各系正常造血细胞。增生低下，病例多已达晚期。常可发现多少不一的异常组织细胞，这是本病的最重要的特征。这类细胞呈分散或成堆分布，由于病变分布不均，多次多部位骨髓穿刺可提高阳性检出率。根据恶性组织细胞的形态学特征，可归纳为以下 5 个类型。①异常组织细胞：细胞大小不等，一般体积较大，直径可达 20 ~ 30μm，形态畸异。核圆形、椭圆形或不规则形，有时有分支状，偶有双核者。染色质呈细致网状。核仁显隐不一，有的较大。胞质较丰富，着色深蓝或浅蓝，深蓝者常无颗粒，浅蓝者可有数目不等的小颗粒，并可出现空泡。该类细胞无吞噬细胞现象。此型细胞对诊断有价值。②多核巨组织细胞：这类细胞与异常组织细胞基本相似，其特点是体积巨大，胞核更多。胞体直径 50 ~ 95μm，外形极不规则，通常含核 3 ~ 6 个，彼此贴近或呈分叶状，核仁显隐不一。胞质浅蓝，无颗粒或有少数颗粒，此型细胞较少见，对诊断有重要意义。③淋巴样组织细胞：如淋巴细胞大小、外形和淋巴细胞或内皮细胞相似。细胞呈圆形、椭圆形、不规则圆形或狭长弯曲如拖尾状。胞核常偏于一侧，染色质较细致，偶见核仁，胞质浅蓝色，有时可含细小颗粒。④单核样组织细胞：形似单核细胞，但核染色质较粗，胞质浅蓝色，有时含细小颗粒。⑤吞噬性组织细胞：体积可以很大，单核或双核，椭圆形偏位，染色质疏松，核仁大而清楚，胞质中含有被吞噬的成熟红细胞或其碎片、幼红细胞、血小板及中性粒细胞等，一个吞噬性细胞最多可吞噬 20 余个红细胞。以上所列 5 种形态学类型组织细胞，以异形组织细胞和（或）多核巨组织细胞对恶组有诊断意义。吞噬性组织细胞因在其他疾病中也可出现，因此缺乏特异性诊断价值。

（二）细胞化学染色

中性粒细胞碱性磷酸酶积分显著减低，苏丹黑 B 和 β－葡萄糖醛酸酯酶呈阴性反应，恶组细胞酸性磷酸酶、非特异性酯酶呈弥漫性中度到强阳性。以 α－醋酸萘酚为基质的特异性酯酶染色，单核细胞和异常组织细胞都为阳性，如改用 AS-D 萘酚作为基质，单核细胞可被氟化钠所抑制，而恶性组织细胞非特异性酯酶染色仍为阳性。恶组细胞胞质溶菌酶阳性，粒细胞碱性磷酸酶阳性率及积分均明显低于正常值，有助于感染性疾病引起的反应性组织细胞增多的鉴别。

（三）其他检查

恶性组织细胞单克隆抗体表面标记检查为 $CD68^{+}$、Ia^{+}、$LeuM^{3+}$、$63D^{3+}$，提示恶组细胞起源于单核－吞噬细胞系统。恶性组织细胞病染色体核型变化常以多倍体为著，有较高比例的亚三倍体和超二倍体，此外可有染色体易位，恶组细胞在第 5 对染色体长臂有恒定破裂点（5q35bp）。与 5q35 有关的染色体易位已在较多的儿童与青年患者中发现，这可能是一种与本病有关的重要标志。本病 62% 患者有血清谷丙转氨酶增高，54.3% 尿素氮增高；47.6% 红细胞沉降率增生减低或增生异常；肝功能异常（血 LDH 显著增高，可超过 1 000 U/L）及凝血功能障碍（纤维蛋白原 ≤ 1.5 g/L），伴高铁蛋白血症；噬血组织细胞占骨髓涂片有核细胞 2% 及以上，或（和）有累及骨髓、淋巴结、肝脾及中枢神经系统的组织学证据。

三、类白血病反应

类白血病反应是指机体对某些刺激因素所产生的类似白血病表现的血常规反应。类白血病反应简称类白反应。其特点：血常规类似白血病表现但非白血病，白细胞数显著增高，或有一定数量的原始和幼稚细胞出现；绝大多数病例有明显的致病原因，以感染和恶性肿瘤多见，其次是某些药物的毒性作用或中毒；在原发疾病好转或解除后，类白反应也迅速自然恢复；本病预后良好。根据外周血白细胞总数的多少可将类白反应分为白细胞增多性和白细胞不增多性两型，临床以增多性类白反应多见。若按病情的缓急可分为急性和慢性两型。按细胞的类型又可分为以下几种类型。

（一）类白反应的类型

1. 中性粒细胞型

此型最常见。粒细胞显著增多，白细胞总数 > 50×10^9/L，可伴有中幼粒、早幼粒，甚至原始粒细胞出现。中性粒细胞碱性磷酸酶（NAP）积分显著增高。中性粒细胞常见中毒改变，如中毒性颗粒、核固缩、玻璃样变性和空泡等。本型见于各种感染、恶性肿瘤骨髓转移、有机农药或 CO 中毒、急性溶血或出血、严重外伤或大面积烧伤等，其中以急性化脓性感染为最常见。

2. 淋巴细胞型

白细胞计数常为（20 ~ 30）× 10^9/L，也有超过 50×10^9/L 者。分类淋巴细胞超过 40%，其中多数为成熟淋巴细胞，并见幼稚淋巴细胞和异形淋巴细胞。常见于某些病毒性感染，如传染性单核细胞增多症、百日咳、水痘、风疹等，也可见于粟粒性结核、猩红热、先天性梅毒、胃癌等。本症原淋巴细胞和篮细胞增多不明显，是与急性淋巴细胞白血病相区别的指标之一。

3. 嗜酸性粒细胞型

白细胞计数 > 20×10^9/L，嗜酸性粒细胞显著增多，超过 20%，甚至达 90%，但基本上均为成熟型嗜酸性粒细胞。常由寄生虫病、过敏性疾病所致，其他如风湿性疾病、霍奇金病、晚期癌症等也可发生。

4. 单核细胞型

白细胞计数常 > 30×10^9/L，一般不超过 50×10^9/L，其中单核细胞常 > 30%，偶见幼单核细胞，表示单核－吞噬细胞系统受刺激或活性增强。见于粟粒性结核、感染性心内膜炎、细菌性痢疾、斑疹伤寒、风湿病并血管内皮细胞增多症等。对单核细胞增高的病例，需长期随访观察。白细胞不增多性类白血病反应，报道见于结核、败血症和恶性肿瘤等。不论中性、酸性粒细胞型抑或淋巴、单核细胞型，其外周血有较多该种类型的幼稚细胞。此时均有必要做骨髓检查，以排除相应细胞类型的急性白血病。

（二）检验

1. 血常规

外周血白细胞计数除少数病例不增多外，大多显著增加，常大于 $50\times10^9/L$，一般不超过 $120\times10^9/L$，按细胞类型分类分为中性粒细胞型、淋巴细胞型、嗜酸性粒细胞型、单核细胞型及浆细胞型等。不同类型的白细胞呈现形态异常如胞质中常见中毒颗粒、空泡、胞核固缩、分裂异常等。红细胞和血红蛋白无明显变化，血小板正常或增多。

2. 骨髓象

类白反应患者骨髓象一般改变不大，除增生活跃及核左移外，常有毒性颗粒改变。少数病例原始和幼稚细胞增多，但形态正常。通常红细胞系和巨核细胞系无明显异常。

3. 其他检查

中性粒细胞碱性磷酸酶活性和积分明显增高，Ph 染色体阴性及组织活检、病理检查有助于排除白血病。

（三）类白反应的诊断条件

有明确的病因，如严重感染、中毒、恶性肿瘤、大出血、急性溶血、过敏性休克、服药史等。实验室检查：红细胞与血红蛋白测定值一般正常，血小板计数正常。粒细胞型：白细胞可多达 $30\times10^9/L$ 以上，或外周血出现幼稚细胞；血常规中成熟中性粒细胞胞质中往往出现中毒颗粒和空泡，骨髓象除了有增生、左移及中毒性改变外，没有白血病细胞的形态畸形等，没有染色体异常，NAP 积分则明显增高。淋巴细胞型：白细胞计数轻度或明显增多，分类中成熟淋巴细胞占到 40% 以上，并可有幼稚淋巴细胞出现。单核细胞型：白细胞计数在 $30\times10^9/L$ 以上，单核细胞 $>30\%$，并可有幼稚单核细胞出现。嗜酸性粒细胞型：血常规中嗜酸性粒细胞明显增加，以成熟型细胞为主，骨髓象原始细胞不增多，也无嗜酸性粒细胞形态异常及 Ph 染色体等。红白血病型：外周血中有幼红及幼粒细胞，骨髓象除红细胞系增生外，尚有粒细胞系增生，但无红白血病中的细胞畸形；此外还需排除其他骨髓疾病（如结核、纤维化、恶性肿瘤转移等）所致的幼粒幼红细胞增多症。白细胞不增多型类白反应：白细胞计数不增多，但血常规中出现幼稚细胞。治疗结果：原发病经治疗去除后，血常规变化随之恢复正常。另外值得一提的是，确诊前有必要排除真正的白血病和骨髓增生异常综合征（MDS），为此骨髓涂片检查必不可少。

（谭毅菁）

第六节　血细胞计数仪在临床检验中的应用

一、血细胞计数原理

血液细胞自动分析仪的类型很多，从全自动型（全血直接吸入）到半自动手工稀释型有数十种。但其基本原理主要有电阻型、光学型和离心式 3 种。

二、电阻式原理

其原理是根据血细胞非传导的性质，以电解质溶液中悬浮颗粒在通过小孔时引起的电阻变化为基础，当被稀释的血细胞悬液在负压的吸引下穿过一个小孔（aperture）时，会引起通过微孔的恒定电流发生变化，该瞬间的电阻变化所产生的脉冲信号大小与细胞体积的大小成正比，经放大鉴别后被累加记录下来。因此在计数细胞的同时，每一个细胞的体积也被同时测量出来。测定白细胞的微孔孔径常为 100μm，测定红细胞和血小板的微孔孔径常为 50 ~ 70μm。

三、光学式原理

光学式原理也称光散射式细胞计数。血液被稀释后，让悬浮在稀释液中的细胞排成单列顺序通过一个流通检测器，这时，细胞处于一束狭窄的聚焦光路中，每个血细胞穿过时，就会阻断一次光束，一定数量的细胞不断地打断光束，使检测器检出单位时间内光线阻断的次数，从而计算出细胞的数量。光散射法还可依据每个细胞通过时所产生的散射角度来判断每个细胞的体积和形态等特征，从而进行白细胞分类。

四、离心式原理

离心式原理也称干式细胞计数仪。将血充入含有吖啶橙（AC）荧光染色剂的毛细管内，使血液中的有形成分着色，在蓝紫光的激发下，各种细胞呈现出不同的荧光色，然后将毛细管放在一特制的离心机中离心，其有形成分根据比重不同分布于不同的细胞层中，由下至上分别为红细胞（比重 1.09）、中性粒细胞（1.08）、淋巴细胞（1.07）、血小板（1.06）。红细胞不着色，仍为暗红色，粒细胞呈橘黄色，单核细胞 / 淋巴细胞呈绿色，血小板呈淡黄色，通过对不同颜色细胞层的定量分析，即可获得精确的血液学参数。目前，此种血细胞分析仪只限于两分类，适用于中小医院使用。

五、血细胞计数仪的使用

（一）安装

新购入的仪器在安装时应注意以下事项：仔细阅读使用说明书，详细了解仪器的性能和各种安装参数，特别是电源部分，某些进口仪器具有 110/220 V 电压选择，应该按国内的电压设置。仪器应安装在一个洁净的环境内，特别是高档仪器，应有相对隔离的房间，有条件的医院应安装空调设备，门窗关闭以防尘土。仪器应放置在平稳的试验台上，位置应相对固定。阳光不易直射，环境温度应在 15 ~ 30℃，避免在阴暗潮湿处安放仪器。应尽量避免与放射科、CT、理疗仪器、超声和电动机等用电量较大的仪器共同使用同一支电源线，以免造成干扰及瞬间电压过低。电压较低的地区应安装稳压电源。部分仪器带有易损零配件的备件如管道、保险丝、灯泡和小胶皮垫等，应仔细保管，以便在需要时更换方便。各类型仪器有相同处也有不尽一致的地方，局限性也各不一致，在安装和使用时应充分注重它们的条件和特点，不要凭借以前的经验安装和使用。

（二）校正

新购入的血细胞计数仪都需要进行校正，但是有些仪器在出厂前已为用户校正完毕，用户在使用标准品进行测定时，得到的数值均在允许范围以内，一些早期生产的血细胞计数仪，如 COUL-TREZF 型等，在使用前应做阈值选择，以分别确定该仪器做白细胞和红细胞计数的最佳阈值。一些新型的血细胞计数仪则可通过校正系数或调整计数时间等方法完成校正工作。

（三）阈值的选择

最初的电子血细胞计数仪不仅计数人血细胞，也可以计数其他细胞和颗粒，所以也称粒子计数器。因所计数的各种粒子，包括红细胞、白细胞、血小板的体积大小相差不一，所以应分别选择出计数各种粒子的最佳阈值。计数人血细胞的最佳阈值选择。按仪器要求的稀释倍数稀释血标本，为消除稀释误差可一次性稀释成 50 mL 样品。测白细胞应先加入溶血剂，将标本放于计数样品台上，从阈值选择“1”开始，在每个阈值点上计数数次，记录每个阈值点上的计数值或均值。以细胞数为纵坐标，以阈值点为横坐标，画一曲线。如曲线中平坦部分太宽，则表示仪器不太敏感，曲线中平坦部分太窄则仪器工作重复性不好，误差大。应找出曲线平坦部位较为适中的曲线中间点或中间点偏低一侧的阈值点作为该项细胞计数的最佳工作点。阈值设置太高，会使体积较小的细胞不被计入，阈值设置太低则会使体积更小的颗粒、细胞碎片和仪器电子噪声误作细胞而被计入，使得结果偏高。因此仪器选定阈值对细胞计数的准确性是很重要的，该类型仪器以每半年重复校正 1 次阈值为好。新型的血细胞计数仪多数已由厂家按计数人血细胞的标准选择好了阈值的上下限，不需使用者更改。

（四）校准物校正法

许多国外仪器生产厂家为自己的仪器准备了商品校准物，如 4C-PLUS、S-CAL、HEAMA-QC 等。这种商品校准物一般包含 8 ～ 10 余项参数的平均值和范围，并有高、正常、低三种不同的浓度，有效期一般为 3 个月左右。国内目前有各检验中心制备的标准血红蛋白和白细胞等 3 ～ 4 种质控标准物。使用校准物时应将标本按要求进行稀释，每个指标应做 5 个稀释，测定 5 次，每个参数的 CV < 3%，求出每个参数的均值，它们应在校准物给定的范围以内。如不在该给定范围之内，首先应仔细查找原因，包括试剂、电压、稀释、操作、校准物本身等，一切外源性因素排除之后，要在有经验的技术人员仔细阅读说明书后，才可考虑调整仪器的校正机关。

（五）使用参考仪器校正法

取 1 份或几份不同浓度的新鲜 EDTA 抗凝血，选定 1 台经过校正的血细胞计数仪作为参考仪器，用该参考仪器对该份 EDTA 抗凝血进行定值，每项指标至少测定 10 次，求其平均值和 95%的可信限范围（CV < 3%）。以各项目的平均值作为标准，按校准物校正来校正新购入的仪器。此方法虽易于开展，但所选择的参考仪器必须严格掌握。如本单位无合格的仪器，可选用本市或本地区的经过校正的仪器，或经本地区及上级临床检验中心多次质控考核合格的仪器作为参考仪器。此外，也可采用显微镜下计数的方法、分光光度计法、温氏离心法来分别测定红白细胞、血红蛋白和血细胞比容。要求经验丰富的技术人员在最佳条件下反复测定多次，得到各项目的参考值范围。但是由于方法学上的差异，不易得到一个稳定的、精密度良好的参考值。故不推荐用显微镜计数法来校正电子血细胞计数仪。

（六）质量评价

1. 精密度检测

精密度分批内精密度、批间精密度和总精密度，均以变异系数（CV）表示，最有实用价值的是总精密度，它是批内精密度、仪器稳定性和样品之间诸多因素的综合指标。批内精密度是一种评价仪器多次测定同一样品的重复性试验指标，即每次测定结果与均值接近的程度。用同一份标本，至少测定 10 次，用统计学方法求出均值和标准差，并计算出变异系数。一般血细胞计数仪主要项目的精密度：RBC，CV < 3%；WBC，CV < 3%；HGB，CV < 2%；Hct，CV < 2%；PLT，CV < 5%。总精密度考核方法是随机取样按常规法做各种指标的测定 20 份，然后隔 2 h、4 h 再重复测定 1 次，共测 3 次最后求出 CV 值。如按常规法测白细胞数（$\times 10^9$/L）20 份，隔 2 h、4 h 后，分别重新测定，共测 3 次。

2. 线性检测

线性检测指仪器在规定的范围内，其测定结果与参考方法具有相关性和可比性。

方法：取抗凝血 1 份，离心沉淀后分开血浆和红细胞。取血浆 0.3 mL 加生理盐水至 150 mL，此为稀释血浆。取压积红细胞 0.3 mL 加生理盐水至 150 mL，此为 100%红细胞悬液（相当于压积红细胞稀释 500 倍）。然后按表 4-4 进行稀释。混匀后各取 0.1 mL，分别与 9.9 mL 生理盐水混合，进行测定。每个浓度测 3 次，求均值。然后以红细胞悬液浓度为横坐标，以测得值为纵坐标，在坐标纸上作图，找出线性范围。与仪器说明提供的线性范围对照是否合乎要求。

表 4-4　红细胞悬液的配制

	红细胞悬液浓度									
红细胞稀释倍数	10	20	30	40	50	60	70	80	90	100
100% 红细胞悬液 /mL	2	4	6	8	10	12	14	16	18	20
稀释血浆 /mL	16	16	14	12	10	8	6	4	2	0

也可按仪器说明提供的线性范围，制备 4 ～ 6 个不同浓度的稀释样品，浓度范围应包含该仪器线性范围的最高和最低浓度，每个浓度样品测定 5 次，求其均值，然后以参考值为纵坐标，实测均值为横坐标，绘出曲线，该线应为通过圆点的一条直线，与仪器提供的线性范围对照判定是否符合要求，知道了仪器的线性范围在测患者标本时，如果超出线性范围，应将标本稀释后再测定。

3. 准确度检测

仪器的准确度可通过参考方法的对比试验来考评，也可用定值的参考品来考核，定值参考品简便易行，可用于经常性的监察，显微镜计数法也可作为考核血细胞计数仪准确性的辅助手段。用显微镜计数法考核仪器的准确度时，可用重复 20 次的均值求出偏差百分数来估计仪器的准确度。但由于方法上差异，一般不推荐使用显微镜计数来评价仪器的准确度。

（七）血细胞计数仪测定中几个参数的临床意义

1. 白细胞分类

目前使用的血细胞计数仪白细胞分类形式主要有 4 种：一项式分类，指仅能分出淋巴细胞的百分比；二项式分类，指粒细胞和非粒细胞；三项式分类，指淋巴细胞、中性粒细胞和中间细胞（含单核、嗜酸性及嗜碱性粒细胞）；五项式分类，指嗜中性、嗜酸性、嗜碱性粒细胞和淋巴细胞、单核细胞。

（1）用血细胞计数仪进行白细胞分类，其原理主要有下列几种。

离心分层分析法：将血液放在特殊的毛细血管内，各种血细胞被吖啶橙荧光染色剂染成不同的颜色，经离心后，根据各种白细胞在不同平面发生不同荧光的原理，将白细胞分为粒细胞和非粒细胞两种，两者之和为白细胞总数。

电阻分析法：在被稀释的血液中加入溶血剂后，所有的红细胞均被溶解，正常人的白细胞经溶血剂处理后体积从小到大是按淋巴细胞、嗜碱性粒细胞、单核细胞、嗜酸性粒细胞、中性分叶核粒细胞顺序排列，加溶血剂的血液稀释液。当白细胞通过小孔时，进入血细胞计数器后，不同体积大小的细胞产生不同的脉冲信号，然后通过脉冲编排器将不同体积大小的细胞放在具有 256 个通道的通道分析器中，每个通道放相应体积的细胞，产生一个白细胞分布图，然后根据细胞体积大小这一特性将其分为不同的细胞群，这是当前多数 1 ~ 3 项式白细胞分类仪器所采用的方法。

光电分类法：当悬浮在稀释液中的细胞用水动力聚焦法使细胞排成单列顺序穿过检测器时，细胞处于一束狭窄的聚焦光路中，每个细胞穿过时，都会阻断光束，一定数量的细胞不断地打断光束，使检测器检出光线阻断的次数计算出细胞内数量，并可根据散射角度判断每个细胞的体积和形态等特征。

多参数分析法（VCS）：是指利用体积测量法、电导性和光散射法三项高科技技术对每个白细胞进行分析，根据白细胞在三维数据空间中的分布特点进行分类，采用此种方式可准确地将血液中常见的 5 种白细胞分类，并可在直方图和报告单上对异常细胞进行提示，建议做血涂片分类确诊。①体积测量法：是根据电阻抗原理。②电导性：是根据细胞壁能产生高频电流的性能采用高频电磁探针，测量细胞内部结构，细胞核与细胞核的比例及细胞内质粒的大小和密度。因此，电导性可辨别体积完全相同而性质不同的两个细胞群，如小淋巴细胞和嗜碱性粒细胞两者体积相同，由于它们的核浆比例不同而呈现出不同的信号，借此把它们区分开。③光散射法：是根据细胞表面光散射的特点来鉴别细胞类型，单色激光光源的单色光束直接进入细胞池的敏感区，对每一个细胞的结构、形态进行扫描分析，接受光散射信息。光散射具有对细胞颗粒构型和颗粒质量的特别区别能力，细胞粗颗粒的光散射要比细颗粒更强，从而帮助仪器将粒细胞分开。根据以上 3 种方法检测数据，再经仪器内计算机处理，得出一个细胞分布图，进而报告出实验结果。

在我国目前使用的血细胞计数仪中，体积分析法应用较多，此种分类法只能将白细胞按照体积大小分成若干群，不能准确识别各种白细胞类型，更不能识别各种幼稚细胞和异常细胞，它只能作为一种白细胞分类的过筛手段，在必要的情况下必须用手工法分类确定各种白细胞所占的百分比，血细胞分析仪按照下列体积大小分群：① LYM 淋巴细胞群。35 ~ 90 fL 大小，正常参考值 18.7% ~ 47%。② MID 中间细胞群。90 ~ 160 fL 大小，正常参考值 3.5% ~ 7.9%。③ GRAN 粒细胞群。160 ~ 450 fL 大小，正常参考值 46.0% ~ 76.5%。中间细胞群包括单核细胞、嗜酸性粒细胞、嗜碱性粒细胞或幼稚细胞。二分群低档血细胞分析仪，90 fL 及以下，归于淋巴细胞群，90 fL 以上归于粒细胞群。

（2）白细胞分类计数的绝对值：该值是指每升血液中各类白细胞的实测值。

（3）正常参考值：① LYM（淋巴细胞群），（1.0 ~ 3.3）$\times 10^9$/L。② MID（中间细胞群），（0.2 ~ 0.7）$\times 10^9$/L。③ GRAN（粒细胞群），（1.8 ~ 6.4）$\times 10^9$/L。

2. 红细胞体积分布宽度

红细胞体积分布宽度（RDW）是反映红细胞体积大小变化的参数，该参数通过血细胞分析仪直接对红细胞的体积测量后计算获得，常用红细胞体积大小的变异系数（CV%）来表示。由于 RDW 来自十几秒内近万个红细胞的检测数据，所以克服了人工观察的各种主观和客观误差，它比血涂片上红细胞形态大小不均的观察更为客观、准确，当 RDW 增大时才有临床意义。

（1）用于缺铁性贫血（IDA）的诊断与疗效观察：缺铁性贫血时 RDW 增大，尤其是平均红细胞容积（MCV）尚处于参考值范围时（缺铁性贫血时 MCV 应下降），RDW 增大更是早期诊断缺铁性贫血的指征。当 MCV 减小时，RDW 增大更为显著，给予铁剂治疗有效时，RDW 将比给药前更大。产生这种现象的原因，主要是因补铁后产生的网织红细胞和正常红细胞与给药前的小红细胞并存的缘故，故 RDW 先增大，随着正常红细胞的增多和小红细胞的减少，RDW 逐渐降至参考范围。

（2）用于小细胞低色素性贫血的鉴别诊断：IDA 和轻型珠蛋白生成障碍性贫血时，MCV 均表现为减小。但 IDA 时 RDW 增大，而轻型地中海性贫血时 RDW 正常。

（3）用于贫血的分类（Bessman 分类法）：MCV 只能反映红细胞平均体积的大小，不能代表红细胞体积大小的差异，对红细胞体积大小的评价，过去靠血涂片上红细胞形态的观察，这种观察受血涂片制作以及观察者的主观因素的影响较大，而且不能定量，RDW 能较好地反映红细胞体积的差异性，把 MCV 和 RDW 相结合用于贫血的分类将更为完善。

（4）正常参考值：RDW < 0.15（15%）。

3. 平均血小板体积

平均血小板体积（MPV）指血液中血小板的平均体积，单位用飞升（fL）表示。MPV 主要有下列临床意义。

（1）鉴别血小板减少原因：当骨髓造血功能损伤致血小板减少时，MPV 减小。当血小板在周围血液中破坏增多而导致血小板减少时 MPV 增大。当血小板分布异常致血小板减少时 MPV 正常。

（2）MPV 增大可作为骨髓造血功能恢复的较早期指征：骨髓造血功能衰竭时，MPV 与 PLT 同时持续下降；造血功能抑制越严重，MPV 越小；当造血功能恢复时，MPV 增大常先于 PLT 升高。

（3）其他方面应用：① MPV 增大，见于骨髓纤维化、原发性血小板减少性紫癜（ITP）、血栓性疾病及血栓前状态、脾切除、慢粒、巨大血小板综合征、镰刀细胞性贫血等。② MPV 减小，见于脾亢、化疗后、再生障碍性贫血、巨幼细胞贫血等。

（4）正常参考值：MPV 9.4 ~ 12.5 fL。

4. 血小板比积

血小板比积（PCT）指血小板在每升血液中所占的比积。PCT 与 PLT 和 MPV 呈正相关，所以 PCT 的增减随 PLT、MPV 而增减，其临床意义与 PLT 和 MPV 基本一致。正常参考值：0.108% ~ 0.272%（男），0.114% ~ 0.282%（女）。

5. 血小板体积分布宽度

血小板体积分布宽度（PDW）是反映血小板体积大小的异质性参数，以血小板体积变异系数（CV%）表示。PDW 增大见于急非淋化疗后、巨幼细胞性贫血、慢粒、脾切除、巨大血小板综合征、血栓性疾病等。正常参考值：0.155 ~ 0.181（15.5% ~ 18.1%）。

6. 血细胞体积分布直方图的应用

许多进口血细胞分析仪报告单中有红细胞、白细胞、血小板 3 个直方图，这 3 个直方图是根据各种细胞的体积大小和数量不同绘制出来的。

血细胞体积直方图形成原理：当一个细胞通过血细胞计数仪的小孔管后，在示波器上会形成一个由小到大的脉冲信号，由于细胞体积的大小不同，脉冲信号也不一样。当大量细胞通过小孔管后，会形成许多大小各不相同的脉冲信号，脉冲编排器将处理过的细胞按其体积大小将其放置到有 256 个不同体积通道的分析器通道中，根据细胞体积大小不同放置相应的体积通道，然后由计算机拟合成一条平滑曲线，其横坐标为细胞体积，单位为飞升（fL）。纵坐标为不同体积的细胞数量，在正常情况下红细胞直方图呈正态分布，血小板直方图呈非正态分布，白细胞直方图根据细胞的形态大小及仪器类型呈现不同的曲线，一般是 2 ~ 3 个峰态曲线。

7. 红细胞直方图分析

（1）红细胞体积分布直方图：结合 MCV 和 RDW 进行综合分析，可直接观察红细胞体积的分布情况。正常人只现一个峰，峰值为 80 ~ 94 fL。小细胞性贫血时，峰值左移。大细胞性贫血时，峰值右移，当细胞大小不均时，曲线低部增宽。缺铁性贫血给予铁剂治疗有效时，可出现一个小细胞峰和另一个正红细胞（或网织红细胞）峰。巨幼（红）细胞性贫血给予叶酸、维生素 B_{12} 治疗有效时亦可出现两个峰，即正细胞峰和大细胞峰。

（2）白细胞体积分布直方图：正常人白细胞体积分布直方图是两个明显分离的峰，左峰为小细胞群（淋巴细胞），峰值为 30 ~ 100 fL，右峰为大细胞群（粒细胞），峰值为 120 ~ 200 fL，两峰之间的峰为中间细胞群（包括单核细胞、嗜碱性粒细胞和嗜酸性粒细胞）。从图形的变化可以估计被测血液中细胞群体的变化。由于这种变化并无特异性，比如中间细胞群可包括大淋巴细胞、原始细胞、幼稚细胞、嗜酸性粒细胞、嗜碱性粒细胞，其中任一项细胞的增多，均可使直方图产生相似的变化。因此，异常的直方图只是提示检查者粗略判断细胞比例变化或有无异常细胞明显出现，进而在显微镜检查中注意这些变化。另外，有一种情况应注意，白细胞直方图在 50 fL 以下区域出现一个或大或小的峰，这可能是某些人为或病理的因素干扰，如周围血出现有核红细胞或巨大血小板，采血时由于技术原因造成血小板聚集或某些病理因素使红细胞膜对溶血剂有抵抗作用，使红细胞溶血不完全，或被检标本中有大量红细胞膜碎片等。因此当实验结果出现这种图形时，提示白细胞计数和分类计数均不准确，需要采取相应的手段进一步检测。急性白血病时，由于原始细胞和幼稚细胞增多，可见中间细胞明显增高，这时直方图上见一个峰，峰值常在 90 ~ 160 fL。这时必须推片染色镜检进行确诊。

（3）血小板体积分布直方图：正常人血小板直方图只有一个峰，峰值为 2 ~ 20 fL，21 ~ 30 fL 有少量大血小板，一般仪器以 30 fL 为最大分析界标。血小板体积增大时，直方图会出现明显拖尾现象。有小红细胞或红细胞碎片干扰时，直方图尾部会抬高。

（谭毅菁）

第五章

白细胞异常性疾病检验

白细胞异常性疾病有多种，分为肿瘤及非肿瘤性疾病。2008 年 WHO 分型将血液系统肿瘤分为髓系肿瘤及淋巴系肿瘤，详见表 5-1，WHO 分型将急性白血病的诊断标准从原来的原始细胞≥ 30%，调整为原始细胞≥ 20%。非肿瘤性疾病包括白细胞减少症、粒细胞缺乏症、类白血病反应、传染性单核细胞增多症、嗜酸性粒细胞增多症、戈谢病及尼曼 – 匹克病等。

表 5-1　血液系统肿瘤 2008 年 WHO 分型

分类	疾病
髓系肿瘤	急性髓细胞白血病
	骨髓增生异常综合征
	骨髓增殖性肿瘤
	骨髓增生异常 / 骨髓增殖性肿瘤
淋巴系肿瘤	淋巴母细胞肿瘤
	成熟 B 细胞肿瘤
	成熟 T/NK 细胞肿瘤
	霍奇金淋巴瘤

第一节　急性髓细胞白血病

急性髓细胞白血病（acute myeloid leukemia，AML）又称为急性非淋巴细胞白血病（acute nonlymphocytic leukemia，ANLL）。2008 年 WHO 分型中，急性髓细胞白血病包括了非特定类型 AML/ 伴重现性细胞遗传学异常 AML、伴病态造血相关改变 AML、治疗相关髓系肿瘤及急性髓细胞白血病非特殊类型等；FAB 分型中，急性髓细胞白血病包括了 M0 ~ M7，下面逐一进行介绍 FAB 分型中的 M0 至 M7 的血象、骨髓象及细胞化学染色特点。

一、急性髓细胞白血病微小分化型

急性髓细胞白血病微小分化型（minimally differentiated acute myeloid leukemia）即 M0，是一种较少见的白血病，多见于老年人，该病肝、脾及淋巴结肿大不明显，治疗效果差，生存期短。

（一）血象

1. 血细胞数量

白细胞数常减少，红细胞数及血小板数也常减少，故患者常表现为全血细胞减少。

2. 血细胞涂片

常可见一定数量的原始细胞（形态常似淋系），无棒状小体，有的可见幼稚粒细胞及有核红细胞。

（二）骨髓象

1. 骨髓增生程度

有核细胞增生明显活跃或极度活跃。

2. 原始细胞增生

≥ 30%（NEC），此类原始细胞在显微镜下似急性淋巴细胞白血病（ALL）。其胞体多数较小，胞体较规则；胞质少，蓝色，无颗粒及棒状小体；胞核圆形，染色质细致，核仁明显。

3. 其他

粒系、红系及巨系常明显抑制或缺如，血小板少见。

（三）细胞化学染色

POX 染色、NAS-DCE 染色、NAS-DAE 染色及 α-NBE 染色均阴性；PAS 染色一般也呈阴性，但偶尔可见弱阳性。

二、急性粒细胞白血病未分化型

急性粒细胞白血病简称急粒，是成人中常见的一种急性白血病。急粒分为两型：急性粒细胞白血病未分化型（acute myeloblastic leukemia without maturation，M1）和急性粒细胞白血病部分分化型（acute myeloblastic leukemia with maturation，M2）。M1 型白血病四大症状明显，表现为贫血、出血、感染及浸润。患者常有口腔、咽喉黏膜的炎症及溃疡，肝、脾及淋巴结可肿大。

（一）血象

1. 血细胞数量

白细胞数常增加，多数为（10 ~ 50）$\times 10^9$/L，少数减少或正常；红细胞数常减少；血小板数也常减少，少数血小板数增加。

2. 血细胞涂片

原始细胞增加，比例常较高，高者大于 90%（白细胞数低者原始细胞比例常低），原始细胞内有时可见棒状小体（典型者棒状小体粗短），少数患者还可见少许幼稚粒细胞及有核红细胞。

（二）骨髓象

1. 骨髓增生程度

有核细胞增生极度活跃。

2. 原始粒细胞极度增生

≥ 90%（NEC），早幼粒细胞很少见，中幼粒以下各阶段细胞不见或罕见，有的患者原始粒细胞内可见棒状小体，少数患者伴有嗜碱性粒细胞增多。典型原始粒细胞胞体为中等大小，直径 10 ~ 20μm，胞体规则；胞质量中等，蓝色，无颗粒或有少许颗粒；胞核较规则，染色质细致，核仁明显，2 ~ 5 个，核质比约为 0.8。粒系分裂象细胞的染色体常较粗短。

根据骨髓涂片中原始粒细胞形态特点分为以下几种：典型原始粒细胞、小型原始粒细胞、“无核仁”原始粒细胞及副型原始粒细胞；根据原始粒细胞胞质中有否颗粒分为Ⅰ型原始粒细胞和Ⅱ型原始粒细胞。Ⅰ型原始粒细胞就是指传统的原始粒细胞，胞质中无颗粒。Ⅱ型原始粒细胞：胞质中有少许、细小的嗜天青颗粒（具体颗粒多少尚无统一的标准，一般认为小于 20 颗），核质比比Ⅰ型小，其他方面同Ⅰ型。当核偏位 Golgi 区发育（核附近有淡染区），染色质聚集，颗粒较多，核质比减少时，即为早幼粒细胞，不再是Ⅱ型原始粒细胞。

3. 其他

红系及巨系常明显抑制或缺如，血小板少见。

（三）细胞化学染色

1. POX 染色

常阳性，阳性率 > 3%，多呈（+）~（++）。少数 M1 患者 POX 染色呈阴性。

2. NAS-DCE 染色

阳性或均阴性。

3. NAS-DAE 染色

阴性或阳性，加 NaF 不抑制。

4. α-NBE 染色

均阴性。

5. PAS 染色

阴性或阳性，典型者呈弥散状阳性。

三、急性粒细胞白血病部分分化型

急性粒细胞白血病部分分化型（M2）分为两型：M2a 和 M2b。M2 的临床表现基本同 M1。M2b 在我国急性髓细胞白血病分型中属于 M2 的一种特殊亚型。M2b 的白血病四大症状较轻，其起病及进展缓慢，多见于青年人，常以贫血为首发症状，肝、脾及淋巴结一般不肿大。

（一）血象

1. 血细胞数量

白细胞数常增加，少数减少或正常；红细胞数常减少；血小板数也常减少，个别 M2a 患者血小板数增加。

2. 血细胞涂片

（1）M2a：原始粒细胞增多，同时可见早幼粒细胞、中性中幼粒及中性晚幼粒细胞，部分患者的原始粒细胞内有棒状小体，少数患者可见少许有核红细胞，血小板常少见。

（2）M2b：可见各阶段幼粒细胞（包括异常中性中幼粒细胞），有的患者还可见原始粒细胞、棒状小体及有核红细胞。

（二）骨髓象

1. 骨髓增生程度

有核细胞增生极度活跃或明显活跃。

2. 白血病细胞明显增生

（1）M2a：原始粒细胞增生，≥ 30%（NEC），早幼粒及其以下各阶段细胞 > 10%，单核细胞 < 20%，少数患者伴有嗜碱性粒细胞增多。骨髓涂片中原始粒细胞形态特点基本同 M1，可有少许幼稚粒细胞形态异常，如巨幼变、异常中性中幼粒细胞等，部分患者的原始粒细胞内可见棒状小体。

（2）M2b：异常中性中幼粒细胞增生，≥ 30%（NEC），原始粒细胞及早幼粒细胞也常增多，异常中性中幼粒细胞的主要形态特点为：胞核发育明显落后于胞质，胞核呈椭圆形，染色质细致，可见核仁，胞质中含有丰富的中性颗粒，而嗜天青颗粒极少或无，有时还可见细胞内质、外质分明现象，“内胞质”中含丰富中性颗粒，“外胞质”中颗粒很少或无颗粒。部分患者粒细胞中可见棒状小体。

3. 其他

红系、巨系增生常受抑制；如白血病细胞比例不高者，红系、巨系也可增生。有的可见红系、巨系形态异常。

（三）细胞化学染色

急性粒细胞白血病 M2a 和 M2b 的细胞化学染色结果见表 5-2。

表 5-2　急性粒细胞白血病部分分化型的细胞化学染色结果

项目	M2a	M2b
	原始粒细胞的染色结果	异常中性中幼粒细胞的染色结果
POX 染色	阳性，阳性率 > 3%，常呈（+）~（++）	均阳性，常呈强阳性
NAS-DCE 染色	阳性	均阳性，常呈强阳性
NAS-DAE 染色	多数阳性，加 NaF 不抑制	均阳性，常呈强阳性，加 NaF 不抑制
α-NBE 染色	均阴性	均阴性
PAS 染色	阳性，多呈弥散状阳性	均阳性，常呈弥散阳性

四、急性早幼粒细胞白血病

急性早幼粒细胞白血病（acute promyelocytic leukemia， APL）即 M3，是一种常见的、临床表现凶险的急性白血病。根据异常早幼粒细胞形态特点，我国将 M3 分为 M3a 和 M3b； FAB 协作组不分亚型，但有一变异型（M3v）。M3 患者临床上出血广泛、严重且易出现弥散性血管内凝血，肝、脾及淋巴结多数无肿大，多见于青壮年，预后较好。

（一）血象

1. 血细胞数量

白细胞数常减少，严重者可出现粒细胞缺乏症，少数增加或正常，红细胞数常减少，血小板也常减少或明显减少，所以患者常表现为全血细胞减少。白细胞减少者多见于 M3a 型，白细胞升高者多见于 M3b、M3v 型。白细胞数 > 15×10^9/L 者易出现弥散性血管内凝血。

2. 血细胞涂片

大多数患者可见异常早幼粒细胞，其比例多少不一（白细胞数明显减少者，其比例也低），并可见少许中性中幼粒、晚幼粒细胞，Auer 小体、柴捆细胞（faggot cell）常较易见，有时可见有核红细胞。

（二）骨髓象

1. 骨髓增生程度

有核细胞增生极度活跃或明显活跃。

2. 异常早幼粒细胞增生

≥ 30%（NEC），并可见少许原始粒细胞及中性中幼粒细胞，其他阶段粒细胞明显减少。异常早幼粒细胞的形态特点为：胞体大小不一，直径为 15 ~ 30μm，胞体常不规则；胞核偏小，核常扭曲、折叠甚至分叶，核染色质较细致，常有核仁，1 ~ 3 个；胞质丰富，蓝色，胞质中常有丰富、密集的嗜天青颗粒，并常见内、外胞质分明现象，“内胞质”中充满颗粒，“外胞质”中颗粒很少或无颗粒。异常早幼粒细胞中棒状核小体常较易见，且数量常较多，几条、十几条甚至几十条，棒状小体多者从形态上似柴捆，呈束状交叉排列，故棒状小体多的细胞称为柴捆细胞。颗粒异常增多、核形不规则、内外胞质分明现象及易见柴捆细胞是异常早幼粒细胞的最主要特点。根据异常早幼粒细胞中颗粒的特征分为：① M3a（粗颗粒型），多数早幼粒细胞胞质中的颗粒粗大、深染、密集或融合。② M3b（细颗粒型），多数早幼粒细胞胞质中的颗粒细小、密集。③ M3v（细颗粒型），多数早幼粒细胞胞质中无颗粒或颗粒很少。

3. 其他

红系及巨系常明显受抑制或缺如。

（三）细胞化学染色

异常早幼粒细胞的细胞化学染色基本同 M2b。在 NAS-DCE 染色中，柴捆细胞比在瑞氏染色下更易见。

五、急性粒 - 单核细胞白血病

急性粒 - 单核细胞白血病（acute myelomonocytic leukemia，AMMOL）简称急粒单（即 M4），是一种粒系和单核系同时异常增生的常见类型急性白血病，国内将其分为 4 型：M4a、M4b、M4c 及 M4Eo。

具有急粒和急单的临床表现特点。

（一）血象

1. 血细胞数量

白细胞数增加、减少或正常；红细胞数常减少；血小板数也常减少，个别 M4 患者血小板数增加。

2. 血细胞涂片

常可见一定数量的原始细胞、幼稚单核细胞和幼稚粒细胞，有的伴有单核细胞、嗜酸性粒细胞增加（后者多见于 M4Eo）。有的原始细胞、幼稚单核细胞等胞质中可见棒状小体。

（二）骨髓象

1. 骨髓增生程度

有核细胞增生明显活跃或极度活跃。

2. 白血病细胞增生

根据粒系、单核系增生情况将其分为 4 型。

（1）M4a：以原始粒细胞、早幼粒细胞为主，单系≥ 20%（NEC）。

（2）M4b：以原始单核细胞、幼稚单核细胞为主，原始粒细胞、早幼粒细胞≥ 20%（NEC）。

（3）M4c：骨髓中的原始细胞既具有粒系特征又具有单核系特征，此类细胞大于或等于 30%（NEC）。

（4）M4Eo：在以上三型基础上，嗜酸性粒细胞增加大于 5%（NEC），其嗜酸性颗粒粗大而圆，还有着色较深的嗜碱性颗粒。少数患者可伴有嗜碱性粒细胞增加。原始粒细胞、原始单核细胞及幼稚单核细胞形态特点见 M1、M5，有的可见棒状小体。

3. 其他

红系及巨系常明显受抑制或缺如，有的浆细胞较易见。

（三）细胞化学染色

1. POX 染色

常呈阳性，阳性以（±）至（++）为主，少数为（+++）。

2. NAS-DCE 染色

原始粒细胞可呈阳性，原始及幼稚单核细胞呈阴性。

3. NAS-DAE 染色

原始粒细胞、原始及幼稚单核细胞呈阳性（后两者阳性较强），加 NaF 后部分抑制（即原始及幼稚单核细胞的阳性可被抑制）。

4. α-NBE 染色

原始粒细胞呈阴性，原始及幼稚单核细胞呈阳性。

5. PAS 染色

呈阳性，呈弥散、细颗粒状阳性。

6. 酯酶双染色

对诊断 M4 具有重要意义。例如，NAS-DCE 和 NAS-DAE 的酯酶双染色中，M4a 和 M4b 中可见两群细胞，一群为特异性酯酶阳性，一群为非特异性酯酶阳性；在 M4c 中可见一群细胞，在同一个细胞中同时可见特异性酯酶阳性和非特异性酯酶阳性。

六、急性单核细胞白血病

急性单核细胞白血病（acute monocytic leukemia，AMOL）简称急单（即 M5），是一种常见的急性白血病，分为两型：急性单核细胞白血病未分化型（M5a）、急性单核细胞白血病部分分化型（M5b）。临床上浸润症状明显，肝、脾等肿大较明显，易出现弥散性血管内凝血（发生率低于 M3）。

（一）血象

1. 血细胞数量

白细胞数增加，少数减少或正常。10% ~ 30% 伴有高白细胞血症，红细胞数常减少，血小板数也常减少。

2. 血细胞涂片

可见一定数量的原始单核细胞和（或）幼稚单核细胞。M5a 常以原始单核细胞增多为主；M5b 常以幼稚单核细胞增多为主，单核细胞也常增多。部分患者的原始及幼稚单核细胞胞质中可见棒状小体（典型者棒状小体细长），有的可见少许有核红细胞、幼稚粒细胞。

（二）骨髓象

1. 骨髓增生程度

有核细胞增生极度活跃或明显活跃。

2. 原始单核细胞或原始和幼稚单核细胞增生

根据原始单核细胞和幼稚单核细胞增生的比例不同分为两型。① M5a：原始单核细胞≥ 80%（NEC）。② M5b：原始单核细胞加幼稚单核细胞≥ 30%（NEC），其中原始单核细胞 < 80%，有的 M5b 患者伴有单核细胞增多。原始、幼稚单核细胞主要有以下特点：胞体较大，胞体可不规则；胞核常不规则，呈扭曲、折叠状，胞核染色质疏松、细致，核仁常为 1 个，大而清楚（幼稚单核细胞可无核仁），胞质量较多，呈灰蓝色，原始单核细胞胞质中常无颗粒，幼稚单核细胞颗粒少而细小（典型者呈粉尘样），有的胞质中可见空泡及被吞噬的细胞。有的 M5 患者可见棒状小体，单系细胞分裂象的染色体较细长。

3. 其他

红系、粒系及巨系明显减少或缺如。在 M5b 骨髓中，粒系及红系常比 M5a 多些。有的患者浆细胞较易见。

（三）细胞化学染色

1. POX 染色

阳性或阴性。阳性率常大于 3%，以（ ± ）为主。

2. NAS-DCE 染色

阴性。

3. NAS-DAE 染色

阳性较强，加 NaF 抑制。

4. α-NBE 染色

阳性较强，加 NaF 抑制。

5. PAS 染色

阳性或阴性，典型者呈细颗粒状阳性。

七、急性红白血病

急性红白血病（acute erythroleukemia，AEL）是一种红系和白系同时恶性增生的较少见的白血病。WHO 分型将急性红白血病分为两个亚型：M6a 及 M6b。M6 临床上常以贫血为首发症状，出血较轻，脾大较明显。

（一）血象

1. 血细胞数量

白细胞数常减少；红细胞数和血小板也常减少。

2. 血细胞涂片

（1）M6b：有核红细胞易见，以原始及早幼红细胞为主，并有形态异常（如巨幼变、双核、多核、畸形核、核碎裂、豪周小体及大红细胞等），多染性红细胞常易见。

（2）M6a：有核红细胞易见，以中幼及晚幼红细胞为主，并有形态异常，多染性红细胞常易见；同时可见原始及幼稚粒细胞，有的患者原始细胞 > 5%，有的可见棒状小体。

（二）骨髓象

1. 骨髓增生程度

有核细胞增生明显活跃或极度活跃。

2. 红系或红系和白系异常增生

（1）M6b：红系异常增生（ > 80%），以原始及早幼红细胞为主。红系常有形态异常，如巨幼变、核碎裂、双核、多核、巨大核、畸形核、豪周小体、嗜碱性点彩及大红细胞等。

（2）M6a：红系和白系（指粒系或单核系）同时异常增生。红系异常增生 > 50%，常以中幼红及晚幼红细胞为主，并有形态异常。白系也异常增生，其中原始粒细胞或原始单核细胞加幼稚单核细胞 ≥ 30%（NEC，WHO 分型标准为 ≥ 20%），有的可见棒状小体。

3. 其他

巨系常明显抑制，有的可见少许病态巨核细胞（如双圆核巨核细胞、单圆核巨核细胞、小巨核细胞等）。

（三）细胞化学染色

1. PAS 染色

有核红细胞常呈阳性，有的阳性较强，呈弥散、块状阳性。非红系的原始细胞可呈阳性，阳性形状因细胞系列不同而不同。

2. 其他细胞化学染色

因白血病细胞系列不同而不同。

八、急性巨核细胞白血病

急性巨核细胞白血病（acute megakaryocytic leukemia，AMKL）是巨系恶性增生的一种少见类型白血病。M_7 在临床上主要表现为贫血、发热。

（一）血象

1. 血细胞数量

白细胞数常减少，少数正常或增加；红细胞数常减少；血小板也常减少，少数正常或增加。

2. 血细胞涂片

可见原始巨核细胞及小巨核细胞，并常见巨型血小板、畸形血小板，有时还可见有核红细胞、幼稚粒细胞。

（二）骨髓象

1. 骨髓增生程度

有核细胞增生活跃、明显活跃或极度活跃。

2. 巨系异常增生

以原始巨核细胞、幼稚型巨核细胞为主，其中原始巨核细胞 ≥ 30%，可见小巨核细胞等病态巨核细胞。

3. 其他

粒系、红系增生明显受抑制或缺如。

（三）细胞化学染色

1. POX 染色

呈阴性。

2. PAS 染色

呈阳性，为颗粒状、块状阳性。

3. 酯酶染色

特异性酯酶染色呈阴性；非特异性酯酶染色呈阴性或阳性，加 NaF 不抑制。

（邱　冬）

第二节　淋巴细胞系统肿瘤

2008 年淋巴系统肿瘤的 WHO 分型详见表 5-1。现认为淋巴细胞白血病与淋巴瘤在本质上并无区别，只是临床表现有所不同，故归在同一大类中。本节主要介绍与骨髓细胞形态学密切相关的淋巴系肿瘤，如淋巴母细胞白血病 / 淋巴瘤，以及成熟淋巴细胞白血病 / 淋巴瘤中的部分内容。

从成熟淋巴细胞白血病 / 淋巴瘤的细胞系列来分，分为成熟 B 淋巴细胞白血病、成熟 T 淋巴细胞及 NK 细胞肿瘤。成熟 B 淋巴细胞白血病包括慢性 B 淋巴细胞白血病 / 小淋巴细胞性淋巴瘤、多发性骨髓瘤、毛细胞白血病及幼稚淋巴细胞白血病等；成熟 T 淋巴细胞及 NK 细胞肿瘤包括大颗粒淋巴细胞白血病、成人 T 淋巴细胞白血病及幼稚淋巴细胞白血病等。

一、淋巴母细胞白血病 / 淋巴瘤

淋巴母细胞白血病 / 淋巴瘤（lymphoblastic leukemia/lymphoma，LBL），分为 B 或 T 淋巴细胞型。急性淋巴细胞白血病（acute lymphocytic leukemia，ALL），简称急淋，是一种常见的淋巴母细胞白血病。虽然淋巴母细胞白血病 / 淋巴瘤是一类疾病，表现为全身淋巴结肿大和（或）肝脾大，但早期淋巴母细胞淋巴瘤与急淋在临床特征及实验室检查特点方面还是有所不同。例如，急淋多发于儿童及青少年，临床症状明显，骨髓中有大量淋巴母细胞，外周血中也常有大量淋巴母细胞；淋巴瘤发生在各年龄段，主要表现为发热，早期骨髓及外周血均未受累，诊断主要依靠淋巴结等活体组织检查。

（一）血象

1. 血细胞数量

（1）急淋：白细胞数常增加，少数减少或正常；红细胞数常减少；血小板也常减少。

（2）淋巴瘤：早期患者的血细胞数无明显异常，晚期可出现红细胞数减少，白细胞数增加等。

2. 血细胞涂片

（1）急淋：可见一定比例的原始及幼稚淋巴细胞，常大于或等于 70%，中性成熟粒细胞明显减少，涂抹细胞易见，有时可见少许有核红细胞及幼稚粒细胞。

（2）淋巴瘤：早期有的可见嗜酸性粒细胞增多，其他无明显异常；如侵犯外周血，结果与急淋相似，可见一定比例原始及幼稚淋巴细胞。

（二）骨髓象

1. 骨髓增生程度

急淋有核细胞增生极度活跃或明显活跃，淋巴瘤未侵犯骨髓时其有核细胞增生活跃或明显活跃，侵犯骨髓后基本同急淋。

2. 原始及幼稚淋巴细胞异常增生

（1）急淋：原始及幼稚淋巴细胞，常为 50% ~ 90%，根据原始及幼稚淋巴细胞的形态学特点，FAB 分型将其分为 3 型（表 5–3），棒状小体未见，涂抹细胞易见，其分裂象的染色体常较粗短。

（2）淋巴瘤：早期骨髓无异常，晚期侵犯骨髓时可出现一定数量的原始及幼稚淋巴细胞，往往难以与 ALL 相鉴别，但是从形态学来看淋巴瘤细胞更具多态性。

表 5–3　急性淋巴细胞白血病 FAB 分型（1976 年）

细胞学特征	ALL_1	ALL_2	ALL_3
细胞大小	小细胞为主，大小较一致	大细胞为主，大小不一	大细胞为主，大小较一致
核染色质	较粗，结构较一致	较疏松，结构不一致	细点状，结构一致
核形	规则，偶有凹陷、折叠	不规则，常见凹陷、折叠	较规则
核仁	小而不清，少或不见	清楚，1 个或多个	明显，1 个或多个，泡沫状
胞质量	少	不一定，常较多	较多
胞质嗜碱性	轻或中度	不一定，有些较深蓝	深蓝色
胞质空泡	不定	不定	常明显，呈蜂窝状

注：大细胞是指胞体直径大于或等于 12 μm 的原淋巴细胞，小细胞是指胞体直径小于 12 μm 的原淋巴细胞。

3. 其他

（1）急淋：红系、粒系及巨系常明显抑制或缺如。

（2）淋巴瘤：早期患者有的除可见嗜酸性粒细胞增多外，红系、粒系及巨系无明显异常；侵犯骨髓后，红系、粒系及巨系常减少。

（三）细胞化学染色

1. POX 染色

阴性。FAB 规定阳性率 < 3%，阳性细胞为残留的原始粒细胞。

2. NAS-DCE 染色

均阴性。

3. NAS-DAE 染色

阴性或弱阳性，加 NaF 不抑制。

4. α-NBE 染色

均阴性。

5. PAS 染色

常为阳性，阳性率多数为 20% ~ 80%，典型者呈粗颗粒状、块状阳性。

二、慢性 B 淋巴细胞白血病 / 小淋巴细胞性淋巴瘤

慢性 B 淋巴细胞白血病（chronic lymphocytic leukemia，CLL）/ 小淋巴细胞性淋巴瘤（small lymphocytic lymphoma，SLL）是一类常见的淋巴细胞克隆性增殖肿瘤。虽然 CLL/SLL 是一类疾病，主要表现为全身无痛性淋巴结肿大及不同程度的肝脾大，但早期 SLL 与 CLL 在临床特征及实验室检查特点方面还是有所不同。例如：慢性 B 淋巴细胞白血病主要见于 50 岁以上人群，外周血及骨髓中淋巴细胞均增多；小细胞淋巴瘤可见于各个年龄段，早期外周血及骨髓均无明显异常，进而骨髓中淋巴细胞增多，最后外周血中淋巴细胞也增多。

（一）血象

1. 血细胞数量

（1）CLL：白细胞数增加，以淋巴细胞为主，分类 ≥ 50%，绝对值 > 5×10^9/L；红细胞数轻度减少或正常；血小板数一般正常。

（2）SLL：早期血细胞数正常或红细胞数轻度减少；晚期侵犯至外周血时，与 CLL 相似。

2. 血细胞涂片

（1）CLL：以淋巴细胞为主，原始及幼稚淋巴细胞 < 10%，形态无明显异常，涂抹细胞常较易见。

（2）SLL：早期常无明显异常；晚期侵犯至外周血时，其特点似 CLL。

（二）骨髓象

1. 骨髓增生程度

有核细胞增生明显活跃或极度活跃。

2. 淋巴细胞增生

（1）CLL：淋巴细胞常明显增生，≥ 40%，原始及幼稚淋巴细胞 < 10%，淋巴细胞形态较单一，形态无明显异常。

（2）SLL：早期骨髓无明显异常；晚期侵犯至骨髓时，似 CLL 骨髓象，其淋巴细胞增生，但形态更具多态性。

3. 其他

粒系、红系及巨系减少或正常。

三、多发性骨髓瘤

多发性骨髓瘤（multiple myeloma，MM）是骨髓中单克隆浆细胞（即骨髓瘤细胞）异常增生的一种恶性肿瘤，同时分泌异常免疫球蛋白（即 M 蛋白或副蛋白）或肽链。发病年龄多在 40 岁以上，临床表现为骨痛、骨骼破坏、骨髓造血功能抑制、副蛋白血症及肾功能异常等。

（一）血象

1. 血细胞数量

白细胞数及血小板数正常或减少；红细胞数常减少。随着病情进展常表现为全血细胞减少。

2. 血细胞涂片

以中性粒细胞和淋巴细胞为主，形态无明显异常。约 20% 患者可见少许浆细胞，占 2% ~ 3%，如果白细胞分类时，浆细胞比例 > 20% 或绝对值 > $2 \times 10^9/L$，则为继发性浆细胞白血病。绝大多数患者红细胞呈缗钱状排列，有的患者可见少许有核红细胞及幼稚粒细胞。

（二）骨髓象

1. 骨髓增生程度

有核细胞增生活跃或明显活跃。

2. 骨髓瘤细胞明显增生

> 15%，并有原始、幼稚浆细胞，其形态与正常浆细胞有相同和不同之处，相同之处为：核多数 1 个、圆形、偏位，胞质量多，常呈深蓝色，有泡沫浆及核旁淡染区。不同之处为：胞体可明显大小不一（大者如巨核细胞大小），核形可不规则，易见多核、巨大核及畸形核，有的染色质细致、有核仁。

有时还可见下列细胞和小体：①火焰细胞，胞质边缘或整个胞质呈红色（瘤细胞分泌黏蛋白所致，多为 IgA）；②鲁氏小体（Russel body），为圆形、粗大、红色的包涵体；③葡萄细胞（grape cell）或桑葚状细胞（mott cell），胞质中有大量 Russel 小体。

1957 年欧洲血液学会议根据骨髓瘤细胞形态学分为 4 型，即Ⅰ型（小浆细胞型）、Ⅱ型（幼稚浆细胞型）、Ⅲ型（原始浆细胞型）和Ⅳ型（网状细胞型），但临床上这种分型已很少用。

3. 其他

粒系、红系及巨系增生正常或受抑制。红细胞常呈缗钱状排列。

四、毛细胞白血病

毛细胞白血病（hairy cell leukemia，HCL）是一种淋巴细胞增生的慢性白血病，目前认为毛细胞来源于 B 细胞系。多见于中、老年人，男女发病比例为（3.5 ~ 6）：1。主要临床表现为贫血、脾大和反复发作的严重感染。

（一）血象

1. 血细胞数量

白细胞数明显减少、正常或增加；红细胞数减少；血小板数减少或正常，血小板数减少在巨脾患者尤为明显。所以多数患者表现为全血细胞减少。

2. 血细胞涂片

中性粒细胞减少，淋巴细胞比例增加，可见一定数量特征性的毛细胞，其出现频率不一，为 0% ~ 95%，白细胞总数越高，则毛细胞出现率也越高。

（二）骨髓象

1. 骨髓增生程度

骨髓穿刺常为“干抽”，若穿刺成功，有核细胞增生活跃或明显活跃。

2. 毛细胞增多

骨髓涂片中毛细胞出现率与外周血象基本相同。毛细胞的特征为：胞体直径为 10 ~ 20μm，边缘不规则，周边不整齐，有许多锯齿状或伪足状突起，有时为细长毛发状；胞质量中等，淡蓝色，无颗粒；核呈圆形、椭圆形、肾形等，核染色质较粗，偶见核仁。约半数患者出现干抽的原因是骨髓中毛细胞的毛状突起相互交织在一起及骨髓网硬蛋白纤维增生。

3. 其他

红系、粒系及巨系减少或正常。

（三）细胞化学染色

酸性磷酸酶（ACP）染色呈阳性且不被左旋酒石酸抑制，是毛细胞白血病具有的特征性染色。

五、幼稚淋巴细胞白血病

幼稚淋巴细胞白血病（prolymphocytic leukemia，PLL）是一种慢性淋巴细胞白血病的变异型，分为T细胞型和B细胞型。PLL多见于老年人，起病缓慢，常有明显脾肿大，可伴有肝大，淋巴结大较少见。

（一）血象

1. 血细胞数量

红细胞数、血小板数常减少；白细胞数常大于 $100\times10^9/L$，但也可正常。

2. 血细胞涂片

常可见大量幼稚淋巴细胞，高者达100%，这类幼稚淋巴细胞与急性淋巴细胞白血病中的幼稚淋巴细胞形态特点有所不同，其最突出的形态学特征为：核染色质聚集却有1个大而清楚的核仁。

（二）骨髓象

1. 骨髓增生程度

有核细胞增生明显活跃或极度活跃。

2. 幼稚淋巴细胞增多

占17% ~ 80%。幼稚淋巴细胞的形态特点为：胞体较大，圆形或类圆形；胞质量较丰富，淡蓝色或蓝色，少数有嗜天青颗粒；核呈圆形、椭圆形，染色质块状（尤其在核膜周边），核仁常1个，大而明显。涂抹细胞较易见。

3. 其他

红系、粒系及巨系减少或正常。

六、大颗粒淋巴细胞白血病

大颗粒淋巴细胞白血病（large granular lymphocytic leukemia，LGL）是一种进展缓慢的淋巴系统肿瘤，分为T细胞或NK细胞两种类型。T-LGL表现为反复感染、脾轻度肿大，可有发热、盗汗及消瘦；NK-LGL全身症状明显，肝脾大，淋巴结及胃肠道也容易累及。

（一）血象

1. 血细胞数量

白细胞数常增加，也有的减少或正常；红细胞数常减少；血小板数减少或正常。一般情况下，NK-LGL患者红细胞和血小板数常减少且较严重，而大多数T-LGL患者白细胞数减少。

2. 血细胞涂片

中性粒细胞明显减少，淋巴细胞常增多（$>5\times10^9/L$），其中大颗粒淋巴细胞明显增多，占50% ~ 90%。

（二）骨髓象

1. 骨髓增生程度

有核细胞增生明显活跃或活跃。

2. 大颗粒淋巴细胞增多

可见一定数量。大颗粒淋巴细胞形态的主要特点为：胞质丰富，含有数个粗或细的紫红色颗粒，其他形态特点似大淋巴细胞。

3. 其他

红系、粒系及巨系正常或减少。

（邱　冬）

第六章

血清血型检验

第一节　ABO 血型鉴定

一、ABO 血型鉴定原理

根据红细胞上有或无 A 抗原或（和）B 抗原，将血型分为 A 型、B 型、AB 型和 O 型 4 种。可利用红细胞凝集试验，通过正、反定型准确鉴定 ABO 血型。所谓正定型，是用已知抗 A 和抗 B 分型血清来测定红细胞上有无相应的 A 抗原或（和）B 抗原；所谓反定型，是用已知 A 红细胞、B 红细胞来测定血清中有无相应的抗 A 或（和）抗 B。

二、试剂和材料

抗 A（B 型血），抗 B（A 型血）及抗 A + B（O 型血）分型血清。5% A、B 及 O 型试剂红细胞盐水悬液。受检者血清。受检者 5%红细胞悬液（制备方法同标准红细胞悬液）。

三、方法

（一）试管法

1. 正定型

取试管 3 支做好标记，分别加入抗 A、抗 B 和抗 A + B 标准血清各 1 滴。每管加入被检者 5%红细胞悬液各 1 滴，混匀后在室温放置 5 min。

2. 反定型

取清洁小试管 3 支分别标明 A、B、O 细胞。用滴管分别加入被检者血清各 1 滴，A、B 和 O 型 5%标准红细胞悬液各 1 滴，再加入被检者血清各 1 滴，混合，立即以 1 000 r/min 离心 1 min。轻弹试管，观察红细胞有无凝集。对结果可疑标本，应以显微镜观察。

（二）玻片法

1. 正定型

取清洁玻片 1 张（或白瓷板用蜡笔画格），依次标明抗 A、抗 B、抗 A + B。按标记滴加相应的标准分型血清 1 滴，分别滴加被检者 5%红细胞悬液各 1 滴，转动玻片混合。

2. 反定型

另取玻片 1 张（或白瓷板 1 块，用蜡笔画格），做好标记，分别加入被检者血清各 1 滴，再加入标准 A、B 和 O 型红细胞悬液各 1 滴，转动玻片混匀。室温放置 10 ~ 15 min，转动玻片观察结果，结果见表 6-1。

表 6-1 ABO 血型鉴定的结果观察

标准血清＋被检者红细胞			血检者血型	标准红细胞＋被检者血清		
抗 A	抗 B	抗 A ＋ B		A 细胞	B 细胞	O 细胞
＋	－	＋	A	－	＋	－
－	＋	＋	B	＋	－	－
－	－	－	O	＋	＋	－
＋	＋	＋	AB	－	－	－

注：（＋）凝集；（－）不凝集。

四、注意事项

标准血清质量应符合要求，用毕后应放置冰箱保存，以免细菌污染。试剂红细胞以 3 个健康者同型新鲜红细胞混合，用生理盐水洗涤 3 次，以除去存在于血清中的抗体及可溶性抗原。试管、滴管和玻片必须清洁干燥，防止溶血。操作方法应按规定，一般应先加血清，然后再加红细胞悬液，以便容易核实是否漏加血清。离心时间不宜过长或过短，速度不宜过快或过慢，以防假阳性或假阴性结果。观察时应注意区别真假凝集。判断结果后应仔细核对，记录，避免笔误。

五、临床意义

输血已成为临床上必不可少的治疗手段，输血必须输入 ABO 同型血，如输入异型血，输入的红细胞可能迅速破坏，导致严重的溶血反应，常常威胁生命甚至造成死亡。

（严良烽）

第二节 Rh 血型鉴定

Rh 血型是红细胞血型中最复杂的一个血型系统，因为我国人群 Rh 阳性的人只有 0.2%～0.4%，因此常规血型鉴定时不必做 Rh 血型，但对有输血史、妊娠史的患者在输血前应做 Rh 血型鉴定。Rh 血型系统有 5 种抗血清，即抗 C，抗 c，抗 D，抗 E，抗 e，可以检出 18 种不同的型别，但由于临床实验室很难得到这 5 种抗血清，况且在 Rh 抗原中，抗原性最强，出现频率最高，临床上影响最大的是 D 抗原，所以临床上一般只做 D 抗原的鉴定，受检者红细胞能与抗 D 血清凝集者为强阳性，不凝集者为阴性。Rh 血型的鉴定方法依抗体的性质而定，完全抗体可用盐水凝集试验，不完全抗体可选用胶体介质、木瓜酶及抗人球蛋白等试验。

一、Rh 血型定型

（一）原理

Rh 血型抗体多是不完全抗体，属 IgG 型。因分子短小，与红细胞上的抗原作用后，不能使红细胞靠拢凝集。木瓜酶能破坏红细胞表面上的唾液酸，降低其表面电荷，减少红细胞之间的排斥力，红细胞得以靠拢，在不完全抗体的作用下，红细胞便出现凝集。

（二）试剂与材料

Rh 抗血清常用的为不完全抗 D、抗 C、抗 E 及抗 D 4 种。5%受检者红细胞盐水悬液。1%菠萝酶（或木瓜酶）溶液：称取菠萝酶 1.0 g，溶解于 100 mL pH5.5 磷酸盐缓冲液内。0.067 mol/L 磷酸盐缓冲液：（pH5.5）Na_2HPO_4 5 mL 和 KH_2PO_4 95 mL 混合而成。已知 Rh 阳性及 Rh 阴性 5%红细胞悬液各 1 份。

（三）操作

取试管 3 支，分别标明受检者及阳、阴性对照。每管各加抗 D 血清 1 滴。按标记各管分别加不同的红细胞悬液 1 滴及 1%菠萝酶试剂各 1 滴，混匀后置 37℃水浴中 1 h，观察结果。

（四）结果判定

阳性对照管凝集，阴性对照管无凝集，被检管凝集为 Rh（D）阳性，无凝集为 Rh（D）阴性。

（五）注意事项

应严格控制温度和时间，因 Rh 抗体凝集块比较脆弱，观察结果时，应轻轻侧动试管，不可用力振摇。阳性对照取 3 人 O 型红细胞混合而成，阴性对照不易得到。一般设计方法为正常 AB 型血清 1 滴，加 5% D 阳性红细胞悬液 1 滴和菠萝酶试剂 1 滴混匀，与受检管一同置 37℃水浴 1 h。

（六）临床意义

Rh 血型与输血。Rh 阴性患者如输入 Rh 阳性血液，可刺激患者产生免疫性抗体，当第二次再接受 Rh 阳性血液时，即发生溶血性输血反应。Rh 阴性妇女如孕育过 Rh 阳性胎儿，当输入 Rh 阳性血液时亦可产生溶血性反应，严重者可导致死亡。Rh 血型与妊娠。Rh 阴性母亲孕育了 Rh 阳性胎儿后，在胎盘有小的渗漏时，胎儿血液可渗入母体血循环中，母体受到胎儿红细胞的刺激可产生相应的抗体。此种免疫性抗体能通过胎盘而破坏胎儿红细胞，如果第 1 胎所产生抗 D 抗体效价较低，一般对胎儿无明显影响。如再次妊娠 Rh 阳性胎儿时，抗 D 效价很快升高。此抗体通过胎盘进入胎儿体内而发生新生儿溶血病。

二、Du 血型鉴定

（一）盐水凝集试验

1. 试剂

盐水抗 D 血清。受检者 2% ~ 5%红细胞生理盐水悬液。D 阳性、D 阴性 2% ~ 5%红细胞生理盐水悬液。

2. 方法

取 3 支试管分别注明被检者姓名及阳性和阴性对照。每管加抗 D 血清 1 滴。按标明的试管分别加入被检者红细胞、D 阳性红细胞、D 阴性红细胞悬液各 1 滴，混匀后置 37℃水浴中 1 h。

3. 结果

阳性对照有凝集，阴性对照无凝集。被检管出现凝集为 Rh 阳性，无凝集者为 Rh 阴性。

（二）胶体介质试验

1. 试剂

不完全抗 D 血清。AB 型血清（选择无不规则抗体和免疫性抗体，促凝能力强，不使红细胞形成缗钱状的血清）。洗涤的被检者、Rh 阴性、Rh 阳性压积红细胞。

2. 操作

将上述各种压积红细胞用 AB 型血清分别配成 5%的红细胞悬液。取小试管 4 支分别标明被检者姓名，Rh 阴性、Rh 阳性及 AB 介质对照，按表 6-2 滴加反应物。

表 6-2 胶体介质试验操作

反应物	被检者	Rh（-）对照	Rh（+）对照	AB 介质对照
抗 D 血清	1 滴	1 滴	1 滴	
AB 血清	-	-	-	2 滴
被检红细胞	1 滴	-	-	1 滴
Rh（-）红细胞	-	1 滴	1 滴	-
Rh（+）红细胞	-	-	-	-

注：混匀，37℃ 1 h。

3. 结果

先看对照管，Rh 阳性对照管凝集，Rh 阴性对照管和 AB 介质对照管均不应凝集，被检管凝集者为 Rh 阳性，不凝集者为 Rh 阴性。

有 Rh 5 种抗血清的实验室，可用下列方法为 Rh 血型定型。

（1）试剂和材料：Rh 抗血清有不完全抗 C、抗 c、抗 D、抗 E 及抗 e。其效价为抗 D 不低于 64，抗 E、抗 C 和抗 e 不低于 16。5%受检者红细胞生理盐水悬液。1%菠萝酶（或木瓜酶）溶液。已知 Rh 阳性和 Rh 阴性 5%红细胞生理盐水悬液各 1 份。

（2）方法：取试管（12 mm × 60 mm）5 支，标明抗 C、抗 c、抗 D、抗 E、抗 e，按标明的内容分别加上述 5 种抗血清 1 滴，再加 5%受检者红细胞生理盐水悬液及 1%菠萝酶试剂各 1 滴，混匀。另取两支对照管用蜡笔标明阳性和阴性，分别加入不完全抗 D 血清 1 滴，阳性对照管加 Rh 阳性红细胞 1 滴，阴性对照管加 Rh 阴性红细胞 1 滴，再分别加 1%菠萝酶溶液 1 滴，置 37℃水浴中 1 h，肉眼观察反应结果。将以上各管放 37℃ 1 h 观察结果。

（3）结果判定：如阳性对照管凝集，阴性对照管不凝集，受检者凝集，即表示受检者红细胞上有相应抗原；受检管不凝集，即表示受检者红细胞上没有相应抗原，用 5 种抗 Rh 血清检查，结果可能有 18 种表型。

（严良烽）

第三节 标准血清及标准红细胞的制备

一、标准 A、B、O 血清的制备

选择 A 型、B 型、O 型的健康青壮年，无菌操作采取静脉血液，使其在 37℃凝固，待血清开始出现后，放冰箱内 12 h 或 24 h，使冷凝素被自身红细胞吸收。取出离心沉淀分离血清，再将分离出来的血清置于 56℃水浴中 30 min 或 60℃ 5 min 灭活补体，然后测定其效价和凝集力，符合规定要求时，即成标准血清。各级血站亦可将试验后的无异常、无乳糜的 A、B、O 血型管分别抽出，按以上步骤处理，即成标准血清。

二、凝集效价的测定

取小试管 20 支，分两排放置于试管架上，前排标明 A，后排标明 B，再将各排由左而右注明号码。各管均加生理盐水 0.2 mL。吸取 A 型被测血清 0.2 mL，加入 A 排第 1 管中，混匀，吸出 0.2 mL 加入第 2 管中，如此稀释至第 10 管，从第 10 管吸出的 0.2 mL 弃掉，用同样的方法取 B 型被测血清在 B 排中稀释，最后两排管的血清稀释倍数分别为 1 ∶ 2、1 ∶ 4、1 ∶ 8、1 ∶ 16、1 ∶ 32、1 ∶ 64、1 ∶ 128、1 ∶ 256、1 ∶ 512、1 ∶ 1 024。A 排管各加 B 型 2%红细胞生理盐水悬液 0.2 mL；B 排管各加 A 型 2%红细胞生理盐水悬液 0.2 mL，混匀。放置室温（18 ~ 22℃）1 ~ 2 h 观察结果，以稀释倍数最高而又显凝集者为其凝集效价。混匀后，放室温（18 ~ 22℃）1 ~ 2 h 观察结果。如被测血清在第 7 管仍显凝集，则其凝集效价为 1 ∶ 128。如第 8 管仍显凝集则其凝集效价为 1 ∶ 256。O 型标准血清抗 A、抗 B 的凝集效价测定，可参照上述方法进行。

三、标准血清的质量要求

A 型（抗 B）效价应在 1 ∶ 64 以上，B 型（抗 A）效价应在 1 ∶ 128 以上，如果低于上述标准，不能使用。并要检查效价低的原因，重新制备，如果效价太高，可按效价规定加适量等渗盐水稀释。且不含其他血型抗体，不形成缗钱状的假凝集，冷凝集素效价 < 1 ∶ 4。

四、亲和力的测定

所谓亲和力是指标准血清与相对应的红细胞混合后出现的凝集速度及凝集块的大小而言。测定方法

如下：取待测血清 0.1 mL 放于玻片或瓷板上，取对应的 10%红细胞生理盐水悬液 0.05 mL，加于血清中混匀并涂成直径约 1 cm 的圆形，立即计时。观察出现凝集的时间。并继续转动玻片或瓷板，至 3 min 时观察凝集块的大小。标准血清亲和力的质量要求，在 15 ～ 30 s 应出现凝集，3 min 时凝集块应在 1 mm^2 以上，标准血清中不应含脂肪（脂肪可使效价迅速降低），不可污染细菌。

五、标准血清的保存方法

合格的标准血清每 50 mL 加 1 mL 1%硫柳汞水溶液防腐。再于 A 型血清中加入 1%伊红水溶液；B 型血清中加入 1%煌绿水溶液，以识区别。最好小量分装，冰箱保存。用时拿出放置室温融化后再使用。

六、标准红细胞悬液的制备

2%标准红细胞悬液的制备：按需要型别，取全血 1 mL，加等渗盐水 2 ～ 3 mL，充分摇匀离心沉淀，弃去上清液，然后再加生理盐水 2 ～ 3 mL 按上述方法洗涤，共 3 次，最后取压积红细胞 2 滴，加新鲜等渗盐水 4 mL，轻轻摇动，即成所需 2%的标准红细胞悬液。取压积红细胞 5 滴，加新鲜等渗盐水 4 mL，即成 5%红细胞悬液。取压积红细胞 5 滴，加新鲜等渗盐水 2 mL，即成 10%红细胞悬液。标准红细胞盐水悬液临用前制备，最多存放 3 d，用 ACD 溶液保存最长可保存 1 周。

（严良烽）

第四节　红细胞血型系统

目前红细胞血型至少已发现有 26 个血型系统，400 多种血型抗原。ABO 血型是最早发现的一个血型系统，也是对人类影响最大的一个系统。

一、ABO 血型的分类

人类红细胞表面有两种抗原，分别为 A 抗原和 B 抗原，A 型红细胞表面含 A 抗原，B 型红细胞表面含 B 抗原，AB 型红细胞表面含有 A 和 B 两种抗原，O 型红细胞既不含有 A 抗原也不含有 B 抗原。在人的血清中，存在着两种天然抗体，一种为抗 A 抗体，另一种为抗 B 抗体，在 A 型人的血清中含有抗 B 抗体，在 B 型人的血清中含有抗 A 抗体，在 AB 型人的血清中既不含有抗 A 抗体也不含有抗 B 抗体，O 型人的血清中含有抗 A 和抗 B 两种抗体，两种抗体可分别与相应的 A 或 B 抗原发生免疫反应。各型人的红细胞抗原及血清中含有的抗体见表 6–3。

表 6–3　各型红细胞抗原及血清中含有的抗原抗体

血型	红细胞所含抗原	血清中所含抗体
O	–	抗 A，抗 B
A	A	抗 B
B	B	抗 A
AB	A，B	–

二、ABO 抗原与血型物质

ABO 系统的血型抗原有 A、B、H 三种，它们属于多糖类抗原，主要存在于红细胞表面，与脂质、蛋白质结合在一起，不溶于水，可溶于乙醇，抗原的成分由多糖和多肽组成。多肽部分决定血型的抗原性，多糖部分决定血型的特异性，H 抗原是 A、B 抗原基础物质。ABO 各型红细胞上都有 H 抗原，O 型最多，其顺序分别为 O ＞ A2 ＞ A2B ＞ B ＞ A1B。ABH 抗原在胎儿 37 d 时便能检出，以后反应的敏感性不断增强，至出生时红细胞 ABH 抗原的敏感性已是成人的 20%，至 20 岁时达到高峰，抗原性终身不变，所以，初生儿不易鉴定血型。A、B 抗原不仅存在于红细胞和组织细胞上，而且以水溶性状态广泛存在于体液和分泌物中，如唾液、精液、胃液、羊水、汗液、胆汁、乳汁等。在体液和分泌物中出现的这些物质多为半抗原，称为血型物质，血型物质也存在于动物和其他生物体内，如猪胃、马胃、大肠埃希菌等。

血型物质在血型与输血中有以下几种用途：测定体液中的血型物质，辅助鉴定 A、B、O 血型，特别是对鉴定抗原性弱的亚型有很大帮助。ABO 系统的天然抗体可被血型物质中和。因此，可用血型物质鉴别抗体的性质。不同型混合血浆，由于血型物质中和了血浆中抗 A 和抗 B 凝集素，可使效价显著降低，因此，输混合血浆时，一般可忽略血型问题。血型物质能特异性地与相应抗体结合，从而可全部或部分地抑制抗体效价，据此利用红细胞凝集抑制试验可以检查肝、脾、肾等组织细胞及陈旧血痕、精液斑、唾液斑、毛发、皮肤中的血型物质，鉴定其血型。利用从动物脏器中抽出的血型物质免疫动物，可以得到高效价的抗 A、抗 B 血清。

三、ABO 血型抗体

（一）天然抗体

没有可以觉察的抗原刺激，在体内自然存在的抗体叫天然抗体，如人体血清中的抗 A、抗 B 抗体，就属于天然抗体。天然抗体大多数都是 IgM，分子量 100 万，长 95 nm，由于分子量大，不能通过胎盘，不耐热，70℃加热 1 h 便破坏，能在等渗盐水中与含有相应抗原的红细胞发生凝集，因此，又叫凝集素或盐水抗体或完全抗体，天然抗体多数属于冷性抗体，如抗 A、抗 B 在 0℃的效价可以是 37℃的 3 倍，但是为了避免特异性冷性抗体的干扰，ABO 血型鉴定还是应在室温进行，天然存在的抗 A、抗 B 抗体能被 A、B 血型的血清中和。

（二）免疫性抗体

通过输注异型抗原刺激机体产生的抗体，叫作免疫性抗体，如异型间输血、血型不同的妊娠，注射流感疫苗或破伤风抗血清（二者都含类 A 抗原物质），肺炎球菌感染（膜中含类 A 抗原），某些革兰阳性菌感染（含类 B 抗原物质），注射母体血（麻疹治疗）等，都可引起免疫抗体的产生，造成输血反应，新生儿溶血症、血清病等不良结果，有时患者能被本身的红细胞刺激产生自体免疫性抗体，造成溶血性贫血。在免疫过程中，早期产生的抗体，多数是 IgM，后期的多数为 IgG，IgG 分子量为 16 万，分子的长度约为 25 nm，能通过胎盘，较耐热，70℃加热时较稳定，又因 IgG 分子量小，加之红细胞间的电荷排斥，因此在生理盐水中与相应的红细胞作用，不能出现凝集现象，所以又叫不完全抗体，必须用胶体介质、酶介质或抗人球蛋白等试验，才能证明其存在。免疫性抗体一般都是温性抗体，在 37℃作用较强。

（严良烽）

第七章

血小板检验

第一节　血小板功能和数量的检验

一、血小板功能的有关检验

（一）血小板聚集试验（platelet aggregation test，PAgT）原理

在特定的连续搅拌条件下于富含血小板血浆（PRP）中加入诱导剂时，由于血小板发生聚集，悬液的浊度就会发生相应的改变，光电池将浊度的变化转换为电讯号的变化，在记录仪上予以记录。根据描记虚线即可计算出血小板聚集的程度和速度。

（二）试剂与器材

（1）血小板聚集测定仪及记录仪（量程 10 mV 电子电位差计）。

（2）富含血小板血浆（PRP）及乏含血小板血浆（PPP）。

（3）100 μL 微量加液器、硅化试管及注射器或塑料试管及注射器。

（4）血小板聚集诱导剂 ADP、肾上腺素、胶原、花生四烯酸、凝血酶等。

（三）操作

（1）用硅化注射器从肘静脉顺利取血 4.5 mL，注入含有 0.5 mL 10^9 mmol/L 枸橼酸钠的硅化或塑料离心管中，充分混匀。

（2）PRP（富含血小板血浆）的制备：以 1 000 r/min 离心 10 min，小心取出上层血浆，计数血小板并调至（100 ~ 200）$\times 10^9$/L。

（3）PPP（贫含血小板血浆）的制备：将剩余血液以 3 000 r/min 离心 20 min，上层较为透明的液体即为 PPP，其血小板一般低于（10 ~ 20）$\times 10^9$/L。

（4）将 PRP 标本置于仪器比浊管内（体积视聚集仪而定），放入测定孔内并调节透光度为 10，并加搅拌磁棒，在 37℃预热 3 min。

（5）打开记录仪走纸开关，描记 10 秒的 PRP 基线，随后在 PRP 中加入诱导剂，同时开始搅拌（1 000 r/min），测定时间为 6 ~ 10 min，记录走纸速度一般为 2 cm/min，记录聚集波型。

（四）参考区间

（1）浓度 6×10^{-6} mol/L 的 ADP 时 MAR 为（35.2 ± 13.5）%，坡度为（63.9 ± 22.2）度。

（2）浓度 4.5×10^{-5} mol/L 的肾上腺素可引起双相聚集曲线，此时第一相 MAR 为（20.3 ± 4.8）%，坡度（61.9 ± 32.9）度。

（五）注意事项

（1）避免反复穿刺而将组织液抽到注射器内，或将气泡混入。组织液可使少量凝血酶形成而引起血小板聚集。

（2）时间：实验应在采血后 3 h 内完成。时间过长会降低血小板的聚集强度或速度。

（3）温度：采血后的标本应放在 15 ～ 25℃的室温下为宜，低温会使血小板激活，黏附、聚集能力增加或有自发性聚集，故切忌放入冰箱。

（4）血浆的 pH：采血后血液中的 CO_2 不断逸出使血浆 pH 上升。pH6.8 ～ 8.5 的标本可获得最佳聚集效果，pH 低于 6.4 或高于 10.0 时，将会使聚集受抑制或消失。

（5）抗凝剂：Ca^{2+}是血小板聚集过程中的重要因素。血小板聚集程度随血浆中枸橼酸浓度的降低而增高，因此在贫血患者应按公式（100 － 细胞比容）× 血液（mL）× 0.001 85 调整抗凝剂的用量。EDTA 由于螯合 Ca^{2+}作用强，使 ADP 不能引起血小板聚集，因此忌用 EDTA 作为抗凝剂。

（6）红细胞混入、溶血及血浆脂类等因素可降低悬液透光度，掩盖了血小板聚集的变化。因此，采血当天也应禁饮牛奶、豆浆和脂肪性食品。

（7）药物：阿司匹林、氯吡格雷、双嘧达莫、肝素、双香豆素等均可抑制血小板聚集。阿司匹林抑制血小板聚集作用可持续 1 周，故采血前 1 周内不应服用此类药物。

（8）血小板接触表面：接触血小板的玻璃器皿如未经硅化，可影响血小板凝集力，甚至使原来正常者出现异常结果。

（9）诱导剂：ADP 在保存中会自行分解产生 AMP，所以配制成溶液后应在- 20℃冰箱中贮存，一般半年内活性不会降低。应用肾上腺素时，应裹以黑纸避光，以减少分解。诱导剂的种类和浓度对血小板聚集结果有影响，因此临床判断时应该注明所用的诱导剂的浓度，以便进行对比。为此各实验室应有自己的参考值。

（10）血小板聚集试验（PAgT）的测定方法较多，包括 PRP 透射比浊法、全血电阻抗法、剪切诱导法、光散射比浊法、微量反应板法和自发性血小板聚集试验等。PRP 透射比浊法最常用，对鉴别和诊断血小板功能缺陷最有价值，但其不足是制备 PRP 时可因离心作用激活血小板，对小的血小板聚集块不敏感，高脂血症可影响 PRP 的透光度。全血电阻抗法应用全血标本，不需要离心血液，更接近体内血小板聚集的生理状态，可作为常规的手术前血小板聚集功能评价、血小板聚集功能增高监测、抗血小板药物疗效观察等，但其不足之处是每次测定需要清洗电极、检测时间长、对血小板的小聚集块不敏感等。

（11）PRP 透射比浊法测定时血小板的浓度对聚集率的影响较大，一般应调整为（150 ～ 200）× 10^9/L 较为适宜。当患者全血血小板计数小于 100 × 10^9/L 或更低时，PRP 的血小板浓度较低，可使血小板聚集率减低。

（六）临床意义

（1）血小板聚集率降低：见于血小板无力症、贮藏池病及低（无）纤维蛋白原血症、尿毒症、肝硬化、Wilson 病、维生素 B_{12} 缺乏症、服用血小板抑制药物（如阿司匹林、氯吡格雷、双嘧达莫等）。

（2）血小板聚集率增高：见于血栓性疾病，如急性心肌梗死、心绞痛、糖尿病伴血管病变、脑血管病变、高 β－脂蛋白血症、抗原抗体复合物、人工瓣膜、口服避孕药等。

（3）阿司匹林抵抗 AR 标准：用 10 μmol/L ADP 诱导血小板平均聚集率≥ 70% 和用 0.5 mmol/L 和花生四烯酸（AA）诱导血小板平均聚集率≥ 20%。

（4）在选用血小板聚集试验的激活剂时，应根据目的不同选择不同种类及其浓度。检测血小板聚集功能亢进时，宜选用低浓度（2 ～ 3 μmol/L）的 ADP。检测血小板聚集功能缺陷时，如诊断血小板无力症，应选用高浓度（5 ～ 10 μmol/L）的 ADP，并用多种诱导剂均出现聚集减低或不聚集时，才能确定血小板聚集功能缺陷。

（5）服用阿司匹林时，花生四烯酸（AA）诱导的血小板聚集减低更为灵敏，适合于药物剂量与疗效监测。

（6）瑞斯托霉素（ristocctin，RIS）诱导的血小板凝集试验（RIPA）并不导致血小板的激活，其凝集率的高低不反映血小板的聚集功能，仅与血小板 GP Ⅰb 和血浆中 vWF 有关。

二、血小板数量的有关检验

（一）改良 MAIPA 法检测血浆中糖蛋白特异性自身抗体测定原理

羊抗鼠抗体包被酶标板后，俘获特异的抗血小板膜糖蛋白单抗。将患者血浆与血小板孵育后裂解，裂解液加入俘获单抗的羊抗鼠 IgG 包被的 96 孔酶标板上。再加入碱性磷酸酶标记的羊抗人 IgG，显色反应的深浅与患者血浆中抗体水平呈正相关。

（二）试剂与器材

（1）1.5% EDTA。

（2）0.01 mol/L pH7.4 PBS。

（3）5% PBS/EDTA 0.01 mol/L，pH7.4，PBS 94 mL ＋ 5% EDTA 6.6 mL。

（4）0.1 mol/L HCL。

（5）0.2 mol/L NaOH。

（6）底物缓冲液：二乙醇胺 48.5 mL，1 mol/L HCl 30.0 mL，ddH_2O 421.5 mL，$MgCl_2 \cdot 6H_2O$ 50.0 mL，10% $NaN_3$1.0 mL，pH 调至 9.8。

（7）底物溶液：PNPP（4-nitrophenylphosphat $C_6H_4NO_6PNa_2 \cdot 6H_2O$）（Bohringer Mannheim GmbH）100 mg，底物缓冲液 12.25 mL。需现配，避光。

（8）溶解缓冲液：Trizma-HCl 6.61 g，Trizma-Base 0.97 g，NaCl 8.5 g，Triton X-100 10 mL，ddH_2O 加至 1 L，pH 调至 7.4；用时加入 10 mg/mL 的蛋白酶抑制剂（Leupeptin Sigma 公司，25 mg 粉剂加 2.5 mL ddH_2O 稀释成终浓度 10 mg/mL 分装到 EP 管内 -20℃冷藏备用）。

（9）稀释缓冲液：Trizma-HCl 6.61 g，Trizma-Base 0.97 g，NaCl 8.5 g，Triton X-100 5 mL，Tween-200.5 mL，ddH_2O 加至 1 L，pH 调至 7.4。

（10）PBS/Tween：0.01 mol/L PBS 4 L，Tween-20 2 mL。

（11）单抗稀释液：0.01 mol/L PBS/Tween/1% BSA。

（12）封闭液：0.01 mol/L PBS/Tween/3% BSA。

（13）碳酸缓冲液：Na_2CO_2 0.8 g，$NaHCO_3$ 1.47 g，NaN_3 0.1 g，ddH_2O 加至 500 mL，pH 调至 9.6。

（14）抗体包被液：17 μL 羊抗鼠抗体＋ 10 mL 碳酸缓冲液（亲和纯化的羊抗鼠抗体，1.5 mg，浓度 1.8 mg/mL，缓冲液 0.01 mol/L Na_3PO_4，0.25 mol/L NaCl，pH7.6，2 ～ 8℃保存）。

（15）单抗 CD41：特异性抗血小板糖蛋白（GP）Ⅱb/ Ⅲa。

（16）单抗 CD42b：特异性抗血小板糖蛋白（GP）Ⅰ。

（17）聚苯乙烯酶标反应板。

（18）酶标仪。

（三）操作

1. 抗体包被

（1）羊抗鼠抗体包被：抗体包被液 10 mL，抗体终浓度 3 μg/mL，加样每孔 100 μL。

（2）4℃孵育过夜。

（3）0.01 mol/L PBS/Tween 洗涤两次，甩干。

（4）每孔加 200 μL，封膜，置室温下 30 min。

（5）去除封闭液，吸干。

（6）即用，否则塑料薄膜覆盖，置 -70℃备用。

2. 单抗俘获

（1）制备单抗稀释液（4 μg/mL）。

（2）抗体包被多孔板：每孔加入 50 μL 单抗稀释液。

（3）盖膜，摇床，室温孵育 60 min。

（4）0.01 mol/L PBS/Tween 洗板 3 次。

（5）盖膜，待用于 MAIPA。

3. 改良 MAIPA

（1）于两个大塑料离心管中收集 O 型正常人血小板，2 000 转 10 min，用 6 ~ 8 mL PBS/EDTA 洗涤，用吸管吹匀血小板，2 000 转，离心 10 min。重复 2 次。

（2）2 ~ 3 mL PBS/EDTA 重新悬浮血小板。

（3）调整血小板的浓度为 1×10^9/mL。移至 1.5 mL EP 管中，每管 110 μL 左右，含血小板 1×10^8 个。

（4）每管加入 110 μL 待测血浆，混匀后，室温孵育 60 min。

（5）加 0.6 mL PBS/EDTA，混匀，3 000 × g 离心 2 min，弃去上清，此为第一次洗涤；再加 0.6 mL PBS/EDTA，吹匀血小板，洗涤离心，再重复 2 次。第 3 次离心后，扣干上清液。

（6）每管加入血小板裂解液 110 μL 溶解血小板，振荡混匀，置于 4℃冰箱，摇床孵育 30 min。

（7）离心分离，4℃，26 000 × g，离心 30 min 以去除不溶解的物质。

（8）取上清液 90 μL，用 360 μL 稀释缓冲液稀释。

（9）取上述制备的稀释上清液 100 μL 加样至俘获单抗的羊抗鼠 IgG 包被的 96 孔板上，设双复孔，摇床，室温孵育 60 min。

（10）0.01 mol/L PBS/Tween 洗涤，4 次。

（11）每孔加入 100 μL 碱性磷酸酶标记的羊抗人 IgG（Sigma 公司）。

（12）封膜后，摇床，室温孵育 60 min。

（13）0.01 mol/L PBS/Tween 洗涤 6 次（每孔约加 300 μL 洗涤液）。

（14）加入 100 μL PNPP/ 底物缓冲液，37℃水浴箱孵育 2 ~ 3 h，至显色。

（15）405 nm、490 nm 观察结果。用 405 nm OD 值减去 490 nm OD 值。每板设 4 个正常对照，OD 值大于正常均值 + 3 倍标准差为阳性。

（四）参考区间

阴性。

（五）注意事项

（1）注射器和试管必须涂硅或用塑料制品。

（2）标准曲线及待测标本均应做双份，如两孔 A 值相差 ≥ 0.1，均应重测。

（3）因皮质激素可影响结果，故应停药 2 周以上才能抽血检测。

（4）血小板自身抗体检测的方法较多，MAIPA 是目前检测特异性血小板自身抗体最主要的方法。已有报道用 MAIPA 检测血小板的洗脱液比血浆的自身抗体阳性率更高。用流式微球液相芯片技术可以同时检测多种血小板自身抗体。研究表明血小板自身抗体主要是针对 GP Ⅱ b/ Ⅲ a 和 GP Ⅰ b/ Ⅸ抗原表位的抗体，其他可见抗 GP Ⅰ a/ Ⅱ a、GP Ⅳ、GPV、GMP-140 和 HLA-ABC 等。一般情况下，与循环血小板结合的抗体多为抗血小板膜蛋白的抗体，血浆中游离的自身抗体可有抗血小板内成分的抗体。IgG 型抗体被证实起最重要作用，而 IgM 和 IgA 型抗体较少。

（六）临床意义

（1）作为诊断原发免疫性血小板减少症（ITP）的指标之一。

（2）作为 ITP 观察疗效及估计预后的指标。

（3）有助于研究其他一些疾病的免疫机制，如系统性红斑狼疮（SLE）、Evans 综合征、慢性活动性肝炎、恶性淋巴瘤、多发性骨髓瘤和药物性免疫性疾病等。

（邱　冬）

第二节　出血时间测定

一、原理

出血时间测定（bleeding timc，BT）是指皮肤受特定条件的外伤后，出血自行停止所需要的时间。该过程反映了皮肤毛细血管与血小板的相互作用，包括血小板的黏附、活化、释放和聚集等反应。当与这些反应相关的血管和血液因子，如血管性血友病因子（vWF）和纤维蛋白原含量（Fg）等有缺陷时，出血时间可出现异常。

二、试剂与器材

（1）血压计。

（2）出血时间测定器：为双刀片弹簧装置。

（3）干净滤纸。

（4）秒表。

三、操作

具体步骤可参照卫生行业标准 WS/T 344—2011《出血性时间测定要求》。

（1）血压计袖带缚于上臂，加压。成人维持在 5.3 kPa（40 mmHg），儿童维持在 2.7 kPa（20 mmHg）处。

（2）在肘前窝凹下二横指处常规消毒，轻轻绷紧皮肤，避开血管、瘢痕、水肿，置出血时间测定器使它贴于皮肤表面，注意刀片的长度与前臂相平行，按其按钮，使刀片由“测定器”内刺入皮肤，见创口出血即启动秒表。

（3）每隔半分钟，用干净滤纸吸取流出血液，直至出血自然停止，按停秒表计时。

四、参考区间

（6.9 ± 2.1）min。

五、注意事项

（1）采血部位应保暖，血液应自动流出。

（2）由于刺入皮肤的刀片的长度和深度均固定，故本法测定的结果较为准确。

（3）滤纸吸干流出血液时，应避免与伤口接触。

（4）试验前 1 周内不能服用抗血小板药物，如阿司匹林等，以免影响结果。

（5）WHO 推荐的模板法（template bleeding test，TBT）或出血时间测定器法，皮肤切口的长度和深度固定，测定结果较为准确。

（6）BT 一般不作为常规筛查试验。对有皮肤及黏膜出血表现、疑为初期止血缺陷的患者，可检查 BT。

（7）试验前一周应停用抗血小板药物，如阿司匹林、氯吡格雷等。

六、临床意义

（一）BT 延长

见于血小板数量异常，如血小板减少症；血小板质量缺陷，如先天性和获得性血小板病和血小板无力症等；见于某些凝血因子缺乏，如血管性血友病（vWD）和弥散性血管内凝血（DIC）等；还可见于血管疾病，如遗传性出血性毛细血管扩张症和单纯性紫癜等。

（二）BT 缩短

见于某些严重的血栓病，但不敏感。

（邱　冬）

第三节 血小板计数

一、血小板计数常规法

（一）原理

血小板计数（platelet count，PLT）是测定全血中的血小板数量，与血液红（白）细胞计数相同。普通显微镜直接计数法是根据使用稀释液的不同，血小板计数方法可分为破坏红细胞稀释法和不破坏红细胞稀释法。相差显微镜直接计数法是利用光线通过物体时产生的相位差转化为光强差，从而增强被检物体立体感，有助于识别血小板。

（二）器材和试剂

1. 1%草酸铵稀释液

分别用少量蒸馏水溶解草酸铵 1.0 g 和 EDTA-Na_2 0.012 g，合并后加蒸馏水至 100 mL，混匀，过滤后备用。

2. 器材

显微镜、改良 Neubauer 计数板和盖玻片、微量吸管等。

（三）操作

（1）取清洁小试管 1 支，加入血小板稀释液 0.38 mL。

（2）准确吸取毛细血管血 20 μL。擦去管外余血，置于血小板稀释液内，吸取上清液洗 3 次，立即充分混匀。待完全溶血后再次混匀 1 min。

（3）取上述均匀的血小板悬液 1 滴，充入计数池内，静置 10 ～ 15 min，使血小板下沉。

（4）用高倍镜计数中央大方格内四角和中央共 5 个中方格内血小板数。

（5）计算：血小板数 /L = 5 个中方格内血小板数 $\times 10^9$/L。

（四）方法学评价

1. 干扰因素

普通光学显微镜直接计数血小板的技术要点是从形态上区分血小板和小红细胞、真菌孢子及其他杂质。用相差显微镜计数经草酸铵稀释液稀释后的血小板，易于识别，还可照相后核对计数结果，因而国内外将本法作为血小板计数的参考方法。

2. 质量保证

质量保证原则是避免血小板被激活、破坏，避免杂物污染。①检测前：采血是否顺利（采血时血流不畅可导致血小板破坏，使血小板计数假性减低）、选用的抗凝剂是否合适（肝素不能用于血小板计数标本抗凝；EDTA 钾盐抗凝血标本取血后 1 h 内结果不稳定，1 h 后趋向平稳）、储存时间是否适当（血小板标本应于室温保存，低温可激活血小板，储存时间过久可导致血小板计数偏低）。②检测中：定期检查稀释液质量。计数前先做稀释液空白计数，以确认稀释液是否存在细菌污染或其他杂质。③检测后：核准结果。常用方法：用同 1 份标本制备血涂片染色镜检观察血小板数量；用参考方法核对；同 1 份标本 2 次计数，误差小于 10%，取 2 次均值报告，误差大于 10%需做第 3 次计数，取 2 次相近结果的均值报告。

二、血小板计数参考方法

血小板计数参考方法见于国际血液学标准委员会 2001 年文件（ICSH. Platelet counting by the RBC/platelei ratio method. Am J Clin Pathol，2001，115：460-464）。

（一）血液标本

（1）用合乎要求的塑料注射器或真空采血系统采集健康人的静脉血标本。

（2）使用 EDTA-K_2 抗凝剂，浓度为每升血中含 3.7 ～ 5.4 μmol（每毫升血中含 1.5 ～ 2.2 mg）。

（3）盛有标本的试管应有足够的剩余空间以便于血标本的混匀操作。标本中不能有肉眼可见的溶血或小凝块。

（4）标本置于 18 ~ 22℃室温条件下，取血后 4 h 之内完成检测。

（5）为了保证 RBC 和 PLT 分布的均一性，在预稀释和加标记抗体前动作轻柔地将采血管反复颠倒，充分混匀标本。

（二）试剂和器材

1. 器材

为避免血小板黏附于贮存容器或稀释器皿上，在标本检测的整个过程中必须使用聚丙烯或聚苯乙烯容器，不得使用玻璃容器和器皿。

2. 稀释液

用磷酸盐缓冲液（PBS）作为稀释液，浓度为 0.01 mol/L，pH7.2 ~ 7.4，含 0.1%的牛血清清蛋白（BSA）。

3. 染色液

使用异硫氰酸荧光素标记的 CD41 和 CD61 抗体，这两种抗体可以与血小板膜糖蛋白Ⅱ a/ Ⅲ b 复合物结合，用于检测血小板。实验室应确认该批号抗体是否能得到足够的染上荧光的血小板，抗体应能得到足够高的血小板的荧光信号以便通过 log FL1（528 nm 处的荧光强度）对 log FS（前向散射光）的图形分析，将血小板以噪声、碎片和 RBC 中分辨出来。

（三）仪器性能

（1）使用流式细胞仪，通过前向散射光和荧光强度来检测 PLT 和 RBC。仪器在检测异硫氰酸荧光素标本的直径为 2μm 的球形颗粒时必须有足够的敏感度。

（2）用半自动、单通道、电阻抗原理的细胞计数仪检测 RBC，仪器小孔管的直径为 80 ~ 100μm，小孔的长度为直径的 70% ~ 100%，计数过程中吸入稀释标本体积的准确度在 1%以内（溯源至国家或国际计量标准）。

（四）检测方法

（1）用加样器加 5μL 充分混匀（至少轻柔颠倒标本管 8 次）的血标本于 100μL 已过滤的 PBS-BSA 稀释液中。

（2）加 5μL CD41 抗体和 5μL CD61 抗体染液，在室温 18 ~ 22℃、避光条件下放置 15 min。

（3）加 4.85 mL PBS-BSA 稀释液制备成 1 ∶ 1 000 的稀释标本，轻轻颠倒混匀以保证 PLT 和 RBC 充分混匀。

（4）用流式细胞仪检测时，应至少检测 5 000 个信号，其中 PLT 应多于 1 000，流式细胞仪的设定必须保证每秒计数少于 3 000 个信号。如果同时收集到 RBC 散射光的信号和血小板的荧光信号应被视为 RBC-PLT 重叠，计数结果将被分别计入 RBC 和 PLT。直方图或散点图均可被采用，但推荐使用散点图。检测过程中推荐使用正向置换移液器。

（5）血小板计数值的确定：使用流式细胞仪确定 RBC/PLT 的比值。R = RBC/PLT，用 RBC 数除以 R 值得到 PLT 计数值。

三、参考值

（100 ~ 300）$\times 10^9$/L。

四、临床意义

血小板数量随时间和生理状态的不同而变化，午后略高于早晨；春季较冬季低；平原居民较高原居民低；月经前减低，月经后增高；妊娠中晚期增高，分娩后减低；运动、饱餐后增高，休息后恢复。静脉血血小板计数比毛细血管高 10%。

血小板减低是引起出血常见的原因。当血小板在（20 ~ 50）$\times 10^9$/L 时，可有轻度出血或手术后出血；低于 20×10^9/L，可有较严重的出血；低于 5×10^9/L 时，可导致严重出血。血小板计数超过

400×10^9/L 为血小板增多。病理性血小板减少和增多的原因及意义见表 7-1。

表 7-1 病理性血小板减少和增多的原因及意义

血小板	原因	临床意义
减少	生成障碍	急性白血病、再生障碍性贫血、骨髓肿瘤、放射性损伤、巨幼细胞贫血等
	破坏过多	原发性血小板减少性紫癜、脾功能亢进、系统性红斑狼疮等
	消耗过多	DIC、血栓性血小板减少性紫癜
	分布异常	脾大、血液被稀释
	先天性	新生儿血小板减少症、巨大血小板综合征
增多	原发性	慢性粒细胞白血病、原发性血小板增多症、真性红细胞增多症等
	反应性	急性化脓性感染、大出血、急性溶血、肿瘤等
	其他	外科手术后，脾切除等

（邱 冬）

第四节 血小板聚集试验

一、原理

1. 浊度法

在富含血小板血浆（PRP）中加入致聚剂，血小板发生聚集，血浆浊度变化，透光度增加，血小板聚集仪将这种浊度变化转换为电信号并记录，形成血小板聚集曲线。根据血小板聚集曲线可了解血小板聚集的程度和速度。

2. 电阻法（阻抗法）

电阻法是根据电阻抗原理，通过放大、记录浸泡在全血样品中电极探针间的微小电流或阻抗的变化来测定全血样品血小板聚集性的方法。

近年来，出现了一种采用激光散射法进行血小板聚集检测的仪器。

二、临床意义

（一）PAgT 增高

反映血小板聚集功能增强。见于高凝状态和（或）血栓前状态和血栓性疾病，如心肌梗死、心绞痛、糖尿病、脑血管病变、妊娠高血压综合征、静脉血栓形成、肺梗死、口服避孕药、晚期妊娠、高脂血症、抗原抗体复合物反应、人工心脏和瓣膜移植术等。

（二）PAgT 减低

反映血小板聚集功能减低。见于获得性血小板功能减低，如尿毒症、肝硬化、MDS、原发性血小板减少性紫癜、急性白血病、服用抗血小板药物、低（无）纤维蛋白原血症等。还见于遗传性血小板功能缺陷，不同的血小板功能缺陷病对各种诱导剂的反应不同。①血小板无力症（Glanzmann 病）：ADP、胶原和花生四烯酸诱导的血小板聚集减低和不聚集。②巨大血小板综合征：ADP、胶原和花生四烯酸诱导的血小板聚集正常，但瑞斯托霉素诱导的血小板不凝集。③贮存池病：致密颗粒缺陷时，ADP 诱导的聚集常减低，无二相聚集；胶原和花生四烯酸诱导的血小板聚集正常；α－颗粒缺陷时，血小板凝集和聚集均正常。④血小板花生四烯酸代谢缺陷：ADP 诱导的聚集常减低，无二相聚集，胶原和花生四烯酸诱导的血小板聚集均低下。

三、操作注意事项

（1）采血顺利，避免反复穿刺将组织液抽到注射器内，或将气泡混入。

（2）抗凝剂采用枸橼酸钠抗凝，不能以 EDTA 作为抗凝剂。

（3）阿司匹林、双嘧达莫、肝素、华法林等药物均可抑制血小板聚集，故采血前一段时间不应服用此类药物。

（4）测定应在采血后 3 h 内完成，时间过长会导致聚集强度和速度降低。

（邱　冬）

第五节　血块收缩试验

血块收缩时间（clot retraction time，CRT）即血块收缩试验，反映血小板血栓收缩蛋白功能的试验。测定方法有常用的全血法和定量法。以下介绍定量法。

一、检验方法学

（一）原理

血液完全凝固后，因血小板血栓收缩蛋白的作用，使纤维蛋白网发生收缩，在网眼中的血清被析出，出现血块变小且坚固，计算析出血清量占原有血量的百分数，即表示血块收缩能力。

（二）器材

水浴箱，试管。

（三）操作

1. 取标本血

取静脉血 5 mL，徐徐注入有刻度的 5 mL 离心管内。

2. 插入玻棒

使玻棒槌形下端插入血中，用软木塞将玻棒固定于离心管口，并置于 37℃水浴箱中温育。

3. 分离血块

血液完全凝固后 1 h，轻轻使血块脱离管壁并提出、弃除。

4. 离心

将离心管离心后，观察血清及有形成分的量。

（四）结果报告

用以下方式计算试验结果：

$$血块收缩率（\%）= 血清量 / 全血量 \times 100\%$$

二、方法学评价

定量法血块收缩试验结果判断和计算准确，而全血法血块收缩试验观察血块收缩简便，但结果报告粗略。本法用血量太大，目前不常用。

三、参考值

血块收缩率 48% ~ 64%。

四、质量保证

（1）刻度小试管需有清楚和准确的容量刻度。

（2）若需做阳性对照，可在正常含血小板血浆中加入 5 mol/L 的 N- 乙基马来酰亚胺，以抑制血小板血栓收缩蛋白的收缩作用。

（3）严重贫血，红细胞减少，可影响结果。

（4）要区别血块收缩和纤维蛋白溶解，后者血块边缘显得不规则，有破碎块，最后血块完全溶解消失，血细胞沉淀。

（5）注射器和试管必须干净，否则血块将黏附于管壁上。

（6）必须在 37℃中进行，温度过高或过低血块收缩均受影响。

五、临床意义

（一）血块收缩不良或不收缩

见于血小板减少症、血小板增多症、血小板无力症、严重凝血因子缺乏症、纤维蛋白原减少症、红细胞增多症等。

（二）血块收缩过度

见于严重贫血、Ⅷ因子缺乏症等。

（邱　冬）

第六节　血小板形态学检验

一、原理

当血小板离体后，尚有活性时，可用活体染色法将细胞浆内结构显示出来，并观察其活动能力。

二、结果

（一）正常形态

呈圆盘状、圆形或椭圆形，少数呈梭形或形态不整齐；一般有 1 ~ 3 个突起。血小板可分为透明区及颗粒区，无明显界线，颗粒呈深蓝色或蓝绿色折光；透明区为淡蓝色折光，无有形成分。大血小板（ > 3.4μm）占 11.1%，中型（2.1 ~ 3.3μm）占 67.5%，小型（ < 2.0μm）占 21.4%，颗粒一般 < 7%。

（二）非典型形态

1. 幼年型

大小正常，边缘清晰，浆为淡蓝色或淡紫色，个别含颗粒而无空泡，应与淋巴细胞相区别。

2. 老年型

大小正常，浆较少，带红色，边缘不规则，颗粒粗而密，呈离心性，有空泡。

3. 病理性幼稚型

通常较大，浆淡蓝色，几乎无颗粒，为未成熟巨核细胞所脱落，无收缩血块作用，可见于原发性和反应性血小板疾病及粒细胞白血病。

4. 病理刺激型

血小板可达 20 ~ 50μm，形态不一，可呈圆形、椭圆形或香肠型、哑铃形、棍棒形、香烟形、尾形、小链形等。浆蓝色或紫红色，颗粒多。见于血小板无力症。

三、临床意义

血小板形态变化可反映血小板黏附和凝聚功能。形态异常见于再生障碍性贫血、急性白血病、血小板病、血小板无力症、血小板减少性紫癜。巨大血小板综合征中 50% ~ 80%的血小板如淋巴细胞大小。

（邱　冬）

第八章

血栓与止血检验

第一节　基础理论

血栓（thrombus）是在血管中形成的血块（blood clot），在循环系统中会妨碍或阻断血流。当血管受损时，血液中的血小板和纤维蛋白会聚集而形成血块进行修补，以避免失血或因血流冲击造成血管进一步伤害。但若血块脱落，就很可能成为血栓。止血（hemostasis）指自发的组织出血和维持体内血液呈溶胶状态的一系列过程。主要机制包括血管收缩、血小板血栓形成、血液凝固等。

一、血管壁及血管内皮细胞与止血

在参与止血的过程中，起主要作用的血管是小动脉、小静脉、毛细血管和微循环血管。正常小血管的管壁是由内膜层（内皮细胞和基底膜）、中膜层（弹性纤维、平滑肌和胶原）和外膜层（结缔组织）构成，以维持血管的舒缩性、通透性和脆性。血管内皮细胞（endothelium cell，EC）是血管壁与血液之间的屏障。

血管壁的止血作用包括：①血管壁的屏障和选择性通透作用；②收缩功能；③血管壁的抗血栓作用；④血管壁的促血栓作用。

血管壁受损或者受刺激以后，含平滑肌多的血管首先由自主神经发生反射性收缩，使血流减慢或者受阻，有利于止血。内皮细胞合成和分泌的血管性血友病因子（von willebrand factor，vWF）参与血小板的黏附。被活化的血小板释放血栓素 A_2（thromboxane A_2，TXA_2）、5- 羟色胺（5-hydroxytryptamine，5-HT）以及内皮细胞产生的内皮素 -1（endothelin-1，ET-1）、血管紧张素（angiotensin，AGT）等活性物质，加强血管收缩，使受损血管创口更加缩小。与此同时，因子Ⅻ（factor Ⅻ，F Ⅻ）的激活和组织因子（tissue factor，TF）的释放，分别启动内源性和外源性凝血系统最终形成纤维蛋白（fibrin，Fb），以加固止血作用。如果纤溶活性减低，使已经形成的血块不容易溶解，起巩固止血作用。血管壁受损或者血管内皮细胞产生的花生四烯酸（arachidonic acid，AA）代谢产生的前列环素（prostacyclin，PGI_2）和内皮衍生松弛因子（endothelium-derived relaxing factor，EDRF）等抑制血小板聚集和扩张血管；内皮细胞表面的凝血酶 - 凝血酶调节蛋白复合物（thrombin-thrombomodulin，T-TM）使蛋白 C（protein C，PC）转化为活化蛋白 C（activated protein C，APC），后者灭活 F Ⅴ a 和 F Ⅷ a；内皮细胞表面的抗凝血酶（antithrombin，AT）和类肝素物质（如硫酸乙酰肝素、硫酸皮肤素、硫酸软骨素等）等可灭活多种活化的凝血因子。此外，组织因子途径抑制物（tissue factor pathway inhibitor，TFPI）也可灭活 F Ⅶ a/TF 复合物和 F Ⅹ a 等，这些都参与了血管壁损伤后的止血作用。

需要提出的是，血管的止血作用必须在血小板、凝血等因素的共同作用下，才能使受损血管处形成止血血栓而停止出血。

二、血小板与止血

（一）血小板结构

正常血小板由血小板膜（糖蛋白、凝脂）、血小板颗粒（致密颗粒、α－颗粒和溶酶体）、血小板管道系统（开放管道、致密管道）和血小板骨架蛋白（肌动蛋白、肌球蛋白）等构成，见图 8-1。

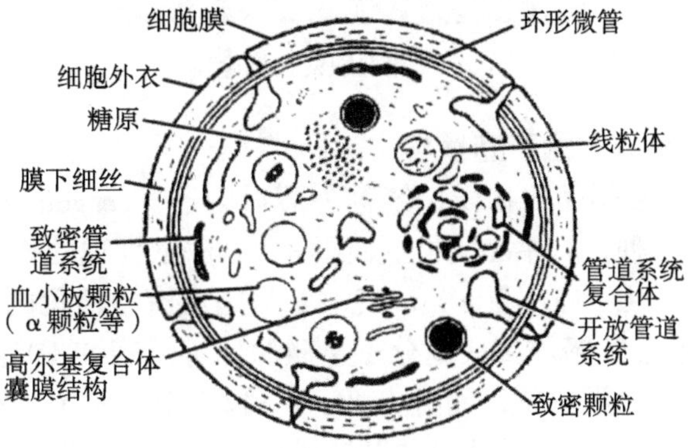

图 8-1　血小板结构示意图

（二）血小板的止血作用

血小板的黏附、聚集和释放反应，以及血小板的促凝功能是完成正常止血的基本因素。当血管受损或者受到刺激时，vWF、内皮下成分（主要是胶原）和血小板膜糖蛋白（glycoprotein，GP）Ⅰb－Ⅸ－Ⅴ复合物（GP Ⅰb－Ⅸ－Ⅴ）结合，导致血小板黏附反应。在 Ca^{2+} 存在的条件下，激活的血小板以 GP Ⅱb/Ⅲa 与纤维蛋白原结合，血小板发生聚集。此为血小板－相聚集（初级聚集），呈可逆反应。同时，来自红细胞的二磷酸腺苷（adenosine diphosphate，ADP）和已经形成的起始凝血酶（thrombin）可使血小板发生释放反应。通过开放管道系统，血小板致密颗粒释放 ADP、ATP、5-HT、抗纤溶酶（antiplasmin，AP）；α－颗粒释放血小板第四因子（platelet factor 4，PF4）、β－血小板球蛋白（β-thrombo globulin，β-TG）、β－选择素、血小板源性生长因子（platelet derived growth factor，PDGF）、凝血酶敏感蛋白（thrombin sensitive protein，TSP）、纤维蛋白原（fibrinogen，Fg）、vWF、和 FⅤ。血小板释放的活性物质可加速血小板聚集，形成不可逆的第二相聚集反应。血小板激活时，血小板膜的磷脂酰丝氨酸为凝血反应提供催化表面，血小板第三因子（plateleifactor 3，PF3）参与因子Ⅸa－Ⅷa-Ca^{2+} 复合物和因子Ⅹa－Ⅴa-Ca^{2+} 复合物的形成，促进凝血酶原酶和凝血酶的形成，即血小板促凝活性功能。激活的血小板由于肌动蛋白细丝和肌球蛋白粗丝的相互作用，使血小板伸出伪足。当伪足向心性收缩，纤维蛋白束弯曲，存留在纤维蛋白网间隙的血清被挤出，血凝块缩小并加固，止血更完善，此即血小板的收缩功能。

三、血液凝固

血液凝固的实质就是血浆中的可溶性纤维蛋白原转变成不溶性的纤维蛋白的过程。当形成的纤维蛋白交织成网时，可把血细胞及血液的其他成分网罗在内，从而形成血凝块（图 8-2）。血液凝固是一系列复杂的酶促反应过程，需要多种凝血因子的参与。

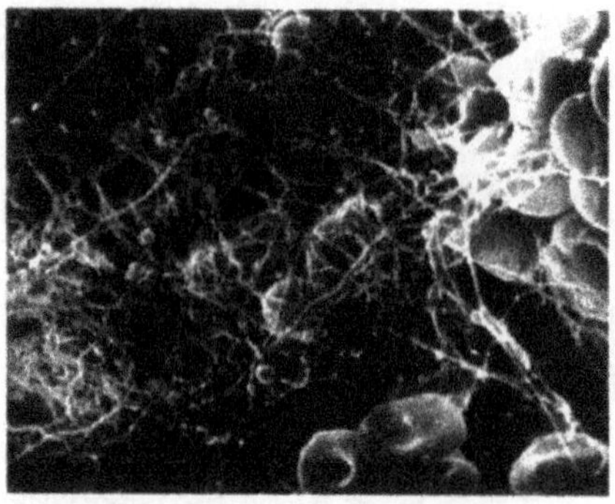

图 8-2　凝血块的扫描电镜图

（一）血液凝固有赖于多种凝血因子的参与

血浆与组织中直接参与血液凝固的物质，统称为凝血因子（coagulation factor，或 clotting factor）。目前已知的凝血因子主要有 14 种，其中 12 种已按国际命名法依发现的先后顺序用罗马数字进行编号，即凝血因子Ⅰ～ⅩⅢa（简称 FⅠ～FⅩⅢa），其中 FⅥ是血清中活化的 FⅤa，已不再被视为一个独立的凝血因子。此外，还有前激肽释放酶、高分子量激肽原等（表 8-1）。在这些凝血因子中，除 FⅣ是 Ca^{2+}外，其余的凝血因子均为蛋白质，而且 FⅡ、FⅦ、FⅨ、FⅩ、FⅪ、FⅫ、FⅩⅢa 和前激肽释放酶都是丝氨酸蛋白酶原，活化后能对特定的肽链进行有限水解。但正常情况下这些蛋白酶除 FⅦ有 0.5%～1.0%为活性酶外，其他均是以无活性的酶原形式存在。必须通过其他酶的有限水解而暴露或形成活性中心后，才具有酶的活性，这一过程称为凝血因子的激活。习惯上在凝血因子代号的右下角加一个“a”以表示“活化型”（activated），如 FⅡ被激活为 FⅡa。FⅢ、Ca^{2+}、FⅤ、FⅧ和高分子激肽原在凝血反应中起辅因子的作用。除 FⅢ外，其他凝血因子均存在于新鲜血浆中，且多数在肝脏内合成，其中 FⅡ、FⅦ、FⅨ、FⅩ的生成需要维生素 K 参与，故它们又称依赖维生素 K 的凝血因子。依赖维生素 K 的凝血因子的分子中均含有 γ－羧基谷氨酸，和 Ca^{2+}结合后可发生变构，暴露出与磷脂结合的部位而参与凝血。当肝脏病变或维生素 K 缺乏时，可因凝血因子合成障碍引起凝血功能异常。

表 8-1　各种凝血因子的特性

因子	同义名	合成部位	主要激活物	主要抑制物	主要功能
Ⅰ	纤维蛋白原	肝细胞			形成纤维蛋白
Ⅱ	凝血酶原	肝细胞（需维生素 K）	凝血酶原酶复合物	抗凝血酶Ⅲ	凝血酶促进纤维蛋白原转变为纤维蛋白；激活 FⅤ、FⅧ、FⅪ、FⅩⅢa 和血小板，正反馈促凝
Ⅲ	组织因子	内皮细胞和其他细胞			作为 FⅦa 的辅因子，是生理性凝血反应过程的启动物
Ⅳ	钙离子	-			辅因子
Ⅴ	前加速素易变因子	内皮细胞和血小板	凝血酶和 FⅩa，以凝血酶为主	活化的蛋白质 C	加速 FⅩa 对凝血酶原的激活
Ⅶ	前转变素稳定因子	肝细胞（需维生素 K）	FⅩa	组织因子途径抑制物，抗凝血酶Ⅲ	与组织因子形成Ⅶa- 组织因子复合物，激活 FⅩa 和 FⅨ
Ⅷ	抗血友病因子	肝细胞	凝血酶，FⅩa	不稳定，自发失活；活化的蛋白质 C	作为辅因子，加速 FⅨa 对 FⅩ的激活
Ⅸ	血浆凝血活酶	肝细胞（需维生素 K）	FⅩa 与Ⅷa 形成因子Ⅹ酶复合物激活 FⅩ为 FⅩa		

续 表

因子	同义名	合成部位	主要激活物	主要抑制物	主要功能
X	Stuart-Prower 因子	肝细胞（需维生素 K）	Ⅶ a- 组织因子复合物，F Ⅸ a- Ⅶ a 复合物	抗凝血酶Ⅲ	形成凝血酶原酶复合物激活凝血酶原，F X a 还可激活 F Ⅶ、F Ⅷ和 F V
Ⅺ	血浆凝血活酶前质	肝细胞	F Ⅻ a，凝血酶	α_1-抗胰蛋白酶，抗凝血酶Ⅲ	激活 F Ⅸ为 F Ⅺ a
Ⅻ	接触因子或 Hageman 因子	肝细胞	胶原、带负电的异物表面	抗凝血酶Ⅲ	激活 F Ⅺ为 F Ⅺ a
XⅢa	纤维蛋白稳定因子	肝细胞和血小板	凝血酶		使纤维蛋白单体相互交联合形成纤维蛋白网
-	高分子量激肽原	肝细胞			辅因子，促进 F Ⅻ a 对 F Ⅺ和 PK 的激活，促进 FK 对 F Ⅻ的激活
-	前激肽释放酶	肝细胞	F Ⅻ a	抗凝血酶Ⅲ	激活 F Ⅻ为 F Ⅻ a

注：PK 表示前激肽释放酶。

（二）凝血过程是一系列酶促反应的级联过程

血液凝固的过程是由凝血因子按一定顺序相继激活而生成凝血酶（thrombin），凝血酶再使纤维蛋白原（fibrinogen）变为纤维蛋白（fibrin）。凝血酶原的激活是在凝血酶原酶复合物作用下进行的。因此，凝血过程可分为凝血酶原酶复合物（也称凝血酶原激活复合物）的形成、凝血酶原激活和纤维蛋白生成 3 个基本步骤。

1. 凝血酶原酶复合物的形成有内源性凝血和外源性凝血两条途径

凝血酶原酶复合物可以通过内源性凝血途径和外源性凝血途径生成。这两条途径的主要区别在于启动方式和参与的凝血因子不同。但两条途径中的某些凝血因子可以相互激活，故两者间相互密切联系，并不各自完全独立。

（1）内源性凝血途径：内源性凝血途径（intrinsic pathway）是指参与凝血的因子全部来自血液，通常因血液与带负电荷的异物表面（如玻璃、白陶土、硫酸酯等）接触而被启动。当血液与带负电荷的异物表面接触时，首先 F Ⅻ被异物表面激活为 F Ⅻ a。F Ⅻ a 有两个方面作用：①使 F Ⅺ激活成为 F Ⅺ a，从而启动内源性凝血途径；②使前激肽释放酶（prekallikrein，PK）激活成为激肽释放酶（kallikrein）。后者可反过来激活 F Ⅻ，生成更多的 F Ⅻ a，由此形成表面激活的正反馈效应。从 F Ⅻ结合于异物表面到形成 F Ⅺ a 的过程，称为表面激活。表面激活还需要高分子量激肽原（high-molecular weight kininogen，HMWK）的参与。高分子量激肽原既能与异物表面结合，又能与 F Ⅺ及前激肽释放酶结合，从而将前激肽释放酶和 F Ⅺ带到异物表面，作为辅因子大大加速 F Ⅻ、前激肽释放酶和 F Ⅺ的激活过程。

在 Ca^{2+}存在的情况下，表面激活所生成的 F Ⅺ a 可激活 F Ⅸ，生成 F Ⅸ a。F Ⅸ a 在 Ca^{2+}的作用下与 F Ⅷ a 在活化的血小板膜磷脂表面结合成复合物，即内源性途径因子 X 酶复合物（tenase complex），可进一步激活 F X，生成 F X a。在此过程中，F Ⅷ a 作为辅因子，使 F Ⅸ a 对 F X 的激活速度提高 20 万倍。正常情况下，血浆中 F Ⅷ与 vWF 以非共价形式结合成复合物。在凝血酶激活 F Ⅷ的同时，F Ⅷ与 vWF 分离。缺乏 F Ⅷ、F Ⅸ和 F Ⅺ的患者，凝血过程缓慢，轻微外伤即可引起出血不止，分别称为甲型、乙型和丙型血友病（hemophilia A，B，C）。

（2）外源性凝血途径：由来自血液之外的组织因子（tissue factor，TF）与血液接触而启动的凝血过程，称为外源性凝血途径（extrinsic pathway），又称组织因子途径。TF 是一种跨膜糖蛋白，广泛存在于大多数非血管细胞表面及血管外膜层。在生理情况下，直接与循环血液接触的血细胞和内皮细胞不表达组织因子。当血管损伤时，暴露出 TF，后者与 F Ⅶ a 结合形成 F Ⅶ a-TF 复合物。在磷脂和 Ca^{2+} 存在的情况下，F Ⅶ a 有两个方面作用：① F Ⅶ a-TF 复合物作为外源性途径的因子Ⅹ酶复合物激活 F Ⅹ，生成 F Ⅹ a。在此过程中，TF 实际上是凝血因子 F Ⅶ和 F Ⅶ a 的膜受体，又是 F Ⅶ a 的辅因子，它能使 F Ⅶ a 催化激活 F Ⅹ的效力增加 1 000 倍。生成的 F Ⅹ a 反过来又能激活 F Ⅶ，进而可激活更多的 F Ⅹ，形成外源性凝血途径的正反馈效应。在 Ca^{2+}（即 F Ⅳ）参与下，F Ⅶ a-TF 复合物能促使 F Ⅶ自我活化，生成足量 F Ⅶ a。F Ⅶ a-TF 复合物“锚定”在细胞膜上，有利于使凝血过程局限于受损部位。TF 膜内锚钉区缺失，即丧失其使 F Ⅶ的自我活化能力，但这时 TF 仍然保留其增强 F Ⅶ a 催化功能的辅因子的作用。② F Ⅶ a-TF 复合物激活 F Ⅸ，生成 F Ⅸ a，使外源性凝血途径与内源性凝血途径相互联系在一起。生成的 F Ⅸ a 与 F Ⅷ a 结合，形成内源性途径因子Ⅹ酶复合物而激活 F Ⅹ，构成反馈激活 F Ⅶ的又一通路。值得指出的是，在病理状态下，细菌内毒素、补体 C5a、免疫复合物、肿瘤坏死因子等均可刺激血管内皮细胞和单核细胞表达 TF，从而启动凝血过程，引起弥漫性血管内凝血。

由内源性和外源性凝血途径所生成的 F Ⅹ a 在 Ca^{2+} 存在的情况下可与 F Ⅴ a 在磷脂膜表面形成 F Ⅹ a-F Ⅴ a-Ca^{2+}-磷脂复合物，即凝血酶原酶复合物（prothrombinase complex），进而激活凝血酶原。由于外源性凝血途径所涉及的因子及反应步骤都较少，活化生成 F Ⅹ a 的速度比内源性凝血途径快。

2. 凝血酶原酶复合物激活凝血酶原从而使纤维蛋白原生成纤维蛋白

凝血酶原在凝血酶原酶复合物的作用下激活成为凝血酶。凝血酶原酶复合物中的 F Ⅴ a 为辅因子，可使 F Ⅹ a 激活凝血酶原的速度提高 10 000 倍。凝血酶具有多种功能：①使纤维蛋白原（二聚体）从 N 端脱下四段小肽，即两个 A 肽和两个 B 肽，转变为纤维蛋白单体。②激活 F ⅩⅢ a，生成 F ⅩⅢ aa。在 Ca^{2+} 的作用下，F ⅩⅢ a 使纤维蛋白单体相互聚合，形成不溶于水的交联纤维蛋白多聚体凝块。③激活 F Ⅴ、F Ⅷ和 F Ⅺ，形成凝血过程中的正反馈机制。④使血小板活化，为因子Ⅹ酶复合物和凝血酶原酶复合物的形成提供有效的磷脂表面，也可加速凝血。上述凝血过程可概括为图 8-3。

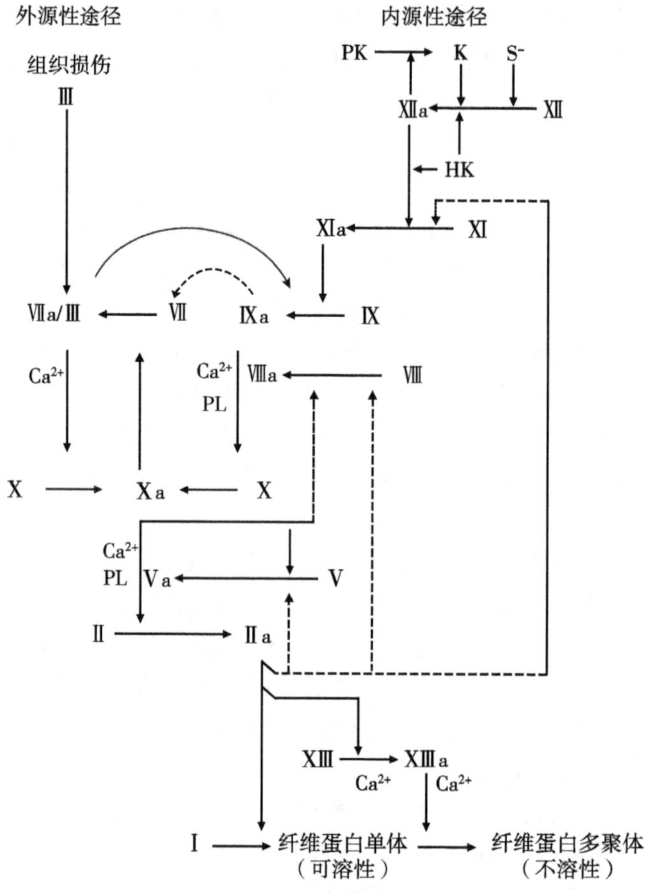

图 8-3 凝血过程示意图

由于凝血是一系列凝血因子相继酶解、激活的过程，每步酶促反应均有放大效应，也即少量被激活的凝血因子可使大量下游凝血因子激活，逐级连接下去，整个凝血过程呈现出强烈的放大效应。例如，1 分子 F Ⅺ a 最终可产生上亿分子的纤维蛋白。整个凝血过程实质上是由一系列凝血因子参与的瀑布式酶促反应的级联放大。

血液凝固后 1 ~ 2 h，因血凝块中的血小板激活收缩，使血凝块回缩，释出淡黄色的液体，称为血清（serum）。由于在凝血过程中一些凝血因子被消耗，故血清与血浆的区别在于前者缺乏纤维蛋白原及 F Ⅱ、F Ⅴ、F Ⅷ、F ⅩⅢ a 等凝血因子，但也增添了少量凝血过程中血小板释放的物质。

3. 组织因子是生理性凝血过程的启动物

在体内，当组织和器官损伤时，暴露出的组织因子（TF）和胶原虽可分别启动外源性凝血系统和内源性凝血系统，但临床观察发现，先天性缺乏 F Ⅻ和前激肽释放酶或高分子量激肽原的患者，几乎没有出血症状，这表明由这些因子所参与的表面激活过程在体内生理性凝血的启动中似乎并不起重要作用。正常血浆中存在微量的活化型 F Ⅶ a，但 F Ⅶ a 本身并没有促凝活性。F Ⅶ a 的促凝活性必须依赖于 TF。目前认为，外源性凝血途径在体内生理性凝血反应的启动中起关键性作用，而 TF 则是生理性凝血反应过程的启动物。当 TF 与 F Ⅶ a 结合形成复合物后，可激活 F Ⅹ，生成 F Ⅹ a，启动凝血反应，进而生成最初的凝血酶。但由于正常情况下在局部形成的 F Ⅶ a–TF 复合物的数量有限，同时血小板尚未形成有效的磷脂膜表面，F Ⅷ与 F Ⅴ也没有被活化，特别是由于组织因子途径抑制物（TFPI，详见后）对 F Ⅹ a 与 F Ⅶ a–TF 复合物的灭活作用，由外源性凝血途径所形成的凝血酶太少，尚不足以实现凝血。F Ⅸ a 不受 TFPI 的影响，外源性凝血途径生成的 F Ⅶ a–TF 复合物可有效地激活 F Ⅸ，生成 F Ⅸ a；另一方面，由外源性凝血途径生成的少量凝血酶对 F Ⅴ、F Ⅷ、F Ⅺ和血小板的激活而产生放大效应，通过“截短的”内源性途径形成大量的内源性途径因子Ⅹ酶复合物，从而激活足量的 F Ⅹ a 和凝血酶，完成纤维蛋白的形成过程。因此，TF 是生理性凝血反应的启动物，而内源性途径对凝血反应开始后的放大和维持起非常重要的作用。有 F Ⅷ或 F Ⅸ缺陷的患者表现出明显的出血倾向。

更新的瀑布学说不再把凝血机制机械地割裂为内源性和外源性两个系统，F Ⅶ a 可同时激活 F Ⅹ和 F Ⅸ的现象表明，内源性和外源性两条途径是密切联系的。F Ⅻ、前激肽释放酶（PK）和高分子量激肽原（HK）并不参与纤维蛋白凝块的快速形成的生理过程，但它们可以在纤维蛋白溶解、炎症反应以及伤口愈合的血块形成中起作用。

（三）体内血液凝固过程受到多种负性调节

正常人在日常活动中常会发生轻微的血管损伤，体内也常有低水平的凝血系统的激活，但循环血液并不凝固；即使当组织损伤而发生生理性止血时，止血栓也仅局限于损伤部位，并不延及未损部位。这表明体内的生理性凝血过程在时间和空间上都受到严格控制，并且是多因素综合作用的结果，其中血管内皮细胞在防止血液凝固反应的蔓延中起重要作用。

1. 血管内皮具有抗凝作用

正常的血管内皮作为一个屏障，可防止凝血因子和血小板与内皮下的成分发生接触，从而避免凝血系统的激活和血小板的活化。另外，血管内皮还具有抗血小板和抗凝血的功能。血管内皮细胞可以合成、释放前列环素（PGI2）和一氧化氮（NO），从而抑制血小板的活化。血管内皮细胞能合成硫酸乙酰肝素蛋白多糖，使之覆盖在内皮细胞表面，血液中的抗凝血酶Ⅲ（antithrombin Ⅲ）与之结合后，可灭活 F Ⅱ a、F Ⅹ a 等多种活化的凝血因子。内皮细胞也能合成和分泌组织因子途径抑制物（tissue factor pathwayinhibitor，TFPI）和抗凝血酶Ⅲ等抗凝物质。内皮细胞还能合成并在膜上表达凝血酶调节蛋白（thrombo–modulin，TM），通过蛋白质 C 系统参与对 F Ⅴ a、F Ⅷ a 的灭活。此外，血管内皮细胞还能合成和分泌组织型纤溶酶原激活物（tissue plasminogen activator，t–PA），后者可激活纤维蛋白溶解酶原而降解已形成的纤维蛋白，保证血管内血流通畅。

2. 凝血因子的激活局限于血管的受损部位

当血管局部损伤时，由于 TF 和胶原的暴露，可分别与 F Ⅶ结合和引起血小板的黏附。由于 TF 镶嵌在细胞膜上，可起“锚定”作用，使 F Ⅹ的激活只发生在损伤区域。另一方面，因子Ⅹ酶复合物对凝血酶原的激活是在活化血小板的磷脂膜表面进行的，黏附于受损区域的血小板的活化，可为凝血酶原的激活提供有效的磷脂膜表面。此外，纤维蛋白与凝血酶有高度的亲和力。在凝血过程中所形成的凝血酶，85% ~ 90%可被纤维蛋白吸附，这不仅有助于加速局部凝血反应的进行，也可避免凝血酶向周围扩散。上述过程均有利于凝血因子的局部激活，使生理性凝血过程局限于血管的受损部位。

3. 血流的稀释作用及单核巨噬细胞的吞噬作用有助于防止凝血过程的扩散

进入循环的活化凝血因子可被血液稀释，并被血浆中的抗凝物质灭活，进而被单核巨噬－细胞吞噬。实验证明，给动物注射一定量的凝血酶，若预先用墨汁封闭单核－吞噬细胞系统，则动物可发生血管内凝血；如未封闭单核－吞噬细胞系统，则不会发生血管内凝血。这表明单核－吞噬细胞系统在体内抗凝机制中起重要的作用。

4. 生理性抗凝物质在体内的抗凝中起重要作用

正常人每 1 mL 血浆中约含凝血酶 300 U，当凝血反应在试管中发生时，凝血酶原可被全部激活。但在生理性止血时，每 1 mL 血浆所表现出的凝血酶活性很少超过 8 ~ 10 U，这表明正常人体内有很强的抗凝血酶活性。体内含有多种天然抗凝物质，这些物质大多在凝血过程被启动后由激活的凝血因子所活化，并反过来对凝血过程中的一些环节加以控制，使凝血过程在适当的情况下终止。体内较重要的生理性抗凝物质有丝氨酸蛋白酶抑制物、蛋白质 C、组织因子途径抑制物、肝素等。

（1）丝氨酸蛋白酶抑制物：血浆中含有多种丝氨酸蛋白酶抑制物，主要有抗凝血酶Ⅲ、C_1 抑制物、α_{-2}- 抗胰蛋白酶、α_{-2}- 抗纤溶酶、α_{-2}- 巨球蛋白及肝素辅因子Ⅱ等，其中最重要的是抗凝血酶Ⅲ。抗凝血酶Ⅲ占血浆凝血酶抑制活性的 75%，由肝脏和血管内皮细胞产生，通过与凝血酶及凝血因子 FⅨa、FⅩa、FⅪa、FⅫa 等分子活性中心的丝氨酸残基结合而抑制其活性。肝素能和抗凝血酶Ⅲ的赖氨酸基团结合，而使抗凝血酶Ⅲ的抗凝作用增强 2 000 倍以上。在缺乏肝素的情况下，抗凝血酶Ⅲ的直接抗凝作用慢而弱。但正常情况下，循环血液中几乎无肝素存在，抗凝血酶Ⅲ主要通过与内皮细胞表面的硫酸乙酰肝素结合而增强血管内皮的抗凝功能。

（2）蛋白质 C 系统：蛋白质 C 系统主要包括蛋白质 C（protein C，PC）、凝血酶调节蛋白、蛋白质 S 和蛋白质 C 的抑制物。蛋白质 C 由肝脏合成，其合成需要维生素 K 参与。蛋白质 C 以酶原形式存在于血浆中。当凝血酶与血管内皮细胞上的凝血酶调节蛋白结合后，可以激活蛋白质 C，后者可水解灭活 FⅧa 和 FⅤa，抑制 FⅩ及凝血酶原的激活。此外，活化的蛋白质 C 还有促进纤维蛋白溶解的作用。血浆中的蛋白质 S 是蛋白质 C 的辅因子，可使激活的蛋白质 C 的作用大大增强。

（3）组织因子途径抑制物：组织因子途径抑制物（TFPI）是一种二价糖蛋白，一分子 TFPI 可以结合或抑制两种蛋白酶，即 FⅩa 和 TF-FⅦa 复合物。TFPI 主要由血管内皮细胞产生，是外源性凝血途径的特异性抑制剂。目前认为，TFPI 是体内血流中主要的生理性抗凝物质。TFPI 对组织因子途径的抑制分两步进行：先与 FⅩa 结合而抑制 FⅩa 的催化活性，同时 TFPI 发生变构；在 Ca^{2+}作用下 TFPI-FⅩa 复合物进一步与 TF-FⅦa 复合物结合，形成 TF-FⅦa-TFPI-FⅩa 四合体，从而灭活 TF-FⅦa 复合物，以负反馈方式抑制外源性凝血途径。可见，TFPI 的独特之处在于其与 FⅩa 结合并不只是形成使 FⅩa 灭活的复合物，而是又生成了具有抑制作用的酶复合物，进一步灭活 TF-FⅦa。由于 FⅩa 是 TF-FⅦa 复合物活化的产物，所以这是一种负反馈调节作用。

体外培养的肝、肾、膀胱、肺、胎盘等多种细胞都能分泌 TFPI。但内皮细胞合成的 TFPI 是血浆中 TFPI 的主要来源。血浆中存在不同分子量的 TFPI，它们是蛋白质在 C 端不同部位裂解后的产物。但只有全长的 TFPI 才具有调节血液凝固的活性。有趣的是，TFPI 不能抑制 FⅦa 的活性，其“靶标”是 TF-FⅦa 复合物，这使得正常情况下就存在于血浆中的低水平的惰性 FⅦa 由于不被抑制而半衰期长达 1 ~ 2 h，在所有活化的凝血因子中半衰期最长。

（4）肝素：肝素（heparin）是一种酸性黏多糖，主要由肥大细胞和嗜碱性粒细胞产生。在肺、心、肝、肌肉等组织中含量丰富，生理情况下血浆中含量甚微。肝素具有强的抗凝作用，但在缺乏抗凝血酶Ⅲ的条件下，肝素的抗凝作用很弱。可见，肝素主要是通过增强抗凝血酶Ⅲ的活性而间接发挥抗凝作用的。此外，肝素还可刺激血管内皮细胞释放 TFPI 而抑制凝血过程。

促凝和抗凝临床工作中常常需要采取各种措施保持血液不发生凝固，或者加速血液凝固。外科手术时常可用温热盐水纱布等进行压迫止血。这主要是因为纱布是异物，可激活因子Ⅻ及血小板；又因凝血过程为一系列的酶促反应，适当加温可使凝血反应加速。反之，降低温度和增加异物表面的光滑度（如涂有硅胶或石蜡的表面）则可延缓凝血过程。此外，血液凝固的多个环节中都需要 Ca^{2+} 的参加，故通常用枸橼酸钠、草酸铵和草酸钾作为体外抗凝剂，它们可与 Ca^{2+} 结合而除去血浆中的 Ca^{2+}，从而起抗凝作用。由于少量枸橼酸钠进入血液循环不致产生毒性，因此常用它作为抗凝剂来处理输血用的血液。维生素 K 拮抗剂如华法林可以抑制 FⅡ、FⅦ、FⅨ、FⅩ等维生素 K 依赖性凝血因子的 γ-羧基化，在体内具有抗凝作用。肝素在体内、体外均能立即发挥抗凝作用，在临床上已广泛应用于防治血栓形成。

天然肝素是一种分子量不均一（3 000 ~ 57 000）的混合物。平均分子量在 7 000 以下的肝素称为低分子量肝素。分子量小的肝素（< 5 400）只能与抗凝血酶Ⅲ结合，而分子量大的肝素（> 5 400）除能与抗凝血酶Ⅲ结合外，还能与血小板结合，不仅可抑制血小板表面凝血酶的形成，而且能抑制血小板的聚集与释放。因此天然肝素的作用较复杂，且能产生明显的出血倾向等不良反应。低分子量肝素不仅有较强的抗凝效果，而且半衰期长，对凝血酶的抑制作用弱较少引起出血倾向等副作用，所以更适于临床应用。

四、抗凝血机制

正常的抗凝机制由细胞和体液两个方面因素来完成，是血液凝固的调节系统。

（一）细胞抗凝作用

主要通过单核－吞噬细胞系统、肝细胞及血管内皮细胞来完成。

1. 单核－吞噬细胞系统

进入血液循环中的组织因子、免疫复合物、内毒素、红细胞溶解产物、凝血酶原酶、纤维蛋白和（或）纤维蛋白原的降解产物等物质可被单核－吞噬细胞系统吞噬和清除。

2. 肝细胞

被激活的凝血因子，如 FⅨa 和 FⅦa 等可被肝脏摄取和灭活。此外，肝细胞合成的 α_{-2}－巨球蛋白（α_{-2}-macroglobulin，α_{-2}-MG）、AT 和 α_{-1}-抗胰蛋白酶（α_{-1}-antitrypsin，α_{-1}-AT）等抗凝蛋白具有重要的抗凝作用。

3. 血管内皮细胞

血管内皮细胞合成和释放 PGI_2，抑制血小板聚集和释放反应；血管内皮细胞表面的硫酸乙酰肝素和凝血酶调节蛋白（thrombo modulin，TM）具有抗凝作用。

（二）体液抗凝作用

抗凝血因子主要由下列成分组成。①AT 和肝素辅因子Ⅱ（heparin cofactor-Ⅱ，HC-Ⅱ）；②蛋白 C 系统，包括 PC、蛋白 S（protein S，PS）、TM、活化蛋白 C 抑制物（activated protein C inhibitor，APCI）、蛋白 Z（protein Z，PZ）；③组织因子途径抑制物（tissue factor pathway inhibitor，TFPI）；④其他：α_{-2}-MG、α_{-1}-AT、活化补体-1 抑制物（C_1-inhibitor，C_1-INH）等。

五、纤维蛋白溶解

正常情况下，组织损伤后所形成的止血栓在完成止血使命后将逐步溶解，从而保证血管内血流畅通，并有利于受损组织的再生和修复。止血栓的溶解主要依赖于纤维蛋白溶解系统（简称纤溶系统）。若纤溶系统活动亢进，可因止血栓的提前溶解而有重新出血的倾向；如果纤溶系统活动低下，则不利于血管的再通，可加重血栓栓塞。因此，生理情况下止血栓的溶解和液化在空间与时间上也同样受到严格的控制。

纤维蛋白被分解、液化的过程称为纤维蛋白溶解（fibrinolysis），简称纤溶。纤溶系统主要包括纤维蛋白溶解酶原（plasminogen，简称纤溶酶原，又称血浆素原）、纤溶酶（plasmin，又称血浆素）、纤溶酶原激活物（plasminogen activator）与纤溶抑制物。纤溶可分为纤溶酶原的激活与纤维蛋白（或纤维蛋白原）的降解两个基本阶段（图 8-4）。

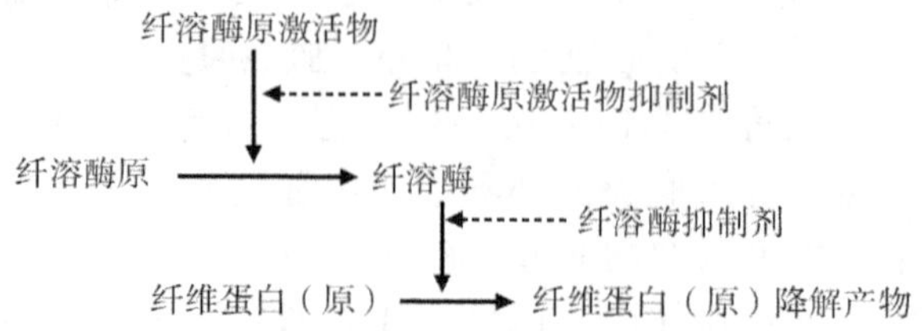

图 8-4　纤维蛋白溶解系统激活与抑制示意图

（一）纤溶酶原的激活是纤维蛋白溶解的关键步骤

纤溶酶原是纤溶酶的无活性前体，只有在被纤溶酶原激活物转化为纤溶酶后，才具有降解纤维蛋白的作用。

天然形式的纤溶酶原为单链糖蛋白，由 791 个氨基酸残基组成，其 N 端为谷氨酸，故又称为谷氨酸纤溶酶原。在纤溶酶原激活物的作用下，纤溶酶原在其肽链的精氨酸－缬氨酸处被裂解而形成双链，且双链分子构象发生改变，暴露出酶活性部位，转化为谷氨酸纤溶酶。生成的谷氨酸纤溶酶又可以裂解纤溶酶原 N 端的几处肽键，生成分子量略小的几种纤溶酶原。由于构象的改变，这些小分子的纤溶酶原更容易被纤溶酶原激活物活化为纤溶酶。纤溶酶原降解为小分子酶原后对纤维蛋白的亲和力可增加约 10 倍。这不但是增强纤溶过程的一种有效的正反馈机制，而且还可以将纤溶过程限制在纤维蛋白生成的部位。

体内主要存在两种生理性纤溶酶原激活物，包括组织型纤溶酶原激活物（tissue plasminogen activator，t-PA）和尿激酶型纤溶酶原激活物（urinary-type plasminogen activator，u-PA）。t-PA 是血液中主要的内源性纤溶酶原活化物，属于丝氨酸蛋白酶，基因位于 8 号染色体。在生理情况下，t-PA 主要由血管内皮细胞合成。凝血酶可使内皮细胞大量释放 t-PA。此外，内皮素、血小板活化因子、血管升压素、肾上腺素等都可以使内皮细胞释放 t-PA。

健康人在静息状态下，血浆中游离形式的 t-PA 不超过 20%，绝大部分 t-PA 主要以与其抑制物 PAI-1 形成复合物的形式存在。游离型及以复合物形式存在的 t-PA 均可被肝脏清除，在血浆中半寿期为 4 ~ 6 min。刚分泌出来的 t-PA 即具有激活纤溶酶原的活性，这与纤溶系统的其他成分有所不同，表明 t-PA 并非以无活性的酶原形式生成的。t-PA 有单链和双链两种形式。单链 t-PA 的活性低于双链 t-PA，但在纤溶酶的作用下单链 t-PA 可迅速转变为双链 t-PA。在无纤维蛋白存在时，单链 t-PA 对纤溶酶原的亲和力低，活性也低。在有纤维蛋白存在的情况下，当 t-PA 与吸附于纤维蛋白上的纤溶酶原形成三联体时，t-PA 的构象发生改变，这时 t-PA 对纤溶酶原的亲和力大大增加，催化纤溶酶原的酶活性可增加 1 000 倍，此时单链 t-PA 和双链 t-PA 的活性相等。t-PA 以非酶原的低活性单链形式分泌以及与纤维蛋白结合后活性增加的特性，有利于确保纤维蛋白生成时纤溶的即刻启动和将纤溶限制于血凝块局部，并增强局部的纤溶强度。

u-PA 是血液中仅次于 t-PA 的生理性纤溶酶原激活物。一般认为，u-PA 的主要功能是溶解血管外的蛋白，如促进细胞迁移（排卵及着床、肿瘤转移等）和溶解尿液中的血凝块，其次才是清除血浆中的纤维蛋白。

激肽释放酶也可激活纤溶酶原。当血液与异物表面接触而 F Ⅻ被激活时，一方面启动内源性凝血系统，另一方面也通过 F Ⅻ a 激活激肽释放酶而启动纤溶过程，使凝血与纤溶相互配合，保持平衡。在临床上进行体外循环的情况下，由于循环血液大量接触带负电荷的异物表面，此时 F Ⅻ a 和激肽释放酶可以成为纤溶酶原的主要激活物。

（二）激活的纤溶酶可降解纤维蛋白和纤维蛋白原

纤溶酶属于丝氨酸蛋白酶，它最敏感的底物是纤维蛋白和纤维蛋白原。在生理情况下，纤溶酶主要生成于纤维蛋白沉积的部位。各种形式的纤溶酶均为双链内肽酶，在 pH 为中性的条件下纤溶酶可以将纤维蛋白和纤维蛋白原分解为许多可溶性小肽，成为纤维蛋白降解产物。纤维蛋白降解产物通常不再发生凝固，其中部分小肽还具有抗凝血作用。纤溶酶是血浆中活性最强的蛋白酶，特异性较低，除主要降解纤维蛋白及纤维蛋白原外，对 F Ⅱ、F Ⅴ、F Ⅷ、F Ⅹ、F Ⅻ等凝血因子及补体等也有一定的降解作用。

血液凝固过程中纤维蛋白的形成是触发纤溶的启动因素，通过纤溶酶选择性地产生并作用于纤维蛋白形成的部位，即血凝块形成的部位，从而溶解纤维蛋白，清除血凝块，恢复正常的血管结构和血流。但当纤溶过程亢进时，可因凝血因子的大量分解及纤维蛋白降解产物的抗凝作用而引起出血倾向。

（三）体内存在的纤溶抑制物可防止纤溶过程过快和过强

体内有多种物质可抑制纤溶系统的活性，主要有纤溶酶原激活物抑制物 -1（plasminogen activator inhibitor type-1，PAI-1）和 α_2- 抗纤溶酶（α_2-AP），二者分别在纤溶酶原的激活水平和纤溶酶水平抑制纤溶系统的活性，防止血块过早溶解和避免出现全身性纤溶。

1. PAI-1 可通过抑制纤溶酶原激活物而降低纤溶过程

PAI-1 的生成部位尚未最后确定，可能主要由血管内皮细胞和肝细胞产生，通过与组织型纤溶酶原激活物和尿激酶型纤溶酶原激活物结合而使后者灭活。血小板中也有较高浓度的 PAI-1，是 PAI-1 的另一来源。PAI-1 是分子量为 52 000 的糖蛋白，为血浆中主要的 t-PA 抑制物，在纤维蛋白溶解调控中起作用。血小板活化时可释放 PAI-1，使局部的 PAI-1 水平迅速升高，可能对富含血小板的血凝块中 t-PA 的活性起生理性调控作用。活性形式的 PAI-1 还可以与纤维蛋白特异性地结合，结合后的 PAI-3 仍具有抑制 t-PA 和 u-PA 的作用。

2. α_2-AP 是体内主要的纤溶酶抑制物

α_2-AP 的分子量约 70 000，主要由肝脏产生，血浆浓度约 1μM。血小板 α- 颗粒中也贮存有少量 α_2-AP，但仅占循环中 α_2-AP 总量的 5% 左右。血小板中所含的 α_2-AP 在血小板活化时被释放，可以防止纤维蛋白过早降解。血浆中 α_2-AP 的浓度比 PAI-1 约高 2 500 倍，是体内主要的纤溶酶抑制物。α_2-AP 通过与纤溶酶结合成复合物而抑制后者的活性。α_2-AP 与纤溶酶的作用极为迅速，但它仅对循环中游离的纤溶酶有强大的抑制作用。在纤维蛋白凝块中，纤溶酶上 α_2-AP 的作用部位被纤维蛋白占据，因此纤溶酶不易被 α_2-AP 灭活。

在正常安静情况下，由于血管内皮细胞分泌的 PAI-1 的量为 t-PA 的 10 倍，加之 α_2-AP 对纤溶酶的灭活作用，因此血液中纤溶活性很低。当血管壁上有纤维蛋白形成时，血管内皮分泌 t-PA 增多。同时，由于纤维蛋白对 t-PA 和纤溶酶原具有较高的亲和力，t-PA、纤溶酶原与纤维蛋白的结合既可避免 PAI-1 对 t-PA 的灭活，又有利于 t-PA 对纤溶酶原的激活。结合于纤维蛋白上的纤溶酶还可避免血液中 α_2-AP 对它的灭活。这样就能保证血栓形成部位既有适度的纤溶过程，又不致引起全身性纤溶亢进，从而能维持凝血和纤溶之间的动态平衡。

六、血液流变学

血液流变学（hemorheology，HR）主要研究血液在血管中流动的规律，血液中的有形成分的变形性和无形成分的流动性对血液流动的影响以及血管和心脏之间的相互作用。如果血液的流动性和黏滞性发生异常，如血流缓慢、停滞和阻断，便可导致全身性或局部性血液循环障碍，导致组织缺血缺氧引起一系列病理变化。

影响血液黏滞度的因素有血液有形成分（红细胞、白细胞和血小板）和血浆中纤维蛋白原、球蛋白和血脂以及温度等。

（一）红细胞

红细胞数量、大小、变形能力和聚集性均可影响血液黏滞度。当 Hct 超过 45% 时，血液黏滞度随 Hct 的增高而呈指数增高；MCV 越高，血液黏滞度增高；红细胞的变形能力减低时，血液黏滞度增高；红细胞聚集性增大，容易形成串状或堆积，也使血液黏滞度增高。

（二）白细胞

白细胞的内黏度比红细胞高。正常情况下血液循环中白细胞总数不高，对血黏度无影响。在白血病时，白细胞恶性增殖，并裂解出大量 DNA、RNA 及其他大分子物质进入血流，其变形能力减弱，胞膜上吸附大量血浆蛋白，使血液黏滞度增高。

（三）血小板

血小板的内黏度比红细胞大，数量增加、黏附性和聚集性的增高以及释放产物的增多，均使血黏度增加。

（四）纤维蛋白原

血浆纤维蛋白原增高时血黏度增高，多见于心肌梗死、恶性肿瘤、肾移植排斥反应和慢性白血病。

（五）球蛋白

球蛋白特别是 γ－球蛋白对血黏度影响很大。IgG、IgM 和 IgA 的增加可使血浆黏度增高，其原因可能与红细胞膜的电荷改变、红细胞的相互作用以及红细胞聚集性增高有关。

（六）血脂

血浆 β－脂蛋白、胆固醇和甘油三酯增高均可使血黏度增高。冠心病、高脂血症、紧张、焦虑、应急时血液黏滞度的增高可能与血脂增高有关。

（七）其他

温度、性别和年龄、pH 和渗透压、切变速度、血管壁和血管管径均可影响血液黏滞度。温度过高或过低均可使血黏度增高，温度过高时血浆蛋白成分可发生改变，红细胞变形性减低；体温低于 32℃时，血细胞在体内易聚集，使血黏度增加。

（谭毅菁）

第二节　凝血因子检验

一、凝血因子筛查试验

（一）活化凝血时间（ACT）

1. 原理

试管中加入白陶土－脑磷脂的混悬液以充分激活因子Ⅻ、Ⅺ，并为凝血反应提供丰富的催化表面，以提高本试验的敏感性。

2. 试剂与器材

（1）4%白陶土－脑磷脂的混悬液。

（2）ACT 测定仪。

3. 操作

（1）在含白陶土－脑磷脂混悬液 0.2 mL 的小试管中注入受检者全血 0.5 mL，轻轻混匀。

（2）插入 ACT 测定仪，观察凝固时间。

4. 参考区间

（1.70 ± 0.76）min。

5. 注意事项

（1）4%白陶土－脑磷脂的混悬液是将脑磷脂用巴比妥缓冲液做 1 ∶ 50 稀释，再加等量 4%白陶土悬液混合而成。

（2）本试验较敏感，可检出因子Ⅷ ∶ C 小于 45%的亚临床型血友病患者。

6. 临床意义

ACT 是监测体外循环肝素用量的常用指标之一。在肝素化后使 ACT 保持在 360 ～ 450 s 为宜，在肝素中和后 ACT 应小于 130 s。

（二）活化部分凝血活酶时间（APTT）

1. 原理

在 37℃下以白陶土激活因子Ⅻ和Ⅺ，以脑磷脂（部分凝血活酶）代替血小板提供凝血的催化表面，在 Ca^{2+}参与下，观察贫含血小板血浆凝固所需时间。

2. 试剂与器材

（1）待测血浆及正常对照血浆以 109 mmol/L 枸橼酸钠溶液做 1 ∶ 9 抗凝，3 000 r/min 离心 10 分钟，获贫含血小板血浆，应使用塑料试管，防止血小板激活。

（2）40 g/L 白陶土 – 脑磷脂的混悬液。

（3）0.020 mol/L 氯化钙溶液。

3. 操作

（1）取待测血浆、白陶土 – 脑磷脂的混悬液各 0.1 mL，混匀，置 37℃水浴温育 3 min，其间轻轻摇荡数次。

（2）加入经预温至 37℃的 0.025 mol/L 氯化钙溶液 0.1 mL，立即开启秒表，置水浴中不断振摇，约 30 秒时取出试管，观察出现纤维蛋白丝的时间，重复两次取平均值。

（3）同时按上法测定正常对照。

4. 区间

（1）手工法：男性（37 ± 3.3）（31.5 ～ 43.5）s；女性（37.5 ± 2.8）（32 ～ 43）s。待测者的测定值较正常对照值延长超过 10 秒有临床意义。

（2）仪器法：不同品牌仪器及试剂间结果差异较大，需要各家自行制定。

5. 注意事项

（1）标本应及时检测，最迟不超过 2 h。血浆加白陶土部分凝血活酶后被激活的时间不得少于 3 分钟。

（2）分离血浆应在 3 000 r/min 离心 10 min，务必去除血小板。

（3）白陶土因规格不一，其致活能力不同，因此参考值有差异。但若正常对照值明显延长，提示白陶土部分凝血活酶悬液质量不佳。

（4）本试验较试管法全血凝固时间敏感，能检出因子Ⅷ ∶ C ＜ 25%的轻型血友病。

（5）同时按上法测定正常对照值。

（6）ACT 和 APTT 检测的临床意义相同。但对凝血因子缺乏的敏感性依次为 ACT、APTT。ACT 更多用于体外循环肝素化的检测。APTT 是目前最常用的内源凝血系统的筛查试验。但由于活化剂的成分不同，其检测的参考区间差异较大，临床上应该使用正常对照值以利异常结果的判断。对肝素、狼疮抗凝物和凝血因子缺乏症检测所选用的 APTT 试剂应该有所区别。上述试验对高凝状态的检出不敏感。APTT 延长的纠正试验常用，有鉴别诊断的意义。

6. 临床意义

1）APTT

（1）延长：①因子Ⅷ、Ⅸ、Ⅺ和Ⅻ血浆水平减低，如血友病 A、B 及凝血因子Ⅺ、Ⅻ缺乏症；因子Ⅷ减少还见于部分血管性血友病（vWD）患者。②严重的凝血酶原、因子Ⅴ、因子Ⅹ和纤维蛋白原缺乏，如严重肝脏疾病、阻塞性黄疸、新生儿出血病、口服抗凝剂以及纤维蛋白原缺乏血症等。③纤溶活性增强，如继发性（DIC）、原发性（后期）及循环血液中有纤维蛋白（原）降解产物（FDP/D–D）。④血液循环中有抗凝物质，如抗因子Ⅷ或Ⅸ抗体，狼疮抗凝物质等。⑤监测普通肝素（uFH）治疗，要求 APTT 延长是正常对照值的 1.5 ～ 2.0 倍。

（2）缩短：①高凝状态，如弥散性血管内凝血的高凝血期、促凝物质进入血流以及凝血因子的活性增强等。②血栓性疾病，如心肌梗死、不稳定型心绞痛、脑血管病变、糖尿病伴血管病变、肺栓塞、深静脉血栓形成、妊娠高血压疾病和肾病综合征及严重灼伤等。

2）纠正试验的结果与意义

以 APTT 延长为例（图 8–5）。

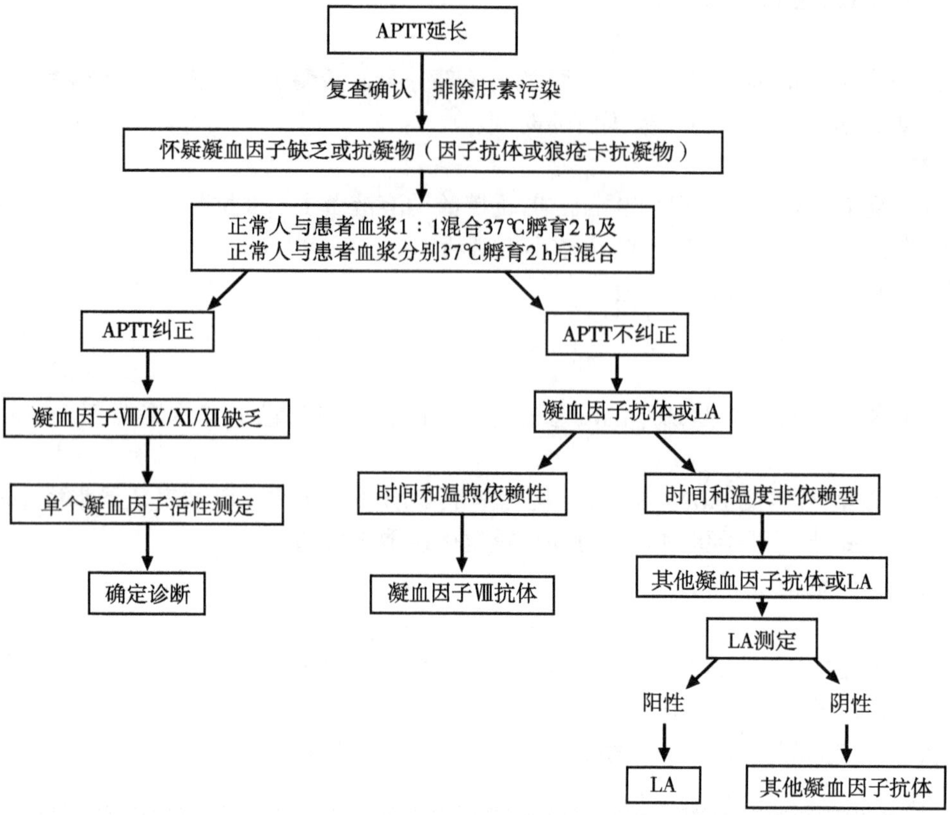

图 8-5 APTT 延长的纠正试验结果与意义

二、凝血因子活性检查

凝血因子Ⅷ、Ⅸ、Ⅺ、Ⅻ的活性测定有以下几点。

（一）原理

待检血浆或稀释的正常人血浆分别与缺乏因子Ⅷ：C、Ⅸ：C、Ⅺ：C、Ⅻ：C 的基质血浆混合，做白陶土部分凝血活酶时间测定。将待检血浆测定结果与正常人血浆做比较，分别计算出待检血浆中所含因子Ⅷ：C、Ⅸ：C、Ⅺ：C、Ⅻ：C 相当于正常人的百分率。

（二）试剂与器材

（1）缺乏因子Ⅷ：C、Ⅸ：C、Ⅺ：C、Ⅻ：C 的基质血浆，可用先天性或人工制备的缺乏这些因子的血浆（要求它们的活性 < 1%），也可购自商品（缺乏以上因子）血浆为基质血浆，应于低温（-40 ~ -80℃）下保存。

（2）脑磷脂悬液：用兔脑或人脑制作脑磷脂悬液，临用时用生理盐水做 1 ： 100 稀释，必要时可调整稀释度。

（3）5 g/L 白陶土生理盐水悬液。

（4）0.05 mol/L 氯化钙溶液。

（5）咪唑缓冲液（pH7.3）。①甲液：1.36 g 咪唑、2.34 g 氯化钠溶于 200 mL 蒸馏水中，再加 0.1 mol/L 盐酸溶液 74.4 mL，最后加蒸馏水至 400 mL。②乙液：109 mmol/L 枸橼酸钠溶液。

咪唑缓冲液可在临用前将甲液 5 份与乙液 1 份混合即可。

（6）血液凝固分析仪。

（三）操作

（1）空白测定管：取基质血浆、咪唑缓冲工作液、脑磷脂悬液及 5 g/L 白陶土生理盐水悬液各 0.1 mL，混匀，置 37℃预温 2 min，加 0.05 mol/L 氯化钙溶液 0.1 mL，开动秒表记录凝固时间。要求空白测定管的测定时间在 240 ～ 250 s。凝固时间的长短可用脑磷脂悬液的浓度来调节。

（2）待检标本测定：待检血浆用枸橼酸钠抗凝，分离后即置于冰浴中，测定前以咪唑缓冲工作液做 1 ： 20 稀释。取待检稀释血浆、咪唑缓冲工作液、脑磷脂悬液及 5 g/L 白陶土生理盐水悬液各 0.1 mL，混匀，置 37℃水浴预温 2 分钟整，加 0.05 mol/L 氯化钙溶液 0.1 mL，开动秒表记录凝固时间，查标准曲线，得出各因子活性再乘以 2。若凝固时间过长，应减少稀释倍数，使凝固时间处于标准曲线的线性范围内。

（3）标准曲线绘制：取多个正常人新鲜混合血浆，以咪唑缓冲工作液做 1 ： 10、1 ： 20、1 ： 40、1 ： 80、1 ： 100、1 ： 200、1 ： 500、1 ： 1 000 稀释。将各稀释度的样品分别与缺乏因子Ⅷ ： C 基质血浆、脑磷脂悬液及 5 g/L 白陶土生理盐水悬液各 0.1 mL 混合，置 37℃水浴预温 2 min 整，加 0.05 mol/L 氯化钙溶液 0.1 mL，开动秒表记录凝固时间，以凝固时间的对数和浓度（1 ： 10 作为 100%）的对数计算出回归方程或以稀释液（或活性）为横坐标，凝固时间为纵坐标，在双对数曲线纸上绘制标准曲线。

（四）参考区间

因子Ⅷ ： C （103 ± 25.7）%；因子Ⅸ ： C（98.1 ± 30.4）%；因子Ⅺ ： C （100 ± 18.4）%；因子Ⅻ ： C（92.4 ± 20.7）%。

（五）注意事项

（1）缺乏某因子的基质血浆的因子水平应 < 1%，而其他因子的水平必须正常。该基质血浆应置 −40 ～ −80℃冰箱中保存。

（2）待检标本采集后应立即测定或将分离血浆置 −20 ～ −40℃冰箱内待测，但不能超过 2 个月。同时避免反复冻融。

（3）每次测定都应做标准曲线。正常人新鲜混合血浆要求 30 人份以上。分装、冻干可保存 −20 ～ −40℃以下 2 ～ 3 个月。

（4）在 F Ⅷ ： C、F Ⅸ ： C、F Ⅺ ： C、F Ⅻ ： C 活性测定中，由于待测血浆均进行了一定比例的稀释，可以避免一些异常抗凝物的干扰。但是高浓度的肝素、纤维蛋白 / 纤维蛋白原降解产物（FDP）、自身抗体（如因子抑制物）等，仍有可能引起因子活性的假性减低。

（5）发色底物法常用于测定 F Ⅷ ： C、F Ⅸ ： C，测定结果的影响因素比乏因子血浆纠正试验少，准确度和精密度都更高。

（6）血液标本采集不当（如采血不顺利，组织液混入血等）、保存不当（如低温保存时引起的冷激活等），可使凝血因子活性呈假性增高。若输血后检测凝血因子，不能排除无因子缺陷症，一般应在输血 7 天后再测定。

（六）临床意义

（1）血浆中凝血因子Ⅷ ： C、Ⅸ ： C、Ⅺ ： C 和Ⅻ ： C 减低。①血浆中凝血因子Ⅷ ： C 减低：见于血友病 A，按减低程度分为重型（ < 2%）、中型（2% ～ 5%）、轻型（5% ～ 25%）、亚临床型（25% ～ 45%）；其次见于 vWD（Ⅰ型、Ⅱ型）和 DIC；抗Ⅷ ： C 抗体所致获得性血友病较为少见。②因子Ⅸ ： C 减低：见于血友病 B，临床上减低程度分型与血友病 A 相同；其次见于肝脏疾病、维生素 K 缺乏症、DIC、口服抗凝剂和抗 FIX 抗体存在等。③因子Ⅺ ： C 减低：见于因子Ⅺ缺乏症、肝脏疾病、DIC 和抗 F Ⅺ抗体存在等。④因子Ⅻ ： C 减低：见于先天性因子Ⅻ缺乏症、DIC、肝脏疾病以及部分血栓病患者。

（2）血浆中凝血因子Ⅷ ： C、Ⅸ ： C、Ⅺ ： C 水平增高。主要见于高凝状态和血栓病，尤其是静脉血栓形成、肾病综合征、妊娠期高血压疾病、恶性肿瘤等。肝病时因子Ⅷ ： C 增高。

三、血浆纤维蛋白原含量测定

（一）原理

根据纤维蛋白原与凝血酶作用最终形成纤维蛋白的原理。以国际标准品为参比血浆制作标准曲线，用凝血酶来测定血浆凝固时间，所得凝固时间与血浆中纤维蛋白原浓度呈负相关，从而得到纤维蛋白原的含量。

（二）试剂与器材

（1）凝血酶（冻干）。

（2）参比血浆（冻干）。

（3）血浆稀释液。

（三）操作

（1）蒸馏水复溶凝血酶 2 mL。

（2）将待测或参比血浆用血浆稀释液做 10 倍稀释。

（3）取已稀释的血浆 0.2 mL 于一小试管中，置 37℃水浴加温 2 min，再加入已复溶的凝血酶试剂 0.1 mL，即刻观察凝固时间。

（4）再一次重复上述操作，若两次结果差异超过 0.5 秒，则需再重复 1 次，取两次结果的均值。

（5）如遇有凝固时间长的标本，使两次结果间误差大，可用 1 ∶ 5 的稀释血浆进行操作，将结果除以 2 再报告结果。

（6）根据凝固时间（s）查阅标准曲线读数表，即可获得血浆纤维蛋白原浓度（g/L）。

（四）参考区间

2 ~ 4 g/L。

（五）注意事项

（1）参比血浆应同时与标本一起操作，以核对结果是否可靠。

（2）凝血酶复溶后在 4 ~ 6℃可放置 2 d。

（3）凝固时间延长，查得纤维蛋白原浓度降低可有以下情况：①血浆纤维蛋白原浓度真正降低。②血浆纤维蛋白原浓度假性降低，即由于血浆中出现肝素、FDP 或罕见的异常纤维蛋白原血症所致，属以上情况时应进一步用其他实验方法证实或测定纤维蛋白原的抗原浓度。

（4）Fg 检测的方法学较多，各种方法的检测特性不同（表 8–2），综合各种因素，Clauss 法是目前首选的方法。

表 8–2　血浆纤维蛋白原主要检测方法的比较

方法	与参考方法的相关性			密度（CV%）	灵敏度	最低检出值（g/L）	准确性（相对误差性 %）		
	低值	正常	高值				低值	正常	高值
Clauss 法	好	0.92	好	3.89	高	0.1	好	好	好
双缩脲比色法	差	0.96	差	4.68	低	0.5	差	35.43*	差
免疫法	差	0.995	差	3.71	较高	0.18	差	27.95*	差
PT 衍生法	0.695*	0.815*	0.966*	2.88*	较高	0.6	差	3.59*	好

注：* 与 Clauss 法比较。

（5）Clauss 法的检测原理与 TT 相同，但其使用凝血酶的浓度是 TT 的 25 倍，待检样本进行了 10 倍稀释，肝素（＜ 0.6 U/mL）和 FDP（＜ 100 μg/dL）不影响检测的结果。Fg 检测应采用市售商品化的试剂并进行质量控制。若采用自制试剂检测 Fg，需要对凝血酶含量进行严格的标定。Fg 检测中的凝血酶试剂容易氧化失活，严格按照说明书推荐的条件保存，一旦配制要尽早使用。

（6）PT 衍生法在 PT 检测值异常以及 Fg 异常等情况并不适用。

（六）临床意义

1. 纤维蛋白原增高（超过 4 g/L）

见于糖尿病和糖尿病酸中毒、动脉血栓栓塞（急性心肌梗死发作期）、急性传染病、结缔组织病、急性肾炎和尿毒症、放射治疗后、灼伤、骨髓瘤、休克、老年人外科大手术后、妊娠晚期和妊娠期高血压疾病、轻型肝炎、败血症、急性感染和恶性肿瘤等。

2. 纤维蛋白原减少（低于 2 g/L）

见于弥散性血管内凝血和原发性纤溶症、重症肝炎和肝硬化等，也见于降纤药治疗（如抗栓酶、去纤酶）和溶血栓治疗（UK，t-PA），故是它们的监测指标之一。

四、可溶性纤维蛋白单体复合物测定

（一）原理

可溶性纤维蛋白单体复合物测定（SFMC）采用酶联免疫分析法。

（二）试剂与器材

（1）氨基醋酸：终浓度为 20 g/L。

（2）抑肽酶：终浓度为 500 U/mL。

（3）碳酸盐缓冲液：0.1 mol/L（pH9.6）。

（4）抗纤维蛋白原 IgG 单抗。

（5）配制含 0.05% Tween-20 的 0.01 mol/L PBS 洗涤液。

（6）OPD 溶液（1 g/L，含过氧化氢）。

（7）辣根过氧化物酶标记的抗纤维蛋白原单抗。

（8）酶标仪。

（三）操作

（1）采血：取静脉血 5 mL，以 0.15 mol/L EDTA-Na_2 做 1 ∶ 9 抗凝，并加终浓度为 20 g/L 的氨基醋酸和 500 U/mL 的抑肽酶溶液，以 3 000 r/min 离心 15 min，制备血浆，置 -20℃保存备测。

（2）用 0.1 mol/L 的碳酸盐缓冲液（pH9.6）将抗纤维蛋白原 IgG 单抗稀释成 10 mg/L，加 0.1 mL 于酶标板各孔中，置 4℃过夜。

（3）经含 0.05% Tween-20 的 0.01 mol/L PBS 洗涤后，再于各孔内加入 1% BSA 0.2 mL 封闭，于 37℃温育 2 h。

（4）将血浆和标准品用 0.01 mol/L PBS 系列稀释，分别加 0.1 mL 于各孔内，37℃温育 2 h，洗涤后，加 0.1 mL 用洗涤液稀释 3 000 倍的辣根过氧化物酶标记的抗纤维蛋白原单抗，37℃温育 2 h 并充分洗涤后，于曾加辣根过氧化物酶单抗的各孔中加入 0.2 mL 的 OPD 溶液（1 g/L，含过氧化氢），显色 10 min，在波长为 492 nm 处测各孔吸光度值。

（四）结果计算

以标准品各浓度值为横坐标，相应的吸光度值为纵坐标，在半对数坐标纸上绘制标准曲线。根据样品的吸光度值占最高标准点计数的百分结合率，从相应的标准曲线上查出稀释样品的 SFMC 数值，再乘以稀释倍数即得血浆样品的 SFMC 含量。

（五）参考区间

（48.5 ± 15.6）mg/L。

（六）注意事项

凝血酶生成，无直接检测指标。SFMC 的测定，可以间接反映凝血酶的生成。因此，该项目的检测，可以作为血栓形成的早期辅助诊断指标。

（七）临床意义

SFMC 水平升高，反映凝血酶生成增多。见于 DIC、产科意外、严重感染、肝病、急性白血病、外科手术、严重创伤和恶性肿瘤等。

（谭毅菁）

第三节　病理性抗凝物质检验

一、复钙交叉时间（CRT）

（一）生化及生理

复钙交叉试验是指在去钙离子的血浆中重新加入钙离子，了解内源性凝血过程恢复所需要的时间。该实验可以区别出血是由于凝血因子缺乏还是病理性抗凝物质所引起。若延长的复钙时间可以被 1/10 体积的正常人混合血浆所纠正，说明患者有内源性凝血系统凝血因子缺陷；若延长的复钙时间不能被等量的正常人混合血浆所纠正，说明患者血液中含有病理性的抗凝物质。

（二）检测方法

试管法。在①～⑤号试管中分别加入不同体积的待测血浆和正常人血浆，再加入氯化钙溶液混合，同时启动秒表，记录血浆中出现纤维蛋白丝的时间。

（三）标本要求与保存

109 mmol/L 枸橼酸钠抗凝的血浆，采血后立即检查，室温放置不超过 2 h。

（四）参考区间

若第 3 管的复钙时间不能恢复至正常值 2.3 ～ 4.28 min，则表示受检血浆中有抗凝物质的存在。

（五）临床意义

若等量正常血浆和待检血浆的复钙时间不能恢复到正常值，则表示受检血浆中可能有抗凝物质。当血液中缺乏凝血因子时其复钙时间交叉试验的结果一般在：①管 2 ～ 3 min。②管 2.5 ～ 3.5 min。③管 3.5 ～ 4.5 min。④管 4.5 ～ 6 min。⑤管 2 ～ 12 min。

血液循环存在病理性抗凝物质时复钙时间交叉试验的结果一般在：①管 2 ～ 3 min。②管 5 ～ 15 min。③管 15 ～ 20 min。④管 20 ～ 25 min。⑤管 25 ～ 30 min。

（六）影响因素

抽血要顺利，不能有溶血和凝血，否则影响非常大。0.025 mol/L 的氯化钙溶液要新鲜配制。

二、游离肝素时间

（一）生化及生理

游离肝素时间又称甲苯胺蓝纠正试验。人体除天然的抗凝血物质（抗凝血酶和蛋白 C 系统）外，在病理情况下可产生病理性抗凝物质，如类肝素物质等。本试验主要用以检测血液中是否含有肝素及类肝素物质。

（二）检测方法

甲苯胺蓝呈碱性，有中和肝素的作用。在凝血酶时间（TT）延长的受检血浆中加入少量甲苯胺蓝，再测 TT。若延长的 TT 恢复至正常或者明显缩短，则表示受检血浆中有类肝素物质的存在或者肝素增多；若不缩短，则表示受检血浆中存在其他抗凝血酶类物质或缺乏纤维蛋白原。

（三）标本要求与保存

109 mmol/L 枸橼酸钠抗凝血浆。

（四）参考区间

TT 延长的患者血浆，加入甲苯胺蓝后 TT 缩短 5 s 以上，提示受检血浆中有类肝素或者肝素类物质增多；如果 TT 不缩短，提示 TT 延长不是类肝素或者肝素类物质增多所致。

（五）临床意义

血浆中类肝素物质增多常常见于严重肝病、DIC、过敏性休克、使用氮芥类药物、放疗后、肝叶切除后、肝移植后及肝素治疗后等。

（六）影响因素

凝血酶溶液在每次操作时都需要做矫正试验，使正常血浆的 TT 值在 16 ～ 18 s。

三、肝素

（一）生化及生理

肝素是一种酸性黏多糖，由分布在肠胃黏膜的肥大细胞合成。天然肝素是不均一的，分子量在 3 ～ 57 kD 之间。血浆中肝素的半减期为 60 ～ 120 min。肝素与 AT Ⅲ结合形成 1 ∶ 1 复合物，使 AT Ⅲ的精氨酸反应中心暴露，该反应中心与Ⅹ a 的丝氨酸的活性部位相作用，从而使Ⅹ a 灭活。肝素对 TFPI 和蛋白 C 系统也有影响。

（二）检测方法

发色底物法。

（三）标本要求与保存

109 mmol/L 枸橼酸钠 1 ∶ 9 抗凝血，3 000 r/min 离心 10 min，为彻底去除剩余血小板，1 h 内再次 3 000 r/min 离心 10 min。缺乏血小板血浆必须保存在 2 ～ 8℃，2 h 内完成检测，–20℃可保存 1 个月。

（四）参考区间

发色底物法：0 ～ 0.8 U/L。

（五）临床意义

本试验主要用于肝素治疗的监测，国人以维持在 0.2 ～ 0.4 U/L 为宜。过敏性休克、使用氮芥化疗后、严重肝病或者 DIC、肝叶切除后或者肝移植术后等患者血浆中肝素增多。

（六）影响因素

采血和后续操作时避免激活血小板，导致释放 PF4，后者抑制肝素活性。

四、凝血因子Ⅷ抑制物

（一）生化及生理

血友病 A 患者体内出现的 F Ⅷ抑制物属于异源性 IgG 抗体，主要是 IgG4 亚型，少数为 IgG1、IgG2 亚型，此外还有个别患者 F Ⅷ抑制物以 K 轻链为主。约 68% 患者的抑制物为抗 F Ⅷ片段 A2、C2 抗体。抗 C2 抗体与 F Ⅷ重链上 A2 区域和（或）轻链上 C2 区域发生反应，从而阻止 F Ⅷ与磷脂结合，干扰 F Ⅷ与 F Ⅸ a、F Ⅹ a 的相互作用，影响 F Ⅷ功能。抗 A2 抗体通过阻断内源性 F Ⅹ酶复合物对 F Ⅹ的转化来抑制 F Ⅷ功能。少数抑制物可干扰 F Ⅷ与 vWF 的结合或者阻止凝血酶激活的 F Ⅷ从 vWF 的结合中释放出来。

（二）检测方法

Bethesda 法。将受检血浆和正常人血浆混合，温浴一定时间后，检测剩余因子Ⅷ活性，以 Bethesda 单位来计算抑制物的含量，一个 Bethesda 单位相当于灭活 50% 因子Ⅷ的量。

（三）标本要求与保存

109 mmol/L 枸橼酸钠抗凝血浆。待检标本采集后应立即测定或将分离血浆置于 –40 ～ –20℃冰箱内，不超过 2 个月，避免反复冻融。

（四）参考区间

正常人体内无因子Ⅷ抑制物。

（五）临床意义

多用于测定血友病 A 患者出现抗 F Ⅷ ∶ C 抗体者，也用于获得性血友病 A 患者。由于反复输注血液、血浆或者 F Ⅷ浓缩剂所产生的 F Ⅷ抗体较为灵敏。对其他原因（免疫性疾病）所引起的 F Ⅷ抑制物不敏感。

（六）影响因素

同 F Ⅷ ∶ C 测定。

五、凝血因子Ⅹa抑制试验

（一）生化及生理

本试验主要检测血浆中低分子量肝素（LMWH）。LMWH是一种抗凝血药，主要系抗因子Ⅹa活性，对凝血酶及其他凝血因子影响不大。LMWH是用化学或酶法使普通肝素解聚而成，平均分子量为4～6 kD。分子量越低，抗凝血因子Ⅹa活性越强，这样就使抗血栓作用与出血作用分离，保持了肝素的抗血栓作用而降低了出血的危险。

（二）检测方法

发色底物法。在受检血浆中加入过量的FⅩa，FⅩa与AT-LMWH结合形成复合物，从而失去活性。剩余的FⅩa可使发色底物释放出产色基团对硝基氨苯，产色的强度与LMWH的浓度呈负相关，可从标准缺陷上查到LMWH的浓度。

（三）标本要求与保存

同FⅧ抑制物测定。

（四）参考区间

发色底物法：正常人血浆中LMWH为0。

（五）临床意义

用于预防血栓形成，LMWH以0.2～0.4 IU/L为宜；用于血栓病治疗，LMWH以0.4～0.7 IU/L为宜。若超过0.8 IU/L则出血的危险性增加。

（六）影响因素

操作中避免激活凝血途径。

六、狼疮抗凝物质Lucor试验

（一）生化及生理

狼疮抗凝物质测定是一种改良Russell蝰蛇毒稀释实验，包括Lupo试验和Lucor试验。狼疮抗凝物质是一种针对带阴电荷磷脂的自身抗体，是抗磷脂抗体的一种，常见于系统性红斑狼疮等结缔组织性疾病患者。因其首先在红斑狼疮患者身上被研究，故命名为狼疮抗凝物质，现已发现它可存在于多种疾病中。狼疮抗凝物质的持续存在被认为是不明原因的习惯性流产、死胎、胎儿发育迟滞、动静脉栓塞、各种易栓性疾病以及某些自身免疫性疾病的危险信号。狼疮抗凝物质可通过识别脂结合凝血酶原来影响凝血反应，阻断活化的凝血因子Ⅴ与凝血酶原作用，从而抑制纤维蛋白的形成，致使凝血时间延长，因此称之为抗凝血酶原抗体可能更为适宜。

（二）检测方法

凝固法。Lupo试验原理为当蝰蛇毒试验延长时，加入正常血浆后蝰蛇毒时间仍然延长，提示被检血浆中存在狼疮抗凝物质。Lucor试验原理为用过量脑磷脂中和狼疮抗凝物质，从而使血浆凝固时间缩短或者正常。

（三）标本要求与保存

109 mmol/L枸橼酸钠抗凝血浆，3 500 r/min离心15 min所得血浆血小板数应小于20×10^9/L。以新鲜血浆测定或者置于2～8℃保存，必须在4 h之内检测完毕。样品保存必须加盖，以防止外源性污染和pH改变。

（四）参考区间

凝固法：Lupo试验为31～44 s；Lucor试验为30～38 s。Lupo试验/Lucor试验比值为1.0～1.2。

（五）临床意义

Lupo试验和Lucor试验均比正常延长20%，提示有狼疮抗凝物质存在。Lupo试验/Lucor试验比值>2.1，表示有大量狼疮物质存在；比值为1.5～2.0，表示有中等量狼疮物质存在；比值为1.3～1.4，表示有少量狼疮物质存在。

Lupo 试验和 Lucor 试验均比正常延长，Lupo 试验 /Lucor 试验比值 < 1.2，也可出现于因子Ⅱ、Ⅴ、Ⅹ缺乏的患者。

（六）影响因素

患者的 Hct 小于 20% 或大于 55% 均可影响实验结果的准确性，应按常规调节抗凝剂的量。标本有黄疸或脂血时必须用手工操作，仪器测定也会影响实验结果的准确性。

（谭毅菁）

第四节　纤溶活性检验

一、凝血酶时间（TT）及甲苯胺蓝纠正试验

（一）原理

受检血浆中加入“标准化”凝血酶溶液，测定开始出现纤维蛋白丝所需的时间。纠正试验：甲苯胺蓝可纠正肝素的抗凝作用，在 TT 延长的血浆中加入少量的甲苯胺蓝，若延长的 TT 明显恢复正常和缩短，表示受检血浆中肝素或类肝素样物质增多，否则为其他类抗凝物或是纤维蛋白原异常。

（二）参考值

TT 16 ~ 18 s；加入甲苯胺蓝后，TT 缩短 5 s 以上，提示血浆中肝素或类肝素样物质增多。

（三）临床意义

受检 TT 值延长超过正常对照 3 s 为延长，见于低（无）纤维蛋白原血症；血中 FDP 增高（DIC）；血中有肝素和类肝素物质存在（如肝素治疗中、SLE 和肝脏疾病等）。

二、血浆纤溶酶原测定

（一）血浆纤溶酶原活性（PLG ∶ A）测定

1. 原理

发色底物法。受检血浆中加链激酶（SK）和发色底物（S-2251），受检血浆中的 PLG 在 SK 的作用下，转变成 PL，后者作用于发色底物，释出对硝基苯胺（PNA）而显色。显色的深浅与纤溶酶的水平呈正相关，通过计算求得血浆中 PLG ∶ A 的含量。

2. 临床意义

增高表示纤溶活性减低，见于血栓前状态和血栓性疾病。减低表示纤溶活性增高，见于原发性纤溶、继发性纤溶和先天性 PLG 缺乏症。PLG 缺陷症：可分为 CRM^+ 型（PLG ∶ Ag 或 PLG ∶ A 减低）和 CRM^- 型（PLG ∶ Ag 和 PLG ∶ A 均减低）。此外，前置胎盘、肿瘤扩散、大手术后、肝硬化、重症肝炎、门脉高压、肝切除等获得性 PLG 缺陷症，PLG 减低。

（二）血浆纤溶酶原抗原（PLG ∶ Ag）测定

1. 原理

ELISA 法。将纯化的兔抗人纤溶酶原抗体包被在酶标反应板上，加入受检血浆，血浆中的纤溶酶原与包被在反应板上的抗体结合，然后加入酶标记的兔抗人纤溶酶原抗体，酶标记的抗体与结合在反应板上的纤溶酶原结合，最后加入底物显色，显色的深浅与受检血浆中纤溶酶原的含量呈正相关。从标准曲线中计算出血浆中纤溶酶原的含量。

2. 临床意义

见 PLG ∶ A 测定。

三、血浆组织纤溶酶原活化剂测定

（一）血浆组织纤溶酶原活化剂活性（t-PA ∶ A）测定

1. 原理

发色底物法。血浆优球蛋白部分含有 t-PA 及全部凝血因子，但不含 PAI。受检血浆加入过量 PLG

和纤维蛋白的共价物，血浆中的 t–PA 吸附于纤维蛋白上，并使 PLG 转变成 PL，PL 使发色底物（S-2251）释出 PNA 而显色，显色的深浅与受检血浆中 t–PA 的含量呈正相关。所测得的 A 值，可从标准曲线中计算出受检血浆中 t–PA ： A 的含量。

2. 临床意义

（1）增高：表明纤溶活性亢进，见于原发性纤溶症、继发性纤溶症如 DIC 等。

（2）减低：表明纤溶活性减弱，见于血栓前状态和血栓性疾病，如动脉血栓形成、深静脉血栓形成、高脂血症、口服避孕药、缺血性中风等。

（二）血浆组织纤溶酶原活化剂抗原（t–PA ： Ag）测定

1. 原理

ELISA 法。将纯化的抗 t–PA 单克隆抗体包被在酶标反应板上，加入受检血浆，血浆中的 t–PA 与包被在反应板上的抗体结合，然后加入酶标记的 t–PA 抗体，酶标记的抗体与结合在反应板上的 t–PA 结合，最后加入底物显色，显色的深浅与受检血浆中 t–PA 的含量呈正相关。从标准曲线中计算出血浆中 t–PA 的含量。

2. 临床意义

同 t–PA ： A 检测。

四、血浆纤溶酶原活化抑制物测定

（一）原理

血浆纤溶酶原活化抑制物活性（PAI ： A）检测，发色底物法。

（二）临床意义

增高见于血栓前状态和血栓性疾病。减低见于原发性和继发性纤溶症。根据 PAI ： A 和 PAI ： Ag 的检测结果，可将 PAI–1 缺陷分为 CRM^+ 型和 CRM^- 型。

五、血浆 $\alpha-_2$ 纤溶酶抑制物测定

（一）原理

血浆 $\alpha-_2$ 纤溶酶抑制物活性（$\alpha-_2$ PI ： A）检测，发色底物法。

（二）临床意义

增高见于静脉和动脉血栓形成、恶性肿瘤、分娩后等。减低见于肝病、DIC、手术后、先天性 $\alpha-_2$ PI 缺乏症。根据 $\alpha-_2$ PI ： A 和 $\alpha-_2$ PI ： Ag 检测的结果，可将 $\alpha-_2$ PI 缺陷分为 CRM ＋型和 CRM –型。

六、血浆鱼精蛋白副凝固（3P）试验

（一）原理

受检血浆中加入硫酸鱼精蛋白溶液，如果血浆中存在可溶性纤维蛋白单体 – 纤维蛋白降解产物复合物，则鱼精蛋白使其解离释出纤维蛋白单体。纤维蛋白单体自行聚合成肉眼可见的纤维状物，此为阳性反应结果。

（二）结果判断

正常人为阴性。

（三）临床意义

阳性见于 DIC 的早、中期，但在恶性肿瘤、上消化道出血、外科大手术后、败血症、肾小球疾病、人工流产、分娩等也可出现假阳性。阴性见于正常人、晚期 DIC 和原发性纤溶症。

七、血清纤维蛋白降解产物（FDP）测定

（一）原理

胶乳凝集法。于被检血清中加入 FDP 抗体包被的胶乳颗粒悬液，当血清中 FDP 的浓度等于或超

过 5μg/mL，便与胶乳颗粒上的抗体结合，则胶乳颗粒发生凝集。根据被检血清的稀释度可计算出血清 FDP 的含量。

（二）临床意义

血清 FDP 增高见于原发性纤溶症、DIC、恶性肿瘤、急性早幼粒细胞白血病、肺栓塞、深静脉血栓形成、肾脏疾病、肝脏疾病、器官移植的排斥反应、溶栓治疗等。

八、血浆 D- 二聚体测定

（一）原理

血浆 D- 二聚体（D-dimer，D-D）检测，胶乳凝集法。被检血浆中加入标记 D- 二聚体单抗的胶乳颗粒悬液，如果血浆中 D- 二聚体含量 > 0.5 mg/L，便与胶乳颗粒上的抗体结合，胶乳颗粒则发生凝集。根据被检血浆的稀释度可计算出血浆 D- 二聚体的含量。

（二）临床意义

在 DIC 时，为阳性或增高，是诊断 DIC 的重要依据。高凝状态和血栓性疾病时，血浆 D- 二聚体含量也增高。D- 二聚体继发性纤溶症为阳性或增高，而原发性纤溶症为阴性或不升高，此是两者鉴别的重要指标。

（谭毅菁）

第五节 血液流变学检验

血液流变学是研究血液及其有形成分的流动性、变形性和聚集性的变化规律及其在医学中应用的科学。血液流变特性的改变与大量临床疾病有关，特别是在血栓前状态与血栓性疾病的发生、发展过程中有重要作用。临床血液流变学检查主要包括血液黏度、血浆黏度、红细胞变形性与聚集性的检测。

一、全血黏度

（一）实验原理

将血液置于一个切变率已知的切变场中，测量一定切变率（γ）所产生的切应力（τ），然后根据公式（$\mu = \tau/\gamma$）可计算出血液黏度（μ）。常用的血液黏度计有两类，包括圆筒式和锥板式黏度计，测定方式略有不同。

1. 圆筒式黏度计

测量单元由两个同轴但大小不同的圆筒组成，圆筒间隙内放入待测血液，内筒与一个弹簧游丝相连。一般内筒固定不动，外筒以已知的角速度（ω）旋转，测量旋转中血液加在内筒壁上的扭力矩（M），可根据公式（$\mu = KM/2\pi\omega R$，K 为仪器常数，R 为内筒半径）计算出血液的黏度。

2. 锥板式黏度计

测量单元由一个同轴圆锥和一个圆平板组成。待测血液加入圆锥和圆板形成的一定圆锥角（θ）的间隙内，一般固定圆板，圆锥以一定的角速度（ω）旋转，测量血液加在圆锥上的扭力矩（M），可根据公式（$\mu = 3\theta M/2\pi\omega R$，$R$ 为圆锥半径）计算出血液的黏度。

（二）临床意义

血液黏度是血液流变学检查最重要和最基本的参数，它可以从整体水平了解诸多影响黏度因素的综合变化，一旦血液黏度增高，可能提示机体处于一种无或有症状的病理状态，即高黏滞血症或高黏滞综合征，应积极采取措施，预防血栓性疾病的发生。血液黏度异常可见于临床多种疾病。

（三）参考范围（表 8–3）

表 8–3　全血黏度测定参考范围

检查项目	切变率	参考范围	
		男性	女性
血液黏度 /（mPa·s）	200 / s	3.84 ~ 5.30	3.39 ~ 4.41
	50 / s	4.94 ~ 6.99	4.16 ~ 5.62
	5 / s	8.80 ~ 16.05	6.56 ~ 11.99

注：北京地区成年人，用锥板式黏度计、37℃条件下测定。

1. 冠心病与心肌梗死

冠心病的发生与血液黏度升高有关。血液黏度升高的幅度在一定程度上可反映心肌缺血的轻重。血液黏度升高，尤其是低切变率黏度升高，并可能出现在冠心病发生心肌梗死之前。

2. 高血压病

血液黏度可明显增高，主要与红细胞刚性增大（变形性降低）有关。

3. 脑血栓形成

血液黏度常常增高，可能与红细胞和血小板的聚集性、血浆黏度、Hct 增高等有关。降低黏度治疗，常有助于改善脑缺血症状和脑血栓发作后的恢复。

4. 红细胞增多症

主要因 Hct 升高而导致血液黏度增高。真性红细胞增多症血液黏度极显著增高，患者常出现并发症。继发性红细胞增多症，如慢性阻塞性肺病、氧亲合力异常的血红蛋白病、某些恶性肿瘤（如肾脏肿瘤）等，血液黏度显著升高，易发生血栓病。据报道，肺心病患者并发肺动脉血栓形成率可高达 20% ~ 50%，合并严重心功能障碍者的发生率更高。

5. 白血病

某些白血病，如慢性粒细胞白血病慢性期，白血病细胞和血小板数量均显著增多，而且白血病细胞破坏释放大量核酸，可致血液及血浆黏度增高，部分患者常出现血栓并发症，如脑血栓形成等。

6. 异常球蛋白血症

多发性骨髓瘤、巨球蛋白血症患者，血浆黏度可显著升高、红细胞聚集增高，血液黏度升高但不如血浆黏度增高显著。

7. 糖尿病

由于红细胞聚集性增高，尤其是并发感染时急性相蛋白的增高，导致血液及血浆黏度显著增高，易并发急性心肌梗死、脑血栓及肢体动脉血栓等。

8. 高纤维蛋白原血症

急性感染、外伤、恶性肿瘤、风湿病等，血浆纤维蛋白原增高，导致血浆黏度、红细胞聚集性增高。若患者有某些易导致血栓病的原发病存在，则易并发急性心肌梗死或脑梗死。

9. 某些遗传性红细胞异常

如遗传性球形细胞增多症、遗传性椭圆形红细胞增多症、不稳定血红蛋白病、镰状细胞贫血等，红细胞刚性增大，易并发微血管栓塞。

10. 各类贫血、失血

如缺铁性贫血、巨幼细胞贫血、再生障碍性贫血等，由于血细胞比容减低，血液黏度降低。

（四）应用评价

1. 切变率选择

血液黏度测定多用旋转式黏度计（如锥板式黏度计）。此类型黏度计可以提供不同的切变率，最能反映血液的非牛顿流体性质，一般选择 3 种切变率。高切变率（高切）一般选在 200/s 左右，中切变率

（中切）在（40 ~ 50）/s，低切变率（低切）一般应 < 10/s。

2. 血液黏度受多种因素的影响

（1）切变率：血液黏度具有切变率依赖性。切变率增高时，由于红细胞聚集体解散和发生变形，血液黏度降低；切变率减低时，由于红细胞发生聚集但不发生变形，血液黏度增高。

（2）温度：在 15 ~ 37℃范围内，温度降低，血液黏度升高。

（3）红细胞比容（Hct）：Hct 与血液黏度呈正相关，血液黏度随 Hct 的增高而迅速增加，反之则降低。因此，结果报告中应注明 Hct 值。

（4）红细胞变形性：红细胞变形能力增加时，血液黏度降低，反之则升高。

（5）红细胞聚集性：红细胞在大分子蛋白（如纤维蛋白原）的桥接作用下发生聚集。红细胞聚集性增加时，血液黏度，尤其是低切变率下的黏度显著升高。

（6）血浆黏度：血浆内的大分子蛋白，如纤维蛋白原、免疫球蛋白等增高时，血浆黏度升高，从而使血液黏度增高。

3. 质量保证

黏度计必须用标准油定期进行校准，血液标本多用肝素或 EDTA 抗凝。

4. 参考范围

与测定时所选参考人群、性别、年龄、地区等有关，与所用黏度计、选择的切变率和测定温度等有关。各实验室应制定各自的参考范围。

二、血浆黏度

（一）实验原理

根据哈根 – 伯肃叶定律，在一定体积、压差、毛细管管径条件下，液体的黏度与流过一定毛细管管长所需的时间成正比。实际测量时，可分别测定纯水和血浆通过黏度计毛细管所用的时间 Tw 和 Tp，已知纯水的黏度为 μw，可按公式（$\mu p = Tp \times \mu w / Tw$）计算出血浆黏度（μp）。

（二）参考范围

（1.64 ± 0.05）mPa · s。

（三）临床意义

血浆蛋白质增高的疾病均可导致血浆黏度升高，如高纤维蛋白原血症、多发性骨髓瘤、原发性巨球蛋白血症、冷凝集素综合征、高脂蛋白血症和高血压、糖尿病，一些恶性肿瘤、白血病及一些风湿病等。

（四）应用评价

毛细管黏度计的毛细管内不同位置切变率有差异，不适合测定全血黏度，但测定牛顿流体，如血浆、血清黏度较为准确。

三、红细胞变形性

（一）实验原理

1. 激光衍射法

在不同切变率下，用激光衍射仪测定在一定的悬浮介质（如 15% 聚乙烯吡咯烷酮）中红细胞被拉长的百分比，即红细胞变形指数（DI）。DI 值越小，红细胞变形性越差。

2. 微孔滤膜法

用缓冲液将待测红细胞配成一定浓度悬液，测定缓冲红细胞悬液通过一定直径（3 ~ 5μm）微孔膜所需要的时间，并与对照缓冲液比较，计算出红细胞滤过指数（IF），可反映红细胞的变形性。IF 越大，红细胞变形性越差。

（二）参考范围

DI：500/s > 49%，800/s > 56%（15% 聚乙烯吡咯烷酮为悬浮介质）。

IF：0.19 ~ 0.39。

（三）临床意义

1. 血栓性疾病及其相关疾病

红细胞变形性常见减低，但未见疾病特异性改变。①冠心病与急性心肌梗死：一半左右患者的红细胞变形性减低。②脑动脉硬化与脑梗死：发现 1/3 ～ 1/2 患者红细胞变形性降低，尤其是在急性脑梗死发作时，变形性降低较为显著。③高血压：红细胞变形性减低，导致血流减慢、微循环灌注减少，加重组织缺氧和酸中毒。④糖尿病、肾病、肝脏疾病：均发现有不同程度的红细胞变形性下降，糖尿病患者空腹血糖水平与红细胞变形性呈负相关。

2. 红细胞疾病

镰状细胞贫血、遗传性球形细胞增多症、自身免疫性溶血性贫血、不稳定血红蛋白病等膜或血红蛋白异常，导致红细胞变形性减低。缺铁性贫血时，由于内黏度减低，红细胞变形性增高。

（四）应用评价

1. 检测方法

红细胞变形性检测有多种方法，包括激光衍射法、微孔滤膜法和黏度测定法等。激光衍射法可通过自动激光衍射仪检测红细胞变形性，操作简便、快速，可较为敏感地反映红细胞的变形能力；黏度测定法是通过黏度测定的有关参数计算出的红细胞刚性指数，也可初步判断红细胞的变形能力；微孔滤膜法操作较为复杂，临床应用较少。然而，红细胞变形性检测方法并未达到标准化，不同方法应建立本实验室的参考范围。

2. 影响红细胞变形性的主要因素

红细胞变形性是指红细胞在外力作用下发生形状改变的能力。红细胞的变形性是微循环有效关注的必要条件，也是决定红细胞寿命的重要因素。

影响红细胞变形性的主要因素是：①红细胞膜的黏弹性。黏弹性与红细胞膜的脂类构成及蛋白质成分有关，若出现异常可影响红细胞的变形性。②红细胞的几何形状。球形红细胞的表面积与体积之比缩小、变形性较差。③红细胞的内黏度。主要与细胞内的血红蛋白含量及性质有关，当血红蛋白含量增高或其分子结构异常时，可致红细胞内黏度升高、变形性减低。测定红细胞变形性可协助临床疾病的诊断与治疗，尤其是对血栓性疾病更有意义。

（李金凤）

第九章

血脂类检验

高脂血症是血浆中某一类或某几类脂蛋白水平升高的表现，严格说来应称为高脂蛋白血症。近年来，已逐渐认识到血浆中高密度脂蛋白胆固醇降低也是一种血脂代谢紊乱。因而，有人建议采用脂质异常血症，并认为这一名称能更为全面准确地反映血脂代谢紊乱状态。

临床脂质检测的主要目的是：①对动脉粥样硬化和高脂血症等血脂代谢异常性疾病进行诊断、病情观察和指导治疗；②作为健康普查指标，以期对动脉粥样硬化和高脂血症等血脂异常性疾病早期发现和诊断，并起到监控作用，纠正正常人的不良饮食和生活习惯；③对少见的遗传性脂蛋白异常性疾病进行诊断。

脂质除甘油三酯以营养作用为主外，其他的生理功能很多，有的虽含量较低，但生理功能却很强。细胞内脂质储量比较稳定，而血浆脂质常随生理和病理变化而变动。脂质不溶于水，只有与血浆蛋白形成一定形式的脂蛋白，具有水溶性，才能在血液中运行。血清脂质及其代谢产物的检测和分析已成为动脉粥样硬化和心脑血管等疾病诊断、治疗、预防的重要实验诊断指标。

第一节　胆固醇

一、概述

（一）生化特性及病理生理

胆固醇（CHO）是人体的主要固醇，是非饱和固醇，基本结构为环戊烷多氢体（甾体）。正常人体含胆固醇量约为29/kg体重，外源性CHO（约占1/3）来自食物经小肠吸收，内源性CHO（约占2/3）由自体细胞合成。人体胆固醇除来自食物以外，90%的内源性胆固醇在肝内由乙酰辅酶A合成，且受食物中胆固醇多少的制约。CHO是身体组织细胞的基本成分，除特殊情况外（如先天性β-脂蛋白缺乏症等），人体不会缺乏CHO。除脑组织外，所有组织都能合成CHO。在正常情况下，机体的CHO几乎全部由肝脏和远端小肠合成，因此临床和预防医学较少重视研究低胆固醇血症。一般情况下，血清CHO降低临床表现常不明显，但长期低CHO也是不正常的，能影响生理功能，如记忆力和反应能力降低等。

胆固醇的生理功能：主要用于合成细胞浆膜、类固醇激素和胆汁酸。

血浆胆固醇主要存在于低密度脂蛋白（LDL）中，其次存在于高密度脂蛋白胆固醇（HDL）和极低密度脂蛋白（VLDL）中，而乳糜微粒（CM）中含量最少。胆固醇主要是以两种脂蛋白形式（LDL和HDL）进行转运的，它们在脂类疾病发病机制中作用相反。

个体内胆固醇平均变异系数（CV）为 8%。总胆固醇浓度提供一个基值，它提示是否应该进一步进行脂蛋白代谢的实验室检查。一般认为在胆固醇水平 < 4.1 mmol/L（160 mg/dL）时冠心病不太常见：同时将 5.2 mmol/L（200 mg/dL）作为阈值，超过该值时冠心病发生的危险性首先适度地增加，当胆固醇水平高于 5.4 mmol/L（200 mg/dL）时其危险性将大大增加。Framingham 的研究结果表明，与冠心病危险性相关的总胆固醇浓度其个体预期值则较低。总胆固醇浓度只有在极值范围内才有预测意义，即 < 4.1 mmol/L（160 mg/dL）和 > 8.3 mmol/L（320 mg/dL）。临床对高胆固醇血症极为重视，将其视为发生动脉粥样硬化最重要的原因和危险因素之一。

（二）总胆固醇检测

1. 测定方法

采用胆固醇氧化酶——过氧化物酶耦联的 CHOD–PAP 法。

（1）检测原理：胆固醇酯被胆固醇酯酶分解成游离胆固醇和脂肪酸。游离胆固醇在胆固醇氧化酶的辅助下消耗氧，然后被氧化，导致 H_2O_2 增加。应用 Trinder 反应，即由酚和 4– 氨基安替比林形成的过氧化物酶的催化剂形式的红色染料，通过比色反应检验胆固醇浓度。

（2）稳定性：血浆或血清样本在 4℃时可保存 4 d。长期保存应置于 –20℃。

2. 参考范围

我国“血脂异常防治对策专题组”提出的《血脂异常防治建议》规定：

理想范围：< 5.2 mmol/L；边缘性增高：5.23 ~ 5.69 mmol/L；增高：> 5.72 mmol/L。

美国胆固醇教育计划（NCEP）成人治疗组（ATP）1994 年提出的医学决定水平：

理想范围：< 0.1 mmol/L；边缘性增高：5.2 ~ 6.2 mmol/L；增高：> 6.21 mmol/L。

据欧洲动脉粥样硬化协会的建议，血浆 CHO > 5.2 mmol/L 时与冠心病发生的危险性增高具有相关性。CHO 越高，这种危险增加的越大，它还可因其他危险因素如抽烟、高血压等而增强。

3. 检查指征

以下疾病应检测血清胆固醇：①动脉粥样硬化危险性的早期确诊；②使用降脂药治疗后的监测反应；③高脂蛋白血症的分型和诊断。

二、血清胆固醇异常常见原因

见表 9–1。

表 9–1　胆固醇增高与减低的常见原因

	增高	减低
原发性	家族性高胆固醇血症［低密度脂蛋白受体（LDL–R）缺陷］ 混合性高脂蛋白血症 家族性Ⅲ型高脂蛋白血症	无 β – 脂蛋白血症 低 β – 脂蛋白血症 α – 脂蛋白缺乏症 家族性卵磷脂 – 胆固醇酯酰基转移酶（LCAT）缺乏病减低
继发性	内分泌疾病 甲状腺功能减退 糖尿病（尤其昏迷时） 库欣综合征 肝脏疾病 阻塞性黄疸 肝癌 肾脏疾病 肾病综合征	严重肝脏疾病 急性肝坏死 肝硬化 内分泌疾病 甲状腺功能亢进 艾迪生病 严重营养不良 吸收不良综合征 严重贫血

续 表

	增高	减低
继发性	慢性肾炎肾病期 类脂性肾病 药物性 应用固醇类制剂	白血病 癌症晚期

三、临床思路

（一）除外非疾病因素

血清 CHO 水平受年龄、家族、民族、性别、遗传、饮食、工作性质、劳动方式、精神因素、饮酒、吸烟和职业的影响。

1. 性别和年龄

血浆胆固醇水平，男性较女性高，两性的 CHO 水平都随年龄增长而上升，但 70 岁后下降，中青年女性低于男性。女性在绝经后 CHO 可升高，这与妇女绝经后雌激素减少有关。美国妇女绝经后，血浆 CHO 可增高大约 0.52 mmol/L（20 mg/dL）。

2. 妊娠

女性妊娠中、后期可见生理性升高，产后恢复原有水平。

3. 体重

有研究提示：血浆 CHO 增高可因体重增加所致，并且证明肥胖是血浆 CHO 升高的一个重要因素。一般认为体重增加，可使人体血浆 CHO 升高 0.65 mmol/L（25 mg/dL）。

4. 运动

体力劳动较脑力劳动为低。血浆 CHO 高的人可通过体力劳动使其下降。

5. 种族

白种人较黄种人高。正常水平较高的人群往往有家族倾向。

6. 饮食

临界 CHO 升高的一个主要原因是较高饱和脂肪酸的饮食摄入，一般认为，饱和脂肪酸摄入量占总热卡的 14%，可使血浆 CHO 增高约 0.52 mmol/L（20 mg/dL），其中多数为 LDL-C。但是 CHO 含量不像 TG 易受短期食物中脂肪含量的影响而上升，一般讲，短期食用高胆固醇食物对血中 CHO 水平影响不大，但长期高 CHO、高饱和脂肪酸和高热量饮食习惯可使血浆 CHO 上升。素食者低于非素食者。

7. 药物

应用某些药物可使血清胆固醇水平升高，如环孢霉素、糖皮质激素、苯妥英钠、阿司匹林、某些口服避孕药、β－肾上腺素能阻滞药等。

8. 血液的采集

静脉压迫 3 min 可以使胆固醇值升高 10%。在受试者站立体位测得的值相对于卧位也出现了相似的增加。在进行血浆检测时推荐使用肝素或 EDTA 作为抗凝剂。

9. 干扰因素

血红素 > 2 g/L 和胆红素 70% mol/L（42 mg/dL）时，会干扰全酶终点法测定。抗坏血酸和 α－甲基多巴或 Metamizol 等类还原剂会引起胆固醇值假性降低，因为它们能与过氧化氢发生反应，阻断显色反应（即阻断 Trinder 反应过程）。

（二）血清胆固醇病理性增高

临界高胆固醇血症的原因：除了其基础值偏高外，主要是饮食因素即高胆固醇和高饱和脂肪酸摄入以及热量过多引起的超重，其次包括年龄效应和女性的更年期影响。

轻度高胆固醇血症原因：轻度高胆固醇血症是指血浆胆固醇浓度为 6.21 ~ 7.49 mmol/L（240 ~

289 mg/dL），大多数轻度高胆固醇血症的，可能是由于上述临界高胆固醇血症的原因所致，同时合并有基因的异常。已知有几种异常原因能引起轻度高胆固醇血症：① LDL-C 清除低下和 LDL-C 输出增高；② LDL-C 颗粒富含胆固醇酯，这种情况会伴有 LDL-C 与 apoB 比值（LDL-C/apoB）增高。

重度高胆固醇血症原因：重度高胆固醇血症原因是指 CHO ＞ 7.51 mmol/L（290 mg/dL）。许多重度高胆固醇血症是由于基因异常所致，绝大多数情况下，重度高胆固醇血症是下列多种因素共同所致：① LDL-C 分解代谢减低，LDL-C 产生增加；② LDL-apoB 代谢缺陷，LDL-C 颗粒富含胆固醇酯；③上述引起临界高胆固醇血症的原因。大多数重度高胆固醇血症很可能是多基因缺陷与环境因素相互作用所致。

1. 成人胆固醇增高与冠心病

血清胆固醇的水平和发生心血管疾病危险性间的关系，在年轻男性和老年女性有相关性，女性出现冠心病的临床表现和由冠心病导致死亡的年龄一般比男性晚 15 年。因此，区分未绝经和已绝经的妇女尤为重要。对成人高脂血症的筛选是针对心血管危险因素的常规检查程序的一部分。

2. 儿童期胆固醇增高与冠心病

成人血清胆固醇水平升高和冠心病死亡率增加间的密切关系已经明确，儿童时期还不确定，因为儿童期胆固醇增高不会维持到成人期，相反，儿童期的低水平到成人期以后可能变为较高的水平。

儿童期的研究有助于识别和治疗那些很有可能发展成为高脂血症和冠心病高危因素的人群。欧洲动脉粥样硬化协会提出了以下建议来识别儿童的脂质紊乱。

以下情况需测定血清胆固醇水平：

（1）父母或近亲中有人 60 岁以前就患有心血管疾病的儿童和青少年。

（2）父母中的一方有高胆固醇血症，胆固醇水平＞ 7.8 mmol/L（300 mg/dL）的家族史的儿童。胆固醇水平＞ 5.2 mmol/L（200 mg/dL），年龄在 2 和 19 岁之间的儿童和青少年则考虑为高水平且将来需要复查。

3. 高胆固醇血症病理状态

高胆固醇血症有原发性与继发性两类。原发性见于家族性高胆固醇血症、多基因家族性高胆固醇血症、家族性 apoB 缺陷症、混合性高脂蛋白血症等基因遗传性疾病。继发性见于如动脉粥样硬化、冠心病、糖尿病、肾病综合征、甲状腺功能减退和阻塞性黄疸等疾病在病理改变过程中引发脂质代谢紊乱时所形成的异常脂蛋白血症。

（1）家族性高胆固醇血症：原发性高胆固醇血症主要见于家族性高胆固醇血症（FH）。家族性高胆固醇血症是单基因常染色体显性遗传性疾病，由于 LDL-C 受体先天缺陷造成体内 LDL-C 清除延缓而引起血浆胆固醇水平升高，患者常有肌腱黄色瘤。在心肌梗死存活的患者中占 5%。家族性高胆固醇血症患者发生动脉粥样硬化的危险性与其血浆胆固醇水平升高的程度和时间有着密切关系。

家族性高胆固醇血症的临床特征可分为 4 个方面：高胆固醇血症、黄色瘤及角膜环、早发的动脉粥样硬化和阳性家族史。①血浆胆固醇增高：高胆固醇血症是该病最突出的血液表现，即在婴幼儿时期即已明显。杂合子患者血浆胆固醇水平为正常人的 2 ～ 3 倍，多超过 7.76 mmol/L（300 mg/dL）；纯合子患者为正常人的 4 ～ 6 倍，多超过 15.5 mmol/L（600 mg/dL）。血浆 TG 多正常，少数可有轻度升高。因此患者多属Ⅱ a 型高脂蛋白血症，少数可为Ⅱ b 型高脂蛋白血症。②黄色瘤和角膜环：黄色瘤是家族性高胆固醇血症常见而又重要的体征。依其好发部位、形态特征可分为腱黄瘤、扁平黄瘤和结节性黄瘤。其中以腱黄瘤对本病的诊断意义最大。杂合子型患者黄色瘤多在 30 岁以后出现，纯合子型患者常在出生后前 4 年出现，有的出生时就有黄色瘤。角膜环合并黄色瘤常明显提示本病的存在。③早发的动脉粥样硬化：由于血浆胆固醇异常升高，患者易早发动脉粥样硬化。杂合子型患者冠心病平均发病年龄提前 10 岁以上，纯合子型患者多在 30 岁前死于冠心病，文献报告曾有年仅 18 个月幼儿患心肌梗死的报道。④阳性家族史：家族性高胆固醇血症是单基因常染色体显性遗传性疾病。因此杂合子患者的父母至少有一个是该病的患者，而家族性高胆固醇血症仅占高胆固醇血症的大约 1/20，并且不是所有的病例均有特征性的黄色瘤，故家系分析对该病的诊断是十分重要和必不可少的，对年轻的杂合子患者的诊断尤其是如此。

（2）多基因家族性高胆固醇血症：在临床上这类高胆固醇血症相对来说较为常见，其患病率可能是家族性高胆固醇血症的 3 倍。

该病是由多种基因异常所致，研究提示可能相关的异常基因包括 apoE 和 apoB。更为重要的是这些异常基因与环境因素相互作用，引起血浆胆固醇（CHO）升高。环境因素中以饮食的影响最明显，经常进食高饱和脂肪酸、高 CHO 和高热量饮食者是血浆 CHO 升高的主要原因。由于是多基因缺陷所致，其遗传方式也较为复杂，有关的基因缺陷尚不清楚。这类患者的 apoE 基因型多为 E4 杂合子或 E4 纯合子。其主要的代谢缺陷是 LDL-C 过度产生或 LDL-C 降解障碍。多基因家族性高胆固醇血症的临床表现类似于Ⅱ型高脂蛋白血症，主要表现为：血浆胆固醇水平轻度升高，偶可中度升高。患者常无黄色瘤。

诊断：在家族调查中，发现有两名或两名以上的成员血浆胆固醇水平升高，而家庭成员中均无黄色瘤。

（3）家族性混合型高脂蛋白血症（FCH）：为常染色体遗传，在 60 岁以下患有冠心病者中，这种类型的血脂异常最常见（占 11.3%），在一般人群中 FCH 的发生率为 1% ~ 2%。另有研究表明：在 40 岁以上原因不明的缺血性脑卒中患者中，FCH 为最多见的血脂异常类型。

病因：有关 FCH 的发病机制尚不十分清楚，目前认为可能与以下几方面有关：① apoB 产生过多，因而 VLDL 的合成是增加的，这可能是 FCH 的主要发病机制之一。②小而密颗粒的 LDL-C 增加，LDL-C 颗粒中含 apoB 相对较多，因而产生小颗粒致密的 LDL-C。这种 LDL-C 颗粒的大小与空腹血浆 TG 浓度呈负相关，而与 HDL-C 水平呈正相关。③酯酶活性异常和脂质交换障碍，脂蛋白酯酶（LPL）是脂蛋白代谢过程中一个关键酶。LPL 活性下降引起血浆 VLDL 清除延迟，导致餐后高脂血症。④ apoA Ⅰ和 apoC Ⅲ基因异常。⑤脂肪细胞脂解障碍。

临床表现与诊断：FCH 的血脂异常特点是血浆 CHO 和 TG 均有升高，其生化异常类似于Ⅱ b 型高脂蛋白血症，临床上 FCH 患者很少见到各种类型的黄色瘤，但合并有早发性冠心病者却相当常见。FCH 的临床和生化特征及提示诊断要点如下：①第一代亲属中有多种类型高脂蛋白血症的患者；②早发性冠心病的阳性家族史；③血浆 TG、CHO 和 apoB 水平升高；④第一代亲属中无黄色瘤检出；⑤家族成员中 20 岁以下者无高脂血症患者；⑥表现为Ⅱ a、Ⅱ b、Ⅳ或Ⅴ型高脂蛋白血症；⑦ LDL-C/apoB 比例降低。一般认为，只要存在第①、②和③点就足以诊断 FCH。

4. 继发性高胆固醇血症

（1）血浆胆固醇增高与动脉粥样硬化：CHO 高者发生动脉硬化、冠心病的频率高，但冠心病患者并非都有 CHO 增高。高血压与动脉粥样硬化是两种不同，又可互为因果、相互促进的疾病，高血压病时，血浆 CHO 不一定升高，升高可能伴有动脉粥样硬化。因此高胆固醇作为诊断指标来说，它不够特异，也不够敏感，只能作为一种危险因素。因此血浆 CHO 测定最常用作动脉粥样硬化的预防、发病估计、疗效观察的参考指标。

（2）血浆胆固醇增高与糖尿病：胰岛素的生理功能是多方面的，它可以促进脂蛋白酯酶（LPL）的活性，抑制激素敏感脂肪酶的活性，此外它还能促进肝脏极低密度脂蛋白胆固醇（VLDL）的合成与分泌，促进 LDL-C 受体介导的 LDL-C 降解等。由于胰岛素可通过多种方式和途径影响和调节脂质和脂蛋白代谢，据统计大约 40% 的糖尿病患者并发有异常脂蛋白血症，其中 80% 左右表现为高甘油三酯血症即Ⅳ型高脂蛋白血症。患者血脂的主要改变是 TG、CHO 和 LDL-C 的升高及 HDL-C 的降低，WHO 分型多为Ⅳ型，也可为Ⅱ b 型，少数还可表现为Ⅰ型或Ⅴ型。流行病学调查研究发现，糖尿病伴有继发性异常脂蛋白血症的患者比不并发的患者冠心病的发病率高 3 倍，因此有效防治糖尿病并发异常脂蛋白血症是降低糖尿病并发冠心病的关键之一。值得注意的是，并非发生于糖尿病患者的异常脂蛋白血症均是继发性的，其中一部分可能是糖尿病并发原发性异常脂蛋白血症。单纯的血脂化验很难完成对两者的鉴别，主要的鉴别还是观察对糖尿病治疗的反应。

（3）血浆胆固醇增高与甲状腺功能减退：甲状腺素对脂类代谢的影响是多方面的，它既能促进脂类的合成，又能促进脂质的降解，但综合效果是对分解的作用强于对合成的作用。该病患者的血脂改变主要表现为 TG、CHO 和 LDL-C 水平的提高。血脂变化的严重程度主要与甲状腺素的缺乏程度平行，而不依赖于这种缺乏的病理原因。甲状腺素能激活胆固醇合成的限速酶 -HMG-CoA 还原酶，也可促进 LDL 受体介导的 LDL-C 的降解，还能促进肝脏胆固醇向胆汁酸的转化。这些作用的综合是降解和转化强于合成，故甲亢患者多表现为 CHO 和 LDL-C 降低，而甲状腺功能减退者表现为二者升高。

（4）血浆胆固醇增高与肾病综合征：肾病综合征血脂的主要改变为胆固醇和甘油三酯（TG）显著升高。血浆胆固醇与血浆白蛋白的浓度呈负相关。如果蛋白尿被纠正，肾病的高脂蛋白血症是可逆的。肾病综合征并发脂蛋白异常的机制尚不完全清楚，多数学者认为是由于肝脏在增加白蛋白合成的同时，也刺激了脂蛋白尤其是 VLDL 的合成。VLDL 是富含 TG 的脂蛋白，它又是 LDL-C 的前体，另一可能原因是 VLDL 和 LDL-C 降解减慢。由于 VLDL 和 LDL-C 合成增加，降解减慢，故表现为 CHO 和 TG 的明显升高。

（5）血浆胆固醇增高与肝脏疾病：肝脏是机体 LDL-C 受体最丰富的器官，也是机体合成胆固醇最主要的场所，它还能将胆固醇转化为胆汁酸。由于肝脏在脂质和脂蛋白的代谢中发挥有多方面的重要作用，因此许多肝病并发有异常脂蛋白血症。

（三）血浆胆固醇病理性降低

低胆固醇血症较高胆固醇血症为少，低胆固醇血症也有原发与继发，前者如家族性 α－和 β－脂蛋白缺乏症，后者如消耗性疾病、恶性肿瘤的晚期、甲状腺功能亢进、消化和吸收不良、严重肝损伤、巨幼细胞贫血等。低胆固醇血症易发生脑出血，可能易患癌症（未证实）。雌激素、甲状腺激素、钙离子通道拮抗剂等药物使血浆胆固醇降低。此外，女性月经期可降低。

（吕忠兴）

第二节　甘油三酯

一、概述

（一）生化特征及病理生理

和胆固醇一样，由于甘油三酯低溶解度，它们和载脂蛋白结合在血浆中运送。富含甘油三酯的脂蛋白是乳糜微粒（来源于饮食的外源性甘油三酯）和极低密度脂蛋白（内源性甘油三酯）。

血浆 TG 来源有两个：一为外源性 TG，来自食物，二是内源性 TG，是在肝脏和脂肪等组织中合成。主要途径有：①摄入的高热量食物中的葡萄糖代谢提供多余的甘油和脂肪酸，身体将其以脂肪形式贮存。②外源性 TG 超过机体能量需要，过剩的甘油和脂肪酸在组织（主要是脂肪组织）中再酯化为甘油三酯。肝脏合成 TG 的能力最强，但不能贮存脂肪，合成的 TG 实用临床检验医学与 apoB100、apoC 等以及磷脂、胆固醇结合为 VLDL，由细胞分泌入血而至其他组织。如有营养不良，中毒，缺乏必需脂肪酸、胆碱与蛋白时，肝脏合成的 TG 不能组成 VLDL，而聚集在胞质，形成脂肪肝。

甘油三酯是一种冠心病危险因素，当 TG 升高时，应该给予饮食控制或药物治疗。另一方面，TG 具有促血栓形成作用和抑制纤维蛋白溶解系统，TG 的促凝作用使体内血液凝固性增加与冠心病（CHD）的发生有一定的关系，TG 可能通过影响血液凝固性而成为 CHD 的危险因素。

血浆 TG 升高一般没有 CHO 升高那么重要，对于 TG 是否是 CHD 的危险因子还有不同意见，TG 浓度和 HDL-C 浓度关系呈负相关。其显著增加（11.3 mmol/L）时易发生间歇性腹痛、皮肤脂质沉积和胰腺炎。大多数 TG 增高是由饮食引起。许多器官的疾病如肝病、肾脏病变、甲状腺功能减退、胰腺炎可并发继发性高甘油三酯血症。

（二）甘油三酯的检测

1. 测定方法

TG 测定方法主要分化学法和酶法两大类，目前酶法测定为推荐方法。

（1）TG 酶法的测定原理：TG 的测定首先用酯酶将 TG 水解为脂肪酸和甘油，再用甘油激酶催化甘

油磷酸化为甘油 -3- 磷酸，后者可耦联甘油磷酸氧化酶 – 过氧化物酶的 GPO–PAP 比色法或丙酮酸激酶 – 乳酸脱氢酶的动力学紫外测定法检测。

（2）稳定性：血清置密闭瓶内 4 ~ 8℃可贮存 1 周，如加入抗生素和叠氮钠混合物保存，可存放 1 ~ 2 周，-20℃可稳定数月。脂血症血清混浊时可用生理盐水稀释后测定。

2. 参考范围

正常人 TG 水平受生活条件的影响，个体间 TG 水平差异比 CHO 大，呈明显正偏态分布。我国关于《血脂异常防治建议》中提出：

（1）理想范围：≤ 1.7 mmol/L（150 mg/dL）。

（2）边缘增高：1.7 ~ 2.25 mmol/L（150 ~ 200 mg/dL）。

（3）增高：2.26 ~ 5.64 mmol/L（200 ~ 499 mg/dL）。

（4）很高：≥ 5.65 mmol/L（500 mg/dL）。

3. 检查指征

（1）早期识别动脉粥样硬化的危险性和高脂蛋白血症的分类。

（2）对使用降脂药物治疗的监测。

二、引起 TG 病理性异常的常见疾病

（一）引起 TG 病理性增高的常见疾病

（1）饮食性：高脂肪高热量饮食、低脂肪高糖饮食、饮酒等。

（2）代谢异常：糖尿病、肥胖症、动脉粥样硬化、痛风等。

（3）家族性高甘油三酯血症。

（4）内分泌疾病：甲状腺功能减退症、Cushing 综合征、肢端肥大症等。

（5）肝胆道疾病：梗阻性黄疸，脂肪肝，Zieve 综合征。

（6）胰腺疾病：急性、慢性胰腺炎。

（7）肾疾病：肾病综合征。

（8）药物影响：ACTH、可的松、睾酮、利尿药等。

（二）引起 TG 病理性降低的常见疾病

（1）内分泌疾病：甲状腺功能亢进症、艾迪生病、垂体功能减退症。

（2）肝胆道疾病：重症肝实质性损害（肝硬化等）。

（3）肠疾病：吸收不良综合征。

（4）恶病质：晚期肿瘤，晚期肝硬化，慢性心功能不全终末期。

（5）先天性 β – 脂蛋白缺乏症。

三、临床思路

（一）除外非疾病因素

健康人群 TG 水平受生活习惯、饮食条件、年龄等影响，TG 水平在个体内和个体间的波动均较大。

1. 营养因素

许多营养因素均可引起血浆甘油三酯水平升高，大量摄入单糖亦可引起血浆甘油三酯水平升高，这可能与伴发的胰岛素抵抗有关；也可能是由于单糖可改变 VLDL 的结构，从而影响其清除速度。因我国人群的饮食脂肪量较西方国家为低，所以血清 TG 水平较欧美为低，与日本较接近。饭后血浆 TG 升高，并以 CM 的形式存在，可使血浆混浊，甚至呈乳糜样，称为饮食性脂血。因此，TG 测定标本必须在空腹 12 ~ 16 h 后静脉采集。进食高脂肪后，外源性 TG 可明显上升，一般在餐后 2 ~ 4 h 达高峰，8 h 后基本恢复至空腹水平，有的甚至在 2 ~ 3 d 后仍有影响；进高糖和高热量饮食，因其可转化为 TG，也可使 TG 升高，故在检查时要排除饮食的干扰，一定要空腹采集标本。较久不进食者也可因体脂被动员而使内源性 TG 上升。

2. 年龄与性别

儿童TG水平低于成人。30岁以后，TG可随年龄增长稍有上升。成年男性稍高于女性，60岁以后可有下降，更年期后女性高于男性。

3. 血液的采集

静脉压迫时间过长和将带有血凝块的血清保存时间太长都会造成TG升高。

4. 干扰因素

血红蛋白 > 2 g/L时会刺激甘油三酯增高。抗坏血酸 > 30 mg/L和胆红素 > 342 μmol/L（20 mg/dL）时会引起甘油三酯假性降低，因为它们能和过氧化氢反应，阻断显色反应。

5. 药物

某些药物会导致某些个体的异常脂蛋白血症。如果怀疑有这些影响，应考虑暂时停止使用相关药物并且要监测它对脂类的作用。常见有β－肾上腺素能受体阻断药、利尿药、糖皮质激素及口服避孕药等可对异常脂蛋白血症形成影响。

6. 酒精

过度饮酒是造成高甘油三酯血症的最常见的原因之一，常伴酒精性脂肪肝，均呈现Ⅳ型和Ⅴ型高脂蛋白血症，有时还并发胰腺炎和暴发性黄色瘤。在少数病例发生高脂血症的同时还伴发黄疸和溶血性贫血（Zieve综合征）。即使是适度持续饮酒也会导致甘油三酯有明显升高；高甘油三酯血症的影响在Ⅳ型出现前最明显，且由于同时摄入了饮食中脂肪而进一步加重。肝脏中的乙醇代谢抑制了脂肪酸的氧化，还导致了甘油三酯合成中游离脂肪酸的有效利用。特异的病症是脂质和谷氨酰转移酶（GGT）同时升高。戒酒会造成甘油三酯快速下降。

7. 生活方式

习惯于静坐的人血浆甘油三酯浓度比坚持体育锻炼者要高。无论是长期或短期体育锻炼均可降低血浆甘油三酯水平。锻炼尚可增高脂蛋白酯酶活性，升高HDL水平特别是HDL的水平，并降低肝酯酶活性。长期坚持锻炼，还可使外源性甘油三酯从血浆中清除增加。

8. 吸烟

吸烟可增加血浆甘油三酯水平。流行病学研究证实，与正常平均值相比较，吸烟可使血浆甘油三酯水平升高9.1%。然而戒烟后多数人有暂时性体重增加，这可能与脂肪组织中脂蛋白酯酶活性短暂上升有关，此时应注意控制体重，以防体重增加而造成甘油三酯浓度的升高。

（二）血清TG病理性增高

血浆中乳糜微粒（CM）的甘油三酯含量达90%～95%，极低密度脂蛋白（VLDL）中甘油三酯含量也达60%～65%，因而这两类脂蛋白统称为富含甘油三酯的脂蛋白。血浆甘油三酯浓度升高实际上是反映了CM和（或）VLDL浓度升高。凡引起血浆中CM和（或）VLDL升高的原因均可导致高甘油三酯血症。病理性因素所致的TG升高称为病理性高脂血症。通常将血脂高于2.2 mmol/L（200 mg/dL）称为高脂血症，我国关于《血脂异常防治建议》中提出，TG升高是指TG > 1.65 mmol/L。研究证实：富含TG的脂蛋白是CHD独立的危险因素，TG增高表明患者存在代谢综合征，需进行治疗。

高甘油三酯血症有原发性和继发性两类，前者多有遗传因素，包括家族性高甘油三酯血症与家族性混合型高脂蛋白血症等。继发性见于肾病综合征、甲状腺功能减退、失控的糖尿病。但往往不易分辨原发或继发。高血压、脑血管病、冠心病、糖尿病、肥胖与高脂蛋白血症等往往有家族性积聚现象。例如，糖尿病患者胰岛素抵抗和糖代谢异常，可继发TG（或同时有胆固醇）升高，但也可能同时有糖尿病和高TG两种遗传因素。

1. 原发性高甘油三酯血症

通常将高脂蛋白血症分为Ⅰ、Ⅱa、Ⅱb、Ⅲ、Ⅳ、Ⅴ六型，除Ⅱa型外，都有高TG血症。原发性高脂蛋白血症Ⅰ和Ⅲ型，TG明显升高；原发性高脂蛋白血症Ⅳ和Ⅴ型，TG中度升高。

这些患者多有遗传因素。

（1）Ⅰ型高脂蛋白血症：是极为罕见的高乳糜微粒（CM）血症，为常染色体隐性遗传。正常人禁食 12 h 后，血浆中已几乎检测不到 CM。但是，当有脂蛋白酯酶和（或）apoC Ⅱ缺陷时，将引起富含甘油三酯的脂蛋白分解代谢障碍，且主要以 CM 代谢为主，造成空腹血浆中出现 CM。

病因：①脂蛋白酯酶（LPL）缺乏，影响了外源性 TG 的分解代谢，血浆 TG 水平通常在 11.3 mmol/L（1 000 mg/dL）以上。由于绝大多数的 TG 都存在于 CM 中，因而血浆 VLDL 水平可正常或稍有增高，但是 LDL-C 和 HDL-C 水平是低下的。CM 中所含 CHO 很少，所以血浆 CHO 并不升高或偏低。② apoC Ⅱ缺乏，apoC Ⅱ是 LPL 的激活剂，LPL 在 TG 的分解代谢中起重要作用，需要 apoC Ⅱ的同时存在。

临床特征：外源性脂蛋白代谢障碍，血浆中 CM 浓度显著升高。乳糜微粒（CM）血症患者常诉有腹痛发作，多在进食高脂或饱餐后发生。严重的高乳糜微粒（CM）血症时常伴有急性胰腺炎的反复发作。

（2）Ⅱ b 型高脂蛋白血症：此型同时有 CHO 和 TG 增高，即混合型高脂蛋白血症。

（3）Ⅲ型高脂蛋白血症：亦称为家族性异常 β-脂蛋白血症，是由于 apoE 的基因变异，apoE 分型多为 E2/E2 纯合子，造成含 apoE 的脂蛋白如 CM、VLDL 和 LDL-C 与受体结合障碍，因而引起这些脂蛋白在血浆中聚积，使血浆 TG 和 CHO 水平明显升高，但无乳糜微粒血症。

（4）Ⅳ型高脂蛋白血症：此型只有 TG 增高，反映 VLDL 增高。但是 VLDL 很高时也会有 CHO 轻度升高，所以Ⅳ型与Ⅱ b 型有时难以区分，主要是根据 LDL-C 水平做出判断。家族性高 TG 血症属于Ⅳ型。

（5）Ⅴ型高脂蛋白血症：与Ⅰ型高脂蛋白血症相比较，TG 和 CHO 均升高，但以 TG 增高为主，Ⅰ型高脂蛋白血症患者的空腹血浆中乳糜微粒升高的同时伴有 VLDL 浓度升高。鉴别Ⅰ型和Ⅴ型高脂蛋白血症很困难，最大的区别是Ⅴ型高脂蛋白血症发生年龄较晚，且伴有糖耐量异常。此型可发生在原有的家族性高 TG 血症或混合型高脂血症的基础上，继发因素有糖尿病、妊娠、肾病综合征、巨球蛋白血症等，易于引发胰腺炎。

（6）家族性高甘油三酯血症（FHTG）：该病是常染色体显性遗传。原发性高甘油三酯血症是因过量产生 VLDL 引起。

原因：由于某种独特遗传缺陷，干扰体内 TG 的代谢。

临床表现：① FHTG 易发生出血性胰腺炎，这与血浆中乳糜微粒浓度有直接的关系，推测是由于乳糜微粒栓子急性阻塞了胰腺的微血管的血流所致。② FHTG 患者常同时合并有肥胖、高尿酸血症和糖耐量异常。③高 TG 若血浆甘油三酯浓度达到 11.3 mmol/L（1 000 mg/dL）或更高时，常可发现脾大，伴有巨噬细胞和肝细胞中脂肪堆积。④严重的高甘油三酯血症患者，空腹血浆中亦可存在乳糜微粒血症，而血浆 TG 浓度可高达 56 mmol/L（5 000 mg/dL）；中度高甘油三酯血症患者合并糖尿病时，常引起血浆中 VLDL 明显增加，并会出现空腹乳糜微粒血症；轻到中度高甘油三酯血症患者常无特别的症状和体征。⑤在躯干和四肢近端的皮肤可出现疹状黄色瘤。

（7）家族性混合型高脂血症：这是一种最常见的高脂血症类型，主要表现为血浆胆固醇和甘油三酯浓度同时升高，其家族成员中常有多种不同的高脂蛋白血症表型存在。该症的主要生化特征是血浆 apoB 水平异常升高。

（8）HDL 缺乏综合征：见于一组疾病如鱼眼病、apoA Ⅰ缺乏或 Tangier 病。大多数受累患者中，血浆甘油三酯仅轻度升高［2.26 ~ 4.52 mmol/L（200 ~ 400 mg/dL）］，而血浆 HDL-C 浓度则显著降低。患者都有不同程度的角膜混浊，其他临床表现包括黄色瘤（apoA Ⅰ缺乏症）、肾功能不全、贫血、肝脾大、神经病变。

（9）家族性脂质异常性高血压：这是近年来提出的一个新的综合病症，主要表现为过早发生家族性高血压、高血压伴富含甘油三酯的脂蛋白代谢异常。

（10）家族性脂蛋白酯酶缺乏病：家族性 LPL 缺乏病是一种较罕见的常染色体隐性遗传性疾病。儿童期间发病，显著的特征为空腹血存在明显的乳糜微粒，TG 极度升高，表现为Ⅰ型高脂蛋白血症；临床特点为经常腹痛和反复胰腺炎发作，皮疹性黄色瘤及肝脾大等；特异性检查显示肝素后血 LPL 活性极度降低，不足正常人的 10%，而 apoC Ⅱ正常。

2. 基因异常所致血浆 TG 水平升高

（1）CM 和 VLDL 装配的基因异常：人类血浆 apoB 包括两种，即 apoB45 和 apoB100，这两种 apoB 异构蛋白是通过 apoB mRNA 的单一剪接机制合成。apoB100 通过肝脏以 VLDL 形式分泌，而 apoB48 则在肠道中合成，并以 CM 的形式分泌。由于 apoB 在剪接过程中有基因缺陷，造成 CM 和 VLDL 的装配异常，由此而引起这两种脂蛋白的代谢异常，引起高 TG 血症。

（2）脂蛋白酯酶和 apoC Ⅱ基因异常：血浆 CM 和 VLDL 中的甘油三酯有效地水解需要脂蛋白酯酶（LPL）和它的复合因子 apoC Ⅱ参与。脂蛋白酯酶和 apoC Ⅱ的基因缺陷将导致甘油三酯水解障碍，因而引起严重的高甘油三酯血症。部分 apoC Ⅱ缺陷的患者可通过分析肝素化后脂蛋白酯酶活性来证实。

（3）apoE 基因异常：apoE 基因异常可使含有 apoE 的脂蛋白代谢障碍，这主要是指 CM 和 VLDL。CM 的残粒是通过 apoE 与 LDL 受体相关蛋白结合而进行分解代谢，而 VLDL 则是通过 apoE 与 LDL 受体结合而进行代谢。apoE 基因有三个常见的等位基因即 E2、E3 和 E4。apoE2 是一种少见的变异，由于 E2 与上述两种受体的结合力都差，因而造成 CM 和 VLDL 残粒的分解代谢障碍。所以 apoE2 等位基因携带者血浆中 CM 和 VLDL 残粒浓度增加，因而常有高甘油三酯血症。

3. 继发性高甘油三酯血症

许多代谢性疾病，某些疾病状态，激素和药物等都可引起高甘油三酯血症，这种情况一般称为继发性高甘油三酯血症。继发性高 TG 血症见于肾病综合征、甲状腺功能减退、失控的糖尿病、饥饿等。

（1）高甘油三酯血症与糖尿病：糖尿病患者胰岛素抵抗和糖代谢异常，可继发 TG（或同时有胆固醇）升高，这主要决定于血糖控制情况。由于病程及胰岛素缺乏程度不同，有较多的研究观察到高 TG 血症与胰岛素抵抗（IR）综合征之间存在非常密切的关系。青少年的 1 型糖尿病、重度胰岛素缺乏常伴有显著的高 TG 血症，这是由于胰岛素不足和来自脂肪组织的脂肪酸增加引起脂蛋白酯酶（LPL）缺乏，使 CM 在血浆中聚积的结果。这促进了 TG 的合成。HDL-C 通常降低，LDL-C 升高。胰岛素治疗后很快恢复到正常水平。在 2 型糖尿病患者（T_2DM）的高胰岛素血症常引起内源性胰岛素过度分泌以补偿原有的胰岛素抵抗，大多数胰岛素抵抗综合征患者合并 TG 水平升高。同样部分高 TG 血症患者同时有肥胖及血浆胰岛素水平升高，更重要的是，胰岛素抵抗综合征也可引起 LDL-C 结构异常，若与高 TG 血症同时存在时，具有很强的致动脉粥样硬化作用。2 型糖尿病时 TG 和 VLDL（50% ~ 100%）会出现中度增高，特别在肥胖患者尤为明显，可能是由于 VLDL 和 apoB100 合成的多，血浆 LDL-C 水平通常正常，但 LDL-C 富含甘油三酯。HDL-C 通常会减少且富含甘油三酯。

（2）高甘油三酯血症与冠心病：冠心病患者血浆 TG 偏高者比一般人群多见，但这种患者 LDL-C 偏高与 HDL-C 偏低也多见，一般认为单独的高甘油三酯血症不是冠心病的独立危险因素，只有伴以高胆固醇、高 LDL-C、低 HDL-C 等情况时，才有意义。

（3）高甘油三酯血症与肥胖：在肥胖患者中，由于肝脏过量合成 apoB，因而使 VLDL 的产生明显增加。此外肥胖常与其他代谢性疾病共存，如肥胖常伴有高甘油三酯血症，葡萄糖耐量受损，胰岛素抵抗和血管疾病，这些和 2 型糖尿病类似。腹部肥胖者比臀部肥胖者 TG 升高更为明显。

（4）高甘油三酯血症与肾脏疾病：高脂血症是肾病综合征主要临床特征之一。肾脏疾病时的血脂异常发生机制，主要是因 VLDL 和 LDL-C 合成增加，但也有学者认为：可能与这些脂蛋白分解代谢减慢有关。低白蛋白血症的其他原因也会产生相同的结果。中度病例通常会出现低水平的高胆固醇血症（Ⅱ a 型），严重病例会出现高甘油三酯血症（Ⅱ b 型）。如果蛋白尿被纠正，肾病的高脂蛋白血症是可逆的。

高脂蛋白血症在慢性肾衰竭包括血液透析中常见，但和肾病综合征不同的是，它以高甘油三酯血症为主。其原因是脂肪分解障碍，推测可能是由于尿毒症患者血浆中的脂蛋白酯酶被一种仍然未知的因子所抑制，血液透析后患者会表现出 CM 浓度升高和 HDL-C 水平下降。接受过慢性流动腹膜透析（CAPD）治疗的患者也常出现高脂蛋白血症。肾移植以后接受血液透析更容易出现 LDL-C 和 VLDL 的升高。此时免疫抑制药物起主要作用。

（5）高甘油三酯血症与甲状腺功能减退症：此症常合并有血浆 TG 浓度升高，这主要是因为肝脏甘油三酯酶减少而使 VLDL 清除延缓所致。

（6）高甘油三酯血症与高尿酸血症：大约有 80%的痛风患者有高 TG 血症，反之，高 TG 血症患者也有高尿酸血症。这种关系也受环境因素影响，如过量摄入单糖、大量饮酒和使用噻嗪类药物。

（7）异型蛋白血症：这种情况可见于系统性红斑狼疮或多发性骨髓瘤的患者，由于异型蛋白抑制血浆中 CM 和 VLDL 的清除，因而引起高甘油三酯血症。

（三）TG 的病理性降低

低 TG 血症是指 TG < 0.55 mmol/L（50 mg/dL）。见于遗传性原发性无或低 β - 脂蛋白血症；继发性 TG 降低常见于代谢异常、吸收不良综合征、慢性消耗、严重肝病、甲状腺功能亢进、恶性肿瘤晚期和肝素应用等。

（吕忠兴）

第三节　高密度脂蛋白

一、概述

（一）生化特征和病理生理

高密度脂蛋白胆固醇（HDL-C）是血清中颗粒最小、密度最大的一组脂蛋白。HDL-C 的主要蛋白质是 apoA- Ⅰ。血清总胆固醇中大约有 25%是以 HDL-C 的形式运送的。

1. HDL-C 的合成有三条途径

①直接由肝和小肠合成，由小肠合成分泌的 HDL-C 颗粒中主要含 apoA1，而肝脏合成分泌的 HDL-C 颗粒则主要含 apoE；②由富含甘油三酯脂蛋白、乳糜微粒和 VLDL 发生脂溶分解时衍生而来；③周围淋巴中亦存在磷脂双层结构，可能是细胞膜分解衍生而来。

2. HDL-C 生理功能

HDL-C 是把外周组织过剩的胆固醇重新运回肝脏，或者将其转移到其他脂蛋白，如乳糜微粒、VLDL 残粒上，然后这些物质又被肝摄取，进行代谢，因此称为胆固醇的逆向转运。在肝内，胆固醇或者是直接分泌入胆汁，变成胆汁酸；或者在合成脂蛋白时又被利用。HDL-C 可以促进和加速胆固醇从细胞和血管壁的清除以及将它们运送到肝脏。因此，它们的功能在很多方面和 LDL-C 相反。一般认为 HDL-C 有抗动脉粥样硬化（AS）形成作用。除上述功能外，HDL-C 的重要功能还包括作为 apoC 和 apoE 的储存库。它们的 apoC 和 apoE 不断地穿梭于 CM、VLDL 和 HDL-C 之间。如前所述，这不仅对 CM 和 VLDL 的甘油三酯水解，而且对这些脂蛋白的代谢，特别是为肝细胞结合和摄取都发挥重要作用。

（二）HDL-C 的检测

近年来关于 HDL-C 测定的方法进展很快，从各种沉淀法已发展到化学修饰、酶修饰、抗体封闭、化学清除等多种方法，目前主要测定方法为：匀相测定法。使测定胆固醇的酶只与 HDL-C 发生反应。使 HDL-C 测定更加方便准确。

1. 测定方法

匀相测定法。

（1）HDL-C 测定反应原理：有以下几种。① PEG 修饰酶法（PEG 法）；②选择性抑制法（SPD 法）；③抗体法（AB 法）；④过氧化氢酶法（CAT 法）。

基本原理如下：首先向标本中加入表面活性剂将非 HDL-C 的脂蛋白结构破坏，使其中所含 CHO 与相应的酶反应而消耗，其后加入第二试剂，试剂中的表面活性剂破坏留下的 HDL-C 结构，使其中 CHO 得以和酶及显色剂反应而测得 HDL-C。

（2）稳定性：在存储过程中，由于脂蛋白间的相互作用，血清和血浆中的 HDL-C 会发生改变。因此，血清标本在 2 ～ 8℃可稳定 3 d，-20℃可稳定数周，长期保存样本应放在 -70℃贮存。

2. 参考范围

我国《血脂异常防治建议》提出的判断标准。

理想范围：＞ 1.04 mmol/L（＞ 40 mg/dL）；减低：≤ 0.91 mmol/L（≤ 35 mg/dL）。

美国胆固醇教育计划（NCEP），成人治疗组（ATP），1994 年提出的医学决定水平：

HDL-C ＜ 1.03 mmol/L（＜ 40 mg/dL）为降低，CHD 危险增高。

HDL-C ≥ 1.55 mmol/L（≥ 60 mg/dL）为负危险因素。

NCEP、ATP Ⅲ将 HDL-C 从原来的≤ 0.91 mmol/L（≤ 35 mg/dL），提高到＜ 1.03 mmol/L（＜ 40 mg/dL），是为了使更多的人得到预防性治疗。

3. 检查指征

（1）早期识别动脉粥样硬化的危险性（非致动脉粥样硬化胆固醇成分的检测）。

（2）使用降脂药治疗反应的监测（在使用降脂药治疗的过程中应避免 HDL-C 的下降）。

二、HDL-C 异常常见原因

见表 9-2。

表 9-2 HDL-C 减低和增高常见原因

HDL-C 减低	HDL-C 增高
遗传性	原发性
Tanger 病 LCAT 缺陷症 apoA Ⅰ异常 家族性高胆固醇血症 家族性混合型高脂血症	CETP 缺乏症 HTGL 活性低下（角膜混浊） apoA Ⅰ合成亢进 HDL-C-R 异常
急性疾患	继发性
急性心肌梗死 手术 烧伤 急性炎症	长期大量饮酒 慢性肝炎 原发性胆汁性肝硬化 CETP 活性增加 HTGL 活性降低
其他	药物
低脂肪高糖饮食 吸烟 雌激素减少 药物 β - 受体阻断剂 肥胖 运动不足	肾上腺皮质激素 胰岛素 烟酸及其诱导剂 雌激素 还原酶阻断剂 β - 羟 - β - 甲戊二酰辅酶 A（HMG-CoA）

三、临床思路

总胆固醇浓度超过 5.2 mmol/L（200 mg/dL）的边缘性增高值时，就必须同时进行 HDL-C 的浓度测定。冠心病的发病和 HDL-C 之间存在负相关。HDL-C ≤ 0.91 mmol/L（≤ 35 mg/dL）是 CHD 的危险因素，HDL-C ≥ 1.55 mmol/L（≥ 60 mg/dL）被认为是负危险因素。HDL-C 降低多见于心、脑血管病，肝炎和肝硬化等患者。因此低 HDL-C 值便构成了一个独立的危险因素（图 9-1）。

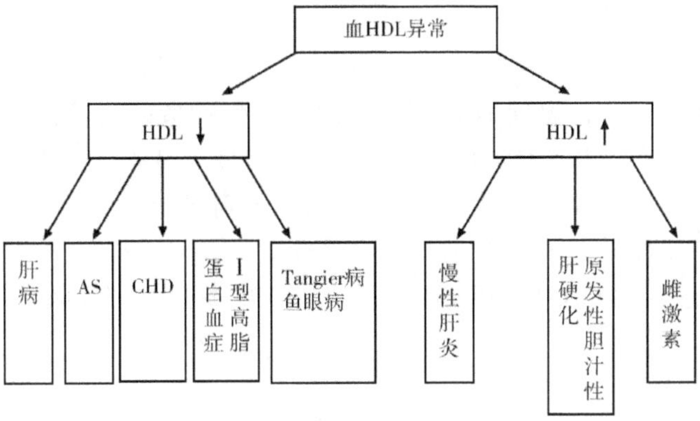

图 9-1 血清 HDL 分析临床思路

（一）除外非疾病因素

影响 HDL-C 水平的因素很多，主要有以下几种。

1. 年龄

儿童时期，男、女 HDL-C 水平相同；青春期男性开始下降，至 18 ～ 20 岁达最低点。

2. 性别

冠心病发病率有性别差异，妇女在绝经期前冠心病的发病率明显低于同年龄组男性，绝经期后这种差别趋于消失。这是由于在雌激素的作用下，妇女比同年龄组男性有较高 HDL-C 的结果。随着雌激素水平的不断降低，男女 HDL-C 水平趋向一致，冠心病发病率的差异也就不复存在。

3. 种族

黑种人比白种人高，中国人比美国人高。

4. 饮食

高脂肪饮食可刺激肠道 apoA Ⅰ的合成，引起血浆 HDL-C 水平升高，尤其是饱和脂肪酸的摄入增加，可使 HDL-C 和 LDL-C 水平均升高，多不饱和脂肪酸（如油酸）并不降低 HDL-C 水平，却能使血浆 LDL-C 水平降低，故有益于减少 CHD 的危险。

5. 肥胖

肥胖者，常有 HDL-C 降低，同时伴 G 升高。体重每增加 1 kg/m^2，血浆 HDL-C 水平即可减少 0.02 mmol/L（0.8 mg/dL）。

6. 饮酒与吸烟

多数资料表明：吸烟者比不吸烟者的血浆 HDL-C 浓度低 0.08 ～ 0.13 mmol/L（3 ～ 5 mg/dL），即吸烟使 HDL-C 减低。适度饮酒使 HDL-C 和 apoA Ⅰ升高，与血浆 HDL-C 水平呈正相关，但取决于正常肝脏合成功能，长期饮酒损害肝脏功能，反而引起 HDL-C 水平下降。而少量长期饮酒因其血浆 HDL-C 和 apoA Ⅰ水平相对较高，所以患 CHD 的危险性低于不饮酒者。

7. 运动

长期足够量的运动使 HDL-C 升高。

8. 药物

降脂药中的丙丁酚、β-受体阻断剂（普萘洛尔）、噻嗪类利尿药等，使 HDL-C 降低。

9. 外源性雌激素

文献报道：接受雌激素替代疗法的妇女患 CHD 的危险性明显降低，这部分与雌激素能改善血脂代谢紊乱有关。雌激素可刺激体内 apoA Ⅰ合成，使其合成增加 25%，分解代谢无变化。孕激素可部分抵消雌激素升高血浆 HDL-C 水平的作用。然而，长期单用雌激素却有可能增加子宫内膜癌和乳腺癌的危险性，因此绝经后雌 / 孕激素干预试验需权衡到最佳的雌 / 孕激素配方，以发挥最大的保护作用。

（二）血清 HDL-C 病理性降低

1. HDL-C 与动脉粥样硬化

血浆 HDL-C 浓度每降低 1%，可使冠心病（CHD）发生的危险升高 2% ~ 3%，血浆 HDL-C 水平每升高 0.03 mmol/L（1 mg/dL），患 CHD 的危险性即降低 2% ~ 3%，这种关系尤以女性为明显。绝经前女性 HDL-C 水平较高，与男性及绝经后女性相比 CHD 患病率低。

2. HDL-C 与高脂蛋白血症时，HDL-C 有病理性降低。

Ⅰ型高脂蛋白血症，血脂测定 LDL-C、HDL-C 均降低，CHO 多正常，TG 极度升高，可达 11.3 ~ 45.2 mmol/L（1 000 ~ 4 000 mg/dL）。

3. 家族遗传性低 HDL-C

即家族性低 α－脂蛋白血症，临床很常见，是常染色体显性遗传，其主要特征为血浆 HDL-C 水平低下，通常还合并血浆 TG 升高。

4. 肝脏疾病

近年来特别值得注意的是肝脏疾病中 HDL-C 的改变。连续监测急性肝炎患者血浆中 HDL-C 胆固醇的水平，发现 HDL-C 水平与病程有关：在发病的第一周末，HDL-C 水平极度降低，脂蛋白电泳几乎检不出 α－脂蛋白带，此后随着病程的发展 HDL-C 逐渐升高直至正常。在病毒性肝炎和肝硬化患者，HDL-C 的降低主要表现为 HDL_3 的降低，HDL-C 的变化较少。而且 HDL_3 越低，预后越差，因此 HDL_3 水平可作为一个评估某些肝脏疾病患者功能状态及转归预后的一项参考指标。

5. 其他

HDL-C 降低还可见于急性感染、糖尿病、慢性肾衰竭、肾病综合征等。β－受体阻滞剂、黄体酮等药物也可导致 HDL-C 降低。

（三）血清 HDL-C 病理性增高

HDL-C 增加可见于慢性肝炎、原发性胆汁性肝硬化。有些药物如雌性激素、苯妥英钠、HMG-CoA 还原酶抑制剂、烟酸等可以使 HDL-C 升高。绝经的妇女常用雌激素做替代疗法有升高 HDL-C、降低 CHD 危险性的作用。

（吕忠兴）

第四节　低密度脂蛋白

一、概述

（一）生化特性和病理生理

低密度脂蛋白（LDL）是富含胆固醇（CHO）的脂蛋白，其组成中 45% 为 CHO，其蛋白成分为 apoB100。血浆中 LDL 来源有两个途径：一是由 VLDL 异化代谢转变；二是由肝脏合成、直接分泌入血。LDL 是在血液中由 VLDL 经过中间密度胆固醇（LDL）转化而来的。

LDL 的主要生理功能：将内源性 CHO 从肝脏运向周围组织细胞。在动脉内膜下沉积脂质，促进动脉粥样硬化形成。由于血浆中胆固醇大约 75% 以 LDL 的形式存在，所以可代表血浆胆固醇水平。

LDL 组成发生变化，形成小而密的 LDL－（sLDL），易发生氧化修饰，形成氧化型 LDL（OX-LDL）或称变性 LDL。清道夫受体对 OX-LDL 的摄取和降解速度比 LDL 快 3 ~ 10 倍，与 OX-LDL 的结合不受细胞内 CHO 浓度的影响，只有使胆固醇浓度升高的单向调节，而没有下调作用，且随着 OX-LDL 氧化修饰程度的升高，动脉内膜和内皮细胞对 LDL 的摄取和降解也升高，从而形成了大量的泡沫细胞，促进了动脉粥样硬化的发生。LDL 经化学修饰（氧化或乙酰化）后，其中 apoB100 变性，通过清道夫受体被巨噬细胞摄取，形成泡沫细胞停留在血管壁内，导致大量的胆固醇沉积，促使动脉壁形成粥样硬化斑块。

（二）LDL-C 的检测

1. 测定方法

匀相测定法：基本原理有如下几类。①增溶法（SOL）；②表面活性剂法（SUR 法）；③保护法（PRD）；④过氧化氢酶法（CAT 法）；⑤紫外法（CAL 法）。

基本原理如下：首先向标本中加入表面活性剂将非 LDL-C 的脂蛋白结构破坏，使其中所含 CHO 与相应的酶反应而消耗，其后加入第二试剂，试剂中的表面活性剂破坏留下的 LDL-C 结构，使其中 CHO 得以和酶及显色剂反应而测得 LDL-C。过去常通过 Friede wald 公式计算法间接推算 LDL-C 的量，见表 9-3。

表 9-3 Friedewald 公式

LDL － C（mg/dl）＝ CHO －（HDL － C ＋ TG/5）
LDL － C（mmol/L）＝ CHO －（HDL － C ＋ TG/2.2）

按此公式计算求得 IDL-C 含量时，要求 CHO、HDL-C 和 TG 测定值必须准确，方法必须标准化，才能得到 LDL-C 的近似值；也有人在应用上述公式后再减去 Lp（a）中胆固醇值予以校正。Friedewald 公式只适用于 TG ＜ 4.52 mmol/L 时。

稳定性：血清样本必须放在密闭容器中，在 2 ～ 4℃条件下可稳定 7 d；–70℃可稳定 30 d。

2. 参考范围

LDL-C 水平随年龄增长而上升，青年与中年男性高于女性，更年期女性高于男性。中老年为 2.73 ～ 3.25 mmol/L（105 ～ 125 mg/dL）。

我国《血脂异常防治建议》提出的判断标准：理想范围 ＜ 3.12 mmol/L（120 mg/dL）；边缘升高 3.15 ～ 3.61 mmol/L（121 ～ 139 mg/dL）；升高 ＞ 3.64 mmol/L（140 mg/dL）。

美国胆固醇教育计划（NCEP），成人治疗组第三次报告（ATP Ⅲ）提出的医学决定水平：

理想水平：＜ 2.58 mmol/L（100 mg/dL）；接近理想：2.58 ～ 3.33 mmol/L（100 ～ 129 mg/dL）；边缘增高：3.64 ～ 4.11 mmol/L（130 ～ 159 mg/dL）；增高：4.13 ～ 4.88 mmol/L（160 ～ 189 mg/dL）；很高：≥ 4.91 mmol/L（≥ 190 mg/dL）。

3. 检查指征

早期识别动脉粥样硬化的危险性；使用降脂药治疗过程中的监测反应。

二、LDL-C 升高常见原因

见表 9-4。

表 9-4 LDL-C 增高与降低常见原因

LDL-C 增高	LDL-C 降低
动脉粥样硬化	急性病（可下降 40%）
冠心病	无 β－脂蛋白血症
高脂蛋白血症	甲状腺功能亢进
甲状腺功能低下	消化吸收不良
肾病综合征	营养不良
梗阻性黄疸	肝硬化
慢性肾衰竭	急性肿瘤

三、临床思路

（一）除外非疾病因素

1. 饮食

高脂肪饮食会使血浆 LDL-C 增高，低脂肪饮食和运动可使其降低。

2. 肥胖

肥胖者 LDL-C 常增高。

3. 妊娠

妊娠早期开始缓慢升高，至妊娠后 3 个月时可高于基线的 50%，产后可恢复至原水平。

4. 年龄与性别

成年人 LDL-C 逐渐升高，女性更年期后高于男性。

5. 药物

如雄激素、β－受体阻滞剂、环孢霉素、糖皮质激素都可使 LDL-C 升高。而使用雌激素和甲状腺素可使 LDL-C 下降。

（二）血浆 LDL-C 病理性增高

血浆 LDL-C 病理性增高与动脉粥样硬化

LDL-C 是所有血浆脂蛋白中首要的致动脉粥样硬化（AS）脂蛋白。已经证明，粥样硬化斑块中的 CHO 来自血液循环中的 LDL-C。LDL-C 致 AS 作用与其本身的一些特点有关，即 LDL-C 相对较小，能很快穿过动脉内膜层，经过氧化或其他化学修饰后的 LDL-C，具有更强的致 AS 作用。由于小颗粒 LDL-C 易被氧化，所以比大颗粒 LDL-C 更具致 AS 作用。

血浆 LDL-C 升高的原因是来源增多或分解减少，血中 LDL-C 是 CHO 的主要携带者，升高主要反映 CHO 增加，血中 LDL-C 上升已成为动脉粥样硬化重要的危险因素，故称为致动脉粥样硬化因子。

（三）血浆 LDL-C 病理性降低

血浆 LDL-C 病理性降低与Ⅲ型高脂蛋白血症

Ⅲ型高脂蛋白血症特征性血浆脂蛋白谱改变如下：

（1）VLDL 水平显著升高，包括大颗粒的 VLDL1 和小颗粒 VLDL2 均升高。

（2）LDL 也明显升高。

（3）LDL 水平降低，但 LDL 的结构却有某种异常，主要表现为 LDL 中 TG 含量相对较多，其颗粒较小。LDL 这种结构改变与高甘油三酯血症时 LDL 结构变化类似，所以有人认为Ⅲ型高脂蛋白血症的 LDL 结构改变，可能与其同时存在的高甘油三酯血症有关，而 HDL 水平降低或无明显变化。

（吕忠兴）

第五节　载脂蛋白 A

一、概述

（一）生化特性和病理生理

组成脂蛋白中的蛋白部分称为载脂蛋白（apo）。apo 是决定脂蛋白性质的主要蛋白成分。各种 apo 主要是在肝合成，小肠也可合成少量；近年发现除肝外，脑、肾、肾上腺、脾、巨噬细胞也能合成 apo。在不同的脂蛋白中，apo 的种类、含量和功能也不同。

apo 的主要生理功能有：①构成脂蛋白，使血浆脂质成为可溶性；②激活或抑制脂蛋白代谢有关的酶；③识别脂蛋白受体，与特异性脂蛋白受体结合；④结合和转运脂质，稳定脂蛋白结构等。在与临床联系上，apoB 和 apoA Ⅰ是最重要的。许多研究指出作为主要的蛋白成分，它们与 LDL-C 和 HDL-C 相比，有相同或更好地预测冠心病发生危险性的价值。因为 LDL-C 和 HDL-C 的主要蛋白成分就是 apoB 和 apoA Ⅰ。

（二）apoA 检测

1. 检测方法

主要采用速率散射免疫浊度法和免疫透射比浊法。

（1）检测原理：血清 apoA Ⅰ与试剂中的特异性抗人 apoA Ⅰ抗体相结合，形成不溶性免疫复合物，使反应液产生浊度，在波长 340 nm 测定吸光度，吸光度反映血清标本中 apoA Ⅰ的浓度。

（2）稳定性：血清可以在 4℃条件下保存至少 3 d。在 -20℃条件下，使用抗生素和抗氧化剂可以使 apoA Ⅰ保持稳定至少 6 个月内。最好在 -80℃冷冻保存。

2. 参考范围

apoA Ⅰ男性：1.05 ~ 1.72 g/L；女性：1.17 ~ 1.74 g/L。

3. 检查指征

（1）早期识别冠心病的危险性，对具有早期动脉粥样硬化发生家族史者进行发病危险性估计。

（2）使用调节血脂药治疗过程中的反应监测。

二、血清 apoA 异常常见原因

1. apoA 升高

较少见，见于肝脏疾病、肝外胆道阻塞、人工透析。

2. apoA 减低

常见于动脉粥样硬化、冠心病、脑血管病、肝功能降低、糖尿病、酒精性肝炎等。家族性混合型高脂血症时，apoA 和 HDL-C 都会轻度下降，CHD 危险性高，apoA 缺乏症（Tangier 病）、家族性低 α-脂蛋白血症、鱼眼病等，血清中 apoA 与 HDL-C 水平极低。

三、临床思路

（一）除外非疾病因素

apoA Ⅰ随年龄波动较小，女性稍高于男性，但差异不明显；80 岁以后，男女 apoA Ⅰ均下降。apoA Ⅰ是 HDL-C 中的主要载脂蛋白，影响其血浆水平的因素同 HDL-C。

中国人的 apoA Ⅰ水平与美国人接近，和黑种人水平相似。

（二）apoA 病理性下降

在病理状态下，HDL-C 的脂类与组成往往发生变化。所以 apoA Ⅰ的升降不一定与 HDL-C 成比例。同时测定 apoA Ⅰ与 HDL-C 对病理生理状态的分析，更有帮助。比如：冠心病（CHD）者，apoA Ⅰ偏低，脑血管患者 apoA Ⅰ也明显降低。家族性高甘油三酯血症患者，HDL-C 往往偏低，但 apoA Ⅰ不一定低，并不增加 CHD 危险，但家族性混合型高脂血症患者，apoA Ⅰ与 HDL-C 都有轻度下降，CHD 危险性高。apoA Ⅰ缺乏症，家族性低 α-脂蛋白血症、鱼眼病等患者，apoA Ⅰ与 HDL-C 极低。

1. apoA Ⅰ和 CHD

用 HDL-C 水平来预测 CHD 的危险性已经比较肯定。apoA Ⅰ和 apoA Ⅱ是构成 HDL-C 的主要结构蛋白，占 HDL-C 蛋白质的 90%，所以测定 apoA 应该和测定 HDL-C 有相同的作用。从理论上来说测定 apoA Ⅰ可能比 HDL-C 更为精确，更能反映脂蛋白状态。apoA Ⅰ可以用于预测 CHD 及用于评价 CHD 危险性，并与动脉粥样硬化呈负相关，而 apoA Ⅱ作为冠心病危险因子没有价值。

2. 家族性 apoA Ⅰ缺乏症

这一类 apoA 降低的患者都合并 HDL-C 降低，其 apoA Ⅰ降低的原因可能是由 apoA Ⅰ基因突变所致。此症属常染色体显性遗传，但并不是所有这类患者都发展成 CHD。有些人在 apoA Ⅰ缺乏的同时合并有 apoC Ⅲ的缺乏时，会出现大面积的动脉粥样硬化损害。血脂水平随其表型而变化，一般患者都有轻度 TG 升高，但很少有 CHO 升高。

3. 血浆高密度脂蛋白缺乏症（Tangier 病）

血浆高密度脂蛋白缺乏症是一种少见的常染色体隐性遗传疾病，其特点为血浆 CHO 和 HDL-C 降低，而组织，特别是在单核-巨噬细胞系统胆固醇酯聚积。血浆 apoA Ⅰ在纯合子者只有正常的 1% ~ 3%；而杂合子者则为正常的一半。其生化缺陷的机制还不明了，但根据胆固醇酯的聚积和 HDL-C 降低来推论，可能是细胞 CHO 的储存和处置发生了问题。

4. 家族性卵磷脂－胆固醇酯酰基转移酶（LCAT）缺乏症

本病是由于LCAT缺乏引起。血浆apoA Ⅰ可降到正常的5%～30%；HDL-C降到正常的10%，病程长者可有蛋白尿和肾衰竭。

5. 引起apoA Ⅰ继发性下降的病因

未控制的糖尿病、慢性肝病、肾病综合征、慢性肾衰竭等都可以引起apoA Ⅰ降低。

（三）apoA Ⅰ病理性增高

高α－脂蛋白血症：发生于某些家族，其HDL-C持续明显升高，apoA Ⅰ高的情况和HDL-C平行。本病的基因情况尚不清楚，重要的是应除外引起继发性HDL-C升高的因素。

（吕忠兴）

第六节　载脂蛋白B

一、概述

（一）生化特性和病理生理

载脂蛋白B（apoB）也是一种重要的载脂蛋白，apoB是一类在相对分子质量、免疫性和代谢上具有多态性的蛋白质，依其相对分子质量及所占百分比可分为B100、B48、B74、B26及少量B50，它们都是B100的降解物。正常情况下，以apoB100和apoB48较为重要，apoB100或称大B，在肝脏合成，存在于由肝合成的脂蛋白中，主要转运内源性CHO，结合于周围组织细胞表面的LDL受体，与CHO在细胞内沉积关系密切。另外一种为apoB48，或称小B，其相对分子质量为apoB100的48%，来源于小肠，可能由小肠壁细胞合成，参与外源性CHO转运，不与LDL受体结合。

apoB生理功能：①参与VLDL的合成、装配和分泌；②apoB100是VLDL、IDL和LDL的结构蛋白，参与脂质转送；③70% LDL经受体途径清除，apoB100是介导LDL-C与相应受体结合必不可少的配体；④apoB48为CM合成和分泌所必需，参与外源性脂质的消化吸收和运输。

apoB100主要分布于血浆VLDL、IDL和LDL中，占这三类脂蛋白中蛋白含量的25%、60%、95%。而apoB48则分布于CM中，占其蛋白含量的5%。正常人空腹所测apoB为apoB100。正常情况下，apoB水平随CHO和LDL-C水平变动。每一个LDL、IDL、VLDL与Lp（a）颗粒中均含有一分子apoB100，因LDL颗粒居多，大约有90%的apoB分布在LDL中，故血清apoB主要代表LDL水平，它与LDL呈显著正相关，但当高甘油三酯血症时（VLDL极高），apoB也会相应地增高。

apoB100也有多态性的特点，apoB100基因突变所引起的疾病有家族性低β－脂蛋白血症与家族性apoB100缺陷症，后者由于apoB100 3 500位上的精氨酸被谷氨酸所置换，临床表现为高胆固醇血症。

（二）apoB的检测

1. 检测方法

主要采用速率散射免疫浊度法和免疫透射比浊法。

（1）检测原理：血清apoB与试剂中的特异性抗人apoB抗体相结合，形成不溶性免疫复合物，使反应液产生浊度，在波长340 nm测定吸光度，吸光度反映血清标本中apoB的浓度。

（2）稳定性：血清可以在4℃条件下保存至少3 d。在－20℃条件下，使用抗生素和抗氧化剂可以使apoB保持稳定至少6个月内。最好在－80℃冷冻保存。

2. 参考范围

（1）男性：apoB合适范围为0.09～1.43 g/L。

（2）女性：apoB合适范围为0.61～1.56 g/L。

3. 检查指征

（1）早期识别冠心病的危险性，对具有早期动脉粥样硬化发生家族史者进行发病危险性估计。

（2）使用调节血脂药治疗过程中的反应监测。

（3）高脂蛋白血症分型与诊断。

二、血清 apoB 异常常见原因

1. apoB 增高

见于动脉粥样硬化、肥胖、Ⅱ型高脂血症、胆汁淤滞、肾病、甲状腺功能减退等。

2. apoB 减低

见于肝脏疾病和甲状腺功能亢进等。

三、临床思路

（一）除外非疾病因素

血浆中 apoB 水平均随年龄增长而上升，至 70 岁以后，apoB 不再上升或开始下降；50 岁以前男性高于女性，50 岁以后女性高于男性。

中国人的 apoB 水平低于欧美人。

（二）apoB 病理性异常

1. apoB 病理性增高

（1）家族性载脂蛋白 B100 缺陷症（FDB）：

病因：①由于 2 号染色体上 apoB 基因突变造成 apoB100 上 3 500 位的氨基酸被置换，影响了 LDL-C 的分解代谢，导致家族性载脂蛋白 B100 缺陷症。②受遗传和环境因素相互作用影响。

临床表现：主要是血浆 CHO 和 LDL-C 浓度中等或重度升高。这类患者的血浆胆固醇水平虽较家族性高胆固醇血仉症（FH）患者低，但两者在临床上很难区别。

FDB 和家族性高胆固醇血症（FH）都是由于 LDL-C 分解代谢障碍而引起的高胆固醇血症，然而两者所致高胆固醇血症的病理生理机制不同。FDB 是因 apoB 遗传缺陷即配体的缺陷所致，而 FH 则是 LDL-C 受体的遗传缺陷所致。

FDB 患者合并冠心病的危险性与 FH 者相类似。60 岁以前发生冠心病者约占 1/3。肌腱黄色瘤发现率 38%，脂质角膜弓 28%，颈动脉粥样硬化斑块 48%。大多数 FDB 者若伴周围血管疾病则常合并有高血压。

（2）apoB 增高和家族性混合型高脂血症：受累者可表现为 Fredrickson 分型的Ⅱ a 型（以 LDL-C 升高为主）、Ⅱ b 型（LD-C 和 VLDL 同时升高）或Ⅳ型高脂血症（以 VLDL 升高为主或伴有 LDL-C 升高）。

（3）apoB 增高和高 β－载脂蛋白血症（HABL）：此类患者 LDL-C 常在参考值范围内，但 apoB 浓度升高。患者多半有轻、中度高 TG 血症或饭后 TG 的清除延迟，发生 CHD 的危险性增加。HABL 的这些特点和那些总 CHO 和 LDL-C 都升高的家族高脂血症相似，所以要想鉴别这两种情况，测定 apoB 就至关重要了，但必须同时用同一样品测定 CHO、LDL-C、apoB 才能鉴别。有报道指出患 CHD 的患者中 HABL 占 18.9%，而无 CHD 的对照组中只有 8.4%。

（4）apoB 增高和 CHD：流行病学与临床研究中已确认，高 apoB 是 CHD 的危险因素，并且 apoB 是各项血脂指标中较好的动脉粥样硬化（AS）标志物。在高 apoB 的 CHD 患者的药物干预实验中表明，降低 apoB 可以减少 CHD 发病及促进粥样斑块的消退。

apoB 和 LDL-C 同样是 CHD 的危险因素，可用于估计 CHD 的危险性、降脂治疗效果等。有学者认为 apoB 在评定 CHD 的危险性方面优于血脂和脂蛋白，因此建议用 apoB 浓度来评定 CHO 的危险性。测定 apoB 优于计算法求得的 LDL-C。

（5）apoB 增高和糖尿病：对于糖耐量降低和 2 型糖尿病患者，apoB 的测定也是有价值的，因为这两种患者 CHD 的发病率明显升高，患者有低 HDL-C、高 TG 血症，但血清 CHO 和非糖尿病患者无大区别，所以 apoB 可以是一个有用的指标。

（6）其他：甲状腺功能减退、肾病综合征、肾衰竭、梗阻性黄疸、apoB 都可能升高。

2. apoB 病理性降低

（1）无 β－脂蛋白血症（ABL）。①病因：是一种常染色体隐性遗传疾病，apoB 合成、分泌缺陷，使含 apoB 的脂蛋白，如 CM、VLDL、LDL 合成代谢障碍，伴随脂肪吸收和代谢紊乱。无 β－脂蛋白血症可能是 TG 微粒体脂转移蛋白缺陷引起，这种患者血浆 CHO 和 TG 明显降低，确诊则需要根据临床表现、肠黏膜的变化和无血浆 apoB 的判断。②临床特征。胃肠道症状：在小肠和肝内没有 apoB，其结果就是引起食物中脂肪在肠管堆积而导致吸收不良。血液异常：ABL 患者有轻至中度贫血，引起大多数循环红细胞为棘性红细胞。患者明显缺乏脂溶性维生素 A、E，导致神经系统和视网膜的病损，如色素性视网膜炎、共济失调等症状。血脂异常：ABL 患者胆固醇水平很低，其范围为 0.5 ~ 1.3 mmol/L，TG 也很低，HDL 下降，血中检测不到 apoB、CM、VLDL 和 LDL。③治疗：限制饮食中脂肪摄入，尤其是长链饱和脂肪酸，这可在很大程度上缓解吸收障碍症状。对 ABL 患者，目前推荐从饮食中另外补充多不饱和脂肪酸的来源，例如多进食玉米等。大量补充脂溶性维生素 E、维生素 A、维生素 K。

（2）低 β－脂蛋白血症：①病因：是一种常染色体显性遗传疾病。和无 β－脂蛋白血症一样，其血浆 apoB 分泌速度降低，较大的不完整的 apoB 分子可能促进了 LDL 受体清除血浆 LDL，造成了较低的 CHO 水平，但除非是纯合子患者，它不会像无 β－脂蛋白血症患者那么低。由于 apoB 基因缺陷，患此病时所产生的异常 apoB 不能和脂质结合。杂合子时血浆 apoB 浓度不会超过正常水平的 1/2 ~ 1/4，而纯合子的临床表现和无 β－脂蛋白血症不易区别。这两种情况都可以通过测定血清 apoB 来确定，但变性的 apoB 用常规方法可能检测不出来。②临床特征和治疗同 ABL 患者，但对于低 β－脂蛋白血症的诊断，其家族调查有助于诊断，因为和无 β－脂蛋白血症不同，本病患者通常较易发现患同样病的亲属。

（3）其他：恶性肿瘤、营养不良、甲状腺功能亢进都可能使血浆 apoB 水平降低。

（三）载脂蛋白 AⅠ（apoAⅠ）/ 蛋白 B（apoB）比值

测定 apoAⅠ和 apoB 能直接反映 HDL-C 和 LDL-C 水平。脂蛋白中的 CHO 含量在病理情况下可发生变化，因而 HDL-C 和 LDL-C 不能代替 apoAⅠ和 apoB 测定。一般认为，动脉粥样硬化和冠心病时，apoAⅠ下降，apoB 升高；特别是冠心病时，apoB 升高比 CHO、LDL-C 升高更有意义。脑血管病时，apoAⅠ和 HDL-C 下降更明显，而 apoB 往往正常，脑出血时，apoB 还可能偏低。有学者主张用 apoB/apoAⅠ比值代替 LDL-C/HDL-C 比值作为动脉粥样硬化的指标。

1. 参考值

1.0 ~ 2.0。

2. 临床意义

比值随年龄增长而降低，动脉粥样硬化、冠心病、糖尿病、高脂血症、肥胖等可明显降低。

（严良烽）

第七节　载脂蛋白 apoCⅡ和 apoCⅢ

一、概述

（一）生化特性和病理生理

载脂蛋白 C（apoC）是 VLDL 的主要载脂蛋白（apo），也存在于 HDL 和 LDL 中，有 3 种不同的 apoC，即 apoCⅠ、apoCⅡ、apoCⅢ，它是 CM、VLDL 和 HDL 的少量结构蛋白。apoCⅡ是 CM、VLDL 和 HDL 的结构蛋白之一，分别占其蛋白成分的 14%、7% ~ 10%及 1% ~ 3%。

apoCⅡ的生理功能：① apoCⅡ是脂蛋白酯酶（LPL）的辅助因子，是 LPL 不可缺少的激活剂，而 LPL 是 CM 和 VLDL 水解的关键酶，apoCⅡ缺乏时，LPL 活性极低，apoCⅡ存在时，LPL 活性可增加 10 ~ 50 倍，因此 apoCⅡ具有促进 CM 和 VLDL 降解的作用。② apoCⅡ还具有抑制肝脏对 CM 和 VLDL 摄取的作用。③ apoCⅡ也能激活 LCAT，但其作用远弱于 apoAⅠ等。

apoCⅢ是一种水溶性低分子蛋白，主要分布于血浆 HDL、VLDL、和 CM 中，分别占这三类脂蛋白中的蛋白含量的 2%、40%和 36%。

apoC Ⅲ的生理功能：①抑制 LPL 活性，因此 apoC Ⅲ抑制 CM 和 VLDL 的脂解、转换及清除。②使 HDL 特别是 HDL_2 的部分分解代谢率降低，另一方面 apoC Ⅲ能竞争性与肝细胞膜受体结合，抑制肝脏对 HDL 摄取。HDL 中 apoC Ⅲ含量的减少，则可造成 HDL 的清除加快。

（二）apoC Ⅱ和 apoC Ⅲ的检测

1. 检测方法

apoC Ⅱ、apoC Ⅲ的定量检测：免疫化学法，特别是免疫散射和免疫比浊检测法。

2. 检查指征

①乳糜微粒血症综合征的诊断；②高乳糜微粒血症综合征（表现为Ⅰ型高脂蛋白血症）的诊断；③高脂蛋白血症的分型。

3. 参考值

apoC Ⅱ：0.03 ~ 0.05 g/L；apoC Ⅲ：0.08 ~ 0.19 g/L。

二、apoC Ⅱ、apoC Ⅲ异常常见原因

见表 9-5。

表 9-5 apoA Ⅱ、apoC Ⅱ、apoC Ⅲ、apoE 异常常见原因

病种	apoA Ⅱ	apoC Ⅱ	apoC Ⅲ	apoE
高脂蛋白血症Ⅰ型	降低	显著增高	显著增高	显著增高
高脂蛋白血症Ⅱa 型	降低	正常	正常	正常或增高
高脂蛋白血症Ⅱb 型	正常	增高	增高	正常或增高
高脂蛋白血症Ⅲ型	正常	显著增高	显著增高	显著增高
高脂蛋白血症Ⅳ型	正常	显著增高	显著增高	增高
高脂蛋白血症Ⅴ型	正常	显著增高	显著增高	显著增高
急性肝炎	降低	正常	降低	显著增高
肝硬化	降低	降低	降低	显著增高
阻塞性黄疸	明显降低	增高	增高	明显增高

三、临床思路

apoC 基因多态性与疾病的关系见图 9-2。

（一）apoC Ⅲ与动脉粥样硬化

apo Ⅲ在各类脂蛋白中的分布可调节脂蛋白的代谢，继而影响动脉粥样硬化（AS）的发生。临床研究观察到：心肌梗死患者血浆中含 apoB 的脂蛋白中，apoC Ⅲ比例明显高于对照组。由于 apoC Ⅲ增高，导致 HDL 中蛋白结构的异常及 HDL 代谢的紊乱，继而促进 AS 的发生。

（二）apoC Ⅲ与高脂血症

由于 apoC Ⅲ在体内可抑制肝脏摄取富含 TG 脂蛋白及其残粒，国内外资料均表明各型高脂血症，尤其是高 TG 血症患者其血浆中 apoC Ⅲ含量均高于正常人。在Ⅱb、Ⅳ型尤其Ⅴ型高脂蛋白血症者，尽管血浆中的 apoC Ⅰ、apoC Ⅱ、apoE 也有不同程度升高，但 apoC Ⅲ含量的改变非常显著，常高于正常血脂者 2 ~ 5 倍。高 TG 血症患者血浆中 apoC Ⅲ含量与 TG 水平以及与 LPL 活性的抑制程度呈正相关。所以一般认为血浆中以及 VLDL 中 apoC Ⅲ含量升高可使富含 TG 脂蛋白分解及清除减慢，因而引起部分患者发生高 TG 血症。

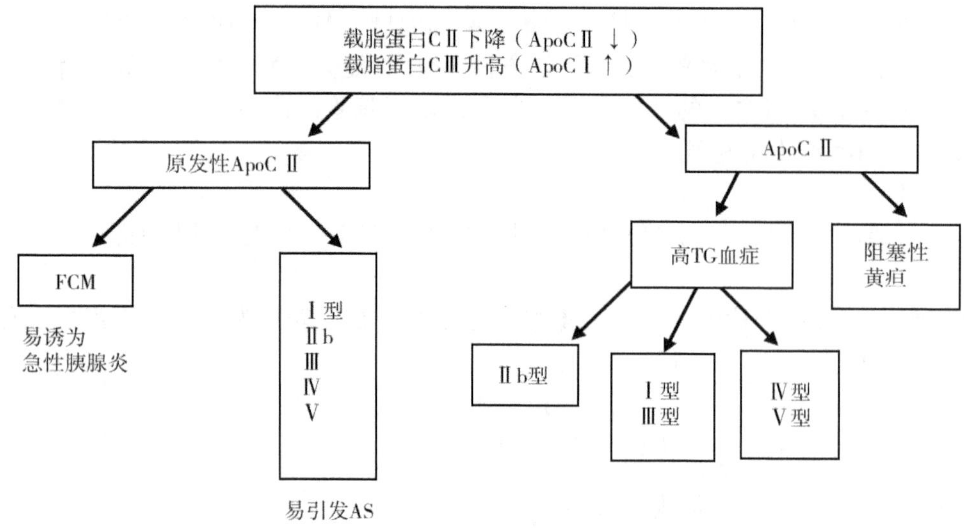

图 9-2 血清 apoC Ⅱ、apoC Ⅲ测定思路图

（三）apoC Ⅱ缺乏

apoC Ⅱ是脂蛋白酯酶（LPL）的激活因子，当 apoC Ⅱ缺乏时脂蛋白酯酶不被激活。结果造成甘油三酯（乳糜微粒）的大量增加，因此 apoC Ⅱ缺乏是高乳糜微粒血症综合征的病因之一。此为常染色体隐性遗传病。杂合子患者血浆 apoC Ⅱ浓度仅为正常的一半，血浆 TG 浓度尚能维持正常，纯合子血浆 apoC Ⅱ完全缺乏，引起高乳糜微粒血症，表现为Ⅰ型高脂蛋白血症，严重时可引起肝脾大，诱发急性胰腺炎。

（严良烽）

第八节 载脂蛋白 E

一、概述

（一）生化特性和病理生理

载脂蛋白 E（apoE）主要存在于 CM、VLDL、IDL 和部分 HDL 中。apoE 来源于多种组织，如肝、小肠、肾、脑星状细胞、巨噬细胞等。

apoE 的生理功能：①组成脂蛋白，是 CM、VLDL、IDL 和部分 HDL 的结构蛋白；②作为配体与 LDL 受体和 apoE 受体结合；③具有某种免疫调节作用。④参与神经细胞的修复。

apoE 是一个多态蛋白，有 3 种异构体，即 E2、E3、E4，而且以 6 种等位基因形式存在，即 apoE2/2、E2/3、E2/4、E3/3、E3/4、E4/4。人群中以 E3/3 最多（60%），E3/4、E3/2 次之（两者之和为 25%），E2/4、E4/4 较少，E2/2 最少（< 1%）。在血脂正常人群中，各 apoE 表型者的血浆胆固醇（CHO）水平高低依次是 E4/4 > E4/E3 > E4/2 > E3/3 > E3/2 > E2/2。这种 apoE 表型影响个体间血浆胆固醇水平的作用并不受环境和其他遗传背景的干扰，并且 apoE2 的“降 CHO 作用”是 apoE4“升 CHO 作用”的 2 ~ 3 倍。apoE 表型也可影响个体间血浆 TG 水平，即 apoE2/2、E2/3、E2/4、E3/4 者的血浆 TG 水平明显高于 E3/3，同时发现 E4/4 者，HDL-C 浓度明显低于 E3/3 者。apoE 和 LDL 受体的结合是从血循环中除去富含 apoE 的脂蛋白（乳糜微粒残核，VLDL，IDL）的必需机制，它决定了胆固醇和甘油三酯的自体调节。apoE2 不和 LDL 受体结合。含有 apoE2 的 VLDL 和残骸清除缓慢，引起肝脏 LDL 受体的激活，而 apoE4 颗粒则作用相反。因此，apoE4 有潜在的致动脉粥样硬化作用，而 apoE2 则具有保护作用。

临床可见 apoE4 伴以较高的血清 CHO 水平，apoE4 等位基因多见于家族性及迟发的 Alzheimer 病（老年性痴呆），E2/2 可见于Ⅲ型高脂蛋白血症。这些等位基因在胆固醇的自体调节中起主要作用，因此，apoE 基因变异在Ⅲ型高脂血症（Remnant 病）和在 Alzheimer 病中也有潜在的临床价值。

（二）apoE 的检测

1. 检测方法

apoE 的定量检测：免疫化学法，特别是免疫散射和免疫比浊检测法。apoE 的表现型：等电聚集后的免疫印迹法。apoE 的基因型：DNA 杂交（已有商品化的寡核苷酸）。

2. 检查指征

apoE 及 apoE 的基因型检查指征：①Ⅲ型高脂蛋白血症（HLP）的诊断，特别是 apoE2 的纯合子和 apoE/apoB 的比值；② Alzheimer 病（老年性痴呆）。

3. 参考值

0.03 ~ 0.06 g/L。

二、apoE 基因异常常见原因

见图 9–3。

（1）apoE2/2 表型是家族性异常 β – 脂蛋白血症（FD）的发病条件和高甘油三酯血症的主要原因。

（2）apoE4/4 表型患 CHD 和缺血性脑血管疾病的危险性增加，与老年性痴呆（alzheimer）显著相关。

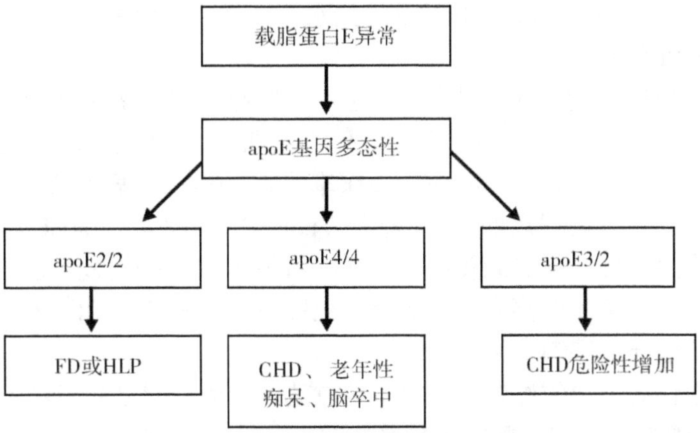

图 9–3 血清 apoE 分析临床思路图

三、临床思路

apoE 基因多态性是决定血 CHO 及 LDL–C 的遗传因素，大量流行病学资料证明，apoE 基因多态性对正常人群血脂水平、高脂血症和 CHD 有十分明显的影响，如与 apoE3/3 相比，发现 apoE4 携带者 LDL–C 升高，apoE2 与 apoE4 者 TG 升高，apoE4/3 表型者易患 CHD，与其他致脂蛋白代谢异常的基因相比，apoE4 者发现 CHD 的危险性更高。

（一）apoE 基因多态性与家族性异常 β – 脂蛋白血症

家族性异常 β – 脂蛋白血症（FD）又名Ⅲ型高脂蛋白血症，曾称之为结节性黄色瘤。是由于 apoE 基因的变异而影响了乳糜微粒和 VLDL 残粒的分解代谢。该症较为少见。此类患者极低密度脂蛋白（VLDL）电泳时常移至 β – 位置，而不是正常的前置 β – 位置，这种 VLDL 为 β –VLDL。由于 β –VLDL 是Ⅲ型高脂蛋白血症的最突出表现，且具有明显的家族聚集性，所以称之为家族性异常 β – 脂蛋白血症。

1. 病因

apoE 基因的多态性也可影响各类高脂蛋白血症患者的血脂和脂蛋白水平，尤其是 apoE2/2 表型与

FD 相伴随，绝大多数的 FD 患者为 apoE2/2 表型，故 apoE2/2 被认为是 FD 发病的必备条件。有研究表明，apoE2/2 者无论其血浆 CHO 浓度高低，都伴有 VLDL 结构异常（富含胆固醇酯）、血浆 LDL 浓度升高和 LDL-C 浓度降低。apoE 缺乏可能会和 Fredrickson 分类的Ⅲ型高脂蛋白血症（HLP）同时发生。apoE 基因变异是Ⅲ型高脂蛋白血症发病的必备条件之一。apoE4 携带者，小肠吸收 CHO 增加，所以 apoE4 携带者采用饮食疗法治疗高脂血症效果最明显。apoE2 携带者体内脂肪酸合成明显高于 apoE3 者，这种体内脂肪酸合成增加是 apoE2 者易伴发高甘油三酯血症的主要原因。

2. 生化和临床特征

Ⅲ型高脂蛋白血症患者的血脂改变表现为血浆胆固醇和甘油三酯浓度同时升高。血浆胆固醇浓度通常高于 7.77 mmol/L（300 mg/dL），可高达 26.0 mmol/L。血浆甘油三酯浓度升高的程度（若以 mg/dL 为单位）与血浆胆固醇水平大体相当或更高。若血浆胆固醇和甘油三酯浓度同时升高，且两者相当时，应考虑到Ⅲ型高脂蛋白血症的可能。

Ⅲ型高脂蛋白血症的特征性血浆脂蛋白谱改变是 VLDL 水平显著升高，中间密度脂蛋白（LDL）也明显升高，低密度脂蛋白（LDL）水平降低，高密度脂蛋白（HDL）水平降低或无明显变化。其中 VLDL 水平升高包括大颗粒 VLDL（VLDL1）和小颗粒 VLDL（VLDL2）均升高。

多年来，一直认为富含胆固醇的 β-VLDL 是Ⅲ型高脂蛋白血症具有诊断意义的特征。Havel 等首先发现这类患者血浆中有一种富含精氨酸的载脂蛋白（现称为载脂蛋白 E，apoE），且其浓度很高。近 20 年来有关 apoE 与Ⅲ型高脂蛋白血症关系的研究取得了深入的进展。

所以，apoE 基因分析对Ⅲ型高脂蛋白血症的诊断具有重要意义。凡有 apoE 基因异常并存在 β-VLDL 者，即可诊断 FD；若同时伴有血浆胆固醇和甘油三酯水平升高，则称之为Ⅲ型高脂蛋白血症。

（二）apoE 基因多态性与 CHD

各种 apoE 表型者患 CHD 的危险性不同，芬兰人心肌梗死的患病率居世界首位，其 apoE4 频率（0.227）分布较高，而 apoE2 频率（0.041）分布较低，亚洲人 CHD 患病率较低，而 apoE4 等位基因频率（0.064）也较低。有研究发现，CHD 组 apoE3/3 频率分布（0.462）显著低于对照组（0.67），提示：apoE3/3 表型者不易患 CHD，具有一定的保护作用。apoE3/2、apoE4/3、apoE4/4 表型者患 CHD 的危险性增加，国内外的研究结果亦支持 CHD 患者中 apoE4/4 的频率分布较高。无论性别，凡 apoE4 携带者 CHD 危险性均上升，且这种关系不受高血压、吸烟、肥胖与糖尿病等危险因素的影响。

（三）apoE 基因多态性与脑卒中

临床研究表明：缺血性脑卒中的患者其 apoE4 等位基因的频率明显高于对照组，故认为 apoE4 等位基因携带者很可能具有缺血性脑血管疾病的遗传易感性。

（四）apoE 基因多态性与老年性痴呆

在老年性痴呆患者中 apoE4/4 表型者频率异常高，提示：apoE 基因多态性也可能与神经系统疾病之间存在一定的关系。

总之，apoE4 是脂质代谢紊乱和心、脑血管疾病的重要遗传标志，与其他致脂蛋白代谢异常的基因相比，apoE4 者发现 CHD 的危险性更高。

（严良烽）

第九节　脂蛋白（a）

一、概述

（一）生化特性与病理生理

脂蛋白（Lp）（a）密度为 1.050 ~ 1.120，介于 HDL 与 LDL 之间。电泳位置在 β-脂蛋白与前 β-脂蛋白之间；基因位于第 6 号染色体的长臂。Lp（a）是由特异的 apo（a）与 LDL 的 apoB100 以二硫键共价相连而成，其脂质组成与 LDL 相似，其蛋白成分为 apo（a）和 apoB100，是一种低密度、大分子脂蛋白，有人认为它是 LDL 的变异抗原，但密度、电泳移动率、颗粒、相对分子质量和免疫特点与 LDL 不同。尽管它和 LDL 有相似，但是 Lp（a）与 LDL-C 有不同的代谢方式，并不是由 VLDL 转化而来，也不能转化为其他脂蛋白，是一类独立的脂蛋白。这一点可以从饮食会影响 LDL 的浓度但不会影响 Lp（a）这个事实而证实。而且，用于降低 LDL 水平的降脂药物通常对血浆 Lp（a）浓度没有影响。

人类 Lp（a）代谢的突出特征是：个体间 Lp（a）水平可相差 100 倍，但同一个体血浆 Lp（a）水平的变化则相对较小。迄今有关 Lp（a）的生理功能尚不十分明确，并且许多个体的血浆 Lp（a）水平为零或很低，但并没有引起任何缺乏症或疾病。许多临床流行病学资料支持 Lp（a）与 AS 发生有直接关系的学说，认为 Lp（a）是冠心病重要的、与遗传密切相关的危险因素。但是也有学者认为 Lp（a）可能不直接引起 AS，而可能是经过某种形式修饰以后才具有致 AS 作用。比如：氧化修饰的 Lp（a）能使纤溶酶原激活抑制剂 I 过量产生，从而抑制纤溶和导致血栓形成。Lp（a）还能与 LDL 相互作用形成聚合物，延长其在内膜下的存留时间，有助于泡沫细胞的形成。Lp（a）能激活转化生长因子 β-（TGFβ-），刺激平滑肌细胞增生并增强其活力。Lp（a）中的 apoB100 在内膜下易与细胞外基质（蛋白黏多糖、纤维连接蛋白）结合，而游离的 apo（a）部分则能诱捕更多的富含 CHO 的颗粒，使巨噬细胞更大量地摄取经受体介导的 LDL 和 Lp（a），表明 Lp（a）与动脉粥样硬化有密切的关系。

（二）Lp（a）的检测

1. 测定方法

有免疫检测法（RIA，ELISA）、电泳免疫扩散法（EID）、放射免疫扩散法（RID）、免疫散射法。

稳定性 Lp（a）有凝聚的趋势。RID 和 EID 检测要用新鲜血清。用 ELISA 和 RIA 方法检测时即使长时间冷冻后，也可以获得正确的结果。

2. 参考范围

0 ~ 300 mg/L（ELISA）。由于被测人群及测定方法不同，Lp（a）参考值有很大差异。

3. 检查指征

（1）早期认识动脉粥样硬化的危险性及冠心病危险因素的评估。

（2）高脂血症和糖尿病患者，特别是在伴随 LDL-C 浓度升高的情况下。

二、血清 Lp（a）异常的常见原因

见表 9-6。

表 9-6 Lp（a）异常常见原因

Lp（a）增高	Lp（a）降低
缺血性心脑血管疾病	甲状腺功能亢进
高脂血症	接受雌激素、烟酸、新霉素治疗的患者
冠心病、脑梗死患者	肝脏疾病
动脉粥样硬化	
肾病综合征	
肾移植术后进行治疗的患者	
经血液透析治疗的尿毒症患者	
未控制的糖尿病患者	
甲状腺功能不全	
心肌梗死急性期患者	
外科手术、急性创伤和急性炎症时	

三、临床思路

（一）除外非疾病因素

1. 遗传因素

Lp（a）水平高低主要由遗传因素决定，基本不受性别、年龄、饮食、药物、营养和环境影响。

2. 新生儿

Lp（a）为成人水平的 1/10，6 个月后达成人水平。

3. 妊娠

妊娠期妇女可出现生理性变动，闭经后有上升趋势。

4. 种族

白种人和东方人群中的血浆 Lp（a）浓度呈高度偏态分布，大多数人处于较低水平，而黑种人的 Lp（a）水平呈正态分布。黑种人 Lp（a）水平明显高于白种和黄种人，但黑种人冠心病发病率并不高。

（二）血清 Lp（a）病理性增高

1. 血浆 Lp（a）水平增高与动脉粥样硬化

1972 年，Dalhem 等首先发现许多 CHD 患者 Lp（a）水平增高，后来许多研究均证实血浆 Lp（a）水平升高与 AS 和血栓性疾病密切相关。有报道 Lp（a）能抑制内皮细胞中组织型纤溶酶原激活物（t-PA）的产生和（或）分泌，调节纤溶酶原激活物抑制物的表达，进而抑制纤溶酶原的激活和纤维蛋白水解作用。也有报道说与 AS 以及血栓栓塞性疾病均有关系的同型半胱氨酸以及谷胱甘肽等能增加 Lp（a）对纤维蛋白的亲和力，在修复过程中有助于 Lp（a）纤维蛋白复合物进入血管内膜，促使动脉粥样硬化斑块的形成。Lp（a）还有促进增长和使 CHO 进入血斑块的作用，有报道说在 Lp（a）动脉粥样硬化斑块和静脉移植物中都发现有 apoA 和 apoB。

许多临床实验研究证明：Lp（a）能抑制纤溶酶原激活，抑制血液凝块溶解，延缓血管壁损伤的修复，加速 AS 的进程。这一点也可从在动脉粥样硬化斑块常见到 Lp（a）推论出，Lp（a）具有致动脉粥样硬化的作用。Lp（a）是冠状动脉粥样硬化的危险因素，它独立于所有其他参数和外源性因素。

对 Lp（a）与 AS 和血栓栓塞性疾病关系的研究也有结果相反的报道，例如有试验证明如果 LDL-C 水平较低，即使 Lp（a）升高也无致动脉粥样硬化作用；还有报道说 Lp（a）可能只是导致斑块形成的继发原因。

高 Lp（a）与颈动脉粥样硬化和脑动脉梗死也有明显关系。测定 Lp（a）对诊断缺血性脑卒中有重要意义。

2. Lp（a）与 CHD 关系的流行病学研究

Lp（a）是一个独立于其他脂类参数的冠心病危险因素。对冠心病危险的预测价值很高。特别是在应考虑进行降脂治疗 Lp（a）和 LDL-C 浓度同时升高的时候。

从 20 世纪 70 年代以来有很多关于 Lp（a）和 CHD 关系研究的报道，多数认为：① Lp（a）是 CHD 的独立危险因素，而与吸烟、高血压、糖尿病、HLD-C 以及 apoA 和 apoB 等因素无明显相关。但 LDL-C 水平较高时，高 Lp（a）危险性更高。在 AS 形成中，Lp（a）与 apoB 起协同作用。② Lp（a）危险性临界水平一般在 200 ~ 300 mg/dL，如 > 300 mg/dL，则 CHD 的危险性上升 2 倍，如同时伴有 LDL-C 上升，CHD 的相对危险上升 5 倍。且 Lp（a）水平越高，发生 CHD 则越早。③ Lp（a）具有多基因遗传特性，呈显性遗传，有 CHD 家族史者，Lp（a）阳性率明显高于无家族史者，CHD 的先证者与其第一代后代之间，Lp（a）水平有相关性，从而认为遗传因素是决定 Lp（a）的主要因素。

Lp（a）升高和 CHD 有关。有很多临床观察报告指出 Lp（a）和 CHD、心肌梗死（MI）、冠状动脉旁路移植术后、经皮腔内冠状动脉成形术（PTCA）后的再狭窄及脑卒中都有相关性。冠状动脉旁路移植术者，高 Lp（a）易引起血管再狭窄。多因素分析的结果也表明 Lp（a）浓度是和 CHD 明显相关的独立危险因素，此外在有其他危险因素同时存在时，Lp（a）甚至可能是一个更强的预测 CHD 危险性的指标。

不同的人种 Lp（a）水平不同。Lp（a）和 CHD 的关系在男性明显高于女性，患者中低相对分子质量的 apo（a）亚型明显增高。所以有人提出 Lp（a）分子的大小和表型都有可能影响其作用，因而建议要进一步观察 Lp（a）浓度、apo（a）亚型和 CHD 的关系。

3. Lp（a）升高和肝脏和肾脏疾病的关系

肝脏和肾脏疾病对血浆 Lp（a）水平存在一定影响。严重的肝功能损伤时，血浆 Lp（a）浓度可有下降。慢性肾衰竭者血浆 Lp（a）浓度升高，尿中 Lp（a）排除量与血浆肌酐浓度呈负相关，与肌酐清除率呈正相关，提示肾小球滤过功能也可影响血浆 Lp（a）水平。

4. 家族性 Lp（a）过多症

Lp（a）如同 LDL 一样，富含胆固醇。目前认为大多数血浆 Lp（a）水平升高是由于遗传因素所致。在冠心病患者人群中，家族恶性循环 Lp（a）过多者约占 10%。这类患者常无皮肤黄色瘤。

5. 疾病急性发作

不少文献报道 Lp（a）是急性期反应蛋白，许多疾病急性发作时，如急性心脑梗死、急性脑卒中和外科创伤时，血浆 Lp（a）浓度都会明显升高，1 ~ 2 个月后恢复正常。因此，为了避免疾病急性期对 Lp（a）浓度引起的干扰，不要在炎症的活动期测定 Lp（a）。

（严良烽）

第十节　高脂血症的临床分型与诊断

一、概述

高脂血症是指血浆中胆固醇（CHO）和（或）甘油三酯（TG）水平升高。由于血浆中的 CHO 和 TG 是疏水分子，不能直接在血液中被转运，必须与血液中的蛋白质和其他类脂如磷脂一起组合成亲水性的球状巨分子复合物——脂蛋白。

（一）血浆脂蛋白生理功能

脂蛋白是蛋白质（载脂蛋白）和脂类组成的复合物，它们大小不同、密度和电荷各异，这取决于它们不同的脂类和蛋白质成分。根据密度的不同，可用超速离心法将脂蛋白划分为乳糜微粒、β－脂蛋白、前 β－脂蛋白、α－脂蛋白，见表 9-7。

（二）高脂血症的临床表现

主要包括以下两大方面。

（1）脂质在真皮内沉积所引起的黄色瘤。

（2）脂质在血管内皮沉积所引起的动脉粥样硬化，产生冠心病和周围血管病等。

高脂血症是一类较常见的疾病，除少数是由于全身性疾病所致外（继发性高脂血症），绝大多数是因遗传基因缺陷（或与环境因素相互作用）引起（原发性高脂血症）。

表 9-7　人血浆脂蛋白的理化性质和功能

		应用区带	前 β－片段	β－片段	α－片段
		乳靡微粒	VLDL	LDL-C	HDL-C
成分	蛋白质（%）	0.5 ~ 2.0	12	25	50
	脂类（%）	98 ~ 99.5	88	75	50
主要脂类		甘油三酯	甘油三酯	胆固醇	胆固醇磷脂
合成部位		小肠	肝和小肠	VLDL 代谢终端产物	肝和小肠
功能		外源性甘油三酯的运输	内源性甘油三酯的运输	将胆固醇和磷脂运送到外周细胞	将胆固醇从外周细胞运进到肝脏

二、高脂蛋白血症分型

（一）基于各种血浆脂蛋白升高程度不同而进行分型

Fredrickson 分类将高脂蛋白血症分为 6 型（Ⅰ、Ⅱa、Ⅱb、Ⅲ、Ⅳ、Ⅴ）。

1. Ⅰ型高脂蛋白血症

Ⅰ型高脂蛋白血症都是由遗传性乳糜微粒（CM）代谢异常所引起，常称为家族Ⅰ型高脂蛋白血症，主要是血浆中乳糜微粒浓度增加所致。血浆外观呈现“奶油样”顶层，下层澄清（将血浆置于 4℃冰箱中过夜）。测定血脂，主要是甘油三酯水平升高，而胆固醇水平则可正常或轻度增加。此型在临床上较为罕见。

2. Ⅱa 型高脂蛋白血症

血浆中 LDL-C 水平单纯性增加。血浆外观澄清或轻混。血浆中只有单纯性胆固醇水平升高，而甘油三酯水平则正常。此型临床上常见。

3. Ⅱb 型高脂蛋白血症

血浆中 VLDL 和 LDL-C 水平均有增加。血浆外观澄清或轻混。血浆中胆固醇（CHO）和甘油三酯（TG）水平均有增加。此型临床上相当常见。

4. Ⅲ型高脂蛋白血症

Ⅲ型高脂蛋白血症又称为异常 β-脂蛋白血症，主要是由于血浆中乳糜残粒和 VLDL 残粒水平增加，其血浆外观混浊，常可见模糊的奶油样顶层。血浆中胆固醇及甘油三酯浓度均明显升高，且两者升高的程度（以 mg/dL 为单位）大致相当。此型高脂蛋白血症在临床上很少见。

5. Ⅳ型高脂蛋白血症

血浆中 VLDL 水平增加。其血浆外观可以是澄清也可呈混浊状，主要视血浆甘油三酯水平升高的程度而定，一般无奶油样顶层。血浆甘油三酯水平明显升高，而胆固醇水平则可正常或偏高。

6. Ⅴ型高脂蛋白血症

Ⅴ型高脂蛋白血症的血脂表现为Ⅳ型和Ⅰ型高脂蛋白血症相加，兼有两型特点，常合并有高血糖和高血尿酸，虽多数人不肥胖，但动脉粥样硬化和冠心病发生常较早，这型人常有急性胰腺炎。血浆中乳糜微粒和 VLDL 水平均升高。血浆外观有奶油样顶层，下层混浊。血浆甘油三酯和胆固醇水平均升高，但以甘油三酯升高为主。

Ⅱb 型高脂蛋白血症常与Ⅳ型高脂蛋白血症混淆，而测定 LDL-C 浓度对于鉴别两者很有帮助。当 LDL-C > 130 mg/dL 时即为Ⅱb 型高脂蛋白血症，否则为Ⅳ型高脂蛋白血症。

（二）基于高脂血症的基因分型法

由于高脂血症的表型分类法只注重血浆中脂蛋白的异常，而忽略了引起高脂血症的原因，即没有考虑病因诊断，因而具有很大的局限性。近年来。随着分子生物学的迅速发展，人们对高脂血症的认识已逐步深入到基因水平。目前已发现有相当一部分高脂血症患者存在单一或多个遗传基因的缺陷。由基因缺陷所致的高脂血症多具有家族聚集性，有明显的遗传倾向，临床上通常称为家族性高脂血症。现将常见的家族性高脂血症的临床特征及其与高脂蛋白血症表型间的关系列于表 9-8。

表 9-8　家族性高脂血症的临床特征

常用名	基因缺陷	临床特征	表型分类
家族性高胆固醇血症	LDL 受体缺陷	以胆固醇升高为主，可伴轻度甘油三酯升高，LDL 明显增加，可有肌腱黄色瘤，多有冠心病和高脂血症家族史	Ⅱa Ⅱb
家族性载脂蛋白 B100 缺陷症	apoB100 缺陷	同上	同上

续 表

常用名	基因缺陷	临床特征	表型分类
家族性混合型高脂血症	不清楚	胆固醇和甘油三酯均升高，VLDL 和 LDL 都增加，无黄色瘤，家族成员中有不同型高脂蛋白血症，有冠心病家族史	Ⅱb
家族性异常 β-脂蛋白血症	apoE 异常	胆固醇和甘油三酯均升高，乳糜微粒和 VLDL 残粒以及 IDL 明显增加，可有掌部扁平状黄色瘤，多为 apoE2/2 表型	Ⅲ
家族性高甘油三酯血症	不清楚	以甘油三酯升高为主，可有轻度胆固醇升高，VLDL 明显增加	Ⅳ

三、高脂蛋白血症实验室检查

国内尚无一个公认的血脂参考值。多数学者认为血浆总胆固醇浓度 > 5.2 mmol/L（200 mg/dL）可定为高胆固醇血症，血浆甘油三酯浓度 > 2.3 mmol（200 mg/dL）为高甘油三酯血症。此外，HDL-C 水平 < 0.91 mmol/L（35 mg/dL）可定为低 HDL-C 血症。在进行血脂检查时，受检查者在抽血前的最后一餐，忌进食高脂肪食物及不饮酒，并应空腹 12 h 以上。首次检查发现血脂异常，可在 2 ~ 3 周复查，若仍然属异常，则可确立诊断。

四、高脂蛋白血症临床特征

（一）Ⅰ型高脂蛋白血症

Ⅰ型高脂蛋白血症最早报告于 1932 年，其患病率极低， < 1/10 000。血脂测定 CHO 多正常，TG 极度升高，可达 11.3 ~ 45.2 mmol/L（1 000 ~ 4 000 mg/dL），文献曾有高达 169 mmol/L 的报道。

病因：原发性Ⅰ型高脂蛋白血症主要见于 LPL 缺陷，继发性该病可见于胰岛素依赖性糖尿病、胰腺炎，偶见于系统性红斑狼疮。原发性 LPL 活性极度降低，继发性除原发性疾病可资鉴别外，LPL 活性测定多属正常也是重要的区别点。关于Ⅰ型和Ⅴ型高脂蛋白血症的鉴别诊断可参阅Ⅴ型高脂蛋白血症。

临床特征：①大多在青少年时期发病，多数患者在 10 岁内被诊断。②反复发作的腹痛，尤以上腹痛常见。③肝脾肿大，其肿大程度常与 TG 水平相关。④皮肤改变，在肘、背及臀部可见疹状黄色瘤，偶见发生于眼部的睑黄瘤和发生于关节的腱黄瘤。⑤ TG 极度升高时，眼底可发现脂血症视网膜。

（二）Ⅱ型高脂蛋白血症

Ⅱ型高脂蛋血症又称高 β-脂蛋白血症。临床化验的显著特征是 β-脂蛋白升高。由于血浆胆固醇大约 70%是以 β-脂蛋白形式存在，因此血脂测定表现为 CHO 升高。Ⅱ型高脂蛋白血症又可依 TG 水平是否正常分为两个亚型：TG 水平正常为Ⅱa 型和同时伴有 TG 水平升高为Ⅱb 型。Ⅱ型高脂蛋白血症与Ⅳ型高脂血症是临床最常见的高脂蛋白血症。

病因：可分为原发性和继发性两类。原发性主要见于 LDL 受体缺陷所致的家族性高胆固醇血症，继发性可见于多种疾病，如甲状腺功能减退、阻塞性肝病、肾病综合征、糖尿病、肾上腺皮质功能亢进、骨髓瘤、巨球蛋白血症、精神性厌食及急性间歇型血卟啉病等等。

临床特征：①黄色瘤，多表现为眼部的睑黄瘤、四肢关节部位的腱黄瘤和以背部、臀部好发的结节性黄瘤；②眼部可见脂性角膜环；③早发的动脉粥样硬化，这在家庭性高胆固醇血症最为明显。

实验室检测：Ⅱ型高脂蛋白血症测定可见 CHO 升高，其程度因病因及严重程度不同而有所差异，TG 水平可正常也可升高。冰箱试验无“奶油盖”，Ⅱa 型血浆透明，Ⅱb 型可有不同程度的混浊。脂蛋白电泳可见 β-脂蛋白带加宽浓染，Ⅱb 型可见前 β-脂蛋白不同程度的浓染。脂蛋白测定可见 LDL-C 明显升高，多超过 3.88 mmol/L（150 mg/dL）。

（三）Ⅲ型高脂蛋白血症

Ⅲ型高脂蛋白血症虽患病率较低，约为 1/5 000，但对临床却有特别重要的意义。首先未经治疗的该病患者极易患动脉粥样硬化性疾病，文献报道一半以上的该病患者合并有冠心病、外周及脑血管疾病；其次该病一经确诊饮食和药物治疗效果满意。

病因：apoE 基因变异和其他共存的遗传或环境因素异常是Ⅲ型高脂蛋白血症发病的必备条件。由于 apoE 基因变异造成含有 apoE 的脂蛋白（CM、VLDL 和 LDL）代谢障碍，而其他的遗传或环境因素则可能引起富含 TG 的脂蛋白合成增加。两者同时存在，则产生明显的高脂蛋白血症。apoE 的多态性也可影响各类高脂蛋白血症患者的血脂和脂蛋白水平，尤其是 apoE2/2 表型与Ⅲ型高脂蛋白血症相伴随，绝大多数的Ⅲ型高脂蛋白血症患者为 apoE2/2 表型。有研究表明，apoE2/2 者无论其血浆 CHO 浓度高低，都伴有 VLDL 结构异常（富含胆固醇酯）、Ⅲ浆 IDL 浓度升高和 LDL 浓度降低。apoE 缺乏可能会和Ⅲ型高脂蛋白血症同时发生。

实验室检测：Ⅲ型高脂蛋白血症患者血脂测定的突出特点是 CHO 和 TG 均明显升高，并随膳食热量摄入变化明显，一般二者均在 CHO 7.76 ~ 25.86 mmoL/L（300 ~ 1 000 mg/dL），TG 3.39 ~ 11.29 mmol/L 之间。血清外观混浊，冰箱试验顶层可有一层模糊的“奶油盖”。脂蛋白电泳多呈现宽 β－带。患者血浆中胆固醇主要是以 VLDL 而不是 LDL 运转，因此患者具有如下的特点：VLDL/TG > 0.3，此值对Ⅲ型高脂蛋白血症几乎有确诊意义，VLDL 胆固醇 /VLDL 甘油三酯 > 0.42。

临床特征：①发病年龄。40 岁前发生高脂蛋白血症和动脉阻塞性外周血管性疾病。②黄色瘤。沿掌指皱褶分布的扁平状掌部黄色瘤是本型高脂蛋白血症患者特有的，极少见于其他形式的遗传性高脂蛋白血症。③早发的动脉粥样硬化。早发的动脉粥样硬化也是本病突出的特点，主要是冠心病及外周血管性疾病。④伴随疾病。此外Ⅲ型高脂蛋白血症也常并发有痛风、糖尿病及甲状腺功能低下等代谢性疾病。

（四）Ⅳ型高脂蛋白血症

Ⅳ型高脂蛋白血症又称高甘油三酯血症、高前 β－脂蛋白血症，Ⅳ型是最常见的脂蛋白异常疾病。血脂测定 CHO 正常，TG 升高。血清外观呈现不同程度的混浊，但冰箱试验无“奶油盖”。脂蛋白电泳可见前 β－脂蛋白带增宽浓染。脂蛋白测定多有 HDL–C 降低。

1. 病因

Ⅳ型高脂蛋白血症病因较为复杂，既有原发性，又有继发性，相当一部分原因不明。其发病机制是由于 VLDL 生成过多或（和）VLDL 降解受阻。

2. 主要诊断标准

①患者显示为单纯的高甘油三酯血症。②患者家庭的其他成员也显示有Ⅳ型高脂蛋白血症。③患者家庭的其他成员不显示有其他类型的高脂蛋白血症。据推算，该病的患病率为 2% ~ 3%，约占 60 岁前心肌梗死患者的 5%。Ⅳ型高脂蛋白血症患者多在成年人发现，青少年少见。患者很少有黄色瘤等皮肤特点。④Ⅳ型高脂蛋白血症的患者多有肥胖、胰岛素抵抗、高胰岛素血症、葡萄糖耐量异常及高尿酸血症等等。

（五）Ⅴ型高脂蛋白血症

1. 病因

Ⅴ型高脂蛋白血症病因较为复杂，可继发于急性代谢紊乱，如糖尿病酸中毒、胰腺炎和肾病综合征，也可为遗传性，其生化缺陷很可能是由于多种生化的和遗传的缺陷，或是这些缺陷的综合。正因为如此，患者的家系中可发现有多种不同类型的高脂蛋白血症患者出现。过去很长时间人们认为Ⅴ型高脂蛋白血症患者动脉粥样硬化的危险极低，但近年不时有该型患者并发冠心病的报道。有学者估计，Ⅴ型高脂蛋白血症患者可占确诊冠心患者的 1% ~ 2%。

2. 临床特征

Ⅴ型高脂蛋白血症与Ⅰ型高脂蛋白血症相比较，TG 和 CHO 均升高，但以 TG 增高为主，Ⅴ型高脂蛋白血症患者的空腹血浆中乳糜微粒升高的同时伴有 VLDL 浓度升高。鉴别工型和Ⅴ型高脂蛋白血症很困难，最大的区别是Ⅴ型高脂蛋白血症发生年龄较晚，且伴有糖耐量异常。此型可发生在原有的家族性高 TG 血症或混合型高脂血症的基础上，继发因素有糖尿病、妊娠、肾病综合征、巨球蛋白血症等，易于引发胰腺炎。

Ⅰ型和Ⅴ型高脂蛋白血症的临床特征是很相似的，二者的鉴别诊断可见表 9–9。其中特别重要的有两点：①发病年龄，Ⅰ型患者的高乳糜微粒血症可在婴幼儿时期就可发现，而Ⅴ型高脂蛋白血症的高乳糜微粒血症及其临床表现很少在 20 岁前出现；②葡萄糖耐量试验，Ⅰ型正常，而Ⅴ型多表现为异常。

表 9-9　Ⅰ型和Ⅴ型高脂蛋白血症的鉴别诊断

	Ⅰ型高脂蛋白血症	Ⅴ型高脂蛋白血症
脂蛋白	CM ↑	CM ↑，VLDL ↑
发病年龄	出生后即可检出，多在 20 岁前出现	很少在 20 岁前发病
葡萄糖耐量	不受影响	异常
遗传模式	常染色体隐性	尚未确定
动脉粥样硬化危险性	无	常有报告
对≤ 5 g/d 的饮食治疗的反应	TG 显著降低可低于 400 mg/dL	TG 可降低极少可低于 400 mg/dL

五、继发性高脂蛋白血症

继发性高脂蛋白血症是指由于某些全身性疾病或药物所引起的血浆 CHO 和 / 或 TG 水平升高，伴或不伴血浆 HDL-C 浓度降低。已知有许多疾病均可引起血浆脂蛋白代谢紊乱，有饮食、习惯、医源性、内分泌紊乱、代谢失常和与原发性高脂蛋白血症基因相关联的变化，都可引起继发性高脂蛋白血症。而临床上较为常见的是糖尿病、甲状腺疾病和肾脏疾病。其表现可以与原发性高脂蛋白血症完全相同。甲状腺功能低下主要表现为Ⅱ型高脂蛋白血症，并使Ⅰ型高脂蛋白血症恶化。成人糖尿病常伴有Ⅳ型高脂蛋白血症，儿童糖尿病常有Ⅴ型高脂蛋白血症。饮酒能引起Ⅳ型和Ⅴ型高脂蛋白血症。噻嗪类利尿和降血压药物可诱发Ⅳ型高脂蛋白血症和 TG 升高。口服含有雌激素的避孕药，易使肝线粒体酶活化，促进肝脏 TG 合成增加，发生Ⅳ型高脂蛋白血症。高脂蛋白血症是肾病综合征实验室检查的重要指征，其原因是低白蛋白血症，使非酯化脂肪酸转送到肝脏增加，使脂蛋白合成增加，最常见的是Ⅱ a 型，其次是Ⅱ b 和Ⅴ型，Ⅳ型较为少见；而其他肾脏疾病造成的高脂蛋白血症则为Ⅳ型。所以，对于每一例高脂血症患者，都应测定空腹血糖，甲状腺功能和肾脏功能，以排除这三类疾病。

（一）糖尿病性高脂血症

糖尿病（DM）尤其是Ⅰ型糖尿病（NIDDM）患者常伴有高脂血症。这类患者的血浆脂蛋白改变主要决定于血糖控制情况。

由于病程及胰岛素缺乏程度不同，患者血浆脂蛋白水平可有很大的差别。研究表明，在血糖控制良好的患者中，极低密度脂蛋白（VLDL）和低密度脂蛋白（LDL-C）处于正常或偏低水平，HDL-C 可处于较高水平。而血糖控制不佳的患者则是由于胰岛素的缺乏，不仅促使肝脏生成 VLDL 增加，且因脂蛋白酯酶（LPL）活性降低，导致 VLDL 清除减少，因而常出现高甘油三酯血症和高胆固醇血症。糖尿病酮症者甚至可出现乳糜微粒血症。

脂蛋白（a）[Lp（a）] 作为冠心病的危险因素，已受到关注。Haffner 详细回顾了 Lp（a）的作用，认为 NIDDM 患者血浆 Lp（a）浓度可能增高，且可能与代谢控制及微量白蛋白尿有关。

糖尿病肾病是影响 NIDDM 患者血浆脂质水平另一重要因素，有微量白蛋白尿的患者，血浆甘油三酯、VLDL-C、LDL-C 水平均较高，而 HDL-C 较低。血浆脂蛋白代谢紊乱情况随着肾病的发展及肾衰的加重而恶化。

此外，肥胖、饮食中高饱和脂肪酸及高胆固醇、缺少运动、吸烟、饮酒及某些药物等也可能是 NIDDM 患者血脂异常的原因。

部分 NIDDM 患者血浆脂质和脂蛋白浓度可能是在正常范围，但是，血浆脂蛋白的成分却发生了变化。利用密度梯度超速离心技术，对 NIDDM 患者血浆蛋白进行研究，发现患者血浆 VLDL 中游离胆固醇与磷脂比值显著增高；而小颗粒 VLDL 和中间密度脂蛋白（IDL）中胆固醇脂及磷脂含量丰富，蛋白质含量减少。

由于 NIDDM 患者发生冠心病的危险性较高，而其中血脂异常起着重要的作用，所以应引起高度重视。美国糖尿病组织推荐，对成年糖尿病患者应每年进行一次空腹血浆总胆固醇、甘油三酯及 HDL-C 的测定，对儿童患者则每两年检查一次。

（二）甲状腺疾病性高脂血症

甲状腺激素是调节正常生命活动的重要激素，血中甲状腺激素水平的高低极大地影响着机体的脂质代谢，甲状腺功能减退时常伴随脂蛋白代谢异常。

继发高脂血症发病机制：当血浆中甲状腺激素含量不足时，肝脏中胆固醇合成增加。机体为维持内环境稳定，此时细胞内胆固醇的增加可引起一系列的改变：①胆固醇合成限速酶（HMG-CoA 还原酶）活性下降；②卵磷脂 - 胆固醇酰基转移酶（LCAT）被活化；③细胞膜上 LDL 受体活性下降。有研究表明，生理水平的 T_3 可促进体内 LDL 的降解，但是，不含 LDL 受体的细胞株对 T_3 的作用无反应。所以，甲状腺功能低下时，肝细胞膜上的 LDL 受体活性降低，可造成体内 LDL 依赖受体的降解途径受损，因而引起血浆 LDL 和 apoB 水平升高。也有研究提示，在甲状腺功能低下时，体内 LDL 生成速率增加，这也可造成血浆 LDL 水平升高。

由于 LDL 的主要脂质成分是胆固醇，能携带 65% 的血浆胆固醇，LDL 颗粒的增加被认为是造成甲状腺功能低下时血浆总胆固醇水平升高的主要原因，而与体内胆固醇的合成无明显关系，甲状腺功能减退时，胆固醇合成限速酶（HMG-CoA 还原酶）活性下降，所以胆固醇在肝脏中的合成略有降低。

此外，许多甲状腺功能减退的患者都伴随体重增加。如果体重超出正常范围，则肥胖就成为不依赖甲状腺激素而影响血浆脂蛋白代谢的因素。肥胖患者的胆固醇合成增加，也可造成血浆中胆固醇水平增加。甲状腺激素还可影响血浆载脂蛋白的代谢，突出表现在血浆 apoA Ⅰ变化。甲状腺功能低下时，血浆 apoA Ⅰ水平明显升高，而 apoA Ⅱ水平无变化。

血浆甘油三酯浓度在甲状腺功能减退时，可增加、正常或减少。这可能与甲状腺低下患者的病情轻重程度不同有关。在病情较重的患者常有血浆甘油三酯水平升高。这可能与患者体内的甘油三酯合成增加有关，但也可能是由于甘油三酯的降解障碍所致。甲状腺功能低下时，内源性和外源性酯肪清除受到抑制；甘油三酯部分分解代谢率下降为只有正常人的 50%。患者体内脂蛋白脂酶活性下降可能是血浆甘油三酯水平升高的主要原因之一。

（三）肾病性高脂血症

许多研究表明，肾脏疾病时，由于可引起体内部分调节因素的失调，因而导致明显的脂质代谢紊乱。

自从首次认识肾病综合征可伴有脂质异常后，人们普遍认为脂质代谢紊乱是该综合征的一个重要特点。在肾病综合征时，高脂血症的发生率在 70% 以上。多数研究者发现，肾病综合征患者血浆甘油三酯、总胆固醇、VIDL-C 和 LDL-C 水平均可升高；而 HDL-C 可以升高、正常或下降。

1. 高脂血症发生机制

肾病综合征的高脂血症由脂蛋白降解障碍和合成过多双重机制引起。当尿蛋白量少时，以降解障碍为主，而当尿蛋白量超过每天 10 g 时，则脂蛋白合成增多成为主要机制。慢性肾功能衰竭时最主要的致高脂血症因素是富含甘油三酯的脂蛋白降解减少或（和）组织细胞对其摄取功能障碍，其次是内源性脂蛋白合成增加。

2. 临床和生化特征

高甘油三酯血症在慢性肾功能衰竭患者中很常见，主要是由于血浆 VLDL 和 IDL 颗粒增加。尽管血浆总胆固醇水平多正常，但 HDL-C 水平总是降低。这种血浆脂蛋白代谢紊乱不仅发生在慢性肾功能衰竭的终末期，而且在肾小球滤过率降至正常的 50% 时已经出现。慢性肾功能衰竭患者的血脂代谢紊乱主要表现为Ⅳ型高脂蛋白血症。由于从尿毒症患者血浆中分离出来的 VLDL 类似于 β-VLDL，故有学者认为慢性肾功能衰竭时也可出现Ⅲ型高脂蛋白血症。

慢性肾功能衰竭患者血浆载脂蛋白水平也可有明显的异常。主要表现为：① apoB 浓度升高，在 VLDL 颗粒中出现 apoB48；② apoC Ⅱ浓度下降，apoC Ⅱ /apoC Ⅲ比例下降；③ VLDL 中 apoC Ⅲ富含涎酸；④ LDL 中出现 apoE。

（四）脂肪肝

脂肪肝是指由于各种原因引起的肝脏内脂肪堆积过多的脂类代谢降低性疾病。

脂肪肝发病原因：常见的原因为营养失衡性脂肪肝。营养过量与不足均可导致脂肪肝；肥胖者有一半人是脂肪肝。醉酒是发生酒精性脂肪肝的重要原因，肥胖糖尿病患者脂肪肝的发病率可高达 50% ~ 80%。

肥胖者血液中游离脂肪酸大大增加，大量脂肪酸被不断送往肝脏，结果使大量脂肪酸蓄积在肝脏，远远超过了肝脏运输处理能力，于是便转化成中性脂肪沉积在肝脏中。因此，在血脂高的患者中，又有体胖者，应做 B 超、CT 证实脂肪肝的可能。

（严良烽）

第十章

尿液检验

第一节　尿液标本采集及保存

一、尿液标本采集

为保证尿液检查结果的准确性，必须正确留取标本：①避免阴道分泌物、月经血、粪便等污染；②无干扰化学物质（如表面活性剂、消毒剂）混入；③尿标本收集后及时送检及检查（2 h 内），以免发生细菌繁殖、蛋白变性、细胞溶解等；④尿标本采集后应避免强光照射，以免尿胆原等物质因光照分解或氧化而减少。

二、尿标本的种类

（一）晨尿

晨尿即清晨起床后的第 1 次尿标本，未经浓缩和酸化的标本，血细胞、上皮细胞及管型等有形成分相对集中且保存得较好，适用于可疑或已知泌尿系统疾病的形态观察及早期妊娠试验等。但由于晨尿在膀胱内停留时间过长易发生变化，门诊患者携带不方便已采用清晨第 2 次尿标本来取代晨尿。

（二）随机尿（随意 1 次尿）

随机尿即留取任何时间的尿液，适用于门诊、急诊患者。本法留取方便，但易受饮食、运动、用药等影响，可致使低浓度或病理临界浓度的物质和有形成分漏检，也可能出现饮食性糖尿或药物如维生素 C 等的干扰。

（三）餐后尿

通常于午餐后 2 h 收集患者尿液，此标本对病理性糖尿和蛋白尿的检出更为敏感，用餐后增加了负载，使已降低阈值的肾不能承受。此外由于餐后肝分泌旺盛，促进尿胆原的肠肝循环，而餐后机体出现的“减潮”状态也有利于尿胆原的排出。因此，餐后尿适用于尿糖、尿蛋白、尿胆原等检查。

（四）3 h 尿

收集上午 3 h 尿液，测定尿液有形成分，如白细胞排出率等。

（五）12 h 尿

晚 8 时排空膀胱并弃去此次的尿液后，留取次日晨 8 时夜尿，作为 12 h 尿有形成分计数，如 Addis 计数。

（六）24 h 尿

尿液中的一些溶质（肌酐、总蛋白质、糖、尿素、电解质及激素等）在 1 d 的不同时间内其排泄浓度不同，为了准确定量，必须收集 24 h 尿液。于第 1 天晨 8 时排空膀胱弃去此次尿液，再收集至次日晨 8 时全部尿液，用于化学成分的定量。

（七）其他

其他包括中段尿、导尿、耻骨上膀胱穿刺尿等。

三、尿液标本的保存

（一）冷藏于 4℃

尿液置 4℃冰箱中冷藏可防止一般细菌生长及维持较恒定的弱酸性。但有些标本冷藏后，由于磷酸盐及尿酸盐析出与沉淀，妨碍对有形成分的观察。

（二）加入化学防腐剂

大多数防腐剂的作用是抑制细菌生长和维持酸性，常用的有以下几种。

1. 甲醛（福尔马林 400 g/L）

每升尿中加入 5 mL（或按 1 滴 /30 mL 尿液比例加入），用于尿管型、细胞防腐，适用于 Addis 计数。注意甲醛为还原性物质可致班氏尿糖定性检查出现假阳性。当甲醛过量时可与尿素产生沉淀物，干扰显微镜检查。

2. 甲苯

每升尿中加入 5 mL，用于尿糖、尿蛋白等定量检查。

3. 麝香草酚

每升尿中 < 1 g，既能抑制细菌生长，又能较好地保存尿中有形成分，可用于化学成分检查及防腐，但如过量可使尿蛋白定性试验（加热乙酸法）出现假阳性，还能干扰尿胆色素的检出。

4. 浓盐酸

每升尿中加入 10 mL，用于尿中 17 酮、17 羟类固醇、儿茶酚胺、钙离子、肾上腺素、去甲肾上腺素、香草扁桃酸（VMA）等。

5. 冰乙酸

每升尿中加入 10 mL，用于尿中醛固酮。每升尿中加入 25 mL，可用于 5- 羟色胺的测定。

6. 碳酸钠

每升尿中加入 10 g，用于尿中卟啉的测定。

（刁玉洁）

第二节 尿液的一般检验

一、尿量

尿量主要取决于肾小球的滤过率、肾小管重吸收和浓缩与稀释功能。此外尿量变化还与外界因素如每日饮水量、食物种类、周围环境（气温、湿度）、排汗量、年龄、精神因素、活动量等相关。正常成人 24 h 内排尿为 1 ～ 1.5 L。

24 h 尿量 > 2.5 L 为多尿，可因饮水过多，特别饮用咖啡和茶、失眠及使用利尿药或静脉输液过多时。病理性多尿常因肾小管重吸收和浓缩功能减退如尿崩症、糖尿病、肾功能不全、慢性肾盂肾炎等。

24 h 尿量 < 0.4 L 为少尿，可因机体缺水或出汗。病理性少尿主要见于脱水、血浓缩、急性肾小球肾炎、各种慢性肾衰竭、肾移植术后急性排异反应、休克、心功能不全、尿路结石、损伤、肿瘤、尿路先天畸形等。

尿量不增多而仅排尿次数增加为尿频。见于膀胱炎、前列腺炎、尿道炎、肾盂肾炎、体质性神经衰弱、泌尿生殖系统处于激惹状态、磷酸盐尿症、碳酸盐尿症等。

二、外观

尿液外观包括颜色及透明度。正常人新鲜的尿液呈淡黄色至橘黄色，透明，影响尿液颜色的主要物质为尿色素、尿胆原、尿胆素及卟啉等。此外尿色还受酸碱度、摄入食物或药物的影响。

混浊度可分为清晰、雾状、云雾状混浊、明显浑浊几个等级。混浊的程度根据尿中含混悬物质种类及量而定。正常尿混浊的主要原因是因含有结晶和上皮细胞所致。病理性混浊可因尿中含有白细胞、红细胞及细菌所致。放置过久而有轻度混浊可因尿液酸碱度变化，尿内黏蛋白、核蛋白析出所致。淋巴管破裂产生的乳糜尿也可引起混浊。在流行性出血热低血压期，尿中可出现蛋白、红细胞、上皮细胞等混合的凝固物，称“膜状物”。常见的外观改变有以下几种。

（一）血尿

尿内含有一定量的红细胞时称为血尿。由于出血量的不同可呈淡红色云雾状，淡洗肉水样或鲜血样，甚至混有凝血块。每升尿内含血量超过 1 mL 可出现淡红色，称为肉眼血尿。主要见于各种原因所致的泌尿系统出血，如肾结石或泌尿系结石，肾结核、肾肿瘤及某些菌株所致的泌尿系统感染等。洗肉水样外观常见于急性肾小球肾炎。血尿还可由出血性疾病引起，见于血友病和特发性血小板减少性紫癜。镜下血尿指尿液外观变化不明显，而离心沉淀后进行镜检时能看到超过正常数量的红细胞者称镜下血尿。

（二）血红蛋白尿

当发生血管内溶血，血浆中血红蛋白含量增高，超过肝珠蛋白所能结合的量时，未结合的游离血红蛋白便可通过肾小球滤膜而形成血红蛋白尿。在酸性尿中血红蛋白可氧化成为正铁血红蛋白而呈棕色，如含量甚多则呈棕黑色酱油样外观。隐血试验呈强阳性反应，但离心沉淀后上清液颜色不变，镜检时不见红细胞或偶见溶解红细胞之碎屑，可与血尿相区别。卟啉尿症患者，尿液呈红葡萄酒色，碱性尿液中如存在酚红、番茄汁、芦荟等物质，酸性尿液中如存在氨基比林、磺胺等药物也可有不同程度的红色。血红蛋白尿见于蚕豆黄、血型不合的输血反应、严重烧伤及阵发性睡眠性血红蛋白尿症等。

（三）胆红素尿

当尿中含有大量的结合胆红素，外观呈深黄色，振荡后泡沫亦呈黄色，若在空气中久置可因胆红素被氧化为胆绿素而使尿液外观呈棕绿色。胆红素见于阻塞性黄疸和肝细胞性黄疸。服用呋喃唑酮、维生素 B_2、呋喃唑酮后尿液亦可呈黄色，但胆红素定性阴性。服用大剂量熊胆粉、牛黄类药物时尿液可呈深黄色。

（四）乳糜尿

外观呈不同程度的乳白色，严重者似乳汁。因淋巴循环受阻，从肠道吸收的乳糜液未能经淋巴管引流入血而逆流进入肾，致使肾盂、输尿管处的淋巴管破裂，淋巴液进入尿液中所致。其主要成分为脂肪微粒及卵磷脂、胆固醇、少许纤维蛋白原和白蛋白等。乳糜尿多见于丝虫病，少数可由结核、肿瘤、腹部创伤或手术引起。乳糜尿离心沉淀后外观不变，沉渣中可见少量红细胞和淋巴细胞，丝虫病者偶可于沉渣中查出微丝蚴。乳糜尿需与脓尿或结晶尿等浑浊尿相鉴别，后两者经离心后上清转为澄清，而镜检可见多数的白细胞或盐类结晶，结晶尿加热加酸后混浊消失。为确诊乳糜尿还可于尿中加少量乙醚振荡提取，因尿中脂性成分溶于乙醚而使水层混浊程度比原尿减轻。

（五）脓尿

尿液中含有大量白细胞而使外观呈不同程度的黄色混浊或含脓丝状悬浮物。见于泌尿系统感染及前列腺炎、精囊炎，脓尿蛋白定性常为阳性，镜检可见大量脓细胞。还可通过尿三杯试验初步了解炎症部位，协助临床鉴别诊断。

（六）盐类结晶尿

外观呈白色或淡粉红色颗粒状混浊，尤其是在气温寒冷时常很快析出沉淀物。这类混浊尿可通过在试管中加热、加乙酸进行鉴别。尿酸盐加热后浑浊消失，磷酸盐、碳酸盐则混浊增加，但加乙酸后两者均变清，碳酸盐尿同时产生气泡。

除肉眼观察颜色与浊度外，还可以通过三杯试验进一步对病理尿的来源进行初步定位。尿三杯试验是在一次排尿中，人为地把尿液分成三段排出，分别盛于 3 个容器内，第 1 杯及第 3 杯每杯约 10 mL，其余大部分排于第 2 杯中。分别观察各杯尿的颜色、浑浊度，并做显微镜检查。多用于男性泌尿生殖系统疾病定位的初步诊断（表 10–1）。

表 10–1　尿三杯试验外观鉴别结果及诊断

第 1 杯	第 2 杯	第 3 杯	初步诊断
有弥散脓液	清晰	清晰	急性尿道炎且多在前尿道
有脓丝	清晰	清晰	亚急性或慢性尿道炎
有弥散脓液	有弥散脓液	有弥散脓液	尿道以上部位的泌尿系统感染
清晰	清晰	有弥散脓液	前列腺炎、精囊炎、后尿道炎、三角区炎症、膀胱颈部炎症
有脓丝	清晰	有弥散脓液	尿道炎、前列腺炎、精囊炎

尿三杯试验还可鉴别泌尿道出斑部位。

1. 全程血尿（3 杯尿液均有血液）

血液多来自膀胱颈以上部位。

2. 终末血尿（即第 3 杯有血液）

病变多在膀胱三角区、颈部或后尿道（但膀胱肿瘤患者大量出血时，也可见全程血尿）。

3. 初期血尿（即第 1 杯有血液）

病变多在尿道或膀胱颈。

三、气味

正常新鲜尿液的气味来自尿内的挥发性酸，尿液久置后，因尿素分解而出现氨臭味。如新排出的尿液即有氨味提示有慢性膀胱炎及慢性尿潴留。糖尿病酮症时，尿液呈苹果样气味。此外，还有药物和食物，特别是进食蒜、葱、咖喱等，尿液可出现特殊气味。

四、比密

尿比密是指在 4℃时尿液与同体积纯水重量之比。尿比密高低随尿中水分、盐类及有机物含量而异，在病理情况下还受尿蛋白、尿糖及细胞成分等影响。如无水代谢失调、尿比密测定可粗略反映肾小管的浓缩稀释功能。

（一）参考值

晨尿或通常饮食条件下：1.015 ~ 1.025。

随机尿：1.003 ~ 1.035（浮标法）。

（二）临床意义

1. 高比密尿

可见于高热、脱水、心功能不全、周围循环衰竭等尿少时；也可见于尿中含葡萄糖和碘造影剂时。

2. 低比密尿

可见于慢性肾小球肾炎、肾功能不全、肾盂肾炎、尿崩症、高血压等。慢性肾功能不全者，由于肾单位数目大量减少，尤其伴有远端肾单位浓缩功能障碍时，经常排出比密近于 1.010（与肾小球滤液比密接近）的尿称为等渗尿。

五、血清（浆）和尿渗量的测定

渗量代表溶液中一种或多种溶质中具有渗透活性微粒的总数量，而与微粒的大小、种类及性质无关。只要溶液的渗量相同，都具有相同的渗透压。测定尿渗量可了解尿内全部溶质的微粒总数量，可反映尿内溶质和水的相对排泄速度，以判断肾的浓缩稀释功能。

（一）参考值

血清平均为 290 mOsm/（kg·H_2O），范围 280 ~ 300 mOsm/（kg·H_2O）。成人尿液 24 h 内 40 ~ 1 400 mOsm/（kg·H_2O），常见数值 600 ~ 1 000 mOsm/（kg·H_2O）。尿 / 血清比值应 > 3。

（二）临床意义

（1）血清 < 280 mmol/（kg·H_2O）时为低渗性脱水，> 300 mmol/（kg·H_2O）时为高渗性脱水。

（2）禁饮 12 h，尿渗量 < 800 mmol/（kg·H_2O）表示肾浓缩功能不全。

（3）急性肾小管功能障碍时，尿渗量降低，尿 / 血清渗量比值≤ 1。由于尿渗量仅受溶质微粒数量的影响而改变，很少受蛋白质及葡萄糖等大分子影响。

六、自由水清除率测定

自由水清除率是指单位时间内（每小时或每分钟）尿中排出的游离水量。它可通过血清渗量、尿渗量及单位时间尿量求得。

（一）参考值

25 ~ 100 mL/h 或 0.4 ~ 1.7 mL/min。

（二）临床意义

（1）自由水清除率为正值代表尿液被稀释，反之为负值时代表尿液被浓缩，其负值越大代表肾浓缩功能越佳。

（2）尿 / 血清渗量比值常因少尿而影响结果。

（3）急性肾衰竭早期，自由水清除率趋于零值，而且先于临床症状出现之前 2 ~ 3 d，常作为判断急性肾衰竭早期诊断指标。在治疗期间，自由水清除率呈现负值，大小还可反映肾功能恢复程度。

（4）可用于观察严重创伤、大手术后低血压、少尿或休克患者髓质功能损害的指标。

（5）肾移植时有助于早期发现急性排异反应，此时可近于零。

（6）用于鉴别非少尿性肾功能不全和肾外性氮质血症，后者往往正常。

（刁玉洁）

第三节　尿液的沉渣检验

尿沉渣检查是用显微镜对尿沉淀物进行检查，识别尿液中细胞、管型、结晶、细菌、寄生虫等各种病理成分，辅助对泌尿系统疾病做出诊断、定位、鉴别诊断及预后判断的重要试验项目。

一、尿细胞成分检查

（一）红细胞

正常人尿沉渣镜检红细胞为 0 ~ 3 个 /HP；若红细胞 > 3 个 /HP 以上，尿液外观无血色者，称为镜下血尿，应考虑为异常。

新鲜尿中红细胞形态对鉴别肾小球源性和非肾小球源性血尿有重要价值，因此除注意红细胞数量外还要注意其形态，正常红细胞直径为 7.5 μm。异常红细胞：小红细胞直径 < 6 μm；大细胞直径 > 9 μm；巨红细胞 > 10 μm。用显微镜观察，可将尿中红细胞分成四种。

1. 均一形红细胞

红细胞外形及大小正常，以正常红细胞为主，在少数情况下也可见到丢失血红蛋白的影细胞或外形轻微改变的棘细胞，整个尿沉渣中不存在两种以上的类型。一般通称为 O 型细胞。

2. 多变形红细胞

红细胞大小不等，外形呈两种以上的多形性变化，常见以下形态：胞质从胞膜向外突出呈相对致密小泡，胞膜破裂，部分胞质丢失；胞质呈颗粒状，沿细胞膜内侧间断沉着；细胞的一侧向外展，类似葫芦状或发芽的酵母状；胞质内有散在的相对致密物，成细颗粒状；胞质向四周集中形似炸面包圈样及破碎的红细胞等。称为Ⅰ型。

3. 变形红细胞

多为皱缩红细胞，主要为膜皱缩、血红蛋白浓缩，呈高色素性，体积变小，胞膜可见棘状突起，棘突之间看不到膜间隔，有时呈桑葚状、星状、多角形，是在皱缩基础上产生的，称为Ⅱ型。

4. 小形红细胞

直径约在6μm以下，细胞膜完整，血红蛋白浓缩，呈高色素性，体积变小，细胞大小基本一致，称为Ⅲ型。

肾小球源性血尿多为Ⅰ、Ⅱ、Ⅲ型红细胞形态，通过显微镜诊断，与肾活检的诊断符合率可达96.7%。非肾小球疾病血尿，则多为均一性血尿，与肾活检诊断符合率达92.6%。

肾小球性血尿红细胞形态学变化的机制目前认为可能是由于红细胞通过有病理改变的肾小球滤膜时，受到了挤压损伤；以后在通过各段肾小管的过程中又受到不同的pH和不断变化着的渗透压的影响；加上介质的张力，各种代谢产物（脂肪酸、溶血、卵磷脂、胆酸等）的作用，造成红细胞的大小、形态和血红蛋白含量等变化。而非肾小球性血尿主要是肾小球以下部位和泌尿通路上毛细血管破裂的出血，不存在通过肾小球滤膜所造成的挤压损伤，因而红细胞形态正常。来自肾小管的红细胞虽可受pH及渗透压变化的作用，但因时间短暂，变化轻微，多呈均一性血尿。

临床意义：正常人特别是青少年在剧烈运动、急行军、冷水浴、久站或重体力劳动后可出现暂时性镜下血尿，这种一过性血尿属生理性变化范围。女性患者应注意月经污染问题，需通过动态观察加以区别。引起血尿的疾病很多，可归纳为三类原因。

（1）泌尿系统自身疾病：泌尿系统各部位的炎症、肿瘤、结核、结石、创伤、肾移植排异、先天性畸形等均可引起不同程度的血尿，如急慢性肾小球肾炎、肾盂肾炎、泌尿系统感染等都是引起血尿的常见原因。

（2）全身其他系统疾病：主要见于各种原因引起的出血性疾病，如特发性血小板减少性紫癜、血友病、DIC、再生障碍性贫血和白血病合并有血小板减少时；某些免疫性疾病如系统性红斑狼疮等也可发生血尿。

（3）泌尿系统附近器官的疾病：如前列腺炎、精囊炎、盆腔炎等患者尿中也偶尔见到红细胞。

（二）白细胞、脓细胞、闪光细胞和混合细胞群

正常人尿沉渣镜检白细胞＜5个/HP，若白细胞超过5个/HP即为增多，称为镜下脓尿。白细胞系指无明显退变的完整细胞，尿中以中性粒细胞较多见，也可见到淋巴细胞及单核细胞。其细胞质清晰整齐，加1%醋酸处理后细胞核可见到。中性粒细胞常分散存在。脓细胞是指在炎症过程中破坏或死亡的中性粒细胞，外形不规则，胞质内充满颗粒，细胞核不清，易聚集成团，细胞界限不明显，此种细胞称为脓细胞。急性肾小球肾炎时，尿内白细胞可轻度增多。若发现多量白细胞，表示泌尿系统感染如肾盂肾炎、膀胱炎、尿道炎及肾结核等。肾移植手术后1周内尿中可出现较多的中性粒细胞，随后可逐渐减少而恢复正常。成年女性生殖系统有炎症时，常有阴道分泌物混入尿内。除有成团脓细胞外，并伴有多量扁平上皮细胞及一些细长的大肠杆菌。闪光细胞是一种在炎症感染过程中，发生脂肪变性的多形核白细胞，其胞质中充满了活动的闪光颗粒，这种颗粒用Sternheimer–Malbin法染色时结晶紫不着色而闪闪发光。故称为闪光细胞，有时胞质内可有空泡。

临床意义如下：

（1）泌尿系统有炎症时均可见到尿中白细胞增多，尤其在细菌感染时多见，如急慢性肾盂肾炎、膀胱炎、尿道炎、前列腺炎、肾结核等。

（2）女性阴道炎或宫颈炎、附件炎时可因分泌物进入尿中，而见白细胞增多，常伴大量扁平上皮细胞。

（3）肾移植后如发生排异反应，尿中可出现大量淋巴及单核细胞。

（4）肾盂肾炎活动期或慢性肾盂肾炎的急性发作期可见闪光细胞，膀胱炎、前列腺炎、阴道炎时也偶尔可见到。

（5）尿液白细胞中单核细胞增多，可见于药物性急性间质性肾炎及新月形肾小球肾炎，急性肾小管坏死时单核细胞减少或消失。

（6）尿中出现多量嗜酸性粒细胞时称为嗜酸性粒细胞尿，见于某些急性间质性肾炎患者，药物所致变态反应，在尿道炎等泌尿系其他部位的非特异性炎症时，也可出现嗜酸性粒细胞。

（三）混合细胞群

混合细胞群是一种泌尿系上尿路感染后多种细胞黏附聚集成团的细胞群体，在上尿路感染过程中特殊条件下多种细胞的组合，多为淋巴细胞、浆细胞、移行上皮细胞及单核细胞紧密黏附聚集在一起，经瑞－姬染色各类细胞形态完整。荧光染色各类细胞出现较强的橘黄色荧光，机械振荡不易解离，我们命名为混合细胞群（MCG）。这种混合细胞群多出现在上尿路感染的尿液中，尤其在慢性肾盂肾炎患者的尿中，阳性正确检出率达 99.8%。

（四）巨噬细胞

巨噬细胞比白细胞大，呈卵圆形、圆形或不规则形，有一个较大不明显的核，核常为卵圆形偏于一侧，胞质内有较多的颗粒和吞噬物，常有空泡。在泌尿道急性炎症时出现，如急性肾盂肾炎、膀胱炎、尿道炎等，并伴有脓细胞，其出现的多少，决定于炎症的程度。

（五）上皮细胞

由于新陈代谢或炎症等原因，泌尿生殖道的上皮细胞脱落后可混入尿中排出；从组织学上讲有来自肾小管的立方上皮，有来自肾、肾盂、输尿管、膀胱和部分尿道的移行上皮，也有来自尿道中段的假复层柱状上皮以及尿道口和阴道的复层鳞状上皮，其形态特点及组织来源如下。

1. 小圆上皮细胞

来自肾小管立方上皮或移行上皮深层，在正常尿液中不出现，此类细胞形态特点为：较白细胞略大，呈圆形或多边形，内含一个大而明显的核，核膜清楚，胞质中可见脂肪滴及小空泡。因来自肾小管，故亦称肾小管上皮细胞或肾细胞。肾小管上皮细胞，分曲管上皮与集合管上皮，两者在形态上有不同，曲管上皮为肾单位中代谢旺盛的细胞，肾小管损伤时，最早出现于尿液中，其特征为曲管上皮胞体（20 ~ 60μm）含大量线粒体，呈现多数粗颗粒，结构疏松如网状，核偏心易识别。集合管上皮胞体小，8 ~ 12μm，核致密呈团块，着色深，单个居中央，界膜清楚，浆内有细颗粒。这种细胞在尿液中出现，常表示肾小管有病变，急性肾小球肾炎时最多见。成堆出现，表示肾小管有坏死性病变。细胞内有时充满脂肪颗粒，此时称为脂肪颗粒细胞或称复粒细胞。当肾脏慢性充血、梗死或血红蛋白沉着时，肾小管细胞内含有棕色颗粒，亦即含铁血黄素颗粒也可称为复粒细胞，此种颗粒呈普鲁士蓝反应阳性。肾移植后 1 周内，尿中可发现较多的肾小管上皮细胞，随后可逐渐减少而恢复正常。当发生排异反应时，尿液中可再度出现成片的肾上皮细胞，并可见到上皮细胞管型。

2. 变性肾上皮细胞

这类细胞常见在肾上皮细胞内充满粗颗粒或脂肪滴的圆形细胞，胞体较大，核清楚称脂肪颗粒变性细胞。苏丹Ⅲ染色后胞质中充满橙红色脂肪晶体和脂肪滴，瑞－姬姆萨染色后胞质中充满不着色似空泡样脂肪滴。这种细胞多出现于肾病综合征、肾炎型肾病综合征及某些慢性肾脏疾病。

3. 尿液肾小管上皮计数

参考值如下。

正常人尿液 < 0。

肾小管轻度损伤曲管上皮 > 10 个 /10 HP。

肾小管中度损伤曲管上皮 > 50 个 /10 HP。

肾小管严重损伤曲管上皮 > 100 个 /10 HP。

肾小管急性坏死曲管上皮 > 200 个 /10 HP。

临床意义：正常人尿液一般见不到肾上皮，肾小管上皮的脱落，其数量与肾小管的损伤程度有关。在感染、炎症、肿瘤、肾移植或药物中毒累及肾实质时，都会导致肾小管上皮细胞的脱落。

4. 移行上皮细胞

正常时少见，来自肾盂、输尿管、近膀胱段及尿道等处的移行上皮组织脱落而来。此类细胞由于部位的不同和脱落时器官的缩张状态的差异，其大小和形态有很大的差别。

（1）表层移行上皮细胞：在器官充盈时脱落，胞体大，为正常白细胞 4 ~ 5 倍，多呈不规则的圆形，核较小常居中央；有学者称此为大圆形上皮细胞。如在器官收缩时脱落，形成细胞体积较小，为正常白细胞的 2 ~ 3 倍，多呈圆形，自膀胱上皮表层及阴道上皮外底层皆为此类形态的细胞。这类细胞可偶见于正常尿液中，膀胱炎时可呈片脱落。

（2）中层移行上皮细胞：体积大小不一，呈梨形、纺锤形，又称尾形上皮细胞，核稍大，呈圆形或椭圆形。多来自肾盂，也称肾盂上皮细胞，有时也可来自输尿管及膀胱颈部，此类细胞在正常尿液中不易见到，在肾盂、输尿管及膀胱颈部炎症时，可成片地脱落。

（3）底层移行上皮细胞：体积较小，反光性强，因与肾小管上皮细胞相似，也有人称此细胞为小圆上皮细胞，为输尿管、膀胱、尿道上皮深层的细胞。此细胞核较小，但整个胞体又较肾上皮细胞为大，以此加以区别。

5. 复层鳞状上皮

又称扁平上皮细胞，来自尿道口和阴道上皮表层，细胞扁平而大，似鱼鳞样，不规则，细胞核较小呈圆形或卵圆形。成年女性尿液中易见，少量出现无临床意义，尿道炎时可大量出现，常见片状脱落且伴有较多的白细胞。

6. 多核巨细胞及人巨细胞病毒包涵体

大小 20 ~ 25μm，呈多角形、椭圆形，有数个椭圆形的核，可见嗜酸性包涵体。一般认为是由尿道而来的移形上皮细胞。多见于麻疹、水痘、腮腺炎、流行性出血热等病毒性感染者的尿中。巨细胞病毒是一种疱疹病毒，含双股 DNA，可通过输血、器官移植等造成感染，婴儿可经胎盘、乳汁等感染，尿中可见含此病毒包涵体的上皮细胞。

二、尿管型检查

管型是蛋白质在肾小管、集合管中凝固而成的圆柱形蛋白聚体。原尿中少量的白蛋白和由肾小管分泌的 Tamm–Horsfall 黏蛋白（TH 黏蛋白）是构成管型的基质。1962 年，Mcqueen 用免疫方法证实透明管型是由 TH 黏蛋白和少量白蛋白为主的血浆蛋白沉淀而构成管型的基质。TH 黏蛋白是在肾单位髓襻的上行支及远端的肾小管所分泌，仅见于尿中，正常人分泌很少（每日 40 mg）。在病理情况下，因肾小球病变，血浆蛋白滤出增多或肾小管回吸收蛋白质的功能减退等原因，使肾小管内的蛋白质增高，肾小管有使尿液浓缩（水分吸收）酸化（酸性物增加）能力；及软骨素硫酸酯的存在，蛋白在肾小管腔内凝聚、沉淀，形成管型。

（一）透明管型

透明管型主要由 TH 蛋白构成，也有白蛋白及氯化钠参与。健康人参考值为 0 ~ 1 个 /HP，为半透明、圆柱形，大小、长短很不一致，通常两端平行、钝圆，平直或略弯曲，甚至扭曲。在弱光下易见。正常人在剧烈运动后或老年人的尿液中可少量出现。发热、麻醉、心功能不全、肾受到刺激后尿中也可出现。一般无临床意义，如持续多量出现于尿液中，同时可见异常粗大的透明管型和红细胞及肾小管上皮细胞有剥落现象，说明肾脏有严重损害。见于急慢性肾小球肾炎、肾病、肾盂肾炎、肾瘀血、恶性高血压、肾动脉硬化等。此管型在碱性尿液中或稀释时，可溶解消失。

近年来有人将透明管型分单纯性和复合性两种，前者不含颗粒和细胞，后者可含少量颗粒和细胞（如红细胞、白细胞和肾上皮细胞）以及脂肪体等，但其量应低于管型总体的一半。复合性透明管型的临床意义较单纯性透明管型为大。透明红细胞管型是肾出血的主要标志，透明白细胞管型是肾炎症的重要标志，透明脂肪管型是肾病综合征的特有标志。

（二）颗粒管型

管型基质内含有颗粒，其量超过 1/3 面积时称为颗粒管型是因肾实质性病变之变性细胞的分解产物或由血浆蛋白及其他物质直接聚集于TH糖蛋白管型基质中形成的。可分为粗颗粒管型和细颗粒管型两种。开始是多数颗粒大而粗，由于在肾停留时间较长，粗颗粒碎化为细颗粒。

1. 粗颗粒管型

在管型基质中含有多数粗大而浓密的颗粒，外形较宽，易吸收色素呈淡黄褐色。近来也有学者认为粗颗粒管型是由白细胞变性而成，因粗颗粒过氧化物酶染色一般为阳性；而细颗粒管型是由上皮细胞衍化而成，因粒细胞脂酶染色阳性而过氧化物酶染色一般为阴性。多见于慢性肾小球肾炎、肾病综合征、肾动脉硬化、药物中毒损伤肾小管及肾移植术发生急性排异反应时。

2. 细颗粒管型

在管型基质内含有较多细小而稀疏的颗粒，多见于慢性肾小球肾炎、急性肾小球肾炎后期，偶尔也出现于剧烈运动后、发热及脱水正常人尿液中。如数量增多，提示肾实质损伤及肾单位内瘀滞的可能。

（三）细胞管型

管型基质内含有多量细胞，其数量超过管型体积的1/3时，称细胞管型。这类管型的出现，常表示肾病变在急性期。

1. 红细胞管型

管型基质内含有较多的红细胞，通常细胞多已残损，此种管型是由于肾小球或肾小管出血，或血液流入肾小管所致。常见于急性肾小球肾炎、慢性肾小球肾炎急性发作期、急性肾小管坏死、肾出血、肾移植后急性排异反应、肾梗死、肾静脉血栓形成等。

2. 白细胞管型

管型基质内充满白细胞，由退化变性坏死的白细胞聚集而成，过氧化酶染色呈阳性，此种管型表示肾中有中性粒细胞的渗出和间质性炎症。常见于急性肾盂肾炎、间质性肾炎、多发性动脉炎、红斑狼疮肾炎、急性肾小球肾炎、肾病综合征等。

3. 肾上皮细胞管型

管型基质内含有多数肾小管上皮细胞。此细胞大小不一，并呈瓦片状排列。此种管型出现，多为肾小管病变，表示肾小管上皮细胞有脱落性病变。脂酶染色呈阳性，过氧化物酶染色呈阴性。常见于急性肾小管坏死、急性肾小球肾炎、间质性肾炎、肾病综合征、子痫、重金属、化学物质、药物中毒、肾移植后排异反应及肾淀粉样变性等。

4. 混合细胞管型

管型基质内含有白细胞、红细胞、肾上皮细胞和颗粒等，称为混合型管型。此管型出现表示肾小球肾炎反复发作，出血和缺血性肾坏死，常见于肾小球肾炎、肾病综合征进行期、结节性动脉周围炎、狼疮性肾炎及恶性高血压，在肾移植后急性排异反应时，可见到肾小管上皮细胞与淋巴细胞的混合管型。

5. 血小板管型

管型基质内含有血小板，称为血小板管型。由于在高倍镜下难以鉴别，需用4.4%白蛋白液洗渣，以4%甲醛液固定涂片后瑞-姬姆萨染色液染色。此管型是当弥散性血管内凝血（DIC）发生时，大量血小板在促使管型形成的因素下，组成血小板管型，随尿液排出。对确诊DIC有重要临床意义，尤其在早期更有价值。

（四）变形管型

包括脂肪管型、蜡样管型及血红蛋白管型。

1. 脂肪管型

管型基质内含有多量脂肪滴称脂肪管型。脂肪滴大小不等，圆形，折光性强，可用脂肪染色作鉴别。此脂肪滴为肾上皮细胞脂肪变性的产物。见于类脂性肾病、肾病综合征、慢性肾炎急性发作型、中毒性肾病等。常为病情严重的指征。

2. 蜡样管型

常呈浅灰色或淡黄色，折光性强、质地厚、外形宽大，易断裂，边缘常有缺口，有时呈扭曲状。常与肾小管炎症有关，其形成与肾单位慢性损害、阻塞、长期少尿、无尿有关，由透明管型、颗粒管型或细胞管型长期滞留于肾小管中演变而来，是细胞崩解的最后产物；也可由发生淀粉样变性的上皮细胞溶解后形成。见于慢性肾小球肾炎晚期、肾功能不全及肾淀粉样变性时；亦可在肾小管炎症和变性、肾移植慢性排异反应时见到。

3. 血红蛋白管型

管型基质中含有破裂的红细胞及血红蛋白，多为褐色，呈不完整形，常见于急性出血性肾炎、血红蛋白尿、骨折及溶血反应引起的肝胆系统疾病等患者的尿液中，肾出血、肾移植术后产生排异反应时，罕见于血管内溶血患者。

（五）肾功能不全管型

肾功能不全管型又称宽幅管型或肾衰竭管型。其宽度可为一般管型的 2 ~ 6 倍，也有较长者，形似蜡样管型但较薄，是由损坏的肾小管上皮细胞碎屑在明显扩大的集合管内凝聚而成；或因尿液长期淤积使肾小管扩张，形成粗大管型，可见于肾功能不全患者尿中。急性肾功能不全者在多尿早期这类管型可大量出现，随着肾功能的改善而逐渐减少消失。在异型输血后由溶血反应导致急性肾衰竭时，尿中可见褐色宽大的血红蛋白管型。挤压伤或大面积烧伤后急性肾功能不全时，尿中可见带色素的肌红蛋白管型。在慢性肾功能不全，此管型出现时，提示预后不良。

（六）微生物管型

常见的包括细菌管型和真菌管型。

1. 细菌管型

指管型的透明基质中含大量细菌。在普通光镜下呈颗粒管型状，此管型出现提示肾有感染，多见于肾脓毒性疾病。

2. 真菌管型

指管型的透明基质中含大量真菌孢子及菌丝。需经染色后形态易辨认。此管型可见于累及肾的真菌感染，对早期诊断原发性及播散性真菌感染和抗真菌药物的药效监测有重要意义。

（七）结晶管型

指管型透明基质中含尿酸盐或草酸盐等结晶，1930 年 Fuller Albright 首先描述甲状旁腺功能亢进患者的尿中可有结晶管型。常见于代谢性疾病、中毒或药物所致的肾小管内结晶沉淀伴急性肾衰竭，还可见于隐匿性肾小球肾炎、肾病综合征等。

（八）难以分类管型（不规则管型）

外形似长方形透明管型样物体，边缘呈锯齿样凸起，凸起间隔距离规律似木梳，极少数还可见到未衍变完全的细胞及上皮，免疫荧光染色后，形态清晰。多见于尿路感染或肾受到刺激时，有时也可在肾小球肾炎患者的尿液沉渣中发现。

（九）易被认为管型的物质

1. 黏液丝

外形为长线条状，边缘不清，末端尖细卷曲。正常尿中可见，尤其妇女尿中可多量存在，如大量存在时表示尿道受刺激或有炎症反应。

2. 类圆柱体

外形似透明管型，尾端尖细，有一条尖细螺旋状尾巴。可能是肾小管分泌的物体，其凝固性发生改变，而未能形成形态完整的管型。常和透明管型同时存在，多见于肾血循环障碍或肾受到刺激时，偶见于急性肾炎患者尿中。

3. 假管型

黏液状纤维状物黏附于非晶形尿酸盐或磷酸盐圆柱形物体上，形态似颗粒管型，但两端不圆、粗细不均、边缘不整齐，若加温或加酸可立即消失。

三、尿结晶检查

尿中出现结晶称晶体尿。尿液中是否析出结晶，取决于这些物质在尿液中的溶解度、浓度、pH、温度及胶体状况等因素。当种种促进与抑制结晶析出的因子和使尿液过饱和状态维持稳定动态平衡的因素失衡时，则可见结晶析出。尿结晶可分成代谢性的盐类结晶，多来自饮食，一般无临床意义。但若经常出现在尿液中伴有较多的新鲜红细胞，应考虑有结石的可能。另一种为病理性结晶如亮氨酸、酪氨酸、胱氨酸、胆红素和药物结晶等，具有一定的临床意义。

（一）酸性尿液中结晶

1. 尿酸结晶

尿酸为机体核蛋白中嘌呤代谢的终末产物，常以尿酸、尿酸钙、尿酸铵、尿酸钠的盐类形式随尿排出体外。其形态光镜下可见呈黄色或暗棕红色的菱形、三棱形、长方形、斜方形、蔷薇花瓣形的结晶体，可溶于氢氧化钠溶液。正常情况下如多食含高嘌呤的动物内脏可使尿中尿酸增加。在急性痛风症、小儿急性发热、慢性间质性肾炎、白血病时，因细胞核大量分解，也可排出大量尿酸盐。如伴有红细胞出现时，提示有膀胱或肾结石的可能，或肾小管对尿酸的重吸收发生障碍等。

2. 草酸钙结晶

草酸是植物性食物中的有害成分，正常情况下与钙结合，形成草酸钙经尿液排出体外。其形态为哑铃形、无色方形、闪烁发光的八面体，有两条对角线互相交叉等。可溶于盐酸但不溶于乙酸内，属正常代谢成分，如草酸盐排出增多，患者有尿路刺激症状或有肾绞痛合并血尿，应考虑尿路结石症的可能性。

3. 硫酸钙结晶

形状为无色针状或晶体状结晶，呈放射状排列，无临床意义。

4. 马尿酸结晶

形状为无色针状、斜方柱状或三棱状，在尿沉渣中常有色泽。为人类和草食动物尿液中的正常成分，是由苯甲酸与甘氨酸结合而成。一般无临床意义。

5. 亮氨酸和酪氨酸结晶

尿中出现亮氨酸和酪氨酸结晶为蛋白分解产物，亮氨酸结晶为淡黄色小球形油滴状，折光性强，并有辐射及同心纹，溶于乙酸不溶于盐酸。酪氨酸结晶为略带黑色的细针状结晶，常成束成团，可溶于氢氧化铵而不溶于乙酸。正常尿液中很少出现这两种结晶。可见于急性磷、氯仿、四氯化碳中毒、急性重型肝炎、肝硬化、糖尿病性昏迷、白血病或伤寒的尿液中。

6. 胱氨酸结晶

为无色六角形片状结晶，折光性很强，是蛋白质分解产物。可溶于盐酸不溶于乙酸，迅速溶解于氨水中。正常尿中少见，在先天性氨基酸代谢异常，如胱氨酸病时，可大量出现有形成结石的可能性。

7. 胆红素结晶

形态为黄红色成束的小针状或小片状结晶，可溶于氢氧化钠溶液中，遇硝酸可显绿色，见于阻塞性黄疸、急性重型肝炎、肝硬化、肝癌、急性磷中毒等。有时在白细胞及上皮细胞内可见到此种结晶。

8. 胆固醇结晶

形状为无色缺角的方形薄片状结晶，大小不一，单个或叠层，浮于尿液表面，可溶于乙醚、氯仿及乙醇。见于乳糜尿内、肾淀粉样变、肾盂肾炎、膀胱炎、脓尿等。

（二）碱性尿液中结晶

1. 磷酸盐类结晶

磷酸盐类一部分来自食物，另一部分来自含磷的有机化合物（磷蛋白类、核蛋白类），在组织分解时生成，属正常代谢产物，包括无定形磷酸盐、磷酸镁铵、磷酸钙等。其形状为无色透明闪光，呈屋顶形或棱柱形，有时呈羊齿草叶形，可溶于乙酸。如长期在尿液中见到大量磷酸钙结晶，则应与临床资料结合考虑甲状旁腺功能亢进、肾小管性酸中毒或因长期卧床骨质脱钙等。如患者长期出现磷酸盐结晶，应考虑磷酸盐结石的可能。有些草酸钙与磷酸钙的混合结石，与碱性尿易析出磷酸盐结晶及尿中黏蛋白变化因素有关。感染引起结石，尿中常出现磷酸镁铵结晶。

2. 碳酸钙结晶

形态为无色哑铃状或小针状结晶，也可呈无晶形颗粒状沉淀。正常尿内少见，可溶于乙酸并产生气泡。无临床意义。

3. 尿酸铵结晶

形状为黄褐色不透明，常呈刺球形或树根形，是尿酸和游离铵结合的产物，又称重尿酸铵结晶。见于腐败分解的尿中，无临床意义。若在新鲜尿液中出现此种结晶，表示膀胱有细菌感染。

4. 尿酸钙结晶

形状为球形，周围附有突起或呈菱形。可溶于乙酸及盐酸，多见于新生儿尿液或碱性尿液中，无临床意义。

（三）药物结晶

随着化学治疗的发展，尿中可见药物结晶日益增多。

1. 放射造影剂

使用放射造影剂患者如合并静脉损伤时，可在尿中发现束状、球状、多形性结晶。可溶于氢氧化钠，不溶于乙醚、氯仿。尿的比密度可明显升高（ > 1.050）。

2. 磺胺类药物结晶

磺胺类药物的溶解度小，在体内乙酰化率较高，服用后可在泌尿道内以结晶形式排出。如在新鲜尿内出现大量结晶体伴有红细胞时，有发生泌尿系结石和导致尿闭的可能。应即时停药予以积极处理。在出现结晶体的同时除伴有红细胞外可见到管型，表示有肾损害，应立即停药，大量饮水，服用碱性药物使尿液碱化。现仅将《中国药典 2000 版》记载的原卫生部允许使用的几种磺胺药物的结晶形态介绍如下。

（1）磺胺嘧啶（SD）：其结晶形状为棕黄不对称的麦秆束状或球状，内部结构呈紧密的辐射状，可溶于丙酮。

（2）磺胺甲基异恶唑：结晶形状为无色透明、长方形的六面体结晶，似厚玻璃块，边缘有折光阴影，散在或集束成“十”“X”形排列，可溶于丙酮。

（3）磺胺多辛：因在体内乙酰化率较低，不易在酸性尿中析出结晶。

3. 解热镇痛药

退热药如阿司匹林、氨基水杨酸也可在尿中出现双折射性斜方形或放射状结晶。由于新药日益增多，也有一些可能在尿中出现结晶如诺氟沙星等，应识别其性质及来源。

四、其他有机沉淀物

（一）寄生虫

尿液检查可发现丝虫微丝蚴、血吸虫卵、刚地弓形虫滋养体、溶组织阿米巴滋养体、并殖吸虫幼虫、蛔虫（成虫、幼虫）、棘颚口线虫、幼虫、蛲虫（成虫、幼虫）、肾膨结线虫（卵、成虫）、裂头蚴、棘头蚴、某蝇类幼虫及螨。常在妇女尿中见到阴道毛滴虫，有时男性尿中也可见到。

（二）细菌

在新鲜尿液中发现多量细菌，表示泌尿道有感染。在陈旧性尿液中出现细菌或真菌时应考虑容器不洁及尿排出时间过久又未加防腐剂，致细菌大量繁殖所致，无临床意义。

（三）脂肪细胞

尿液中混有脂肪小滴时称为脂肪尿，脂肪小滴在显微镜下可见大小不一圆形小油滴，用苏丹Ⅲ染成橙红色者为脂肪细胞。用瑞 – 姬姆萨染色脂肪不着色呈空泡样。脂肪细胞出现常见于糖尿病高脂血症、类脂性肾病综合征、脂蛋白肾病、肾盂肾炎、腹内结核、肿瘤、包虫病、疟疾、长骨骨折骨髓脂肪栓塞及先天性淋巴管畸形等。

五、尿液沉渣计数

尿液沉渣计数是尿液中有机有形沉淀物计数，计算在一定时间内尿液各种有机有形成分的数量，借以了解肾损伤情况。正常人尿液也含有少数的透明管型、红细胞及白细胞等有形成分，在肾疾患时，其数量可有不同程度的增加，增加的幅度与肾损伤程度相关。因此，通过定量计数尿中的有机有形成分，为肾疾病的诊断提供依据。

（一）12 h 尿沉渣计数

（Addis 计数）是测定夜间 12 h 浓缩尿液中的红细胞、白细胞及管型的数量。为防止沉淀物的变性需加入一定量防腐剂，患者在晚 8 时，排尿弃去，取以后 12 h 内全部尿液，特别是至次晨 8 时，必须将尿液全部排空。

1. 参考值

红细胞：< 50 万 /12 h；白细胞及肾上皮细胞：< 100 万 /12 h；透明管型：< 5 000/12 h。

2. 临床意义

（1）肾炎患者可轻度增加或显著增加。

（2）肾盂肾炎患者尿液中的白细胞显著增高，尿路感染和前列腺炎等尿中白细胞也明显增高。

（二）1 h 细胞排泄率检查

准确留取 3 h 全部尿液，将沉渣中红细胞、白细胞分别计数，再换算成 1 h 的排泄率。检查时患者可照常生活，不限制饮食，但不给利尿药及过量饮水。

1. 参考值

男性：红细胞 < 3 万 /h；白细胞 < 7 万 /h。女性：红细胞 < 4 万 /h；白细胞 < 14 万 /h。

2. 临床意义

（1）肾炎患者红细胞排泄率明显增高。

（2）肾盂肾炎患者白细胞排泄率增高，可达 40 万 /h。

（刁玉洁）

第四节　尿液的化学检验

一、尿液蛋白质检查

正常人的肾小球滤液中存在小分子量的蛋白质，在通过近曲小管时绝大部分又被重吸收，因此终尿中的蛋白质含量仅为 30 ~ 130 mg/24 h。随机 1 次尿中蛋白质为 0 ~ 80 mg/L。尿蛋白定性试验为阴性反应。当尿液中蛋白质超过正常范围时称为蛋白尿。含量 > 0.1 g/L 时定性试验可阳性。正常时分子量 7 万以上的蛋白质不能通过肾小球滤过膜。而分子量 1 万 ~ 3 万的低分子蛋白质虽大多可通过滤过膜，但又为近曲小管重吸收。由肾小管细胞分泌的蛋白如 Tamm–Horsfall 蛋白（TH 蛋白）、SIgA 等以及下尿路分泌的黏液蛋白可进入尿中。尿蛋白质 2/3 来自血浆蛋白，其中清蛋白约占 40%，其余为小分子量的酶如溶菌酶等、肽类、激素等。可按蛋白质的分子量大小分成 3 组。①高分子量蛋白质：分子量 > 9 万，含量极微，包括由肾髓襻升支及远曲小管上皮细胞分泌的 TH 糖蛋白及分泌型 IgG 等。②中分子量蛋白质：分子量 4 万 ~ 9 万，是以清蛋白为主的血浆蛋白，可占尿蛋白总数的 1/2 ~ 2/3。③低分子量蛋白质：分子量 < 4 万，绝大多数已在肾小管重吸收，因此尿中含量极少，如免疫球蛋白 Fc 片段、游离轻链、α_{-1} 微球蛋白、β_{-2} 微球蛋白等。

蛋白尿形成的机制如下。

（一）肾小球性蛋白尿

肾小球因受炎症、毒素等的损害，引起肾小球毛细血管壁通透性增加，滤出较多的血浆蛋白，超过了肾小管重吸收能力所形成的蛋白尿，称为肾小球性蛋白尿。其机制除因肾小球滤过膜的物理性空间构型改变导致“孔径”增大外，还与肾小球滤过膜的各层特别是足突细胞层的唾液酸减少或消失，以致静电屏障作用减弱有关。

（二）肾小管性蛋白尿

由于炎症或中毒引起近曲小管对低分子量蛋白质的重吸收功能减退而出现以低分子量蛋白质为主的蛋白尿，称为肾小管性蛋白尿。尿中以 β_2- 微球蛋白、溶菌酶等增多为主，白蛋白正常或轻度增多。单纯性肾小管性蛋白尿，尿蛋白含量较低，一般低于 1 g/24 h。常见于肾盂肾炎、间质性肾炎、肾小管性酸中毒、重金属（汞、镉、铋）中毒，应用庆大霉素、多黏菌素 B 及肾移植术后等。

（三）混合性蛋白尿

肾脏病变如同时累及肾小球及肾小管，产生的蛋白尿称混合性蛋白尿。在尿蛋白电泳的图谱中显示低分子量的 β_2MG 及中分子量的白蛋白同时增多，而大分子量的蛋白质较少。

（四）溢出性蛋白尿

血循环中出现大量低分子量（分子量 < 4.5 万）的蛋白质如本周蛋白。血浆肌红蛋白（分子量为 1.4 万）增多超过肾小管回吸收的极限于尿中大量出现时称为肌红蛋白尿，也属于溢出性蛋白尿，见于骨骼肌严重创伤及大面积心肌梗死。

（五）偶然性蛋白尿

当尿中混有多量血、脓、黏液等成分而导致蛋白定性试验阳性时称为偶然性蛋白尿。主要见于泌尿道的炎症、药物、出血及在尿中混入阴道分泌物、男性精液等，一般并不伴有肾本身的损害。

（六）生理性蛋白尿或无症状性蛋白尿

由于各种体外环境因素对机体的影响而导致的尿蛋白含量增多，可分为功能性蛋白尿及体位性（直立性）蛋白尿。①功能性蛋白尿：机体在剧烈运动、发热、低温刺激、精神紧张、交感神经兴奋等所致的暂时性、轻度的蛋白尿。形成机制可能与上述原因造成肾血管痉挛或充血而使肾小球毛细血管壁的通透性增加有关。当诱发因素消失后，尿蛋白也迅速消失。生理性蛋白尿定性一般不超过（+），定量 < 0.5 g/24 h，多见于青少年期。②体位性蛋白尿：又称直立性蛋白尿，由于直立体位或腰部前突时引起的蛋白尿。其特点为卧床时尿蛋白定性为阴性，起床活动若干时间后即可出现蛋白尿，尿蛋白定性可达“++”甚至“+++”，而平卧后又转成阴性，常见于青少年，可随年龄增长而消失。其机制可能与直立时前突的脊柱压迫肾静脉，或直立时肾的位置向下移动，使肾静脉扭曲而致肾脏处于瘀血状态，与淋巴、血流受阻有关。

1. 参考值

尿蛋白定性试验：阴性；尿蛋白定量试验：< 0.1 g/L 或≤ 0.15 g/24 h（考马斯亮蓝法）。

2. 临床意义

因器质性变，尿内持续性出现蛋白，尿蛋白含量的多少可作为判断病情的参考，但蛋白量的多少不能反映肾脏病变的程度和预后。

（1）急性肾小球肾炎：多数由链球菌感染后引起的免疫反应。持续性蛋白尿为其特征。蛋白定性检查常为+～++，定量检查大都不超过 3 g/24 h，但也有超过 10 g/24 h 者。一般于病后 2～3 周蛋白定性转为少量或微量，2～3 个月后多消失，也可呈间歇性阳性。成人患者消失较慢，若蛋白长期不消退，应疑为体内有感染灶或转为慢性的趋势。

（2）急进性肾小球肾炎：起病急、进展快。如未能有效控制，大多在半年至 1 年内死于尿毒症，以少尿，甚至无尿、蛋白尿、血尿和管型尿为特征。

（3）隐匿性肾小球肾炎：临床常无明显症状，但有持续性轻度的蛋白尿。蛋白定性检查多为±～+，定量检查常在 0.2 g/24 h 左右，一般不超过 1 g/24 h，可称为“无症状性蛋白尿”。在呼吸系统感染或过劳后，蛋白可有明显增多，过后可恢复到原有水平。

（4）慢性肾小球肾炎：病变累及肾小球和肾小管，多属于混合性蛋白尿。慢性肾炎普通型，尿蛋白定性检查常为+～+++，定量检查多在 3.5 g/24 h 左右；肾病型则以大量蛋白尿为特征，定性检查为

++~++++，定量检查为3.5 ~ 5 g/24 h或以上，但晚期，由于肾小球大部毁坏，蛋白排出量反而减少。

（5）肾病综合征：是由多种原因引起的一组临床症候群，包括慢性肾炎肾病型、类脂性肾病、膜性肾小球肾炎、狼疮性肾炎肾病型、糖尿病肾病综合征和一些原因不明确的肾病综合征等。临床表现以水肿、大量蛋白尿、低蛋白血症、高脂血症为特征，尿蛋白含量较高，且易起泡沫，定量试验常为3.5 ~ 10 g/24 h，最多达20 g者。

（6）肾盂肾炎：为泌尿系统最常见的感染性疾病，临床上分为急性和慢性两期。急性期尿液的改变为脓尿，尿蛋白多为 ± ~++。每日排出量不超过1 g。如出现大量蛋白尿应考虑有否肾炎、肾病综合征或肾结核并发感染的可能性。慢性期尿蛋白可呈间歇性阳性，常为+ ~ ±+，并可见混合细胞群和白细胞管型。

（7）肾内毒性物质引起的损害：由金属盐类如汞、镉、铀、铬、砷和铋等或有机溶剂如甲醇、甲苯、四氧化碳等以及抗菌药物类如磺胺、新霉素、卡那霉素、庆大霉素、多黏菌素B、甲氧苯青霉素等，可引起肾小管上皮细胞肿胀、退行性变和坏死等改变，故又称坏死性肾病。系因肾小管对低分子蛋白质重吸收障碍而形成的轻度或中等量蛋白尿，一般不超过1.5 g/24 h，并有明显的管型尿。

（8）系统性红斑狼疮的肾脏损害：本病在组织学上显示有肾脏病变者高达90% ~ 100%，但以肾脏病而发病者仅为3% ~ 5%。其病理改变以肾小球毛细血管丛为主，有免疫复合物沉淀和基底膜增厚。轻度损害型尿蛋白常为+ ~ ++，定量检查为0.5 ~ 1 g/24 h。肾病综合征型则尿蛋白大量增多。

（9）肾移植：肾移植后，因缺血而造成的肾小管功能损害，有明显的蛋白尿，可持续数周，当循环改善后尿蛋白减少或消失，如再度出现蛋白尿或尿蛋白含量较前增加，并伴有尿沉渣的改变，常提示有排异反应发生。

（10）妊娠和妊娠中毒症：正常孕妇尿中蛋白可轻微增加，属于生理性蛋白尿。此与肾小球滤过率和有效肾血流量较妊娠前增加30% ~ 50%以及妊娠所致的体位性蛋白尿（约占20%）有关。妊娠中毒症则因肾小球的小动脉痉挛，血管腔变窄，肾血流量减少，组织缺氧使其通透性增加，血浆蛋白从肾小球漏出之故。尿蛋白多为+ ~ ++，病情严重时可增至++~++++，如定量超过5 g/24 h，提示为重度妊娠中毒症。

二、本周蛋白尿检查

本周蛋白是免疫球蛋白的轻链单体或二聚体，属于不完全抗体球蛋白，分为K型和X型，其分子量分别为22 000和44 000，蛋白电泳时可在α_{-2}至 γ 球蛋白区带间的某个部位出现M区带，多位于 γ 区带及 β-γ 区。易从肾脏排出称轻链尿。可通过肾小球滤过膜滤出，若其量超过近曲小管所能吸收的极限，则从尿中排出，在尿中排出率多于清蛋白。肾小管对本周蛋白具有重吸收及异化作用，通过肾排泄时，可抑制肾小管对其他蛋白成分的重吸收，并可损害近曲、远曲小管，因而导致肾功能障碍及形成蛋白尿，同时有清蛋白及其他蛋白成分排出。本周蛋白在加热至40 ~ 60℃时可发生凝固，温度升至90 ~ 100℃时可再溶解，故又称凝溶蛋白。

（一）原理

尿本周蛋白在加热40 ~ 60℃时，出现凝固沉淀，继续加热至90 ~ 100℃时又可再溶解，故利用此凝溶特性可将此蛋白与其他蛋白区分。

（二）参考值

尿本周蛋白定性试验：阴性（加热凝固法或甲苯磺酸法）。

（三）临床意义

1. 多发性骨髓瘤

多发性骨髓瘤是浆细胞恶性增生所致的肿瘤性疾病，其异常浆细胞（骨髓瘤细胞），在制作免疫球蛋白的过程中，产生过多的轻链且在未与重链装配前即从细胞内分泌排出，经血循环由肾脏排至尿中，有35% ~ 65%的病例本周蛋白尿呈阳性反应，但每日排出量有很大差别，可从1 g至数10 g，最高达90 g

者，有时定性试验呈间歇阳性，故一次检测阴性不能排除本病。

2. 华氏巨球蛋白血症

属浆细胞恶性增生性疾病，血清内 IgM 显著增高为本病的重要特征，约有 20%的患者尿内可出现本周蛋白。

3. 其他疾病

如淀粉样变性、恶性淋巴瘤、慢淋白血病、转移瘤、慢性肾炎、肾盂肾炎、肾癌等患者尿中也偶见本周蛋白，可能与尿中存在免疫球蛋白碎片有关。

三、尿液血红蛋白、肌红蛋白及其代谢产物的检查

（一）血红蛋白尿的检查

当血红蛋白内有大量红细胞破坏，血浆中游离血红蛋白超过 1.5 g/L（正常情况下肝珠蛋白最大结合力为 1.5 g/L 血浆）时，血红蛋白随尿排出，尿中血红蛋白检查阳性，称血红蛋白尿。血红蛋白尿特点：外观呈脓茶色或透明的酱油色，镜检时无红细胞，但隐血呈阳性反应。

1. 原理

血红蛋白中的亚铁血红素与过氧化物酶的结合相似，而且具有弱的过氧化物酶活性，能催化过氧化氢放出新生态的氧，氧化受体氨基比林使之呈色，借以识别血红蛋白的存在。

2. 参考值

正常人尿中血红蛋白定性试验：阴性（氨基比林法）。

3. 临床意义

（1）阳性可见于各种引起血管内溶血的疾病，如 6- 磷酸葡萄糖脱氢酶缺乏在食用蚕豆或使用药物伯氨喹、碘胺、非那西丁时引起的溶血。

（2）血型不合输血引起的急性溶血，广泛性烧伤、恶性疟疾、某些传染病（猩红热、伤寒、丹毒）、毒蕈中毒、毒蛇咬伤等大都有变性的血红蛋白出现。

（3）遗传性或继发性溶血性贫血，如阵发性冷性血红蛋白尿症、行军性血红蛋白尿症及阵发性睡眠性血红蛋白尿症。

（4）自身免疫性溶血性贫血、系统性红斑狼疮等。

（二）肌红蛋白尿的检查

肌红蛋白是横纹肌、心肌细胞内的一种含亚铁血红素的蛋白质，其结构及特性与血红蛋白相似，但仅有一条肽链，分子量为 1.6 万 ~ 1.75 万。当肌肉组织受损伤时，肌红蛋白可大量释放到细胞外入血流，因分子量小，可由肾排出。尿中肌红蛋白检查阳性，称肌红蛋白尿。

1. 原理

肌红蛋白和血红蛋白一样，分子中含有血红素基因，具有过氧化物酶活性，能用邻甲苯胺或匹拉米洞与过氧化氢呈色来鉴定，肌红蛋白在 80%饱和硫酸铵浓度下溶解，而血红蛋白和其他蛋白质则发生沉淀，可资区别。

2. 参考值

肌红蛋白定性反应：阴性（硫酸铵法）；肌红蛋白定量试验：< 4 mg/L（酶联免疫吸附法）。

3. 临床意义

（1）阵发性肌红蛋白尿：肌肉疼痛性痉挛发作 72 h 后出现肌红蛋白尿。

（2）行军性肌红蛋白尿：非习惯性过度运动。

（3）创伤：挤压综合征、子弹伤、烧伤、电击伤、手术创伤。

（4）原发性肌疾病：肌肉萎缩、皮肌炎及多发性肌炎、肌肉营养不良等。

（5）组织局部缺血性肌红蛋白尿：心肌梗死早期、动脉粥样梗死。

（6）代谢性肌红蛋白尿：酒精中毒、砷化氢、一氧化碳中毒、巴比妥中毒、肌糖原积累等。

（三）含铁血黄素尿的检查

含铁血黄素尿为尿中含有暗黄色不稳定的铁蛋白聚合体，是含铁的棕色色素。血管内溶血时肾在清除游离血红蛋白过程中，血红蛋白大部分随尿排出，产生血红蛋白尿。其中的一部分血红蛋白被肾小管上皮细胞重吸收，并在细胞内分解成含铁血黄素，当这些细胞脱落至尿中时，可用铁染色法检出，细胞解体时，则含铁血黄素颗粒释放于尿中，也可用 Prussian 蓝反应予以鉴别。

1. 原理

含铁血黄素中的高铁离子，在酸性环境下与亚铁氰化物作用，产生蓝色的亚铁氰化铁，又称普鲁士蓝反应。

2. 参考值

含铁血黄素定性试验：阴性（普鲁士蓝法）。

3. 临床意义

尿内含铁血红素检查，对诊断慢性血管内溶血有一定价值，主要见于阵发性睡眠性血红蛋白尿症、行军性肌红蛋白尿、自身免疫溶血性贫血、严重肌肉疾病等。但急性溶血初期，血红蛋白检查阳性，因血红蛋白尚未被肾上皮细胞摄取，未形成含铁血黄素，本试验可呈阴性。

（四）尿中卟啉及其衍生物检查

卟啉是血红素生物合成的中间体，为构成动物血红蛋白、肌红蛋白、过氧化氢酶、细胞色素等的重要成分，是由 4 个吡咯环连接而成的环状化合物。血红素的合成过程十分复杂，其基本原料是琥珀酰辅酶 A 和甘氨酸，维生素 B 也参与作用。正常人血和尿中含有少量的卟啉类化合物。卟啉病是一种先天性或获得性卟啉代谢紊乱性疾病，其产物由尿和粪便大量排出，并出现皮肤、内脏、精神和神经症状。

1. 卟啉定性检查

（1）原理：尿中卟啉类化合物（属卟啉、粪卟啉、原卟啉）在酸性条件下用乙酸乙酯提取，经紫外线照射下显红色荧光。

（2）参考值：尿卟啉定性试验阴性（Haining 法）。

2. 卟胆原定性检查

（1）原理：尿中卟胆原是血红素合成的前身物质，它与对二甲氨基苯甲醛在酸性溶液中作用，生成红色缩合物。尿胆原及吲哚类化合物亦可与试剂作用，形成红色。但前者可用氯仿将红色提取，后者可用正丁醇将红色抽提除去，残留的尿液如仍呈红色，提示有卟胆原。

（2）参考值：尿卟胆原定性试验阴性（Watson–Schwartz 法）。

（3）临床意义：卟啉病引起卟啉代谢紊乱，导致其合成异常和卟啉及其前身物与氨基 – γ – 酮戊酸及卟胆原的排泄异常，在这种异常代谢过程中产生的尿卟啉、粪卟啉大量排出。其临床应用主要有：①肝性卟啉病呈阳性；②鉴别急性间歇性卟啉病。因患者出现腹痛、胃肠道症状、精神症状等，易与急性阑尾炎、肠梗阻、神经精神疾病混淆，检查卟胆原可作为鉴别诊断参考。

四、尿糖检查

临床上出现在尿液中的糖类，主要是葡萄糖尿，偶见乳糖尿、戊糖尿、半乳糖尿等。正常人尿液中可有微量葡萄糖，每日尿内排出 < 2.8 mmol/24 h，用定性方法检查为阴性。糖定性试验呈阳性的尿液称为糖尿，尿糖形成的原因为：当血中葡萄糖浓度 > 8.8 mmol/L 时，肾小球滤过的葡萄糖量超过肾小管重吸收能力（“肾糖阈”）即可出现糖尿。

尿中出现葡萄糖取决于 3 个因素：①动脉血中葡萄糖浓度；②每分钟流经肾小球中的血浆量；③近端肾小管上皮细胞重吸收葡萄糖的能力即肾糖阈。肾糖阈可随肾小球滤过率和肾小管葡萄糖重吸收率的变化而改变。当肾小球滤过率减低时可导致“肾糖阈”提高，而肾小管重吸收减少时则可引起肾糖阈降低。葡萄糖尿除因血糖浓度过高引起外，也可因肾小管重吸收能力降低引起，后者血糖可正常。

（一）参考值

尿糖定性试验：阴性（葡萄糖氧化酶试带法）；尿糖定量试验：< 2.8 mmol/24 h（< 0.5 g/24 h），

浓度为 0.1 ~ 0.8 mmol/L。

（二）临床意义

1. 血糖增高性糖尿

（1）饮食性糖尿：因短时间摄入大量糖类（ > 200 g）而引起。确诊须检查清晨空腹的尿液。

（2）持续性糖尿：清晨空腹尿中呈持续阳性，常见于因胰岛素绝对或相对不足所致糖尿病，此时空腹血糖水平常已超过肾阈，24 h 尿中排糖近于 100 g 或更多，每日尿糖总量与病情轻重相平行。如并发肾小球动脉硬化症，则肾小球滤过率减少，肾糖阈升高，此时血糖虽已超常，尿糖亦呈阴性，进食后 2 h 由于负载增加则可见血糖升高，尿糖阳性，对于此型糖尿病患者，不仅需要检查空腹血糖及尿糖定量，还需进一步进行糖耐量试验。

（3）其他疾病血糖增高性糖尿见于：①甲状腺功能亢进。由于肠壁的血流加速和糖的吸收增快，因而在饭后血糖增高而出现糖尿。②肢端肥大症。可因生长激素分泌旺盛而致血糖升高，出现糖尿。③嗜铬细胞瘤。可因肾上腺素及去甲肾上腺素大量分泌，致使磷酸化酶活性增强，促使肝糖原降解为葡萄糖，引起血糖升高而出现糖尿。④库欣综合征。因皮质醇分泌增多，使糖原异生旺盛，抑制己糖磷酸激酶和对抗胰岛素作用，因而出现糖尿。

（4）一过性糖尿：又称应激性糖尿，见于颅脑外伤、脑血管意外、情绪激动等情况下，脑血糖中枢受到刺激，导致肾上腺素、胰高血糖素大量释放，因而可出现暂时性高血糖和糖尿。

2. 血糖正常性糖尿

肾性糖尿属血糖正常性糖尿，因近曲小管对葡萄糖的重吸收功能低下所致。其中先天性者为家族性肾性糖尿，见于范可尼综合征，患者出现糖尿而空腹血糖、糖耐量试验均正常；新生儿糖尿是因肾小管功能还不完善；后天获得性肾性糖尿可见于慢性肾炎和肾病综合征时。妊娠后期及哺乳期妇女，出现糖尿可能与肾小球滤过率增加有关。

3. 尿中其他糖类

尿中除葡萄糖外还可出现乳糖、半乳糖、果糖、戊糖等，除受进食种类不同影响外，可能与遗传代谢紊乱有关。

（1）乳糖尿：有生理性和病理性两种，前者出现在妊娠末期或产后 2 ~ 5 d，后者见于消化不良的患儿尿中，当乳糖摄取量在 150 g 以上时因缺乏乳糖酶 –1，则发生乳糖尿。

（2）半乳糖尿：先天性半乳糖血症是一种常染色体隐性遗传性疾病。由于缺乏半乳糖 –1– 磷酸尿苷转化酶或半乳糖激酶，不能将食物内半乳糖转化为葡萄糖所致，患儿可出现肝大、肝功能损害、生长发育停滞、智力减退、哺乳后不安、拒食、呕吐、腹泻、肾小管功能障碍等，此外还可查出氨基酸尿（精、丝、甘氨酸等）。

由半乳糖激酶缺乏所致白内障患者也可出现半乳糖尿。

（3）果糖尿：正常人尿液中偶见果糖，摄取大量果糖后尿中可出现暂时性果糖阳性。在肝功能障碍时，肝脏对果糖的利用下降，导致血中果糖升高而出现果糖尿。

（4）戊糖尿：尿液中出现的主要是 L– 阿拉伯糖和 L– 木糖。在食用枣、李子、樱桃及其他果汁等含戊糖多的食品后，一过性地出现在尿液中，后天性戊糖增多症，是因为缺乏从 L– 木酮糖向木糖醇的转移酶，尿中每日排出木酮糖 4 ~ 5 g。

五、尿酮体检查

酮体是乙酰乙酸、β – 羟丁酸及丙酮的总称，为体内脂肪酸代谢的中间产物。正常人血中丙酮浓度较低，为 2 ~ 4 mg/L，其中乙酰乙酸、β – 羟丁酸、丙酮分别约占 20%、78%、2%。一般检查方法为阴性。在饥饿、各种原因引起糖代谢发生障碍脂肪分解增加及糖尿病酸中毒时，因产生酮体速度大于组织利用速度，可出现酮血症，继而产生酮尿。

（一）原理

尿中丙酮和乙酰乙酸在碱性溶液中与亚硝基铁氰化钠作用产生紫红色化合物。

（二）参考值

尿酮体定性试验：阴性（Rothera 法）。

（三）临床意义

1. 糖尿病酮症酸中毒

由于糖利用减少、分解脂肪产生酮体增加而引起酮症，尿内酮体呈强阳性反应。当肾功能严重损伤而肾阈值增高时，尿酮体可减少，甚至完全消失。

2. 非糖尿病性酮症者

如感染性疾病发热期、严重腹泻、呕吐、饥饿、禁食过久、全身麻醉后等均可出现酮尿。妊娠妇女常因妊娠反应，呕吐、进食少，以致体脂降解代谢明显增多，发生酮病而致酮尿。

3. 中毒

如氯仿、乙醚麻醉后、磷中毒等。

4. 服用双胍类降血糖药

如苯乙双胍等，由于药物有抑制细胞呼吸的作用，可出现血糖降低，但酮尿阳性的现象。

六、脂肪尿和乳糜尿检查

尿液中混有脂肪小滴时称为脂肪尿。尿中含有淋巴液、外观呈乳糜状称乳糜尿。由呈胶体状的乳糜微粒和蛋白质组成，其形成原因是经肠道吸收的脂肪皂化后成乳糜液，由于种种原因致淋巴引流不畅而未能进入血液循环，以至逆流在泌尿系统淋巴管中时，可致淋巴管内压力升高、曲张破裂、乳糜液流入尿中呈乳汁样。乳糜尿中混有血液，则称乳糜血尿。乳糜尿中主要含卵磷脂、胆固醇、脂酸盐及少量纤维蛋白原、清蛋白等。如合并泌尿系统感染，则可出现乳糜脓尿。

（一）原理

乳糜由脂肪微粒组成，较大的脂粒在镜下呈球形，用苏丹Ⅲ染成红色者为乳糜阳性。过小的脂粒，不易在镜下观察，可利用其溶解乙醚的特性，加乙醚后使乳白色混浊尿变清，即为乳糜阳性。

（二）参考值

乳糜定性试验：阴性。

（三）临床意义

1. 淋巴管阻塞

常见于丝虫病，乳糜尿是慢性期丝虫病的主要临床表现之一。这是由丝虫在淋巴系统中，引起炎症反复发作，大量纤维组织增生，使腹部淋巴管或胸导管广泛阻塞所致。

2. 过度疲劳、妊娠及分娩后等因素

诱发出现间歇性乳糜尿，偶尔也见少数病例呈持续阳性。

3. 其他

先天性淋巴管畸形、腹内结核、肿瘤、胸腹部创伤、手术伤、糖尿病、高脂血症、肾盂肾炎、包虫病、疟疾等也可引起乳糜尿。

七、尿液胆色素检查

尿中胆色素包括胆红素、尿胆原及尿胆素。由于送检多为新鲜尿，尿胆原尚未氧化成尿胆素，故临床多查尿胆红素及尿胆原。

（一）胆红素检查

胆红素是血红蛋白分解代谢的中间产物，是胆汁中的主要成分，可分为未经肝处理的未结合胆红素和经肝与葡萄糖醛酸结合形成的结合胆红素。未结合胆红素不溶于水，在血中与蛋白质结合不能通过肾小球滤膜。结合胆红素分子量小，溶解度高，可通过肾小球滤膜，由尿中排出。由于正常人血中结合胆红素含量很低（$< 4\mu mol/L$），滤过量极少，因此尿中检不出胆红素，如血中结合胆红素增加可通过肾小球滤膜使尿中结合胆红量增加，尿胆红素试验阳性反应。

1. 原理

尿液中的胆红素与重氮试剂作用，生成红色的偶氮化合物。红色的深浅大体能反映胆红素含量的多少。

2. 参考值

胆红素试验：阴性（试带法）。

（二）尿胆原检查

1. 原理

尿胆原在酸性溶液中与对二甲氨基苯甲醛作用，生成樱红色化合物。

2. 参考值

尿胆原定性试验：正常人为弱阳性，其稀释度在 1 ： 20 以下（改良 Ehrlich 法）。

（三）尿胆素检查

1. 原理

在无胆红素的尿液中，加入碘液，使尿中尿胆原氧化成尿胆素，当与试剂中的锌离子作用，形成带绿色荧光的尿胆素 - 锌复合物。

2. 参考值

尿胆素定性试验：阴性（Schilesinger 法）。

3. 临床意义

临床上根据黄疸产生的机制可区分为溶血性黄疸、肝细胞性和阻塞性黄疸 3 型。尿三胆检验在诊断鉴别 3 型黄疸上有重要意义。

（1）溶血性黄疸：见于体内大量溶血时，如溶血性贫血、疟疾、大面积烧伤等。由于红细胞破坏时未结合胆红素增加，使血中含量增高，未结合胆红素不能通过肾，尿中胆红素检查为阴性。未结合胆红素增加，导致肝细胞代偿性产生更多的结合胆红素。当将其排入肠道后转变为粪胆原的量亦增多，尿胆原的形成也增加，而肝脏重新利用尿胆原的能力有限（肝功能也可能同时受损），所以尿胆原的含量也增加，可呈阳性或强阳性。

（2）肝细胞性黄疸：肝细胞损伤时其对胆红素的摄取、结合、排除功能均可能发生障碍。由于肝细胞坏死、肝细胞肿胀、毛细胆管受压，而在肿胀与坏死的肝细胞间弥散经血窦使胆红素进入血液循环，导致血中结合胆红素升高，因其可溶于水并经肾排出，使尿胆红素试验呈阳性。但由于肝细胞处理未结合胆红素及尿胆原的能力下降，故血中未结合胆红素及尿胆原均可增加，此外经肠道吸收的粪胆原也因肝细胞受损不能将其转变为胆红素，而以尿胆原形式由尿中排出，因此在肝细胞黄疸时尿中胆红素与尿胆原均呈明显阳性，而粪便中尿胆原则往往减少。在急性病毒性肝炎时，尿胆红素阳性可早于临床黄疸。其他原因引起的肝细胞黄疸，如药物、毒物引起的中毒性肝炎也出现类似结果。

（3）阻塞性黄疸：胆汁淤积使肝胆管内压增高，导致毛细胆管破裂，结合胆红素不能排入肠道而逆流入血由尿中排出，尿胆红素检查呈阳性。由于胆汁排入肠道受阻，故尿胆原粪胆原均显著减少。可见于各种原因引起的肝内外完全或不完全梗阻，如胆石症、胆管癌、胰头癌、原发性胆汁性肝硬化等。

八、尿液氨基酸检查

尿中有一种或数种氨基酸增多称为氨基酸尿。随着对遗传病的认识，氨基酸尿的检查已受到重视。由于血浆氨基酸的肾阈较高，正常尿中只能出现少量氨基酸。即使被肾小球滤出，也很易被肾小管重吸收。尿中氨基酸分为游离和结合两型，其中游离型排出量约为 1.1 g/24 h，结合型约为 2 g/24 h。结合型是氨基酸在体内转化的产物如甘氨酸与苯甲酸结合生成马尿酸；N–2 酰谷氨酸与苯甲酸结合生成苯乙酰谷氨酸。正常尿中氨基酸含量与血浆中明显不同，尿中氨基酸以甘氨酸、组氨酸、赖氨酸、丝氨酸及氨基乙磺酸为主。排泄量在年龄组上有较大差异，某些氨基酸儿童的排出量高于成人，可能由于儿童肾小管发育未成熟，重吸收减少之故。但成人的 β – 氨基异丁酸、甘氨酸、天冬氨酸等又明显高于儿童。尿氨基酸除与年龄有关外，也因饮食、遗传和生理变化而有明显差别，如妊娠期尿中组氨酸、苏氨酸可明显增加。检查尿中氨基酸及其代谢产物，可作为遗传性疾病氨基酸异常的筛选试验。血中氨基酸浓度增加，可溢出在尿中，见于某些先天性疾病。如因肾受毒物或药物的损伤，肾小管重吸收障碍，肾阈值降低，所致肾型氨基酸尿时，患者血中氨基酸浓度则不高。

（一）胱氨酸尿检查

胱氨酸尿是先天性代谢病，主要原因是肾小管对胱氨酸、赖氨酸、精氨酸和鸟氨酸的重吸收障碍导致尿中这些氨基酸排出量增加。由于胱氨酸难溶解，易达到饱和，易析出而形成结晶，反复发生结石，尿路梗阻合并尿路感染；严重者可形成肾盂积水、梗阻性肾病，最后导致肾衰竭。

1. 原理

胱氨酸经氰化钠作用后，与亚硝基氰化钠产生紫红色反应。

2. 参考值

胱氨酸定性试验：阴性或弱阳性。胱氨酸定量试验：正常尿中胱氨酸、半胱氨酸为 83 ～ 830 μmol（10 ～ 100 mg）/24 h 尿（亚硝基铁氰化钠法）。

3. 临床意义

定性如呈明显阳性为病理变化，见于胱氨酸尿症。

（二）酪氨酸尿检查

酪氨酸代谢病是一种罕见的遗传性疾病。由于缺乏对羟基苯丙酮酸氧化酶和酪氨酸转氨酶，尿中对羟基苯丙酮酸和酪氨酸显著增加，临床表现为结节性肝硬化、腹部膨大、脾大、多发性肾小管功能障碍等。

1. 原理

酪氨酸与硝酸亚汞和硝酸汞反应生成一种红色沉淀物。

2. 参考值

尿酪氨酸定性试验：阴性（亚硝基苯酚法）。

3. 临床意义

临床见于急性磷、氯仿或四氯化碳中毒，急性重型肝炎或肝硬化、白血病、糖尿病性昏迷或伤寒等。

（三）苯丙酮尿检查

苯丙酮尿症是由于患者肝脏中缺乏苯丙氨酸羟化酶，使苯丙氨酸不能氧化成酪氨酸，只能变成苯丙酮酸。大量苯丙氨酸和苯丙酮酸累积在血液和脑脊液中，并随尿液排出。

1. 原理

尿液中的苯丙酮酸在酸性条件下，与三氯化铁作用，生成蓝绿色。

2. 参考值

尿液苯丙酮酸定性试验：阴性（三氯化铁法）。

3. 临床意义

苯丙酮酸尿见于先天性苯丙酮酸尿症。大量苯丙酮酸在体内蓄积，对患者的神经系统造成损害并影响体内色素的代谢。此病多在小儿中发现，患者的智力发育不全，皮肤和毛发颜色较淡。

（四）尿黑酸检查

尿黑酸是一种罕见的常染色体隐性遗传病，本病是由于患者体内缺乏使黑酸转化为乙酰乙酸的尿黑酸氧化酶，而使酪氨酸和苯丙氨酸代谢终止在尿黑阶段。尿黑酸由尿排出后，暴露在空气中逐渐氧化成黑色素。其早期临床症状为尿呈黑色，皮肤色素沉着，在儿童期和青年期往往被忽视，但在中老年期常发生脊柱和大关节炎等严重情况。

1. 原理

尿液中的尿黑酸与硝酸银作用，遇上氨产生黑色沉淀，借以识别尿黑酸的存在。

2. 参考值

尿黑酸定性试验：阴性（硝酸银法）。

3. 临床意义

黑酸尿在婴儿期易观察，因其尿布上常有黑色污斑。患者一般无临床症状，至老年时可产生褐黄病（即双颊、鼻、巩膜及耳郭呈灰黑色或褐色），是尿黑酸长期在组织中储积所致。

（五）Hartnup 病的检查

Hartnup 病是一种先天性常染色体隐性遗传病。由于烟酰胺缺乏，患者常表现为糙皮病性皮疹及小脑共济失调。这是由于肾小管对色氨酸重吸收发生障碍所致。可用薄层法予以确证，在层析图上可见 10 种以上的氨基酸。

1. 原理

2，4- 二硝基苯肼与尿中存在的 α－酮酸（由异常出现的单氨基单羧基中性氨基酸经代谢所致）作用生成一种白色沉淀物。

2. 参考值

Hartnup 病的检查：阴性（2，4- 二硝基苯肼法）。

3. 临床意义

当发生先天性或获得性代谢缺陷时，尿中一种或数种氨基酸量比正常增多，称为氨基酸尿。

（1）肾性氨基酸尿：这是由于肾小管对某些氨基酸的重吸收发生障碍所致。非特异性：Fanconi 综合征（多发性肾近曲小管功能不全）、胱氨酸病、Wilson 病（进行性肝豆状核变性）、半乳糖血症。特异性：胱氨酸尿、甘氨酸尿。

（2）溢出性氨基酸尿：由于氨基酸中间代谢的缺陷，导致血浆中某些氨基酸水平的升高，超过正常肾小管重吸收能力，使氨基酸溢入尿中。非特异性：肝病、早产儿和新生儿、巨幼细胞贫血、铅中毒、肌肉营养不良、Wilson 病及白血病等。枫糖尿病、Hartnup 病（遗传性烟酰胺缺乏）、苯丙酮尿。

（3）由氨基酸衍生物的异常排泄所致：黑酸尿、草酸盐沉积症、苯丙酮尿及吡哆醇缺乏。

九、尿酸碱度检查

尿液酸碱度即尿的 pH，可反映肾脏调节体液酸碱平衡的能力。尿液 pH 主要由肾小管分泌 H^+，分泌可滴定酸、铵的形成、重碳酸盐的重吸收等因素决定，其中最重要的是酸性磷酸盐及碱性磷酸盐的相对含量，如前者多于后者，尿呈酸性反应，反之呈中性或碱性反应。尿 pH 受饮食种类影响很大，如进食蛋白质较多，则由尿排出的磷酸盐及硫酸盐增多，尿 pH 较低；而进食蔬菜多时尿 pH 常大于 6。当每次进食后，由于胃黏膜要分泌多量盐酸以助消化，为保证有足够的 H^+和 Cl^- 进入消化液，则尿液泌 H^+减少和 Cl^- 的重吸收增加，而使尿 pH 呈一过性增高，称之为碱潮。其他如运动、饥饿、出汗等生理活动，夜间入睡后呼吸变慢，体内酸性代谢产物均可使尿 pH 降低。药物、不同疾病等多种因素也影响尿液 pH。

（一）原理

甲基红和溴麝香草酚蓝指示剂适当配合可反映 pH4.5 ～ 9.0 的变异范围。

（二）参考值

尿的 pH：正常人在普通膳食条件下尿液 pH 为 4.6 ～ 8.0（平均 6.0）（试带法）。

（三）临床意义

1. 尿 pH 降低

酸中毒、慢性肾小球肾炎、痛风、糖尿病等排酸增加；呼吸性酸中毒，因 CO_2 潴留等，尿多呈酸性。

2. 尿 pH 升高

频繁呕吐丢失胃酸、服用重碳酸盐、尿路感染、换氧过度及丢失 CO_2 过多的呼吸性碱中毒，尿呈碱性。

3. 尿液 pH 一般与细胞外液 pH 变化平行

但应注意：①低钾血症性碱中毒时：由于肾小管分泌 H^+增加，尿酸性增强；反之，高钾性酸中毒时，排 K^+增加，肾小管分泌 H^+减少，可呈碱性尿。②变形杆菌性尿路感染时：由于尿素分解成氨，呈碱性尿。③肾小管性酸中毒时：因肾小管形成 H^+、排出 H^+及 H^+-Na^+交换能力下降，尽管体内为明显酸中毒，但尿 pH 呈相对偏碱性。

十、尿路感染的过筛检查

尿路感染的频度仅次于呼吸道感染，其中有 70%～80%因无症状而忽略不治，成为导致发展成肾病的一个原因。无症状性尿路感染的发生率很高，18%的妇女有潜在性尿路感染。

（一）氯化三苯四氮唑还原试验

此法是利蒙（Limon）在 1962 年提出的一种尿路感染诊断试验。当尿中细菌在 10^5 个 /mL 时，本试验为阳性，肾盂肾炎的阳性为 68%～94%。

原理：无色的氯化三苯四氮唑，可被大肠埃希菌等代谢产物还原成三苯甲；呈桃红色至红色沉淀。

（二）尿内亚硝酸盐试验

本试验又称 Griess 试验。当尿路感染的细菌有还原硝酸盐为亚硝酸盐的能力时，本试验呈阳性反应。大肠埃希菌属、枸橼酸杆菌属、变形杆菌属、假单胞菌属等皆有还原能力，肾盂肾炎的阳性率可达 69%～80%。

原理：大肠埃希菌等革兰阴性杆菌，能还原尿液中的硝酸盐为亚硝酸盐；使试剂中的对氨基苯磺酸重氮化，成为对重氮苯磺酸。对氨基苯磺酸再与 α－萘胺结合成 N-α－萘胺偶氮苯磺酸，呈现红色。

十一、泌尿系结石检查

泌尿系结石是指在泌尿系统内因尿液浓缩沉淀形成颗粒或成块样聚集物，包括肾结石、输尿管结石、膀胱结石和尿路结石，为常见病，好发于青壮年，近年来发病率有上升趋势。尿结石病因较复杂，近年报道的原因：①原因不明、机制不清的尿结石称为原发性尿石。②微小细菌引起的尿石：近年由芬兰科学家证明形成肾结石的原因是由自身能够形成矿物外壳的微小细菌。③代谢性尿石：是由体内或肾内代谢紊乱而引起，如甲状腺功能亢进、特发性尿钙症引起尿钙增高、痛风的尿酸排泄增加、肾小管酸中毒时磷酸盐大量增加等。其形成结石多为尿酸盐、碳酸盐、胱氨酸、黄嘌呤结石。④继发性或感染性结石：主要为泌尿系统细菌感染，特别是能分解尿素的细菌如变形杆菌将尿素分解为游离氨使尿液碱化，促使磷酸盐、碳酸盐以菌团或脓块为核心而形成结石。此外，结石的形成与种族（黑种人发病少）、遗传（胱氨酸结石有遗传趋势）、性别、年龄、地理环境、饮食习惯、营养状况及尿路本身疾患如尿路狭窄、前列腺增生等均有关系。

结石的成分主要有 6 种，按所占比例高低依次为草酸盐、磷酸盐、尿酸盐、碳酸盐、胱氨酸及黄嘌呤。多数结石混合两种或两种以上成分。因晶体占结石重量常超过 60%，因此临床常以晶体成分命名。

（刁玉洁）

第十一章

体液检验

体液标本检查包括一般检查和其他检查，一般检查即传统的常规检查，主要包括理学检查和显微镜检查，有的标本还包括简单的化学检查。其他检查又包括化学检查、免疫学检查和病原生物学检查等。一般检查是临床上最简单、最常用的检查，以手工检查为主，本章主要对人体常见体液标本一般检查重点阐述。

第一节　阴道分泌物

阴道分泌物是女性生殖道分泌的液体，主要由宫颈腺体、前庭大腺、子宫内膜及阴道黏膜的分泌物混合而成，俗称“白带”。

阴道分泌物检查包括一般检查和其他检查，其中一般检查主要包括理学检查和显微镜检查，其他常见检查有微生物学检查、免疫学检查和分子生物学检查等。阴道分泌物检查对女性雌激素水平的判断、生殖系统炎症、肿瘤诊断和性传播疾病的诊断、疗效观察及预后判断等有较重要的临床价值。

一、标本的采集与处理

（一）标本采集与运送

阴道分泌物一般由妇产科医务人员采集，根据不同检查目的可从不同部位取材，一般采用消毒刮板、吸管、消毒棉拭子自阴道深部或阴道穹窿后部、宫颈管处等部位采集标本，浸入盛有 1 ~ 2 mL 生理盐水的试管内，立即送检，也可用生理盐水涂片，以 95% 乙醇固定，经革兰或巴氏染色，进行微生物或肿瘤细胞筛检。

质量保证：

1. 患者准备

阴道分泌物采集前 24 h 禁止性交、盆浴、阴道灌洗及局部用药，以免影响检验结果；月经期不宜进行阴道分泌物检查。

2. 标本采集

（1）采集器材：根据不同检验目的及采集部位采用不同的采集器材。采集标本所用的消毒刮板、吸管或棉拭子等必须清洁干燥，不得粘有任何化学药品或润滑剂，阴道窥器插入前可用少许生理盐水湿润，盐水要新鲜。

（2）采集部位：根据不同检验目的自不同部位采集标本，尽量从阴道深部，或阴道穹隆后部、宫颈管口部等处或多点采集。有肉眼可见的病变及脓性分泌物时，从病变部位采集及直接取脓性分泌物检查；对淋菌性阴道炎，不同部位采集标本的阳性检出率有差异。宫颈管内分泌物涂片阳性检出率为100%，阴道上 1/3 部分涂片阳性检出率为 84%，阴道口处涂片阳性检出率为 35%；标本采集时需将宫颈表面脓液拭去，用棉拭子插入宫颈管 1 cm 处停留 10 ~ 30 s，旋转 1 周取出涂片；如标本用于恶性肿瘤的细胞学筛查，可采用宫颈刮片或宫腔吸片。

3. 标本容器

清洁干燥，不含任何化学物质或润滑剂。

4. 标本运送

标本采集后立即送检，否则阴道滴虫会死去，淋病奈瑟菌会自溶，影响结果准确性及阳性检出率；检查阴道毛滴虫时，应注意标本保温（37℃）。

（二）检查后标本处理

检查后标本及使用的器材要浸入消毒液处理，注意生物安全。

二、一般检查

（一）理学检查

1. 颜色与性状

正常阴道分泌物为白色、稀糊状、黏性的液体，无气味，量多少不等，性状随着月经周期略有变化，即与雌激素水平及生殖器充血情况有关，见表 11–1。病理情况下，阴道分泌物的颜色与性状改变见表 11–2。

表 11–1　阴道分泌物性状与女性生理周期关系

生理周期	性状
临近排卵期	分泌物量多，清澈透明，稀薄似蛋清
排卵 2 ~ 3 d 后	分泌物量少，混浊黏稠
行经前	分泌物量增加
妊娠期间	分泌物量增加

表 11–2　阴道分泌物常见颜色与性状改变及临床意义

性状 / 颜色	临床意义
大量无色透明	应用雌激素药物后及卵巢颗粒细胞瘤
脓性，黄色或黄绿色，味臭	滴虫或化脓性细菌感染，如慢性宫颈炎、老年性阴道炎、子宫内膜炎、宫腔积脓，阴道异物引发的感染
泡沫状脓性	滴虫阴道炎
豆腐渣样，凝乳状小碎块	念珠菌阴道炎
白带中带血，有特殊臭味	宫颈息肉、子宫黏膜下肌瘤、老年性阴道炎、重度慢性宫颈炎、宫内节育器的不良反应等
血性，有特殊臭味	恶性肿瘤（宫颈癌，宫体癌）
黄色水样	子宫黏膜下肌瘤、宫颈癌、宫体癌、输卵管癌等
奶油状，稀薄均匀，有恶臭	阴道加德纳菌感染

2. pH

正常 pH 为 4.0 ~ 4.5，pH 升高见于各种阴道炎患者及绝经后的妇女。

（二）显微镜检查

1. 阴道清洁度检查

阴道清洁度（cleaning degree of vagina）是指阴道清洁的等级程度。正常情况下，阴道内有大量的乳酸杆菌，也可有少量棒状菌、非溶血性链球菌、肠球菌、表皮葡萄球菌、大肠埃希菌和加德纳菌、消化菌、类杆菌、梭杆菌、支原体和假丝酵母菌等，这些需氧菌与厌氧菌形成一种平衡状态，组成正常阴道菌群。当病原生物感染、机体抵抗力低下、内分泌水平变化或其他某种因素破坏这种平衡后，杂菌或某种病原生物增多，阴道杆菌减少，球菌增多，上皮细胞减少，白细胞或脓细胞增多，此时阴道清洁度下降，通过对阴道清洁度检查，可了解阴道有无炎症病变。

（1）检查原理：阴道清洁度是根据阴道分泌物的上皮细胞与白细胞，阴道乳酸杆菌与杂菌（球菌）的数量对比进行分级的，一般分 4 级，分级标准见表 11–3。

表 11–3 阴道清洁度判断标准及临床意义

清洁度	杆菌	球菌	上皮细胞	白（脓）细胞（个 /HP）
Ⅰ	++++	–	++++	0 ~ 5
Ⅱ	++	– 或少许	++	5 ~ 15
Ⅲ	–	++	– 或少许	15 ~ 30
Ⅳ	–	++++	– 或少许	> 30

（2）方法学评价：检查方法主要有湿片法及涂片染色法。湿片法简便、快速，临床常用，但阳性率较低，重复性较差，易漏检。涂片染色检查，对细胞结构和细菌观察清楚，结果准确客观，推荐使用，但较复杂、费时。

（3）质量保证：

①标本与器材：标本采集、运送要合要求，载玻片清洁干燥。

②涂片：涂片前标本要混匀，采取的标本有代表性；涂片均匀平铺、厚薄适宜，不能聚集成滴状。

③显微镜检查：光线适宜，先用低倍镜观察全片，选择厚薄适宜的区域，再用高倍镜检查，观察标准和报告方式应一致，避免漏检。

④检测后：对可疑或与临床诊断不符合的标本应进行复查。

（4）参考区间：Ⅰ ~ Ⅱ度。

（5）临床意义：

①阴道清洁度与女性激素的周期变化有关：排卵前期雌激素水平增高，阴道上皮增生，糖原增多，阴道乳酸杆菌繁殖，pH 下降，杂菌消失，阴道趋于清洁。卵巢功能不足（如经前及绝经后）时，则出现与排卵前期相反的结果，易感染杂菌，导致阴道不清洁。

②非特异性阴道炎：单纯阴道清洁度差而未发现病原体为非特异性阴道炎。

③阴道炎：阴道清洁度为Ⅲ、Ⅳ度时，常同时发现病原体，见于各种病原体所致的阴道炎。

2. 阴道毛滴虫检查

阴道毛滴虫（trichomonas vaginalis，TV）是一种寄生在阴道的致病性厌氧寄生原虫，是引起滴虫性阴道炎的病原体。

（1）检查原理：阴道毛滴虫检查常用湿片法，用生理盐水涂片，置于显微镜下观察。

（2）方法学评价：检查方法有湿片法、涂片染色法、胶乳凝集试验及体外培养法等，其方法学评价见表 11–4。

表 11–4 阴道毛滴虫检查的方法学评价

方法	优点	缺点
湿片法	简单易行、快速，临床常用	受检验时间、温度、涂片厚度影响
涂片染色法	可用油镜观察虫体结构，提高检出率	受涂片厚度和染色影响，操作相对复杂，费时
胶乳凝集试验	操作简便、快速，灵敏度和特异性高	可出现非特异性反应
培养法	阳性率高	操作复杂、费时

（3）质量保证：

①标本：标本采集后立即送检，冬天最好保温。

②显微镜检查：送检后立即检查，如冬天不能立即检查，建议将标本放37℃水浴保温，有利于毛滴虫活动情况的观察。

（4）参考区间：阴性。

（5）临床意义：阳性见于滴虫阴道炎患者的阴道分泌物中。

3. 真菌检查

阴道真菌多为白念珠菌（candida albicans），偶见阴道纤毛菌（vaginal leptothrix）、放线菌（actinomyces）等。

（1）检查原理：阴道分泌物真菌检查常用湿片法，用生理盐水涂片，置于显微镜下找真菌的假菌丝和孢子。

（2）方法学评价：检查方法有湿片法、KOH浓集法、革兰染色法、培养法等，其方法学评价可见表11-5。

（3）质量保证：

①标本及器材：标本、盐水新鲜，器材干净。

②显微镜检查：湿片检查时涂片厚薄适宜，检查时光线要弱，不停微调。先在低倍镜下观察菌丝，然后再转换高倍镜确认和找孢子，以提高菌丝检出率。发现孢子时注意找假菌丝。

（4）参考值：阴性。

表11-5 阴道真菌检查的方法学评价

方法	优点	缺点
湿片法	简单易行、快速，临床常用	细胞干扰结果观察，易漏检
KOH浓集法	破坏上皮细胞和白细胞，排除干扰，背景清楚，易于观察结果，阳性率高	要配制和加KOH试剂，较麻烦
革兰染色法	着色清楚，易于观察真菌孢子和假菌丝结构，结果准确，阳性率高	操作麻烦、费时，结果受涂片厚度和染色影响
培养法	阳性率高	操作复杂、费时

（5）临床意义：阴道真菌多为白念珠菌，当机体抵抗力降低时可引起真菌性阴道炎。菌丝的致病性强于孢子，报告找到菌丝，对临床诊断价值更大。同时，在临床诊断中应注意真菌带菌者与感染者的区分，当阴道分泌物中仅见少量真菌孢子，且清洁度正常，常为带菌者。当发现多量的孢子和菌丝，伴清洁度异常，即可诊断为真菌性阴道炎。

三、其他检查

阴道分泌物其他病原体检查主要还有阴道加德纳菌、淋病奈瑟菌、艾滋病毒、疱疹病毒、人乳头状病毒、解脲支原体、沙眼衣原体、梅毒螺旋体等。检查方法主要有显微镜检查、病原体培养、临床化学、免疫学及分子生物学检查等。下面主要介绍较常见的检查内容和方法。

1. 阴道加德纳菌和线索细胞检查

（1）阴道加德纳菌检查：阴道加德纳菌（gardnerella vaginalis，GV）为革兰染色阴性或染色不定（有时可染成阳性）的小杆菌，正常时，阴道内不见或少见，它和某些厌氧菌共同引起细菌性阴道炎，加德纳菌除引起阴道炎外，还引起早产、产褥热、新生儿败血症、产后败血症和脓毒血症等。

（2）线索细胞：线索细胞（clue cell）为阴道鳞状上皮细胞黏附有大量加德纳菌及其他短小杆菌后形成。生理盐水涂片中可见该细胞边缘呈锯齿状，细胞已部分溶解、核模糊不清，周边大量加德纳菌及厌氧菌使其表面毛糙，有斑点和大量细小颗粒，线索细胞是诊断细菌性阴道炎（bacterial vaginosis，

BV）的重要指标。

细菌性阴道炎过去称为非特异性阴道炎或加德纳菌阴道炎，主要由加德纳菌、各种厌氧菌及支原体等引起混合感染所致。其临床诊断标准为：①线索细胞；②分泌物 pH ＞ 4.5；③胺试验：阳性；④乳酸杆菌（革兰阳性大肠埃希菌）减少，加德纳菌和厌氧菌增加。凡检出线索细胞再加上上述任意 2 条，诊断即可成立。检查乳酸杆菌和阴道加德纳菌数量变化可作为诊断细菌性阴道炎的参考，乳酸杆菌为革兰阳性大肠杆菌，大小为（1 ～ 5）μm×1μm，常成双或单根，呈链状或栅栏状排列。正常情况下，乳酸杆菌为 6 ～ 30 个 /HP 或大于 30 个 /HP；非细菌性阴道病时，乳酸杆菌＞ 5 个 /HP，仅见少许加德纳菌；细菌性阴道炎时，乳酸杆菌＜ 5 个 /HP 或无乳酸杆菌，但加德纳菌及其他细小的革兰阳性或阴性细菌大量增多。

2. 淋病奈瑟菌检查

淋病奈瑟菌（neisseria gonorrheae）可引起以泌尿生殖系统黏膜感染为主的化脓性疾病即淋病，淋病是目前世界上发病率最高的性传播性疾病（sexually transmitted diseases，STD）之一。淋病奈瑟菌检查方法有涂片革兰染色法、培养法、直接协同凝集、直接荧光抗体染色和 PCR 法等，其方法学评价见表 11-6。

表 11-6 淋病奈瑟菌检查方法的方法学评价

方法	优点	缺点
革兰染色法	简单易行，快速，临床常用	病情较轻或病程较长者，涂片中淋病奈瑟菌较少，形态不典型，常位于细胞之外，往往难以下结论。女性阴道分泌物较多时，因杂菌多，其特异性、敏感性较差；涂片过厚，脱色不足或过多亦影响结果的判断
培养法	结果准确可靠，适于对涂片检查阴性的可疑患者	操作复杂，费时
直接协同凝集法	操作简便，特异性高	需要特殊试剂
直接荧光抗体染色	操作简便，特异性高	需要特殊试剂，死菌也可阳性
PCR 法	阳性率高	操作复杂，费时

（李孝辉）

第二节 精液

精液（seminal fluid）主要由精子（sperm）和精浆（seminal plasma）组成。精子是由睾丸生精小管的生精细胞在垂体前叶促性腺激素的作用下，经精原细胞、初级精母细胞、次级精母细胞及精子细胞几个阶段的分化演变，最后发育为成熟精子，此过程约需 70 d，生成的精子进入附睾，在附睾中成熟与获能，并贮存于附睾尾部。成熟的精子在男性生殖道内存活时间一般为 28 d，排出体外后，在 37℃条件下，精子可存活 24 ～ 72 h，在女性生殖道内的受精能力约保持 48 h。精子为男性生殖细胞，占精液的 5% 左右。精浆是运送精子的介质，并为精子提供能量和营养物质。精浆由男性附属腺分泌的混合液组成，见表 11-7。

表 11-7 精浆组成成分及作用

精浆	含量 /%	性状	成分	作用
精囊液	50 ～ 80	胶冻样	蛋白质、果糖、凝固酶	果糖供给精子能量，蛋白质和凝固酶使精液呈胶冻状
前列腺液	15 ～ 30	乳白色	酸性磷酸酶、纤溶酶	纤溶酶能使精液液化
尿道球腺液	2 ～ 3	清亮		润滑和清洁尿道的作用
尿道旁腺液	2 ～ 3	清亮		润滑和清洁尿道的作用

精液中水分约占90%，有形成分除精子外，还可有少量的上皮细胞、白细胞和未成熟的生精细胞等。精液中化学成分非常复杂，主要有：①蛋白类，如清蛋白、免疫球蛋白、组蛋白、纤维蛋白原、C_3等；②酶类，如酸性磷酸酶、蛋白酶、乳酸脱氢酶、凝固酶、纤溶酶、柠檬酸酶等；③微量元素，如锌、镁、钙、铜、铁等；④其他，果糖、柠檬酸及多种激素等。

精液检查内容主要包括：①一般检查，包括理学检查和显微镜检查；②化学检查，主要有精浆果糖、酶类、微量元素等测定；③免疫学检查，主要有抗精子抗体等检查；④微生物学检查，主要有涂片、染色后显微镜检查和微生物培养等；⑤精子功能检查，主要有精子运动指标测定、精子－宫颈黏液相互作用的检查、精子膜功能测定、精子核功能测定、精子顶体反应和顶体酶活力测定等。

精液检验的主要目的：①评价精子质量和男性生育功能，为男性不育症的诊断和疗效观察提供依据；②为男性生殖系统疾病诊断和疗效观察提供辅助依据；③计划生育，如输精管结扎术后的效果观察，术后6周后精液内应无精子存在；④为精子库或人工授精等提供精子质量报告；⑤婚前检查；⑥法医学鉴定等。

一、标本采集与处理

（一）标本采集与运送

1. 方法学评价

精液标本采集的方法主要有手淫法、电按摩法、性交中断法，其方法学评价见表11-8。

表11-8　精液标本采集方法学评价

方法	评价
手淫法	精液常规分析的标准采集方法，其优点是可采集到完整的精液，送检及时，精子功能受到外界温度的影响较少，不足之处是部分患者不能取得精液
电按摩法	通过高频振荡刺激阴茎头部使精液排出，其刺激性较强，在手淫法不能取得精液时采用
性交中断法	可能丢失精子密度最高的初始精液，一般不采用本法。性交时可以采用安全套法，方法易行，但安全套内含有对精子的有害物质，可杀灭精子，因此对精子功能的检验不利。且精液可黏附在避孕套上使得精液量损失较多

2. 质量保证

（1）房间要求：如标本采集在医院进行，为了限制精液暴露于温度波动的环境和控制从采集到检测的时间，应该安排在靠近实验室的私密房间内采集标本。

（2）医护人员：告知受检者关于精液标本采集清晰的书面和口头指导，应该强调精液标本采集必须完整，以及受检者要报告精液标本任何部分的丢失情况。

（3）患者准备：标本采集前应禁欲（包括无遗精和手淫等）2 ~ 7 d，标本采集前应排尿。如果需要多次采集标本，每次禁欲天数均应尽可能一致。

（4）标本容器：选用干净、大小适宜、对精子无毒性的塑料或玻璃样品杯采集标本，容器加盖，并标明采集日期和时间；容器在采集前和采集后最好保持在20 ~ 37℃环境中，精液细菌培养时容器应消毒无菌。

（5）采集方法：采用手淫法，不提倡性交中断法、电按摩排精法和避孕套法采集精液。第一次射出的全部精液采集于容器内，用于微生物分析的精液要无菌采集，标本采集后应记录禁欲时间、标本采集时间、标本采集是否完整等。如标本不完整，应该记录在检测报告中，且在禁欲2 ~ 7 d后重新采集标本检测。

（6）标本送检：标本采集后在1 h内送检，冬季需要对标本20 ~ 37℃保温。

（二）使用后标本处理

精液内可能含有肝炎、HIV等病毒，故精液需要按潜在生物危害物质进行处理。标本检查完毕后应焚烧或浸入 0.1% 过氧乙酸 12 h 或 5% 甲酚皂溶液中 24 h 后再处理。

二、一般检查

(一)理学检查

1. 量

用刻度吸管测定全部液化的精液量；采样容器如果有刻度，待精液完全液化直接测定精液量。

(1)参考区间：WHO 第 5 版为 1.5 ~ 6 mL/ 次；全国临床检验操作规程第 3 版次为 2 ~ 5mL/ 次。

(2)临床意义：一定量的精液是保证精子活动的介质，并可中和阴道的酸性物质，保护精子的生命力，以利于精子通过子宫颈口。精液过少可造成精子活动空间减小和能量供应不足，精液过多时精子可被稀释而相对减少，均不利于生育。一次排精量与排精间隔时间有关。根据精液量的变化可分为精液减少、无精症和精液增多症，其临床意义见表 11–9。

表 11–9 精液量变化临床意义

精液量变化	临床意义
精液减少	若 5 ~ 7 d 未射精，精液量少于 1.5 mL，视为精液减少，见于：①雄性激素分泌不足，副性腺感染等；②采集时部分精液丢失或禁欲时间过短等
无精液症	精液量减少到数滴甚至排不出，见于生殖系统的特异性感染（如淋病、结核）及非特异性炎症等。逆行射精时有射精动作，但无精液排出（逆行射入膀胱）
精液过多	超过 6 mL，见于附属腺功能亢进，亦可见于禁欲时间过长者。精液增多可致精子浓度减低，不利于生育

2. 颜色和透明度

(1)参考区间：灰白色或乳白色，不透明；精液放置一段时间后可自行液化，呈半透明乳白色；久未射精者可呈现淡黄色。

(2)临床意义：红色或暗红色并伴有红细胞者为血精，见于精囊炎和前列腺炎、结核、结石或肿瘤等；黄色脓性精液见于前列腺炎或精囊炎等。

3. 液化时间

正常人刚排出的精液在精囊腺分泌的凝固酶作用下立即呈现典型的半固体凝胶的团块且呈稠厚的胶冻状，在前列腺分泌的蛋白水解酶（如纤溶酶）的作用下逐渐液化。精液液化时间（semen liquefaction time）是指新排出的精液由胶冻状转变为流动状液体所需要的时间。

(1)检测原理：精液标本采集后立即观察其是否凝固，然后置于 37℃水浴中，每 5 min 检查 1 次，直至液化，记录从凝固至完全液化所需要的时间。①肉眼观察法：将精液标本置于 37℃水浴箱内，每隔 5 ~ 10 min 将盛精液的容器移近光源，然后倾斜，观察精液是否有“扩散、流动”现象，当精液由胶冻状变为均匀流动状液体时，停止计时；②滴管法：将精液标本置于 37℃水浴箱内，每隔 5 min 用口径较细的滴管吸取精液，若精液很容易被吸取且未见无精液条索，停止计时；③尼龙网袋法：将 1 mL 的精液倒入孔径为 37 μm 的尼龙网袋中，将袋置于有刻度的 37℃保温的小瓶内，每隔 5 ~ 10 min 将袋提起，测量瓶中精液的体积，当瓶中精液的体积为 1 mL 时，停止计时。

(2)方法学评价：精液液化时间测定方法主要有肉眼观察法、滴管法和尼龙网袋法，其方法学评价见表 11–10。

表 11–10 精液液化时间测定方法学评价

方法	评价
肉眼观察法	操作简单，实用，临床常用。不足之处是结果判断缺乏客观标准，受检验者经验和主观因素影响，结果准确性和重复性受到限制
滴管法	操作简单，实用。临床常用，结果准确性和重复性好于肉眼观察法
尼龙网袋法	判断标准客观，结果准确可靠，重复性好，但操作较复杂，临床应用较少

（3）质量保证：

①患者：射精后立即准确记录排精时间，尽快送检。

②观察过程中精液放 37℃水浴。

③正常液化的精液标本可能含有少量不液化的胶冻状颗粒（凝胶状团块）。

④如标本采集 60 min 后仍不液化或液化不完全，需要对精液标本进行机械混匀或酶消化后再进行检查，但处理可能会影响到精浆的生化、精子活动力、活动率及形态，必须在检测报告单上标明。

（4）参考区间：射精后精液立即凝固，液化时间小于 60 min。

（5）临床意义：①精液凝固障碍，见于精囊炎或输精管炎等；②精液液化时间延长，见于前列腺炎，前列腺炎时，因其分泌纤溶酶减少，可使精液液化时间延长或不液化。不液化或液化不全可抑制精子的活动，从而影响生育力。

4. 黏稠度

黏稠度是指精液完全液化后的黏度。

（1）检测原理：①滴管法。用广口径（直径约 1.5 mm）一次性的塑料吸液管轻轻吸入精液，而后让精液依靠重力作用滴落，并观察其拉丝长度，如拉丝超过 2 cm，报告为黏稠度异常。②玻棒法。将玻璃棒插入精液标本，提棒时可拉起黏液丝，观察黏丝长度，如拉丝超过 2 cm，报告为黏稠度异常。

（2）方法学评价：玻棒法和滴管法操作简便，临床常用，相对滴管法易于观察结果，结果准确可靠。

（3）质量保证：高黏稠度会干扰精子活动力、活动率、精子浓度、精子表面抗体等的检测，可与液化时间延迟的处理方法相同。

（4）参考区间：黏丝长度不超过 2 cm，呈水样，形成不连续小滴。

（5）临床意义：①黏稠度减低。即新排出的精液呈米汤样，见于先天性无精囊腺、精子密度太低或无精子症。②黏稠度增加。多与附属腺功能有关，如附睾炎、前列腺炎，且常伴有精液不液化，可引起精子活动力降低而影响生殖力。

5. 酸碱度

（1）检测原理：待精液液化后，用精密 pH 试纸测定其酸碱度（pH）。

（2）质量保证：精液 pH 测定应在完全液化后并在 1 h 内完成，精液 pH 会随着时间延长而升高（CO_2 逸出），细菌污染可以使精液 pH 升高。

（3）参考区间：7.2 ～ 8.0。

（4）临床意义：精液 pH 反映了不同附性腺分泌液 pH 之间的平衡，主要是碱性精囊腺分泌液和酸性前列腺分泌液之间的平衡。① pH $>$ 8.0，见于急性前列腺炎、精囊炎或附睾炎，可能是精囊分泌过多或前列腺分泌过少所致；② pH $<$ 7.0 并伴有精液量减少，可能是输精管阻塞、射精管和精囊腺缺无或发育不良所致。

（二）显微镜检查

待精液液化后，混匀标本，取 1 滴精液于载玻片上，加上标准盖玻片，低倍镜观察有无精子及精子的活动情况。如果未见到精子，应将标本在 $>$ 3 000 g 离心 15 min 后取沉淀物检查，如仍未见精子，则不必继续检查。

1. 精子活动率

精子活动率是指活动精子占精子总数的百分率。

（1）检测原理：一般采用湿片法。即取液化后混匀的精液 1 滴置于载玻片上，加盖玻片后在高倍镜下观察 100 个精子，计数出活动精子的所占比例，即精子的活动率。

（2）方法学评价：湿片法操作简便、快速，但主观性较大，且影响因素多，结果误差较大，重复性也较差，一般只能作为初筛检查。

（3）质量保证：

①标本：a. 标本采集后立即送检，注意保温；精液一旦液化应该立即检查，最好在 30 min 内，不能超过 1 h，防止脱水或温度变化对精子存活率的有害影响。如 1 h 标本不液化，可对标本进行处理，加速液

化，再检查活动率，但在报告单上应标注。b. 取标本前要充分混匀，混匀后立即取精液样本。

②器材：a. 盖玻片规格合要求，采用 22 mm × 22 mm 盖玻片，制备大约 20 μm 深的湿片；盖盖玻片时，避免在盖玻片和载玻片之间形成气泡；等待湿片内精液样本停止漂移后才开始计数（60 s）。b. 推荐使用带有网线和网格的目镜，以限制观察区域，这样使两次计数观察的是载玻片上相同的区域。

③操作：a. 应在室温或带有加热 37℃载物台的显微镜进行检查，操作程序需标准化，例如在 37℃评估精子活动率，标本应在同样温度下孵育，并使用预热的载玻片和盖玻片制备样本。b. 计数时只计数完整精子（有头部和尾部）的活动率，计数速度要快，防止标本干涸。c. 计数区域：首先计数某区域运动的精子，再计数该区域不活动的精子，如还未计数完该区域时，精子总数已经到 200 个，则继续计数超过 200 个精子，直到计数完同区域不活动的精子。对观察区域做了限制。因此也限制了区域内所检测的精子数目，这样可以保证制片的几个区域内精子活动率得以检测。

④精子活动力计数偏差很常见，可以通过颠倒分析次序（先计数不活动的精子）、使用带有网格的目镜，增加计数精子数量（200 个）和重复计数次数、规范操作程序来避免。

⑤对于一般的标本，建议计数两次，两次结果比较接近，取均值报告，如两次结果相差较大，重新制备样本，再检查。如果每个视野中精子数量相差显著，提示标本是不均质的，不均一的标本可能是由于液化异常、黏稠度异常、精子凝集所致，建议取 2 ～ 3 次标本重复检查，取均值。

（4）参考区间：在排精 30 ～ 60 min，精子活动率应 > 60%。

（5）临床意义：精子活动率减低是男性不育的重要因素，当精子活动率 < 60%，可使生育力下降。引起精子活动率下降的因素的主要有：a. 精索静脉曲张；b. 生殖系统感染，如淋病、梅毒等；c. 物理因素，如高温环境（热水浴）、放射线因素等；d. 化学因素，如某些药物（抗代谢药、抗疟药、雌激素）、乙醇等；e. 免疫因素，如存在抗精子抗体等。

2. 精子存活率

精子存活率亦称精子活率，是指活精子占精子总数的百分率。可通过检测精子膜完整性来评价。

（1）检测原理：

①体外染色法：活精子膜完整，染料不能通过精子膜进入精子内，加入染料后活的精子则着色，精子死亡后其细胞膜破损，失去屏障功能，染料进入精子内着色，使精子着色，从而判断精子的存活率。常用的染料主要有伊红 Y 和伊红 - 苯胺黑染色法。

②精子低渗肿胀试验（humam sperm hypo osmotic swelling test，HOS）：活精子膜完整，将精子置入低渗溶液中，由于渗透压的改变，水分可通过精子膜进入精子，由于精子尾部的膜更柔软、疏松，所以精子尾部肿胀 / 弯曲，用相差显微镜观察，计算精子出现肿胀的百分率，也即精子存活率。

结果判断：a 型，未出现肿胀；b 型，尾尖肿胀；c 型，尾尖弯曲肿胀；d 型，尾尖肿胀伴弯曲肿胀；e 型，尾弯曲肿胀；f 型，尾粗短肿胀；g 型，全尾部肿胀。

（2）方法学评价：染色法操作简便、快速、不需要相差显微镜，结果较准确，重复性较好，其中伊红 - 苯胺黑染色法使视野形成黑色，提高了背景的对比度，使淡染的精子更易分辨。HOS 是传统方法，操作不需要特殊试剂，但需要相差显微镜，时间相对较长，结果受检查者主观因素影响，影响结果的准确性和重复性，但该试验结果与精子功能试验有良好的相关性，也是临床上较为理想的精子尾部膜功能试验。

（3）质量保证：

①精液一旦液化应立即检查，最好在 30 min 内，不能超过 1 h，防止脱水或温度变化对精子存活率的有害影响。

②染色法：精液与染液量比例要适当，制片厚薄应适宜，如果染色仅限于颈部区域，头部的其他区域未染色，可能是颈部膜渗漏，应记为活精子。每个标本计数 200 个精子。

③ HOS：如室温低于 10℃，应将标本先放入 37℃温育 5 ～ 10 min 后镜检；某些标本试验前就有尾部卷曲的精子，在 HOS 试验前，计算未处理标本中尾部卷曲精子的百分数，实际的 HOS 结果等于测定值减去未处理标本中尾部卷曲精子百分数。

（4）参考区间：a. 染色法、HOS 精子存活率 > 58%（参见《WHO 人类精液检查与处理实验室手册》第 5 版）；b. 染色法精子存活率 > 70%，HOS 精子存活率 > 60%（参见《全国临床检验操作规程》第 3 版）。

（5）临床意义：精子存活率降低是男性不育的重要因素，当精子存活率 < 50% 时，即可诊断为死精子症。精子尾部肿胀现象是精子膜功能正常表现，HOS 可预测精子膜有无损害，作为体外精子膜功能及完整性指标，可预测精子潜在的受精能力。因此 HOS 对了解精子受精能力，协助诊断男性不育有一定的实用价值。

3. 精子活动力

精子活动力是指精子向前运动的能力，简称活力，是一项直接反映精子质量的指标。WHO 第 5 版将精子活动力分 3 级，见表 11–11。

1）检测原理

（1）显微镜检查法：取液化后混匀的精液 1 滴置载玻片上，盖上盖玻片，在高倍镜下观察 5 ~ 10 个视野，计数 200 个精子，进行活动分级并用百分率表示。

表 11–11　WHO 推荐精子活动力分级

等级	运动特征
前向运动	精子运动积极，直线或大圈运动，速度快
非前向运动	精子运动方式缺乏活跃性，表现为小圈的游动，不成直线
无运动	精子不运动

（2）连续摄影法：取液化的精液直接充入计数池内，在显微镜 200 倍视野下，调节精子浓度，使每视野 10 ~ 15 个活精子，然后进行显微摄影。在同一张胶片上对同一视野的精子进行 6 次曝光摄影，曝光时间一般为 1 s/ 次，可以得到活动精子形成的运动轨迹。此方法虽然较复杂，但能客观计算出精子的活动率和运动速度。

（3）精子质量分析仪测定：精子质量分析仪（sperm quality analyzer，SQA）利用光束通过少量的精液标本，检测精子运动所引起光密度的变化，通过光电数字转换器转换成精子活动指数（sperm motility index，SMI），光密度变化越大，则 SMI 越高，说明精液质量越好。

2）方法学评价

精子活动力测定方法学评价见表 11–12。

表 11–12　精子活动力测定方法学评价

方法	评价
显微镜法	操作简便，但主观性较强，且受许多因素影响，结果准确性和重复性较差
连续摄影法	需要高精度的实验设备，不便于开展普及
精子质量分析仪法	简单、快捷、易操作、重复性好，是一种较理想的精子质量检验方法

3）质量保证

（1）标本：①标本采集后立即送检，注意保温；精液一旦液化应该立即检查，最好在 30 min 内，不能超过 1 h，防止脱水或温度变化对精子存活率的有害影响。如 1 h 标本不液化，可对标本进行处理，加速液化，再检查活动力，但在报告单上应标注。②取标本前要充分混匀，混匀后立即取精液样本，使精子没有从悬液沉降的时间。

（2）器材：①盖玻片规格合要求，采用 22 mm × 22 mm 盖玻片，制备大约 20 μm 深的湿片；盖盖玻片时，避免在盖玻片和载玻片之间形成气泡；等待湿片内精液样本停止漂移后才开始计数（60 s）。②推荐使用带有网线和网格的目镜，以限制观察区域，这样使两次计数观察的是载玻片上相同的区域。

（3）操作：①应在室温或带有加热 37 ℃载物台的显微镜进行检查，操作程序需标准化，例如在 37℃评估精子活动力，标本应在同样温度下孵育，并使用预热的载玻片和盖玻片制备样本。②计数时只计数完整精子（有头部和尾部）的活力，计数速度要快，防止标本干涸。③计数区域：首先观察前向运动精子，然后是观察同区域的非前向运动精子和不活动精子，在计数完那个区域所有非前向运动精子和不活动精子之前，已经数到 200 个精子，则继续计数超过 200 个精子，直到计数完同区域的精子，以避免先计数的活力级别发生偏差。对观察区域做了限制，因此也限制了区域内所检测的精子数目，这样可以保证制片的几个区域内精子活动力得以检测。

（4）精子活动力计数偏差很常见，可以通过颠倒分析次序（先计数非前向运动精子和不活动精子）、使用带有网格的目镜，增加计数精子数量（200 个）和重复计数次数、规范操作程序来避免。

（5）对于一般标本，建议计数两次，两次结果比较接近，取均值报告，如两次结果相差较大，重新制备样本，再检查。如果每个视野中精子数量相差显著，提示标本是不均质的，不均一的标本可能是由于液化异常、黏稠度异常、精子凝集所致，建议取 2 ~ 3 次标本重复检查，取均值。

4）参考区间

①精子前向运动 ≥ 32%，前向运动 + 非前向运动（总活力）≥ 40%（参见《WHO 人类精液检查与处理实验室手册》第 5 版）；②前向运动 + 非前向运动（总活力）> 50%（参见《全国临床检验操作规程》第 3 版）。

5）临床意义

引起精子活动力降低的原因与活动率下降的原因相同。

4. 精子聚集

不活动精子之间，活动精子与黏液丝、非精子细胞或细胞碎片之间黏附在一起，为非特异性聚集，这种情况应如实记录。

5. 精子凝集

精子凝集是指活动的精子相互黏附在一起，如尾对尾、头对头或混合型相互黏附在一起的现象。WHO 第 5 版将精子凝集分四级。① 1 级：零散的，每个凝集 < 10 个精子，有很多自由活动精子；② 2 级：中等的，每个凝集 < 10 个精子，存在自由活动精子；③ 3 级：大量的，每个凝集 > 50 个精子，仍有一些自由活动精子；④ 4 级：全部的，所有的精子凝集，数个凝集又黏附在一起。

（1）参考区间：无凝集。

（2）临床意义：精子凝集提示可能有抗精子抗体的存在。

6. 精子计数

精子计数是指单位体积精液中精子数目，也称精子浓度或精子密度（sperm density）。精子总数为一次全部射出精液量的精子总数，即单位容积精子数 × 精液量。

（1）检测原理：精子计数主要有血细胞计数板法、Makler 精子计数板法和计算机辅助精液分析。血细胞计数板法原理是将液化精液标本稀释、充池，显微镜下计数一定范围内的精子数，换算成每毫升精液中的精子数。

（2）方法学评价：精子计数方法学评价见表 11-13。

表 11-13 精子计数方法学评价

方法	评价
血细胞计数板法	计数精子的传统方法，不需特殊仪器，成本低；但标本需稀释，存在稀释误差，准确性、重复性受到影响，且不能同时观察精子活动率和活动度、速度和运动轨迹
Makler 精子计数板法	操作流程复杂，但 1 次加样可分析多项参数。也可以拍摄精子的运动轨迹，并可根据精子的运动轨迹分析其运动方式和运动速度
计算机辅助精液分析	本法操作简便、快速，具有客观、自动化、准确和定量分析的特点，不但可以计数，同时可确定和跟踪精子的活动。分析与精子运动相关的多种参数，是发展方向。但分析系统价格较贵，分析易受到精液中细胞成分和非精子颗粒物质的影响

（3）质量保证：

①精液标本必须完全液化，吸取精液前必须彻底混匀标本，吸取精液量必须准确。

②计数时以头部为基准，应计数完整结构的精子（有头和尾），有缺陷的精子（无头或尾）不计数在内，若数量多时应分开计数并记录。

③计数池方格内的压线精子计数原则同白细胞显微镜计数。

④手工法计数有一定误差，最好重复两次稀释、计数。

⑤直接涂片法未发现精子，应离心后取沉淀物检查，如两张重复湿片均无精子，报告“无精子”。

⑥如取标本直接涂片高倍镜视野精子数，精子数目较少（每400视野下精子数目为0 ~ 4个），考虑到精子数目少时，取样误差大，对于绝大多数临床检查的目的，报告精子浓度 $< 2 \times 10^9/L$ 即可，需同时注明是否观察到前向运动精子。

（4）参考区间：①精子浓度 $\geqslant 1.5 \times 10^9/L$，精子总数 $\geqslant 39 \times 10^6/$ 次射精（参见《WHO人类精液检查与处理实验室手册》第5版）；②精子浓度多于 $2 \times 10^9/L$（参见《全国临床检验操作规程》第3版）。

（5）临床意义：精子浓度减低或无精子症见于：①睾丸疾病：如精索静脉曲张、睾丸炎症、结核、肿瘤、睾丸畸形、隐睾等；②输精管疾病：如输精管阻塞、输精管先天性缺如等；③男性结扎术后：一般结扎术后第6周开始检查，每周1 ~ 2次，连续检查3次无精子，则表明手术成功；④其他：应用某些药物，如抗肿瘤药、男性避孕药（如棉酚）等；某些理化因素，如重金属、乙醇中毒、热水浴、放射线损害等；逆行射精；老年人等。

7. 精子形态检查

正常精子外形似蝌蚪状，分头、体、尾三部分。①头部：长4.0 ~ 5.0μm，宽2.5 ~ 3.0μm，正面呈卵圆形，侧面呈扁平梨形；②体部：轮廓直而规则，与头部纵轴成一直线，长5 ~ 7μm，宽约1μm，体部由颈部、中段组成；③尾部：细长，外观规则而不卷曲，一般长50 ~ 60μm，尾部由主段和末段组成。

异常精子形态包括精子头部、颈部、中段和尾部异常，见表11-14。

表11-14 精子形态异常

部位	异常
头部	有大头、小头、圆头、双头、多头、无头、锥形头、无定形头、空泡样头、无顶体头等
颈部和中段	有颈部肿胀、颈部弯曲、中段不规则，中段弯曲、增粗、变细等
尾部	常见有无尾、短尾、断尾、长尾、双尾、卷尾、发卡形尾等
其他	如胞质小滴异常，通常位于中段的胞质小滴大于正常精子头部的一半，精子头、体、尾均有或其中两者有不同程度的异常

（1）检测原理：

①湿片法：在精子计数结束后，可直接用高倍镜进行精子形态检验。

②染色法：将精液涂成薄片，干燥、固定后进行HE染色或Wright-Giemsa复合染色，油镜下观察计数200个精子，报告正常精子的百分率。

（2）方法学评价：

①湿片法：在精子计数完后，直接用高倍镜进行形态检查。本法操作简便、快速，但要求检验人员经验丰富，否则会因错误识别而致异常精子百分率降低，故不推荐采用。

②涂片染色法：将精液涂成薄片，干燥、固定后进行H-E或吉姆萨染色，油镜下进行形态检查。本法操作相对复杂、费时，但染色后精子结构清楚，易于辨认，结果准确可靠，重复性好，为WHO推荐方法。

（3）质量保证：

①湿片法：检查时光线不要太强，重点观察精子头部有无异常，为提高检查准确性，可增加计数精

子数量。脱落或游离的精子头部作为异常精子形态，游离精子尾部不计数。

②染色法：制片要薄，但推片时不要过度挤压，以免人为损害精子。

（4）参考区间：①正常精子形态 > 4%（参见《WHO 人类精液检查与处理实验室手册》第 5 版）；②正常形态精子 ≥ 30%（参见《全国临床检验操作规程》第 3 版）。

（5）临床意义：精子形态检查是反映男性生育能力的一项重要指标。如正常形态精子 < 30%，称为畸形精子症（WHO），畸形精子 > 40%，即会影响精液质量，> 50% 常可导致不育。精子形态异常与睾丸、附睾的功能异常密切相关，增多常见于生殖系统感染、精索静脉曲张、雄性激素水平异常时；某些化学因素、物理因素、药物因素、生物因素及遗传因素也可影响睾丸生精功能，导致畸形精子增多。

8. 非精子细胞检查

非精子细胞包括来源于泌尿道生殖道的上皮细胞，以及 WBC 和不成熟的生精细胞，后两者统称为圆形细胞。

（1）生精细胞：即未成熟生殖细胞，是指各阶段发育不完全的生精细胞（spermatogenic cell），包括精原细胞、初级精母细胞、次级精母细胞和发育不完全的精子细胞。生精细胞的形态学特点见表 11-15。

①质量保证：各阶段生精细胞的形态、大小及核的形态、大小不规则，如采用未染色精液检查时，易与中性粒细胞相混淆。WHO 推荐采用正甲苯胺蓝过氧化酶染色法，中性粒细胞呈阳性，生精细胞则呈阴性。对不含过氧化物酶的其他白细胞建议采用免疫细胞化学法检测。

②参考区间：< 1%。

③临床意义：当睾丸受损时，精液中可以出现较多的未成熟生精细胞。

（2）其他细胞：正常精液中有少量白细胞（5 个 /HP）和上皮细胞，偶见红细胞。精液红细胞、白细胞增多可见于生殖系统炎症、结核、恶性肿瘤等。精液中白细胞 > 1.0×10^9/L 的患者称为白细胞精子症，表明生殖系统存在感染。精液中发现癌细胞，提示生殖系统恶性肿瘤。

表 11-15 生精细胞的形态学特点

生精细胞	形态学特点
精原细胞	胞体圆形，直径约为 12μm，胞核居中，直径为 6 ~ 7μm，染色质细颗粒状，核膜处有 1 ~ 2 个核仁
初级精母细胞	精原细胞分裂产生而来，一般胞体较大，胞核直径 8 ~ 9μm，大多呈球形
次级精母细胞	由初级精母细胞分裂而来，其染色体数量只有初级精母细胞内的一半。胞体较小，圆形，染色质细致网状，染色较浅
精子细胞	细胞形态多样，大小不等，其体积较次级精母细胞小。胞核较小，直径 4 ~ 5μm，呈球形或精子头的雏形。着色较深。精子细胞经过一系列的形态变化后形成精子

三、计算机辅助精液分析

（一）计算机辅助精液分析系统

1. 检测原理

计算机辅助精液分析（computer aided of semen analysis，CASA）是将计算机技术和图像处理技术相结合发展起来的一项新的精子分析技术。其原理是采用摄像机或录像机与显微镜连接，跟踪和确定单个精子的活动，根据设定的精子大小和灰度、精子运动的移位及精子运动的有关参数，对采集到的图像进行动态分析处理，并打印结果。CASA 系统既可定量分析精子浓度、精子活动力、精子活动率，又可分析精子运动速度和运动轨迹特征。CASA 的主要参数及其含义见表 11-16。

2. 方法学评价

CASA 系统除可以分析精子密度、活率、活动力等指标外，在分析精子的运动能力方面具有独特的优越性，其优缺点见表 11-17。

表 11-16 CASA 主要参数及其含义

参数	含义
曲线速度（curvilinear velocity，VCL）	也称轨迹速度，指精子头部实际运动轨迹的平均速度
直线速度（straightline velocity，VSL）	也称前向运动速度，指精子检测时起始位到终点位之间直线距离的平均速度
平均路径速度（average path velocity，VAP）	精子头沿其空间平均轨迹的速度，是根据精子运动的实际轨迹平均后计算出来的。各仪器之间稍有不同
直线性（linearity，LIN）	指曲线轨迹的直线分离度，计算公式为 VSL/VCL
前向性（straightness，STR）	指精子运动平均路径的直线分离度。计算公式为 VSL/VAP
摆动性（wobble，WOB）	精子头沿其实际运动轨迹的空间平均路径摆动的尺度，计算公式为 VAP/VCL
鞭打频率（bent cross frequency，BCF）	也称摆动频率，指精子头部超越过其平均路径的频率
精子头侧摆幅度（amplitude of lateral head displacement，ALH）	精子头实际运动轨迹对平均路径的侧摆幅度，可以是最大值，也可以是平均值，不同仪器间计算方法有所差异
平均移动角度（mean angle of deviation，MAD）	精子头部沿其运动轨迹瞬间转折角度的时间平均值
运动精子密度	每毫升精液中 VAP ＞ 0μm/s 的精子数

表 11-17 CASA 的优点和缺点

项目	评价
优点	①精子运动的指标多、客观、准确 ②可以提供精子动力学的量化数据 ③操作简便、快速，可捕捉的信息量大，可以自动化等
缺点	① CASA 设备昂贵，CASA 系统还缺乏统一的国际标准，不同厂家和型号的 CASA 分析结果缺乏可比性 ②影响因素：CASA 根据人为设定的大小和灰度来识别精子，准确性受精液细胞成分和非细胞颗粒的影响；计算精子活动率时，精子只有发生了一定位移，CASA 系统才认为是活动精子，对原地摆动的精子则判定为不活动精子，其结果低于实际结果。另外，CASA 系统测定的是单个精子的运动参数，缺乏对精子群体的了解 ③局限性：CASA 系统对检测精子浓度有一定局限性，在（2 ~ 5）$\times 10^{10}$/L 的范围内检测结果较理想。精子浓度过高时，标本应当稀释，精子浓度过低时应多检查几个视野。目前，WHO 仍推荐使用显微镜直接测定精子浓度和精子活动率

（二）精子质量分析仪

20 世纪 80 年代初，精子质量分析仪（sperm quality analyzer，SQA）问世。通过显示精子浓度、精子活力度、精子形态等来反映精子质量。

1. 检测原理

一般通过光电分析来检测，其原理为当光束通过液化的精液时，精液中精子的运动引起光密度的变化。光密度变化包括光密度频率和振幅。频率、振幅变化愈大，则精子质量愈好；反之，则精子质量愈差。

SQA 检测参数有功能性精子浓度（functional sperm concentration，FSC）、活动精子浓度（motiles sperm concentration，MSC）、精子活动指数（sperm motility index，SMI）、总功能精子浓度（total functional sperm concentration，TFSC）、总活动精子浓度（total motiles sperm concentration，TMSC），其意义见表 11-18。

2. 方法学评价

SQA 具有快速、操作简便、测定客观、重复性好、精密度高、参数多等优点，能客观、快速评价精子的质量。但是，SQA 也具有一定的局限性，并不能完全取代显微镜检查。

表 11-18 SQA 检测参数及意义

参数	意义
FSC	具有正常形态及快速前向运动的精子数量
MSC	快速前向运动的精子数量
SMI	在 1 s 内，毛细管载样池中的精子运动所产生的在光源路径上的偏移振幅与数量，以反映浓度与平均前向运动速度相乘的精液参数
TMSC	精子中活动精子的总数，以 MSC 与精液量的乘积来表示
TPSC	精液中功能精子总数，以 FSC 与精液量的乘积来表示

四、其他检查

（一）化学检查

精浆及精子的某些酶和化学成分检查，可以了解睾丸及附属性腺的分泌功能、代谢状态和病理改变，对男性不育症的诊断、治疗及病因分析等具有重要的临床价值，精液常见化学成分分析指标、分析方法及临床意义见表 11-19。

表 11-19 精液化学成分检查及临床意义

检测指标	测定方法及参考区间	临床意义
乳酸磷酸酶	磷酸苯二钠比色法：48.8 ~ 208.6 U/mL	降低见于前列腺炎，可使精子活动减弱，受精率下降。增高见于前列腺癌和前列腺肥大
乳酸磷酸酶 -X	聚丙烯酰胺电泳法；相对活性≥ 42.6%	减低：见于少精液症或无精液症
中性 α-葡萄糖苷酶	绝对活性（1 430 ± 940 U/L） 比色法：≥ 20 mU/L 次射精	其活性与精子密度、精子活力呈正相关，有助于鉴别输精管阻塞、睾丸生精障碍所致的无精子症
精子顶体精氨酸酰胺酶	比色法：48.2 ~ 217.7 μ IU/10^6	其活性与精子计数、精子顶体完整率呈正相关。活性减低可致不育
柠檬酸	紫外比色法：50 μ mol/L 次射精 吲哚比色法：≥ 13 μ mol/L 次射精	显著减少见于前列腺炎。与睾酮水平有关，可以评价雄激素分泌状态
果糖	间苯二酚比色法：9.11 ~ 17.67 mmol/L 吲哚比色法：≥ 13 μ mol/L 次射精	减低见于精囊腺炎和雄激素分泌不足；缺如见于先天性精囊腺缺如、逆行射精等
锌	①比色法：（1.259 ± 0.313）mmol/L 或≥ 2.4 μ mol/L 次射精； ②原子吸收光谱法：（2.12 ± 0.95）mmol/L 或（163.02 ± 45.26）mg/L； ③中子活性法：（2.24 ± 1.45）mmol/L	严重缺锌可致不育症。青春期缺锌，则影响男性生殖器官和第二性征发育。可作为评价男性生殖功能和诊断不育症的指标之一

（二）免疫学检查

免疫性不育（孕）是不育（孕）症的重要原因之一，占 10% ~ 20%。人类精子抗原非常复杂，由于男性生殖道存在血生精小管屏障，女性生殖道也存在免疫屏障的保护作用，都不会产生相应抗体。当生殖系统炎症、阻塞、免疫系统遭到破坏等病理改变时，可产生自身或同种抗精子抗体（antispermatozoon antibody，AsAb）。血液或生殖道分泌液中有 AsAb，可引起免疫性不育。

1. 抗精子抗体测定

AsAb 有 IgG、IgA、IgM、IgE 四种类型，其中 IgE-AsAb 只参与变态反应，与免疫不孕、流产无关，IgM-AsAb 是近期感染指标。在血清、精浆和宫颈黏液中，不同类 AsAb 均可检出，血清中以 IgG、IgM 为主，而精浆中以 IgA、IgG 为主。

AsAb 按其对精子作用分为凝集性、制动性和结合性三类。AsAb 的作用机制为：①精子与凝集性抗体结合后，多个精子可凝集在一起，从而影响其运动；②制动性抗体与精子结合后，可直接影响精子的运动，如尾部抗体可对在女性生殖道运行的精子造成干扰，使其难以通过子宫颈管；③结合性抗体与精子结合后，可抑制精子与卵细胞膜的融合，亦可抑制精子顶体酶的活性，使精子不易穿透包绕卵细胞的卵丘、放射冠和透明带；④可导致胚胎死亡和流产。

（1）检测原理：测定体液中的 AsAb 方法较多。目前常用的有酶联免疫吸附试验（ELISA）、精子凝集试验（sperm agglutination test，SAT）、精子制动试验（sperm immobilization test，SIT）、免疫珠试验（immunobead test，IBT）、混合抗人球蛋白试验（mixed antiglobulin reaction，MAR）等。其检测原理见表 11-20。

表 11-20 抗精子抗体的检测原理

方法	检测原理
ELISA	将精子抗原包被到固相载体表面，标本中的 AsAb 可与其结合，AsAb 再与加入的抗人 IgG 酶结合物起反应，形成抗原 - 抗体 - 二抗酶结合物免疫复合物。最终在酶底物作用下而显色
SAT	血清、生殖系统分泌物中存在的 AsAb 与精子膜固有抗原结合后，可使精子出现凝集现象。如试管 - 玻片法是在高倍镜下观察 10 个视野有 6 个以上视野无凝集者为阴性
SIT	依赖抗体的补体介导的细胞毒反应，AsAb 与精子表面抗原相互作用后激活补体，使精子顶体破坏，中段细胞膜通透性及完整性受损，导致精子失去活力
IBT	当精子表面存在 AsAb 时，可吸附于抗人 IgG、IgA 或 IgM 免疫球上，利用精子与抗人球蛋白免疫球结合形成可动的混合凝集团而检测精子表面 AsAb
MAR	将新鲜精液标本与包被人 IgG 的胶乳颗粒混合，再向混合液中加入抗人 IgG 血清，如果精子表面附着有 As-Ab，可形成活动的精子与乳胶颗粒的混合凝集物

（2）方法学评价：抗精子抗体检测的方法学评价见表 11-21。

表 11-21 抗精子抗体检测的方法学评价

方法	评价
酶联免疫吸附试验	灵敏度高，特异性强，是目前国内使用最多的 AsAb 测定方法
精子凝集试验	仅为是否存在 AsAb 的过筛试验，是检测 AsAb 最经典的方法
精子制动试验	可用于检验 IgG-AsAb 和 IgM-AsAb，结果可靠，特异性强
免疫球试验	WHO 推荐用于精子抗体检测的方法，但国内应用较少
混合抗人球蛋白试验	WHO 推荐用于精子抗体检测的首选方法，但国内应用较少

（3）参考区间：阴性。

（4）临床意义：血清和生殖道局部的 AsAb 是引起免疫性不育（孕）的主要原因，AsAb 检测对免疫性不育诊断、治疗和预后观察等提供有价值的参考指标。

2. 精浆免疫球蛋白测定

精浆免疫球蛋白主要是 IgA、IgG，相当于血清中的 1% ~ 2%。精浆中的 IgG 由血清渗透于前列腺而来，精浆中的 IgA 主要来自前列腺。

（1）参考区间：① IgG，（28.6 ± 16.7）mg/L；② IgA，（90.3 ± 57.7）mg/L；③ IgM，（2.3 ± 1.9）mg/L。

（2）临床意义：AsAb 阳性者，IgG、IgM 增高；正常人精浆中分泌性 IgA 含量很低，生殖道炎症时，分泌性 IgA 增高；生殖道感染早期 IgM 增高。

（三）微生物学检查

由生殖道感染所致男性不育症发病率比非感染性高 4 倍，男性生殖道感染时，可从精液中检出

30 多种微生物。微生物感染可使精子凝集、制动或受到破坏等导致不育。通过对精液进行涂片或培养，能及时发现致病菌，对男性不育诊断、治疗有重要意义。

（李孝辉）

第三节 前列腺液

前列腺液（prostatic fluid）是由前列腺分泌的不透明的淡乳白色液体，是精液的重要组成部分，约占精液的 30%。其主要成分主要有：①电解质，如钾、钠、钙、锌等；②酶，如纤溶酶、酸性磷酸酶、乳酸脱氢酶等；③脂类，如磷脂、胆固醇；④免疫物质，如免疫球蛋白、补体及前列腺特异抗原（prostate specific antigen，PSA）；⑤有形成分，磷脂酰胆碱小体、白细胞及上皮细胞等；⑥其他，精胺、亚精胺、柠檬酸等。

前列腺液的功能主要有：①维持精浆适当的 pH；②参与精子能量代谢；③抑制细菌生长；④含蛋白水解酶及纤溶酶，使精液液化。

前列腺液检查包括一般检查（传统常规检查）和其他检查，其中一般检查主要包括理学检查和显微镜检查，其他检查常见的有微生物学检查、免疫学检查和分子生物学检查等。前列腺液检查常用于前列腺炎、前列腺脓肿、前列腺肥大、前列腺结石、前列腺结核及前列腺癌等疾病辅助诊断、疗效观察，也可用于 STD 的检验。

一、标本采集与处理

前列腺液一般由临床医师行前列腺按摩术后采集，弃去第 1 滴前列腺液后，根据标本量的多少，可直接涂于载玻片上或收集在洁净的试管内，立即送检。前列腺按摩时，常因有时触及精囊而将精囊液挤出，故正常前列腺液严格来讲应为前列腺精囊液。

质量保证：

（1）怀疑有前列腺结核、脓肿、肿瘤或急性炎症且有明显压痛者，应禁止或慎重采集标本。

（2）检查前要禁欲 3 周；采集标本前要排空尿液，按摩时心情放松。

（3）按摩力度适宜，一次按摩失败或检验结果阴性，而又确有临床指征者，可于 3 ~ 5 d 后重新复查。

（4）如做细菌培养须无菌采集。

（5）采集后立即送检。

二、一般检查

（一）理学检查

1. 量

健康成人经前列腺按摩 1 次可采集数滴至 2 mL 前列腺液。

（1）减少：见于前列腺炎，如前列腺液减少至采集不到，提示前列腺分泌功能严重不足，常见于某些性功能低下者和前列腺炎。

（2）增多：见于前列腺慢性充血、过度兴奋时。

2. 颜色和透明度

健康成人前列腺液呈乳白色、稀薄、不透明而有光泽的液体。

（1）黄色混浊、淡黄色黏稠分泌液：常见于前列腺炎或精囊炎。

（2）红色：提示出血，见于前列腺炎、精囊炎、前列腺结核、肿瘤等；也可因按摩过度引起。

3. pH

健康成人前列腺液 pH6.3 ~ 6.5，75 岁以后可略高；混入精囊液较多时，pH 可增高。

（二）显微镜检查

1. 检测原理

一般采用非染色直接涂片进行湿片检查，也可用 Wright 染色、Papaniculaou 染色、HE 染色等进行细胞学形态检查，还可以直接进行革兰染色或抗酸染色，找病原微生物。

2. 方法学评价

前列腺液显微镜检验的方法学评价见表 11–22。

表 11–22　前列腺液显微镜检查的方法学评价

方法	评价
非染色湿片法	操作简便、快速，临床常用。湿片直接镜检中以细胞和磷脂酰胆碱小体成分的检查价值最大
涂片染色检验	可清晰辨认细胞结构，适用于炎症细胞、癌细胞检验。当直接镜检见到畸形、巨大的细胞或疑似肿瘤细胞时，应做 Papaniculaou 染色、HE 染色，有助于前列腺肿瘤和前列腺炎的鉴别
直接涂片抗酸染色或革兰染色	对前列腺结核及性传播性疾病的诊断有较高的应用价值，但检出率较低，高度怀疑是病原微生物感染。镜检为阴性时建议进行细菌培养

3. 质量保证

（1）检验人员：掌握前列腺液正常和异常有形成分形态特点，显微镜检验识别鉴别能力，提高阳性检出率。

（2）涂片：厚薄适宜，染色检查的涂片要薄。

（3）显微镜检查：先低倍镜观察全片，然后用高倍镜检查，至少观察 10 个高倍镜视野；对标本较少或有形成分较少的标本，应扩大观察视野；湿片下若发现较大、形态异常的细胞应高度重视，进行染色检查。

（4）统一报告方式：磷脂酰胆碱小体数量较多，高倍镜下满视野均匀分布均可报告为（＋＋＋＋）；占视野 3/4 为（＋＋＋）；占视野 1/2 为（＋＋）；数量极少，分布不均，占视野 11/4 为（＋）；其他成分按尿沉渣镜检方法报告结果。

4. 参考区间

（1）磷脂酰胆碱小体：多量，均匀分布满视野。

（2）前列腺颗粒细胞：＜ 1 个 /HP。

（3）红细胞：偶见，＜ 5 个 /HP。

（4）白细胞：＜ 10 个 /HP。

5. 临床意义

前列腺液常见的有形成分形态特点及临床意义见表 11–23。

表 11–23　前列腺液常见的有形成分形态特点及临床意义

有形成分	形态特点	参考区间	临床意义
磷脂酰胆碱小体	圆形或卵圆形、大小不均。似血小板但略大，折光性强；炎症时可成簇分布。重者可见不明跳跃的微小颗粒浸润，甚至可释放形成空泡	量多，均匀散在分布，满视野	前列腺炎时，分布不均，数量减少甚至消失
淀粉样小体	体积大，约为白细胞的 10 倍，圆形或卵圆形，形似淀粉颗粒，微黄色或褐色，同心圆线、纹层状结构	–	一般无临床意义
红细胞	圆盘状，草黄色	＜ 5 个 /HPF	增多见于前列腺炎、前列腺结核、结石或肿瘤
白细胞	圆球形，可见胞核	＜ 10 个 /HPF	增多见于前列腺炎、结核

续　表

有形成分	形态特点	参考区间	临床意义
前列腺炎颗粒细胞	体积大，为白细胞的 3 ~ 5 倍，内含有较多的磷脂酰胆碱颗粒	< 1 个 /HPF	增多见于老年人的前列腺液和前列腺炎患者
病原生物	特殊染色后的特有特点，如抗酸杆菌、革兰阴性双球菌、支原体等	-	相应病原生物引起的感染

三、特殊检查

（一）化学检查

前列腺液的化学成分，可随腺体的生理活动、代谢活动、代谢状态和病理改变而变化。前列腺液化学成分有蛋白质、酶、胆固醇、卵磷脂、电解质、微量元素等，其中纤溶酶、柠檬酸、酸性磷酸酶、锌等成分对精液液化、精子的活动、代谢等起着非常重要的作用，前列腺特异抗原（prostate specific antigen，PSA）为前列腺的肿瘤标志物。前列腺液的生化指标检查可作为前列腺疾病的诊断、疗效观察和预后判断的参考指标。

1. 锌测定

前列腺含锌量比体内其他组织多，锌与前列腺的抗菌能力有关，锌还参与稳定精子细胞膜的作用。测定方法主要有原子吸收光谱法和化学比色法等。正常前列腺液锌的含量为（5.38 ± 0.75）mol/L。前列腺炎和前列腺癌时锌含量降低；前列腺肿大时，锌含量升高，故锌含量的变化可作为前列腺肿大和前列腺癌鉴别的 1 个参考指标。

2. 其他化学成分测定

临床上探讨较多的前列腺液生化指标主要有 ACP、LD5/LD1、转铁蛋白（transferrin，Tf）、柠檬酸等。其中前列腺液中 ACP 可作为前列腺癌的肿瘤标志物，但其敏感性、特异性比 PSA 差。

（二）微生物学检查

1. 涂片染色检查

前列腺液直接涂片革兰染色或抗酸染色，油镜检查。有炎症时可见到大量的细菌和白细胞。淋病奈瑟菌感染时，可见到革兰阴性双球菌；前列腺结核时，可发现抗酸杆菌。涂片染色检查简便、快速，但阳性率低。

2. 微生物培养

为提高阳性检出率，确定感染的病原菌，或为治疗而做药物敏感试验等目的，需进行微生物培养。前列腺液细菌培养最常见的细菌有葡萄球菌、链球菌、大肠埃希菌及变形杆菌等。

STD 检查时，除建议做淋病奈瑟菌和支原体培养外，还可做酶联免疫试验等方法。

（严良烽）

第四节　脑脊液

脑脊液（cerebrospinal fluid，CSF）是存在于脑室和蛛网膜下腔（subarachnoid space）内的一种无色透明的液体，70%来自脑室脉络丛主动分泌和超滤所形成的液体，30%由大脑和脊髓细胞间隙所产生。脑脊液经过第三脑室和第四脑室进入小脑延髓池，再分布于蛛网膜下腔。蛛网膜绒毛能吸收脑脊液，并将其返回静脉。生理情况下，人体每天分泌的脑脊液为 400 ~ 500 mL，并能在 4 ~ 8 h 更新 1 次。正常成人脑脊液总量为 120 ~ 180 mL，约为体内液体总量的 1.5%。脑脊液是一种细胞外液，由于血脑屏障（blood-brain barrier）的作用，脉络丛上皮细胞具有选择性分泌和超滤血浆中物质的作用，致使其所含细胞极少，蛋白质等许多物质的含量也较血浆为低。

脑脊液具有重要的生理作用：①作为缓冲液保护脑和脊髓，减轻或消除外力对脑组织和脊髓的损伤；②调节颅内压；③供给中枢神经系统营养物质，并运走代谢产物；④调节神经系统碱储量，维持脑脊液 pH 在 7.31 ～ 7.34；⑤转运生物胺类物质，参与神经内分泌调节。

一、标本采集与处理

1. 标本采集

脑脊液标本由临床医师进行腰椎穿刺采集，必要时可行小脑延髓池和脑室穿刺采集。由于脑脊液检查有一定的创伤性，因此，必须严格掌握其适应证和禁忌证。

脑脊液检查的适应证有：①有脑膜刺激征者；②可疑颅内出血者；③可疑脑膜白血病者；④原因不明的剧烈头痛、昏迷、抽搐或瘫痪者；⑤可疑肿瘤颅内转移者；⑥脱髓鞘疾病者；⑦中枢神经系统疾病需要椎管内给药治疗、麻醉和椎管造影者。

脑脊液检查的禁忌证有：①颅内高压者；②颅后窝占位性病变者，或伴有脑干症状者；③处于休克、全身衰竭状态者；④穿刺局部有化脓性感染者。

脑脊液穿刺成功后首先应进行压力测定。待压力测定后，将脑脊液分别收集于三个无菌容器中，采集量见表 11–24。第 1 管用于细菌学检查，第 2 管用于化学或免疫学检查，第 3 管用于常规检查。如疑为恶性肿瘤，再采集一管进行脱落细胞学检查。标本采集后应注明采集日期、时间、患者基本信息等。

表 11–24　脑脊液检查标本采集量

检查项目	成人 /mL	儿童 /mL
细菌学及病毒学	2	1
细胞学、化学	2 ～ 8	1 ～ 1.5

2. 标本转运

脑脊液标本必须由专人或专用的物流系统转运。为保证转运安全及防止标本溢出，转运过程应采用密封的容器。

3. 标本保存和接收

（1）脑脊液标本采集后立即送检，一般不能超过 1 h，不能及时检查的标本需要保存在 2 ～ 4℃环境中，常规检查应在 4 h 内完成。脑脊液放置时间过久可造成细胞破坏或变形；可产生纤维蛋白凝集导致细胞分布不均，影响细胞计数；可使葡萄糖分解造成含糖量降低；可使细菌溶解，影响细菌检出率。采集的脑脊液标本应尽量避免凝固及混入血液。

（2）合格脑脊液标本的基本要求：脑脊液专用收集容器标识清晰，采集量满足检验项目需求。

二、一般检查

（一）理学检查

1. 脑脊液压力

压力测定是脑脊液检查的重要项目之一。压力测定一定要在患者完全放松的情况下进行，否则压力测定值会高。当腰椎或其他部位穿刺成功后，接上压力表或压力管，即可见脑脊液压力逐渐上升。由于不同的穿刺部位和不同的穿刺体位，脑脊液压力可不同；不同年龄患者脑脊液压力也不相同，成人脑脊液压力较儿童高。

（1）参考区间。卧位：①腰椎穿刺，80 ～ 180 mmH_2O；②小脑延髓池穿刺，80 ～ 120 mmH_2O；③脑室穿刺，70 ～ 120 mmH_2O。

（2）临床意义。

①颅内压增高：卧位脑脊液压力高于 200 mmH_2O 为颅内压增高，多见于脑组织水肿、脑脊液循环通路梗阻、脑脊液分泌增加或吸收障碍、硬脑膜内容积增加、颅内占位性病变、颅内静脉窦瘀血或静脉窦血栓、颅内循环血量增加等。

②颅内压减低：卧位脑脊液压力低于 80 mmH_2O 为颅内压减低。多见于持续脑室引流、脑脊液鼻漏、枕骨大孔下或椎管内梗阻、恶病质、脱水及近期反复多次腰椎穿刺者。

2. 颜色

（1）参考区间：无色或淡黄色。

（2）临床意义：当中枢神经系统有炎症、损伤、肿瘤或梗阻时，破坏了血脑屏障，使脑脊液成分发生改变，而导致其颜色发生变化。

①红色：常见于各种原因的出血，特别是穿刺损伤的出血、蛛网膜下腔或脑室出血。脑脊液新鲜出血与陈旧性出血的鉴别见表 11–25。

表 11–25 脑脊液新鲜出血与陈旧性出血的鉴别

项目	新鲜出血	陈旧性出血
透明度	混浊	清亮、透明
易凝性	易凝	不易凝
离心后上清液	无色透明	红色、黄褐色或柠檬色
红细胞形态	无变化	有皱缩
上清液隐血试验	多为阴性	阳性
白细胞计数	不增高	继发性或反应性增高

②黄色：脑脊液呈黄色称为黄变症（xanthochromia），可由出血、黄疸、淤滞、梗阻等引起。黄变症常见类型及临床意义见表 11–26。

表 11–26 黄变症常见类型及临床意义

类型	临床意义
出血性黄变症	见于陈旧性蛛网膜下腔出血或脑出血
黄疸性黄变症	见于重症黄疸性肝炎、肝硬化、钩端螺旋体病、胆管梗阻、新生儿溶血症等
淤滞性黄变症	见于颅内静脉、脑脊液循环淤滞
梗阻性黄变症	见于髓外肿瘤等所致的椎管梗阻
其他	脑脊液中黄色素、胡萝卜素、黑色素、脂色素增高时，也可使脑脊液呈黄色

③白色：多因脑脊液中白细胞增多所致，常见于脑膜炎奈瑟菌、肺炎链球菌、溶血性链球菌引起的化脓性脑膜炎。

④绿色：多见于铜绿假单胞菌性、急性肺炎链球菌性脑膜炎。

⑤褐色：多见于脑膜黑色素肉瘤（melanosarcomatosis）或黑色素瘤（melanoma）等。

⑥无色：除见于正常脑脊液以外，还可见于病毒性脑炎、轻型结核性脑膜炎、脊髓灰质炎、神经梅毒等。

3. 透明度

（1）参考区间：清晰透明。

（2）临床意义：脑脊液的混浊度与其所含的细胞和细菌数量有关，当脑脊液中的白细胞超过 $300 \times 10^6/L$ 时，可呈混浊；脑脊液中蛋白质明显增高或含有大量细菌、真菌时，也可使脑脊液混浊。结核性脑膜炎的脑脊液可呈毛玻璃样混浊，化脓性脑膜炎的脑脊液呈脓性或块样混浊，穿刺损伤时的脑脊液可呈轻微的红色混浊。

4. 凝固性

（1）参考区间：无凝块、无沉淀，放置 12 ~ 24 h 后不会形成薄膜、凝块或沉淀。

（2）临床意义：脑脊液薄膜形成与其所含的蛋白质，特别是纤维蛋白原的含量有关，当脑脊液中的蛋白质含量超过 10 g/L 时，可出现薄膜、凝块或沉淀。化脓性脑膜炎脑脊液一般在 1 ～ 2 h 形成薄膜、凝块或沉淀。结核性脑膜炎在 12 ～ 24 h 形成膜状物。蛛网膜下腔梗阻的脑脊液可呈黄色胶冻状，脑脊液同时存在胶样凝固、黄变症和蛋白质 – 细胞分离（蛋白质明显增高，细胞正常或轻度增高）称为 Frion–Nonne 综合征，这是蛛网膜下腔梗阻的脑脊液特点。

5. 比重

（1）参考区间：①腰椎穿刺，1.006 ～ 1.008；②脑室穿刺，1.002 ～ 1.004；③小脑延髓池穿刺，1.004 ～ 1.008。

（2）临床意义：凡是脑脊液中的细胞数量增加和蛋白质含量增高的疾病，其比重均可增高。常见于中枢神经系统感染、神经系统寄生虫病、脑血管病、脑肿瘤、脑出血、脑退行性变和神经梅毒等。

（二）显微镜检查

1. 检测原理

1）细胞总数计数

（1）仪器计数法：体液细胞分析仪可自动分析计数细胞。

（2）显微镜计数法：①清亮或微混的脑脊液：可以直接计数细胞总数；②细胞过多、混浊或血性脑脊液，用生理盐水或红细胞稀释液稀释标本后，再采用直接计数法计数细胞总数，结果乘以稀释倍数后换算成每升脑脊液中的细胞总数。

2）白细胞计数

（1）仪器计数法：体液细胞分析仪可自动分析计数细胞。

（2）显微镜计数法：①非血性标本。用微量吸管吸取冰乙酸后全部吹出，然后用该吸管定量吸取混匀的脑脊液标本，充入血细胞计数池内计数；②血性脑脊液。用白细胞稀释液稀释标本后，再采用直接计数法计数细胞总数，结果乘以稀释倍数后换算成每升脑脊液中的细胞总数。

3）白细胞分类计数

（1）仪器分类法：体液细胞分析仪可用于白细胞分类计数。

（2）显微镜分类法：①白细胞直接计数后，在高倍镜下根据白细胞形态和细胞核的形态特征进行分类计数，计算出单个核细胞和多个核细胞所占的比例；②脑脊液标本离心后，取沉淀物制备涂片（均匀薄膜），采用瑞氏染色后，油镜下分类计数。如有异常细胞，需描述并报告。

2. 方法学评价

（1）脑脊液细胞计数：体液细胞分析仪操作简单、精密度高、速度快，但对于异常细胞形态识别不够准确，若仪器出现形态学报警，必须用显微镜计数法复查。显微镜计数法操作烦琐，存在人为误差，但可作为校正仪器的参考方法。

（2）脑脊液白细胞分类计数：脑脊液白细胞分类计数的方法学评价见表 11–27。

表 11–27 脑脊液白细胞分类计数的方法学评价

方法	优点	缺点
仪器分类法	简单、快速、可自动化	影响因素多，无法识别异常细胞
显微镜分类法	细胞识别率高，结果准确可靠，尤其是染色分类法可以发现异常细胞，为首选方法	操作复杂、费时

3. 质量保证

（1）细胞计数：①应及时检查，在标本采集后 1 h 内完成检查。②标本必须充分混匀再计数，如有血液混入，白细胞计数应进行校正。校正公式为：WBC（校正）= WBC（未校正）–［RBC（脑脊液）× WBC（血液）］/RBC（血液）。③计数时要注重形态，如有红细胞皱缩或肿胀，应予以描述。

（2）染色分类法：离心速度不宜过快，时间不宜过长，以免细胞破坏或变形。

4. 参考区间

（1）无红细胞。

（2）白细胞极少，成人：（0 ~ 8）×10^6/L，儿童：（0 ~ 15）×10^6/L，主要为单个核细胞，淋巴细胞与单核细胞之比为 7 ∶ 3。

5. 临床意义

脑脊液细胞数增多多见于中枢神经系统病变，其增多程度及细胞种类与病变的性质和转归有关（表 11-28）。

表 11-28 中枢神经系统病变时脑脊液细胞分类计数的变化

疾病	细胞数量变化	细胞种类
化脓性脑膜炎	↑↑↑	中性粒细胞为主
结核性脑膜炎	↑↑↑	早期以中性粒细胞为主，中期中性粒细胞、淋巴细胞、浆细胞并存，后期以淋巴细胞为主
病毒性脑膜炎	↑	淋巴细胞为主
真菌性脑膜炎	↑	淋巴细胞为主
肿瘤	↑或↑↑	红细胞、肿瘤细胞
寄生虫感染	↑或↑↑	嗜酸性粒细胞
脑室或蛛网膜出血	↑↑或↑↑↑	红细胞

（三）化学检查

1. 蛋白质

脑脊液中的蛋白质含量较血浆为低，约为血浆的 1%。脑脊液蛋白质的检查分为定性检查和定量检查。

（1）检测原理：

①蛋白质定性检查：常用的方法有 Pandy 试验、硫酸铵试验和 Lee-Vinson 试验。其检查原理见表 11-29。

表 11-29 脑脊液蛋白质定性检查的原理

方法	原理
Pandy 试验	脑脊液中的球蛋白可与苯酚结合，形成不溶性蛋白盐，产生白色混浊或沉淀
硫酸铵试验	饱和硫酸铵能沉淀球蛋白，出现白色沉淀
Lee-Vinson 试验	磺基水杨酸和氯化汞均能沉淀脑脊液蛋白质，根据沉淀物比例的不同，可鉴别化脓性脑膜炎和结核性脑膜炎

②蛋白质定量检查：主要有比浊法、染料结合法、双缩脲法和免疫学方法等。临床多采用磺基水杨酸 - 硫酸钠比浊法。

（2）方法学评价：脑脊液蛋白质定性检查的方法学评价见表 11-30。脑脊液蛋白质定量检查的方法学评价见表 11-31。

表 11-30 脑脊液蛋白质定性检查的方法学评价

方法	优点	缺点
Pandy 试验	标本用量少、灵敏度高、操作简便，结果易于观察	灵敏度过高，假阳性率较高
硫酸铵试验	特异性高	操作复杂，灵敏度低
Lee-Vinson 试验	检测球蛋白和白蛋白	操作复杂，特异性低

表 11-31　脑脊液蛋白质定量检查的方法学评价

方法	优点	缺点
比浊法	操作简便	重复性差，影响因素较多、标本用量多
染料结合法	操作较简便、灵敏度高、标本用量少、重复性好	线形范围窄，实验条件要求较高
双缩脲法	操作简便	灵敏度低，特异性差
免疫学方法	标本用量少，特异性高	检测成本高

（3）质量保证：定性检查时，不要混入血液，否则会出现假阳性；定量检查时，最好采用上清液测定，如检测结果超出检测限，应稀释后再测定。

（4）参考区间：①定性，阴性或弱阳性。②定量，腰椎穿刺：0.20 ~ 0.40 g/L；小脑延髓池穿刺：0.10 ~ 0.25 g/L；脑室穿刺：0.05 ~ 0.15 g/L。

（5）临床意义：脑脊液蛋白质含量增高是血脑屏障破坏的标志，可见于多种疾病。

①感染：以化脓性脑膜炎、结核性脑膜炎脑脊液蛋白质增高最明显，病毒性脑膜炎则轻度增高。

②神经根病变：常见于急性感染性多发性神经根神经炎（guillain barre syndrome），其脑脊液中蛋白质明显增高，而细胞数量正常或轻度增高，即形成蛋白质 – 细胞分离的现象。

③梗阻：脊髓肿瘤、肉芽肿、硬膜外脓肿等可以造成椎管部分或完全梗阻，使脑与脊髓蛛网膜下腔互不相通或相通受阻，血浆蛋白质由脊髓静脉渗出，导致脑脊液中的蛋白质显著增高，有时可出现脑脊液自凝现象。

④出血：脑血管畸形、高血压病、脑动脉硬化症以及全身出血性疾病等均可导致脑出血或蛛网膜下腔出血，血性的脑脊液可使其蛋白质明显增高。

⑤其他：某些疾病出现中枢神经系统症状时，如肺炎、尿毒症，也可使脑脊液蛋白质含量增高。

2. 蛋白商

蛋白商（protein quotient）是脑脊液中球蛋白与白蛋白的比值。

（1）参考区间：0.4 ~ 0.8。

（2）临床意义：脑脊液蛋白商反映了球蛋白与白蛋白的比例变化，是诊断神经系统疾病的重要指标之一。①蛋白商增高：提示脑脊液中球蛋白含量增高，见于多发性硬化症、神经梅毒、脑脊髓膜炎、亚急性硬化性全脑炎等；②蛋白商减低：提示脑脊液白蛋白含量增高，见于化脓性脑膜炎急性期、脑肿瘤、脊髓压迫症等。

3. 葡萄糖

脑脊液葡萄糖含量为血糖的 50% ~ 80%（平均 60%），其含量高低与血糖浓度、血脑屏障的通透性、脑脊液葡萄糖的酵解程度以及血脑屏障对葡萄糖的携带转运作用有关。

（1）检测原理：脑脊液葡萄糖测定多采用葡萄糖氧化酶法和己糖激酶法。

（2）方法学评价：己糖激酶法的特异性和准确性均高于葡萄糖氧化酶法。

（3）质量保证：病理情况下，脑脊液常含有细菌或细胞，故葡萄糖含量测定应在采集标本后及时进行；如不能及时处理，应加防腐剂并低温保存，以抑制细菌和细胞代谢对葡萄糖的消耗，防止假性减低。

（4）参考区间：①腰椎穿刺，2.5 ~ 4.4 mmol/L；②小脑延髓池穿刺，2.8 ~ 4.2 mmol/L；③脑室穿刺：3.0 ~ 4.4 mmol/L。

（5）临床意义：见表 11-32。

4. 氯化物

脑脊液中氯化物含量与血氯浓度、酸碱度、血 – 脑屏障通透性和脑脊液蛋白质含量有关。为了维持脑脊液和血浆渗透压的平衡（Donnan 平衡），正常脑脊液氯化物含量较血浆高 20%。

影响脑脊液氯化物含量的因素有：①血浆氯化物浓度。脑脊液与血浆氯化物的含量有一定的比例关系，约为 1.25 ∶ 1，当血浆氯化物含量增高或减低时，脑脊液氯化物含量也相应增高或减低。②脑脊液酸碱度。酸性脑脊液的氯化物含量明显减低，而碱性脑脊液的氯化物则增高。③炎性渗出或粘连：细菌性脑膜炎时炎性渗出或粘连较明显，使部分氯化物黏附于脑膜上，导致脑脊液氯化物含量减低。④垂体－间脑病变：脑脊液氯化物代谢障碍。

表 11-32 脑脊液葡萄糖检查的临床意义

	临床意义
减低	①细菌性脑膜炎和真菌性脑膜炎，以化脓性脑膜炎早期减低最明显
	②脑猪囊尾蚴病、锥虫病、血吸虫病、肺吸虫病、弓形虫病等
	③脑肿瘤
	④神经梅毒
	⑤低血糖昏迷、胰岛素过量所致的低血糖状态
增高	①新生儿及早产儿：由于血脑屏障通透性较高，可使脑脊液葡萄糖增高
	②糖尿病或静脉注射葡萄糖后
	③脑出血
	④病毒性脑膜炎或脑炎
	⑤急性颅脑外伤、中毒、缺氧、脑出血等所致丘脑下部损伤，由于肾上腺素分泌过多，促进糖原分解使血糖增高，而导致脑脊液葡萄糖增高

（1）参考区间：①成人，120 ~ 130 mmol/L；②婴儿，111 ~ 123 mmol/L。

（2）临床意义：见表 11–33。

表 11-33 脑脊液氯化物检查的临床意义

	临床意义
减低	①细菌或真菌感染，特别是化脓性脑膜炎、结核性脑膜炎和隐球菌性脑膜炎的急性期，慢性感染的急性发作期，脑脊液氯化物明显减低，且与葡萄糖的减低同时出现，其中以结核性脑膜炎脑脊液氯化物减低最明显
	②在细菌性脑膜炎的后期，由于脑膜有明显的炎症浸润或粘连，局部有氯化物附着，使脑脊液氯化物减低，并与蛋白质明显增高相伴随
	③呕吐肾上腺皮质功能减退时，由于血氯减低，使脑脊液氯化物含量亦减低
增高	主要见于尿毒症、肾炎、心力衰竭、病毒性脑膜炎或脑炎

三、其他检查

（一）化学和免疫学检查

1. 酶

正常脑脊液中含有 20 多种酶，当有些神经系统疾患时脑脊液酶活性可增高。

（1）乳酸脱氢酶（lactate dehydrogenase，LD）：LD 是一组含锌的氧化还原酶，在糖酵解过程中起重要作用。脑脊液中 LD 浓度相当于血清的 10%，随着年龄的增长，脑脊液中 LD 浓度越来越低。当中枢神经系统病变时，脑脊液中 LD 浓度明显增高，对诊断或鉴别诊断某些中枢神经系统疾病有重要意义。

参考区间：8 ~ 40 U/L。

临床意义。脑脊液中 LD 增高主要见于：①感染，特别是细菌性脑膜炎，而病毒性脑膜炎脑脊液中 LD 多正常或轻度增高，因此，LD 可作为鉴别细菌性和病毒性脑膜炎的重要指标。细菌性脑膜炎脑脊液中以 LD4、LD5 增高为主，而病毒性脑膜炎以 LD1、LD2、LD3 增高为主，这为鉴别细菌性和病毒性脑膜炎提供了更为确切的依据。②脑梗死、脑出血、蛛网膜下隙出血的急性期，脑脊液 LD 均明显增高。③脑肿瘤的进展期 LD 明显增高，缓解期或经过治疗后疗效较好者 LD 明显减低，或恢复正常。④脱髓鞘病，特别是多发性硬化症的急性期或病情加重期，脑脊液中 LD 明显增高，病情缓解后 LD 则恢复正常。

（2）氨基转移酶：最主要的有天冬氨酸转氨酶（aspartate amlnotransferase，AST）和丙氨酸转氨酶

（alanine aminotransferase，ALT）。由于血脑屏障的作用，脑脊液与血清中的氨基转移酶无相关关系。因此，脑脊液氨基转移酶的活性仅反映了中枢神经系统病变，且 AST 较 ALT 更具有诊断价值。

参考区间：① AST，5 ~ 20 U/L；② ALT，5 ~ 15 U/L。

临床意义。脑脊液中氨基转移酶活性增高主要见于：①中枢神经系统器质性病变，尤其是脑出血或蛛网膜下腔出血等，增高的氨基转移酶以 AST 为主，且 AST 增高与脑组织损伤坏死的程度有关；②中枢神经系统感染，如细菌性脑膜炎、脑炎、脊髓灰质炎等，脑脊液中氨基转移酶增高与血脑屏障通透性增高有关；③中枢神经系统转移癌、缺氧性脑病和脑萎缩等。

（3）肌酸激酶（creatine kinase，CK）：CK 是一种器官特异性酶，主要存在于骨骼肌、心肌和脑组织中。由于肝细胞、红细胞及其他组织器官不含有 CK，血清 CK 浓度极低。所以，脑脊液中 CK 浓度变化对诊断脑组织损伤程度和范围有一定意义。

参考区间：0.5 ~ 2.0 U/L。

临床意义。脑脊液中 CK 增高主要见于：①中枢神经系统感染，特别是化脓性脑膜炎，其脑脊液中 CPK 浓度增高最明显，其次为结核性脑膜炎，病毒性脑膜炎 CK 正常或轻度增高。因此，CK 对鉴别各种脑膜炎具有重要价值；②脑出血、蛛网膜下隙出血等，其 CK 增高程度与脑组织损伤范围有关；③进行性脑积水、脱髓鞘病、继发性癫痫等。

（4）溶菌酶（lysozyme，LZM）：正常脑脊液中溶菌酶含量甚微。当中枢神经系统有病变时，由于血脑屏障的通透性增高，可使血液中的溶菌酶进入脑脊液，导致脑脊液溶菌酶增高。

参考区间：< 0.2 mg/L。

临床意义：细菌性脑膜炎、结核性脑膜炎脑脊液 LZM 增高，后者增高程度明显高于化脓性脑膜炎，且与病情变化相一致。另外，脑脊液溶菌酶活性增高还可见于脑肿瘤等。

（5）磷酸己糖异构酶（phosphohexose isomerase，PHI）：PHI 是糖代谢过程的重要酶，正常脑脊液 PHI 活性较低。当中枢神经系统有病变时，PHI 活性可增高，且增高程度较 LD 更明显。

参考区间：（0 ~ 4.2）U/L。

临床意义。脑脊液 PHI 增高主要见于：①脑部肿瘤，特别是恶性肿瘤，但良性肿瘤的 PHI 不增高；②中枢神经系统感染时 PHI 也增高，以结核性脑膜炎 PHI 增高更明显；③急性脑梗死。

（6）胆碱酯酶（cholinesterase，ChE）：ChE 有乙酰胆碱酯酶（AChE）和拟胆碱酯酶（PChE）。脑脊液中主要含有 AChE，能专一性水解乙酰胆碱，与神经传导介质代谢有关。检测脑脊液 ChE 有助于多发性硬化症的诊断以及了解血脑屏障受损程度。

参考区间：0.5 ~ 1.3 U/L。

临床意义。脑脊液 ChE 增高主要见于：①多发性硬化症；②弥漫性硬化症、重症肌无力、脑肿瘤和多发性神经根神经炎等；③脑部外伤时，PChE 活性增高，而 AChE 活性减低；④脑膜炎、脊髓灰质炎 PChE 增高，且增高程度与脑脊液蛋白质增高程度相平行。

（7）神经元特异性烯醇化酶（neuron specific enolase，NSE）：NSE 是糖酵解过程中的重要酶，NSE 位于末梢神经元和神经内分泌细胞上。血清和脑脊液中均含有 NSE。当中枢神经系统损伤时，脑脊液 NSE 活性明显增高。因此，检测脑脊液 NSE 可作为诊断中枢神经系统损伤的重要依据。NSE 活性测定多采用生物发光技术，NSE 含量测定多采用免疫技术。

参考区间：① NSE 活性，（1.14 ± 0.39）U/L；② NSE 含量，（5.29 ± 2.81）μg/L。

临床意义：脑脊液 NSE 增高主要见于脑出血、脑梗死、癫痫持续状态等，且疾病的早期即可见 NSE 增高，病情恶化时 NSE 增高更明显，有时在病情恶化之前即有 NSE 活性增高。因此，脑脊液 NSE 活性变化可作为判断中枢神经系统病变严重程度和预后的有效指标之一。

（8）醛缩酶（aldolase）：醛缩酶是糖代谢过程的重要酶，脑脊液醛缩酶活性很低。当中枢神经系统疾病和颅脑外伤时，醛缩酶可呈不同程度的增高。

参考区间：0 ~ 1 U/L 或 0 ~ 0.3μmol/L。

临床意义：脑脊液醛缩酶活性增高主要见于：①家族性黑蒙性痴呆；②颅脑外伤伴有长期昏迷者，

醛缩酶活性增高程度与颅脑外伤程度相一致；③急性脑膜炎、脑积水、神经梅毒、多发性硬化症。

（9）腺苷脱氨酶（adenosin deaminase，ADA）：ADA 是一种核苷酸氨基水解酶，为核酸代谢的重要的酶，脑脊液 ADA 活性测定对鉴别各种脑膜炎有重要意义。

参考区间：（0 ~ 8）U/L。

临床意义：结核性脑膜炎脑脊液 ADA 活性明显增高，且与其他脑膜炎比较差异有显著性。因此，临床上检测脑脊液 ADA 可作为诊断和鉴别诊断结核性脑膜炎的重要指标。

2. 蛋白电泳

脑脊液中蛋白质含量极少，其蛋白质特点为：①有较多的前白蛋白；② β－球蛋白较多，且高于血清，而 γ－球蛋白仅为血清的 50%；③脑脊液白蛋白主要来自血清。

（1）检测原理：常用乙酸纤维薄膜电泳法、琼脂糖凝胶电泳法。

（2）方法学评价：脑脊液蛋白质电泳常采用乙酸纤维薄膜或琼脂糖凝胶作为载体，电泳条件与血浆蛋白电泳相同。若采用等电聚焦电泳可提高电泳图谱的分辨率。

（3）参考区间：①前白蛋白 3% ~ 6%；②白蛋白 50% ~ 70%；③ α_{-1}－球蛋白 4% ~ 6%；④ α_{-2}－球蛋白 4% ~ 9%；⑤ β－球蛋白 7% ~ 13%；⑥ γ－球蛋白 7% ~ 18%。

（4）临床意义：脑脊液蛋白质电泳检查的临床意义见表 11-34。

表 11-34 脑脊液蛋白质电泳检查的临床意义

项目	可能机制	临床意义
前白蛋白↑	脑组织细胞退行性病变	多见于脑萎缩、脑积水、帕金森病、多发性硬化症等
白蛋白↑	脑组织供血不足或脑血管通透性增高	多见于脑血管病变、椎管梗阻等
α_{-1}，α_{-2}－球蛋白↑	炎症损伤或占位性病变	多见于脑膜炎、脊髓灰质炎、脑膜肿瘤浸润、转移癌等
β－球蛋白↑	脂肪代谢障碍或脑组织萎缩	多见于动脉硬化、脑血栓形成、帕金森病等
γ－球蛋白↑	免疫、占位性病变或暂时性脑功能失调等	常见于脱髓鞘病，尤其是多发性硬化症、视神经脊髓炎，也可见于中枢神经系统的肿瘤和感染等

3. 免疫球蛋白

正常脑脊液中免疫球蛋白浓度极低，在病理情况下，由于血脑屏障功能的破坏，以及脑脊液中有激活的免疫细胞，产生免疫球蛋白，而使其含量增高。

（1）检测原理：免疫球蛋白的检测方法有免疫扩散法、免疫电泳法、免疫散射比浊法。抗原和抗体在凝胶或特殊缓冲液中特异性结合，形成抗原抗体复合物，再通过测定凝胶中的抗原抗体复合物沉淀环的直径，或特殊缓冲液中抗原抗体复合物的浊度，计算出免疫球蛋白的含量。

（2）方法学评价：①免疫扩散法操作复杂、时间长、精确度较差；②免疫电泳法具有标本用量少、特异性高等优点；③免疫散射比浊具有灵敏度和精确度高、检测简便、快速等优点。

（3）参考区间：① IgG，10 ~ 40 mg/L；② IgM，0 ~ 0.22 mg/L；③ IgA，0 ~ 6 mg/L；④ IgE，极少量。

（4）临床意义：脑脊液免疫球蛋白检查的临床意义见表 11-35。

表 11-35 脑脊液免疫球蛋白检查的临床意义

免疫球蛋白	临床意义
IgG ↑	见于结核性脑膜炎、细菌性脑膜炎、病毒性脑膜炎神经系统肿瘤、多发性硬化症、神经梅毒
IgG ↓	见于癫痫、放射线损伤和服用类固醇药物等
IgM ↑	多见于中枢神经系统感染、多发性硬化症、肿瘤等
IgA ↑	多见于化脓性脑膜炎、结核性脑膜炎和病毒性脑膜炎、肿瘤等
IgE ↑	多见于脑寄生虫病

4. 其他

（1）乳酸（lactic acid，LA）。

参考区间：（1.0 ～ 2.8）mmol/L。

临床意义。脑脊液乳酸含量增高见于：①细菌性脑膜炎，特别是化脓性脑膜炎和结核性脑膜炎，由于细菌分解葡萄糖为乳酸，导致乳酸含量增高，且乳酸含量与脑脊液葡萄糖含量成反比，与中性粒细胞数量成正比；②脑血流量减少、低碳酸血症、脑积水、脑脓肿、脑梗死时，脑脊液乳酸也可增高；③脑死亡时脑脊液乳酸含量明显增高，常大于 6.0 mmol/L。

（2）谷氨酰胺（glutamine，Gln）。

参考区间：0.41 ～ 1.10 mmol/L。

临床意义：脑脊液谷氨酰胺增高可反映脑组织中游离氨的增多，可用于诊断肝性脑病。晚期肝硬化，肝性脑病患者谷氨酰胺可高达 3.4 mmol/L。脑脊液谷氨酰胺增高也可见于出血性脑膜炎、败血症性脑病、呼吸衰竭继发性脑病。

（3）β –$_2$– 微球蛋白（β –$_2$–microglobulin，β –$_2$–M）：β –$_2$–M 是由正常或恶变的造血细胞、间质细胞或上皮细胞合成与分泌。正常脑脊液 β –$_2$–M 含量极少，其增高反映了中枢神经系统病理性损伤。

参考区间：①成人，（1.15 ± 3.70）mg/L；②儿童，（1.10 ± 0.50）mg/L。

临床意义。β –$_2$–M 增高主要见于：①中枢神经系统感染，如细菌性脑膜炎、病毒性脑膜炎或脑炎、多发性神经根神经炎等；②急性脑梗死、中枢神经系统肿瘤等；③中枢神经系统白血病（CNSL），且 β –$_2$–M 变化可作为早期诊断 CNSL 和评价疗效的客观指标之一。

（4）髓鞘碱性蛋白（myelin basic protein，MBP）：MBP 是脑组织实质损伤的特异性标记，具有较强的组织和细胞特异性。当外伤或疾病引起神经组织破坏、血脑屏障功能障碍时，MBP 可直接进入脑脊液或经血液进入脑脊液，导致脑脊液 MBP 增高。因此，MBP 是反映神经细胞有无实质性损伤的一个灵敏的指标，其含量高低与损伤范围和病情严重程度有关。MBP 检测常采用 RIA 和 EUSA 法。

参考区间：< 4 μg/L。

临床意义：MBP 增高是髓鞘遭到破坏的近期标志，90% 以上的多发性硬化症的急性期表现为 MBP 明显增高，50% 的慢性活动者 MBP 增高，非活动者 MBP 不增高。因此，MBP 是多发性硬化症病情活动的辅助诊断指标。MBP 增高也可见于神经梅毒、脑血管病、颅脑外伤等。

（5）C 反应蛋白（C–reactive protein，CRP）：CRP 是能与肺炎链球菌 C 多糖体发生沉淀反应的异常蛋白质，也是一种炎症或组织损伤的急性时相反应蛋白。脑脊液中 CRP 增高与血脑屏障的破坏有关。

参考区间：阴性。

临床意义：脑脊液 CRP 阳性主要见于中枢神经系统感染性疾病。急性化脓性脑膜炎或结核性脑膜炎时，脑脊液和血清 CRP 均明显增高，且急性期明显高于恢复期；浆液性脑膜炎或脑炎时，只有脑脊液 CRP 呈阳性，血清 CRP 则为阴性。脑脊液和血清 CRP 与脑脊液蛋白质同时测定，可显著提高临床诊断价值。

（二）细胞学检查

脑脊液的一般显微镜检查只能提供简单的细胞总数和细胞分类。为了进一步为临床提供诊断依据，有必要进行细胞学检查。近年来，常采用玻片离心法、沉淀室法、微孔薄膜筛滤法、纤维蛋白网细胞捕获法等收集细胞，并进行染色。常用的染色方法有 May–Grunwald–Giemsa 染色法、PAS 染色法、过氧化酶染色法、脂类染色法、硝基四氮唑蓝（NBT）染色法和吖啶橙荧光染色法等，除了血细胞外，重点检查脑脊液腔壁细胞、肿瘤细胞和污染细胞。

1. 腔壁细胞

腔壁细胞是脑脊液中的脱落细胞。

（1）脉络丛室管膜细胞：细胞容积大，成簇出现，细胞核圆而致密，胞质丰富呈蓝色或粉红色。常见于脑积水、脑室穿刺、气脑、脑室造影或椎管内给药后，多无临床意义。

（2）蛛网膜细胞：细胞成簇出现，细胞核呈卵圆形，可见核仁，胞质丰富呈灰蓝色。常见于气脑、脑室造影或腰椎穿刺后，多为蛛网膜机械性损伤所致。

2. 肿瘤细胞

脑脊液常见的肿瘤细胞有原发性肿瘤细胞、转移性肿瘤细胞、白血病细胞和淋巴瘤细胞。

（1）原发性和转移性肿瘤细胞。此类肿瘤细胞的特征为：①细胞核增大，细胞核形态和结构异常；②细胞大小、形态不一；③核质比例增大；④染色质染色加深、颗粒粗糙致密；⑤核膜增厚且不规则；⑥核仁增大，数量增多；⑦有丝分裂活跃；⑧细胞界限不清，常成簇出现。如果脑脊液标本中发现肿瘤细胞，有极大的诊断价值，对脑膜肿瘤的诊断优于其他指标。

（2）白血病细胞：脑脊液中白血病细胞的形态、结构与周围血液和骨髓白血病细胞大致相同。脑脊液中白血病细胞是诊断中枢神经系统白血病的重要依据，对临床上尚未出现中枢神经系统受损症状者更为重要。

（3）淋巴瘤细胞：淋巴瘤分为霍奇金病和非霍奇金病，仅以脑脊液细胞学检查进行区分极为困难，必须结合临床资料和组织学检查结果才能做出准确分类。脑脊液中出现淋巴瘤细胞是诊断中枢神经系统淋巴瘤的可靠依据。

3. 污染细胞

（1）骨髓细胞：骨髓中的各型细胞均可见于脑脊液中，多由于穿刺损伤将其带入脑脊液中所致，无临床意义。

（2）红细胞：与周围血液红细胞形态相同，多由穿刺损伤脊膜血管所致，但应注意其与中性粒细胞的比值是否与周围血象相同，以确定是否有临床意义；如非污染细胞因素所致应考虑脑出血或蛛网膜下腔出血的可能。

（3）软骨细胞：细胞核呈深蓝色、圆形或卵圆形，胞质丰富呈明显的亮红色，细胞常成串存在，不难与其他细胞鉴别。

（三）病原学检查

1. 细菌学检查

（1）方法学评价：①显微镜检查。脑脊液涂片革兰染色或碱性亚甲蓝染色检查致病菌。革兰染色用于检查肺炎链球菌、流感嗜血杆菌、葡萄球菌、铜绿假单胞菌、链球菌、大肠埃希菌等；碱性亚甲蓝染色用于检查脑膜炎球菌。显微镜检查对化脓性脑膜炎诊断的阳性率为60%～90%。如果怀疑为结核性脑膜炎，可采用抗酸染色，油镜下寻找抗酸杆菌。新生隐球菌检查常采用印度墨汁染色法，若呈假阳性，可采用苯胺墨染色法。②细菌培养。主要适用于脑膜炎奈瑟菌、链球菌、葡萄球菌、大肠埃希菌、流感嗜血杆菌等。同时，也要注意厌氧菌、真菌的培养。③ ELISA 检测结核分枝杆菌抗体。结核分枝杆菌感染时，可产生特异性的抗结核抗体，可采用最简便、灵敏度高的 ELISA 检测此抗体。如果脑脊液中抗结核抗体水平高于血清，这对结核性脑膜炎的诊断及鉴别诊断具有特殊价值。

（2）参考区间：阴性。

（3）临床意义：脑脊液为无菌液体，在排除污染的前提下，若检出细菌应视为有病原菌感染。

2. 寄生虫检查

（1）方法学评价：①脑脊液涂片显微镜检查。可发现血吸虫卵、肺吸虫卵、弓形虫、阿米巴等。②脑囊虫检查。脑囊虫补体结合试验诊断脑囊虫的阳性率可达88%；致敏乳胶颗粒玻片凝集试验诊断脑囊虫的符合率为90%；ELISA 法检查其抗原、抗体对诊断脑猪囊尾蚴病具有高度的特异性。③梅毒螺旋体。神经梅毒的诊断首选灵敏度、特异性均很高的螺旋体荧光抗体吸收试验（fluoresent treponemal antibody-absorption test，FTA-ABS），其次选用性病研究实验室玻片试验（venereal disease research laboratory test，VDRL），其灵敏度为50%～60%，特异性为90%。

（2）参考区间：阴性。

（3）临床意义：在脑脊液中发现寄生虫或虫卵可诊断为脑寄生虫病。

四、临床应用

目前，由于影像诊断学，特别是 CT、磁共振成像技术的发展与应用，对颅内出血、梗阻、占位性病变的检出率越来越高，脑脊液检查在许多情况下并非首选项目。但脑脊液检查对中枢神经系统感染性疾病的诊断则有重要价值，一般常规检查往往不能满足临床需要，必须结合临床表现选择恰当的检查指标，才能对中枢神经系统疾病做出准确诊断。

（一）中枢神经系统感染性疾病的诊断与鉴别诊断

对于拟诊为脑膜炎或脑炎的患者，通过检查脑脊液压力、颜色，并对脑脊液进行化学和免疫学检查、显微镜检查和病原生物学检查，不仅可以确立诊断，而且对鉴别诊断也有极大的帮助。另外，对细菌性和病毒性脑膜炎的鉴别诊断也可选用 LD、ADA、溶菌酶等指标。

（二）脑血管疾病的诊断与鉴别诊断

头痛、昏迷或偏瘫的患者，其脑脊液为血性，首先要鉴别是穿刺损伤出血还是脑出血、蛛网膜下腔出血。若脑脊液为均匀一致的红色，则为脑出血、蛛网膜下腔出血；若第 1 管脑脊液为红色，以后逐渐变清，则多为穿刺损伤出血。若头痛、昏迷或偏瘫患者的脑脊液为无色透明，则多为缺血性脑病。另外，对于诊断或鉴别诊断脑血管病，还可选用 LD、AST、CPK 等指标。

（三）脑肿瘤的辅助诊断

大约 70% 恶性肿瘤可转移至中枢神经系统，此时的脑脊液中单核细胞增加、蛋白质增高、葡萄糖减少或正常。因此，脑脊液细胞计数和蛋白质正常，可排除肿瘤的脑膜转移。若白血病患者脑脊液发现白血病细胞，则可诊断为脑膜白血病。脑脊液涂片或免疫学检查发现肿瘤细胞，则有助于肿瘤的诊断。β_2-M、LD、PHI、溶菌酶等指标也有助于肿瘤的诊断。

（四）脱髓鞘病的诊断

脱髓鞘病是一类颅内免疫反应活性增高的疾病，多发性硬化症是其代表性疾病。除了脑脊液常规检查外，MBP、免疫球蛋白、AChE 等检查有重要诊断价值。

常见脑或脑膜疾病的脑脊液一般检查结果见表 11-36。

表 11-36 常见脑或脑膜疾病的脑脊液一般检查结果

疾病	外观	蛋白质	葡萄糖	氯化物	细胞	细菌
化脓性脑膜炎	混浊凝块	↑↑	↓↓	↓	↑↑，中性为主	化脓菌
结核性脑膜炎	混浊薄膜	↑	↓	↓↓	↑，早期中性，后期淋巴	抗酸杆菌
病毒性脑膜炎	清晰或微混	↑	正常	正常	↑，淋巴为主	无
隐球菌脑膜炎	清晰或微混	↑	正常	正常	↑，淋巴为主	隐球菌
乙型脑炎	清晰或微混	↑	↓	↓	↑，早期中性，后期淋巴	无
脑出血	红色混浊	↑	↓	正常	↑，红细胞为主	无
脑肿瘤	清晰	↑	正常	正常	↑，淋巴为主	无
神经梅毒	清晰	↑	正常	正常	↑，淋巴为主	无

（李孝辉）

第十二章

微生物检验

随着临床医学的发展，给临床细菌检验工作提出了新的课题和要求，而临床细菌学的检验技术也不断地改进和创新。因此，临床微生物检验基本技术的全过程主要包括：细菌形态学检验技术，分类分离培养技术，培养基制备技术，细菌形态学的电子显微镜技术，细菌的生化试验技术等，以及近几年刚刚发展起来的基因探针技术，而以上各技术均在细菌学诊断上有重要的意义。

第一节　细菌的形态与结构

单个细菌细胞很小，常以微米（岬）为测量单位，由于细菌体积微小，必须借助显微镜放大几百倍、上千倍、上万倍才能看得到，不同种类的细菌大小很不一致。同一种细菌受其环境和菌龄等多方因素影响大小也不同，根据细菌外形的不同，将细菌分成了三种基本形态，即球形菌、杆菌、螺形菌。

一、形态

（一）球菌

单个球菌直径为 0.8 ~ 1.2μm，呈圆球状，按其分裂方式和分裂后的排列形式不同又分为双球菌、链球菌、葡萄球菌。

1. 双球菌

在一个平面上分裂，分裂后两个菌体成对排列。如脑膜炎双球菌。

2. 链球菌

分裂后的菌体呈链状排列。

3. 葡萄球菌

在多个不同角度的平面上分裂，分裂后堆积成葡萄串样。

（二）杆菌

各种杆菌的大小很不一致。大的杆菌长度 10μm 以上，中等大小的杆菌长约 3μm，小杆菌长 0.5 ~ 1.0μm，杆菌的形态基本呈杆状，有的是直的，有的是弯曲的，大多数杆菌两端呈纯圆，也有少数呈方形或棱形，有的杆菌末端膨大呈棒状，称棒状杆菌，有的杆菌呈分枝，称分枝杆菌，杆菌的形态也是多样化的，偶有成对或成链排列的。

（三）螺形菌

菌体弯曲，可分为两类。

1. 弧形菌

菌体只有一个弯曲，呈逗点状。

2. 螺形菌

菌体有数个弯曲，如鼠咬热螺菌。

二、结构

细菌细胞构造是所有细菌所具有的共同特征和某些细菌所特有的特殊构造，因此基本构造是所有细菌应具有的共同特征。

（一）细菌细胞壁结构

细菌主要是由坚韧的细胞壁保持其正常形态，保护其很脆弱的细胞膜及其内含物，避免渗透压异常引起破裂，细胞壁内有多种化学物质有规律地聚合而成，聚合的细胞壁成分构成了复杂的多层结构，细胞壁成分为带电的高分子聚合物。因提供了一种离子交换机制来帮助离子和营养物质的吸收及某些物质的排出，细菌的细胞壁是一种天然有效的分子筛。因此对进出物质有严格的选择作用。细菌的细胞壁分为3层，壁厚10 ~ 25 nm，壁上有微孔，允许小于1 nm的可溶性分子通过，其化学组成可因细菌的种类不同而有所差异，主要化学组成有黏肽、脂多糖。

（二）细菌的内部结构

细菌的内部结构主要由细胞膜、细胞浆、核质等组成。

1. 细胞膜

细菌的细胞膜与真核细胞中细胞器的某些功能相同，同时具有其生物的膜单位，膜占全细胞重量的30%以上，细胞膜中60% ~ 70%为蛋白质，20% ~ 30%为类质，此外还有少量多糖，主要成分为磷酸乙醇胺和甘油类脂。胞膜功能是多方面的，对维持细胞的功能和生存是必要的，并涉及菌体的生长与分裂，其表现为：维持渗透压梯度和溶质转移，合成细胞壁的基本场所，附着与分离DNA，参与细胞分裂，是氧化代谢与能量产生的部位，鞭毛附着基础。

2. 中介体

中介体是胞质中主要膜状结构，它由细胞膜内折而成，在电镜下才能看到，中介体分为两型，即横隔中介体、侧中介体。中介体的功能是：可以增大细胞的面积以增大酶的含量，中介体还具有线粒体的作用，中介体含有细胞色素和琥珀酸脱氢酶，为细胞提供呼吸酶，因此亦称拟线粒体。

3. 核质

细菌的细胞核没有核膜、核仁和有丝分裂器。核区域充满DNA纤丝，是一个单一的染色体。细菌细胞核具有生物细胞核的共同功能，是细菌新陈代谢、生长繁殖必需的物质，与遗传变异有密切关系。

（三）细菌的特殊构造

所谓特殊构造是指某些种细菌才有的构造，而绝大多数细菌所不具有，对于鉴别细菌的种属是非常重要的特征，在医学上和生物学上占有重要的位置，其特殊构造主要有鞭毛、菌毛、荚膜、芽孢、质粒。

1. 鞭毛

有些杆菌、弧菌、螺菌在菌体上附有细长呈波状弯曲原丝状物称鞭毛，一般认为鞭毛是细菌的运动器官。根据鞭毛的数目和排列特点，可将鞭毛分成以下3种类型。

（1）单鞭毛：

只有一根鞭毛，位于细菌的顶端。

（2）丛鞭毛：

位于菌体的顶端有一束鞭毛。

（3）周鞭毛：

菌体的周围有数量不等的鞭毛。

鞭毛长3 ~ 20 nm，直径0.1 ~ 0.013 nm，鞭毛呈波状，细菌的鞭毛很容易从菌体脱落，不易染色，必须用特殊的染色法染色才能用光学显微镜观察到。

2. 菌毛

菌毛主要生长在革兰阴性菌的菌体上，在电镜下可见到细菌表面有数目不等的线状附着物，与鞭毛不同称其为菌毛，按生物学特点又分为普通菌毛和性菌毛，后者主要见于进行接合的细菌，性菌毛较普通菌毛长得多，长度介于鞭毛和普通菌毛之间，每个细菌细胞只有 1 ~ 2 根性菌毛，革兰阳性菌除棒状杆菌属中个别菌种发现菌毛外，其他均未发现。

3. 荚膜

许多种细菌在细胞壁外面，包围一层黏液物质，称荚膜，荚膜不易着色，对碱性染料亲和力弱，用普通方法染色只在菌体周围有一条狭窄透明带，因此只能用特殊染色法和墨汁负染法进行观察。荚膜能保护细胞免受各种有害物质对细菌的损伤，同时能抵抗宿主的杀菌物质及吞噬细胞的吞噬作用，荚膜多糖还可抑制体液中溶菌酶的作用，从而增加细菌对宿主的侵袭力。

4. 芽孢

某些细菌在一定环境和条件下，由于细胞浆脱水浓缩，在菌体内形成一个折光性强的圆形或椭圆形小体，称芽孢。芽孢位于细菌的中心或末端，有些细菌的芽孢直径比菌体横径小，或比细菌横径大，成熟的芽孢是一个多层膜的结构，芽孢内部含有 DNA、RNA 和蛋白质。

芽孢的形成需要一定条件，并因菌种不同所需条件也不同，有些细菌需在有氧条件下才形成芽孢，有些细菌只有在无氧条件下才能形成，此外芽孢的形成与温度、湿度、pH、碳源、氮源及某些离子存在均有关。有多种因素又使芽孢发芽，如温度、湿度及 pH 的改变。

细菌的芽孢对热、干燥、化学消毒剂及辐射均有较强的抵抗力，因此芽孢在医学上的重要意义，一方面由于抵抗力强，所以在处理污染的医疗用品时进行高压灭菌；另一方面可以作为细菌鉴定的根据。

5. 质粒

质粒是存在胞质内的一类微小染色体外遗传物质，许多种细菌表现出除了染色体外，还存在另一类遗传物质，即与染色体无关的质粒。根据质粒复制控制可分为严紧型和松弛型；根据质粒的接合转移能力可分为接合型或非接合型；根据质粒的不相容性分类：二个亲缘关系密切质粒不能稳定保持在一个菌体内，同一类群内质粒彼此不相容，而不同类群的质粒是相容的。

（赵　微）

第二节　细菌的形态学检查

细菌形态学检查在细菌初步鉴定中起到非常重要的作用，通过不同的形态学检查方法可以对细菌进行简单分类，可鉴别细菌有无鞭毛和动力，为下一步的鉴定工作打下了基础。

一、不染色标本检查法

不染色标本细菌的检查，主要观察细菌的大小、形态和细菌的动力，以区分细菌真正运动与布朗运动，主要方法有悬滴法和压滴法。

（一）悬滴法

用以观察细菌的形态及动力，其方法如下。

（1）取凹玻片，于凹窝周围涂凡士林油或黏度较强的糨糊少许。

（2）在盖玻片中央放一接种环细菌的肉汤培养物。

（3）将凹玻片反转，使凹窝对准盖玻片中央并盖于其上，然后翻转玻片，用小镊子或接种环柄轻加压力，使盖玻片与凹窝边粘紧。

（4）将制好的悬滴标本放在显微镜载物台中央，先以低倍镜找到悬滴边缘，将集光器下降，缩小光圈，再换高倍观察。

（5）结果有鞭毛的细菌呈真正的运动，无鞭毛的细菌呈布朗运动。

（二）压滴法

（1）用接种环取菌悬液 2 ～ 3 环，置于载玻片中央。

（2）用镊子夹好盖玻片，覆盖菌液上，在放置时，先将盖玻片一边接触菌液，缓缓放下，以不产生气泡为佳。

（3）先以低倍镜找好位置，再以高倍镜观察。

（4）结果观察与悬滴法相同。

二、染色标本检查法

由于细菌个体微小，其胞质无色透明，故将其用适当的染料染色后观察，较不染色标本更清楚地显示其大小、形态与构造；还可以借助于各种细菌染色反应的不同而鉴别细菌，和细菌初步分群，染色时又可分单染法和复染法。

（一）革兰染色法

1. 染色液

（1）第 1 液：结晶紫染色液：称取 2 g 结晶紫放于研钵中，加 4 mL 95% 乙醇，研磨后加 400 mL 蒸馏水即成。

（2）第 2 液：卢戈碘液，由以下各试剂配成：称取碘 5 g，碘化钾 10 g，蒸馏水 400 mL，5% 碳酸氢钠水溶液 100 mL，将以上试剂混合溶解贮于棕色瓶中备用。

（3）第 3 液：95% 酒精。

（4）第 4 液：碱性复红饱和液：称取碱性复红 8.2% 溶于 95% 乙醇 100 mL 中。取碱性复红饱和液 10 mL 加蒸馏水 90 mL 或加 5% 苯酚溶液 90 mL 即成应用液。

2. 染色法

（1）取去脂载玻片一张，在中央部位滴一小滴生理盐水（无菌），用取菌环刮取纯培养菌落或菌苔少许，于生理盐水中涂抹均匀，空气中自然干燥，火焰固定，一般将标本面通过火焰 3 次为佳，待片子凉。

（2）滴加第 1 染液 1 min，水洗。

（3）滴加第 2 液作用 1 min，水洗。

（4）用第 3 液即 95% 乙醇脱色至无紫色流出时，水洗。

（5）滴加第 4 液碱性复红液染 30 s，水洗干燥后镜检。

3. 结果

革兰阳性菌呈深紫色，革兰阴性菌呈红色或淡红色。

（二）抗酸染色法

1. 染色液

（1）第 1 液：苯酚复红液，用碱性苯酚复红液（饱和）10 mL 加 5% 碳酸水溶液 90 mL 配制而成。

（2）第 2 液：3% 盐酸乙醇溶液（脱色剂），取浓盐酸 3 mL 加到 95% 乙醇 97 mL 内混合配制而成。

（3）第 3 液：碱性亚甲蓝液（复染液），用 0.01% 氢氧化钾溶液 100 mL 加亚甲蓝乙醇饱和液（95% 乙醇 100 mL 加亚甲蓝 2 g）30 mL 混合配制而成。

2. 染色法

（1）涂抹标本，空气中干燥或用特制的低温干燥器进行干燥，火焰固定。

（2）于标本上滴加苯酚复红染液，覆盖整个标本区，放在可调温控温的电热板上或在酒精灯上加热，在加热中不可使之沸腾，并可随时补充染液，染 6 min，倾去残液水洗。

（3）用 3% 酒精脱色至不再有红色液体为止，标本区域内呈浅红色，用流水冲洗。

（4）用碱性亚甲蓝液复染 3 min，水洗，干燥镜检。

3. 结果

抗酸性细菌呈红色，如结核杆菌等。其他细菌及细胞染成蓝色。

（三）鞭毛染色法

1. 染色液

（1）第 1 液：钾明矾饱和水溶液 20 mL，20%鞣酸水溶液 10 mL，蒸馏水 10 mL，95%乙醇 15 mL，碱性复红乙醇饱和溶液（0.9 g 碱性复红加 10 mL 乙醇研磨）3 mL，将上述试剂及染液混合，边加边摇动混匀。

（2）第 2 液：亚甲蓝 0.1 g，硼砂 1 g，蒸馏水 100 mL，将亚甲蓝、硼砂溶解于蒸馏水中备用。

2. 染色法

取经过去油脂的新载物玻璃片，临用前在火焰上过 3 次。供染色用的菌种先接种肉汤，放 37℃培养 12 h，取肉汤培养物 2 mL，加等量蒸馏水混匀，以 2 000 r/min 离心沉淀 5 min，弃上清液，沉淀物再加蒸馏水 4 mL，同样离心沉淀，反复 3 次，最后一次的沉淀物再加蒸馏水 0.5 mL，取一滴滴到预置的玻片中央自然干燥，待染。另一种方法是：在预处理好的玻片上滴一滴蒸馏水，用取菌环从半固体上取幼龄菌落，将带有幼龄菌的取菌环往蒸馏水中轻轻一蘸即离去。不得用取菌环研磨，以免鞭毛被研磨掉，自然干燥后待检。干燥后用第 1 染液染 10 min，水洗，用第 2 染液染 3 min 水洗，干燥，用油镜检查。

3. 结果

菌体呈蓝紫色，鞭毛呈紫红色。

（四）荚膜染色法

1. 染液

3%沙黄水溶液（乳钵研磨溶解）。

2. 方法

将已固定的细菌涂片滴加染液，用火焰加温至 60 ~ 80℃维持 3 min，冷后水洗干燥后镜检。

3. 结果

菌体呈褐色，荚膜呈黄色。

（五）芽孢染色法

1. 染色液

（1）第 1 液：苯酚复红液（配制见抗酸染色）。

（2）第 2 液：5%亚硫酸钠溶液。

（3）第 3 液：1%亚甲蓝溶液。

2. 染色法

（1）将已固定的细菌涂片加一液，染 3 ~ 5 min，水洗。

（2）用 5%亚硫酸钠溶液处理 30 s，水洗。

（3）用 1%亚甲蓝溶液复染 1 min，水洗待干镜检。

3. 结果

芽孢染成鲜红色，菌体呈蓝色。

（六）异染颗粒染色法

1. 染色液

（1）第 1 液：甲苯胺蓝 0.5 g，孔雀绿 0.2 g，冰醋酸 1 mL，95%乙醇 2 mL，将甲苯胺蓝和孔雀绿放在研钵内加乙醇研磨使其溶解，再边研边加含醋酸的水，充分溶解后，贮于瓶中，放室温过夜，用滤纸过滤备用。

（2）第 2 液：碘 2 g，碘化钾 3 g，蒸馏水 300 mL，混合溶解后备用。

2. 染色法

涂抹标本于载物片上，空气中自然干燥火焰固定。加第 1 液染 3 ~ 5 min，如室温较低时还可延长一定时间，水洗。加第 2 液染 1 ~ 2 min，水洗干燥镜检。

3. 结果

菌体呈淡绿色，异染颗粒呈黑色。

（七）亚甲蓝染色法

1. 染色液

称取亚甲蓝 2 g，溶于 95%乙醇 100 mL 中，使成饱和液，取饱和液 30 mL，再加入蒸馏水 100 mL 及 10%氢氧化钾水溶液 0.1 mL 即成。

2. 染色法

将涂片固定后滴加亚甲蓝液于玻片上，染 1 ~ 2 min，水洗，干燥，待检。

3. 结果

此法为单染色法，菌体染成深蓝色，细胞染成蓝色，常用于脑膜炎奈瑟菌、淋病奈瑟菌、白喉棒状杆菌。

（八）金胺染色法

1. 染色液

5%石炭酸金胺液，比例 1 ∶ 1 000 碱性亚甲蓝液，4%盐酸乙醇液。

2. 染色法

按常规涂片，干燥后火焰固定。

（1）滴加金胺液，加温使之出现蒸汽，染色 5 min 后水洗。

（2）盐酸乙醇液脱色 30 s，水洗。

（3）以 1 ∶ 1 000 过锰酸钾液处理 5 s 水洗。

（4）用亚甲蓝液染 30 s 水洗干后镜检。

3. 结果

结核杆菌菌体发出黄绿色荧光，此法可用于麻风杆菌、淋球菌和某些螺旋体等。

（九）墨汁染色法

1. 染色液

墨汁，宜选印度墨汁或国产优质墨汁。

2. 染色法

取含有螺旋体的标本或含有带荚膜真菌标本，如浸出液等 1 滴与墨汁 1 滴混合制成推片和血涂片，待干镜检。

3. 结果

螺旋体无色发亮，背景为黑色，如带有荚膜的真菌或细菌可出现菌体无色，周围绕以无色发亮、有折光的宽广荚膜带，背景为黑色。

（赵　微）

第三节　培养基

培养基是细菌检验工作中不可缺少的一个重要组成部分，细菌培养要获得正确的结果，必须有适合细菌生长的培养基，不同种类的细菌对培养基有不同的要求，培养基是用不同的方法将多种营养物质根据细菌生长的需要而合成的一种混合营养料，培养基中一般含有被细菌利用的氮源、碳源、无机盐类和水等物质，细菌对未经消化的蛋白利用较差，而需要比较简单的含氮物质，如多肽类、蛋白胨及氨基酸等，某些细菌还需要类似维生素的辅助生长因素或某些特殊因子方能生长，培养基主要作为繁殖细菌和分离细菌，在研究细菌和制造生物工程等多方面应用。

一、培养基制备的基本知识

（一）培养基的主要成分及作用

营养物质：培养基的营养直接影响细菌生长，如果培养基的成分不适合细菌生长需要，则细菌就不能生长，通常所用的培养基成分，需要和人体组织或体液成分类似，所以细菌所用的物质有氮源、碳源、生长因子、水及无机盐类等。

（1）蛋白胨：在细菌培养基中最常加入的是蛋白胨，主要作为氮源，也可以作为碳源，蛋白胨是由蛋白质经酶或酸碱分解而成，在制备过程中先制备成肪胨，后再经继续消化为蛋白胨，因此制得的肪胨和胨营养差别很大，而最优的蛋白胨应属胰蛋白胨，因为胰胨含有大量氨基酸，最易被细菌所利用，蛋白胨易溶于水，煮沸时不凝固，受酸的作用不沉淀。

（2）肉浸液及牛肉膏：肉浸液是和无脂肪牛肉绞碎后水浸出液，肉浸液中几乎不含蛋白质，只有一小部分氨基酸和其他含氮物质，如肌酸、黄嘌呤、尿酸和核苷酸等。牛肉膏是肉浸液在低温减压而成，或经蒸发掉水分而成，其营养价值次于肉浸液，但应用方便，易于保存，可代替肉浸液做各种培养基。

（3）糖醇类：含有碳源，制备培养基所用的糖醇种类很多，常用的糖主要是单糖类、双糖类，多糖醇类主要是甘露醇和卫矛醇。

（4）血液：可增加培养基中的蛋白质、多种氨基酸、糖及无机盐等营养物质，且能提供辅酶等生长因子，亦可测定细菌的溶血情况。

（5）无机盐：可构成细菌体内酶的激活剂，并可维持一定的渗透压及核苷酸，并可起到缓冲作用，如磷酸盐。

（6）生长因子：在配制培养基时常加入某些氨基酸、维生素、嘌呤碱等物质，以促进某些细菌的生长。

（7）琼脂：琼脂是由海藻中提炼出来的一种产物，此物是细菌所不能利用的多糖类，不含氮，加热100℃时可溶化，在40℃以下时自行凝固，是一种凝固剂。

（8）水分：制备培养基常用蒸馏水，也可以用无氯的自来水、井水、河水，但必须在用前煮沸过滤后才可使用。也是培养基的主要成分。

（9）抑制剂：在配制培养基时需加入一定种类的抑制剂，来抑制非检出菌的生长，根据培养标本要求来源不同而选用不同抑制剂，常用的抑制剂有胆盐、煌绿、亚硫酸钠、亚硒酸钠、某些染料及多种抗生素等物质，这些物质具有选择性抑制作用。

（10）指示剂：为了便于了解和观察细菌是否利用分解糖类等物质，常在某些培养基中加入指示剂，如酚红、溴甲酚紫、中性红、中国蓝、甲基红等酸碱指示剂，亚甲蓝是常用的氧化还原指示剂。

（二）培养基的分类

按其物理性状可分为固体、液体、半固体3种。按形式可分为平板、斜面、高层培养基，按其作用可分为基础、营养、鉴别、选择及专用培养基。按成分可分为合成及非合成培养基。按制备可分为实验室自行制备的培养基、干燥培养基和整套系列培养基。

（三）培养基的制备程序

1. 各种器具的灭菌前准备

制备培养基所用的各种器具，如试管、培养皿、烧瓶、烧杯、吸管等均洗涮干净后正确包扎灭菌，其方法如下。

（1）试管：

试管口必须塞上棉塞，棉塞上包上纱布，或选用经特殊处理后的发泡硅橡胶塞。棉塞要求塞入试管后与管口无间隙，拔出后能保持原形，便于重塞，在选用发泡硅橡胶塞时，按试管口径规格购买即可，将塞好塞的试管放入烤箱160℃ 2 h灭菌或121℃ 20 min高压蒸气灭菌后烤干备用。

（2）培养皿：

用旧报纸或小板纸包裹或装在特制的不锈钢筒和铜制的筒中，灭菌法同上。

（3）烧瓶：

用棉花塞住瓶口（外包纱布），灭菌法同上。

（4）吸管及毛细吸管：

用棉花塞于吸管吸口端，以防将传染物吸入橡皮乳头，然后用纸包裹或装入试管筒中，灭菌法同上。

（5）棉拭子：

用少许脱脂棉卷于竹签的一端，管口用棉花塞紧，灭菌法同上。

（6）其他：

注射器可装入铝盒或用布包裹，灭菌方法同上。

2. 培养基的配制和溶解

先按培养基配方准确称取各种成分，放入灭菌烧瓶中加水放置 10 min 左右，加热溶解，在加热时经常搅拌，以防止烧焦，粘在瓶底，待各成分溶解后补足水分。

3. 校正 pH 值

培养基必须有适宜的酸碱度，细菌才能在培养基中生长，因此培养基 pH 的测定是培养基制备的重要环节，测定 pH 的方法有两种。

（1）酸度计法：将玻璃电极夹在夹子上，使玻璃电极略高于甘汞电极以免碰坏。接上电源，进行预热约 30 min。调节温度补偿器，使之与测定液一致，将分挡开关放到 6，将分挡开关放在校正位置，调节校正调节器使指针指在满度，再调分挡开关在 6 位置。

定位，在烧杯中加入缓冲液，按该溶液温度表查出该温度之 pH，按下读数开关，调节定位调节器，使之指示在该 pH。

培养基 pH 测定，仪器经定位后，用蒸馏水洗涤电极，用滤纸吸干，换上待测培养基，使温度与定位温度相同，轻轻摇动，使电极与溶液均匀接触，按下读数按钮，指针所指的读数即是待测溶液的 pH，如培养基的 pH 较成分中的偏酸或偏碱，则用氢氧化钠或盐酸校正于所需 pH，重复几次，直至数值不变为准。最后将电极清洗干净，用蒸馏水浸泡待用，将指针调至零，关闭电源开关。

（2）比色法：比色法是利用指示剂在不同 pH 溶液中的颜色变化，与标准比色管相比得出 pH。

pH 的测定：吸取待测培养基 5 mL，分别注入两支试管中，其中一管加 0.02% 酚红 0.25 mL，置于比色架上，一管衬标准管用，加酚红管衬蒸馏水管，比较两边的颜色。如欲将培养基校正到所需的 pH，吸取 0.1 mol/L 的 NaOH 逐滴加入测定管中，混合均匀，直至与标准管颜色相同，记录用去的量，每 1 000 mL 培养基内应加 0.1 mol/L 氢氧化钠量，可按下列公式计算：

$$\frac{0.1\ \text{M NaOH mL 数} \times 1\,000}{5 \times 10} = 0.1 \times \text{M NaOH mL/L}$$

4. 分装

分装时尽量无菌操作，分装过程中防止产生气泡，分装的量按要求，一般液体培养基约装 5 mL，高层固体培养基或半固体培养基每管装 7 ~ 8 mL，小试管 2 mL，以上装好后按所需的压力温度时间进行灭菌，灭菌后趁热将需做成斜面的管斜放在桌上，使其成适宜的斜面，高层及液体培养基可垂直存放。平板培养基的分装必须在严格的无菌操作中进行，方法是先将存在瓶内已灭菌的固体培养基溶化，待冷至 50℃左右时，去掉棉塞，用酒精灯火焰烧容器口，然后把平皿打开一小口，将适量培养基倒入平皿内覆盖皿底，厚度约 4 mm，凝固后即可使用。

二、临床细菌检验常用培养基的制备

（一）血平板

适用于大多数细菌生长，在标本初期培养时一般均接种血平板，制作血平板的血液一般用羊血、马血或兔血，用血量为 5% ~ 7%，在血平板可观察到细菌菌落形态，又可观察细菌的溶血情况。

1. 成分

鲜牛肉浸出液 1 000 mL，蛋白胨 10 g，氯化钠 5 g，琼脂 20 g，无菌脱纤羊血 50 ~ 60 mL；pH7.2 ~ 7.4。

2. 制法

将成分前四种混合，校 pH，置三角烧瓶内，高压灭菌 121℃ 15 min，取出冷至 50℃，加入无菌预置的血液，充分混匀倾注平板，在混匀过程中不得出现气泡及泡沫，琼脂平板厚约 4 mm。

（二）巧克力平板

某些细菌生长时需红细胞中的营养物质 X 及 V 因子，培养基通过徐徐加热可消除对某种菌的有害作用，嗜血杆菌、奈瑟氏菌在此培养基上生长良好，对血培养后有细菌生长，需转种时，接种到巧克力平板，有利于分离到各类细菌。

1. 成分

鲜牛肉浸出液 1 000 mL，蛋白胨 10 g，氯化钠 5 g，琼脂 20 g，无菌脱纤维兔血或羊血 50 mL；pH7.2 ~ 7.6。

2. 制法

除兔血或羊血外，将其他成分混匀，溶解，校正 pH，高压灭菌后，冷至约 85℃，无菌操作加入血液，摇匀后置 85%水浴 10 min，使之呈巧克力色，取出置室温冷至 50℃，倾注平板即可。

（三）营养琼脂

用于食品卫生、院内感染细菌总数计数用及纯化菌种、保存菌种等。

1. 成分

蛋白胨 10 g，牛肉膏 5 g，氯化钠 5 g，琼脂 20 g，蒸馏水 1 000 mL；pH7.2 ~ 7.4。

2. 制法

将上述成分混合，校正 pH，高压蒸汽灭菌分装成试管或留作菌落计数倾注培养用。

（四）中国蓝平板或伊红亚甲蓝平板

弱选择性培养基，可抑制革兰阳性细菌生长，仅革兰阴性菌可以生长，各种标本均可以接种于此培养基。革兰阴性杆菌因分解乳糖能力不同，因此在此平板上菌落亦可不同，中国蓝蔷薇酸在培养基中起到了指示剂的作用。又因为这种培养基中不含胆盐而有利于志贺菌、沙门菌生长，有利于志贺菌和沙门菌的分离。

1. 成分（中国蓝平板）

牛肉膏 5 g，氯化钠 5 g，蛋白胨 10 g，琼脂 20 g，乳糖 10 g，蒸馏水 1 000 mL，无菌 1%中国蓝溶液（灭菌）3 mL，1%蔷薇酸乙醇溶液（灭菌）3 mL；pH7.2 ~ 7.4。

2. 制法

将牛肉膏、氯化钠、蛋白胨、琼脂、乳糖、水混合，校正 pH 后，高压蒸汽灭菌，冷至 60℃时以无菌操作加入中国蓝和蔷薇酸。充分摇匀，倾注平板备用。

（五）S.S 琼脂平板

此培养基主要用于志贺菌和沙门菌分离用，该培养基对大肠埃希菌、革兰阳性菌有较强的抑制作用。

1. 成分

营养琼脂 100 mL，乳糖 1 g，枸橼酸钠 0.85 g，硫代硫酸钠 0.85 g，10%枸橼酸铁溶液 1 mL，1%中性红溶液 0.25 mL，0.1%煌绿水溶液 0.033 mL，胆盐 0.80 g。

2. 制法

将营养琼脂溶化后，按配方量加入乳糖、枸橼酸钠、硫代硫酸钠及枸橼酸铁溶液混匀，调 pH7.0 高压蒸汽灭菌，待冷至 65℃左右时加已灭菌的中性红及煌绿溶液，摇匀倾入平皿内。

（六）麦康凯平板

此培养基内有胆盐，除肠杆菌科及一些发酵细菌能生长繁殖，有些革兰阴性菌不能生长，因此把非发酵菌是否在麦康凯平板上生长作为一项重要的鉴定指标，如果以麦康凯作为分离选择性培养基时，应注意观察该标本血平板上的细菌分离情况，以免漏掉部分非发酵细菌。

1. 成分

蛋白胨 20 g，氯化钠 5 g，胆盐 5 g，乳糖 10 g，琼脂 20 g，1% 中性红水溶液 5 mL，蒸馏水 1 000 mL；调 pH7.1。

2. 制法

取上述各成分混合，高压蒸气灭菌后，冷至 50℃时倾注平皿备用。

（七）碱性琼脂平板

供作分离霍乱弧菌及 ELTor 弧菌用，因其具有较高 pH，能抑制其他肠道细菌生长，而有利于霍乱弧菌及 ELTor 弧菌生长。

1. 成分

牛肉浸出液 1 000 mL，胰蛋白胨 10 g，氯化钠 5 g，琼脂 20 g。

2. 制法

将上述各成分混合溶解调 pH8.4。高压蒸气灭菌，冷至 50℃时倾注平皿备用。

（八）药物敏感试验用平板

因其培养基营养较丰富，对细菌产生的毒性小，易于药物扩散，适用大多数细菌生长等优点（亦可用市售 M–H），专用于药敏试验。

1. 成分

牛肉浸液 600 mL，酪蛋白水解物 7.5 g，淀粉 1.5 g，蒸馏水 400 mL；pH7.2 ~ 7.4。

2. 制法

将上述成分混合溶解，校正 pH，高压灭菌冷至约 50℃时倾注平板，平板琼脂厚度严格控制在 4 mm。

（九）克氏铁琼脂

用于细菌是否分解葡萄糖和乳糖，以及是否分解蛋白质而产生硫化氢。有利于细菌的初步鉴定。

1. 成分

牛肉膏 0.3 g，蛋白胨 2 g，乳糖 1 g，葡萄糖 0.1 g，硫酸亚铁 0.02 g，氯化钠 0.5 g，硫代硫酸钠 0.03 g，琼脂 1 ~ 5 g，0.1% 酚红溶液 2.5 mL，蒸馏水 100 mL。

2. 制法

除糖类指示剂、硫酸亚铁、硫代硫酸钠以外，将上述其他成分混合，加热溶解后，调整 pH 至 7.6，然后加入糖类指示剂等成分，分装试管高压灭菌，取出后摆成 2 cm 高层，3 cm 斜面冷后备用。

（十）血液增菌培养基

1. 成分

鲜牛肉浸液 1 000 mL，葡萄糖 8 g，枸橼酸钠 3 g，酵母浸膏 3 g，0.5% 对氨基苯甲酸 5 mL，无菌 24.7% 硫酸镁溶液 5 ~ 20 mL；pH7.4。

2. 制法

按配方比例将牛肉浸液、葡萄糖、酵母膏、琼脂、枸橼酸钠混合，加热溶化调 pH 7.6 ~ 7.8，硫酸镁和对氨基苯甲酸液和培养基分别高压灭菌，高压完毕后将上述成分以无菌操作混合，再以无菌操作分装于无菌的小三角烧瓶各 50 mL，放置 37℃温箱 18 ~ 24 小时，去掉长菌瓶，无菌生长者备用。

（十一）增菌肉汤

用于增菌含菌量少的标本，可用于各类细菌增菌。

1. 成分

鲜牛肉浸液 1 000 mL，蛋白胨 10 g，氯化钠 5 g；pH7.2 ~ 7.4。

2. 制法

将上述各成分混合溶解，调 pH，分装试管，每管 5 mL，高压灭菌备用。

（十二）结核分枝杆菌液体培养基

1. 酸性液体培养基

主要用于 4% 氢氧化钠处理的其他细菌污染较多的标本，如痰液脓汁做结核分枝杆菌分离培养。

（1）成分：①基础液：天门冬素 5 g，磷酸二氢钾 10 g，枸橼酸钠 2.0 g，甘油 20 mL，蒸馏水 800 mL；② 5%明胶溶液；③新鲜牛羊血清；④青霉素。

（2）制法：基础液，将各种盐类、甘油及蒸馏水依次加入烧瓶内，加温溶解后，分装 10 瓶，每瓶 80 mL，高压灭菌 115℃ 20 min 备用，5%明胶液 100 mL 加温融化，用棉花过滤，分装试管每管 10 mL，高压灭菌 115℃ 20 min 后备用，新鲜牛羊血清无菌采取无菌分离，无菌手续分装试管每管 10 mL。每瓶 80 mL 基础液，加入融化的 5%明胶溶液 10 mL、新鲜羊牛血清 10 mL 及 5 000 U/mL 青霉素溶液 1 mL，将溶液充分混匀，以无菌手续分装试管，每管约 5 mL，分装完毕调换蜡塞或硅橡胶塞，置温箱 37℃ 24 h 证明无菌，存冰箱备用，此培养基配制中不需校 pH。

2. 中性液体培养基

适用于无杂菌的病理标本，如脑脊液、关节液、胸腔积液、尿液及中和处理的痰液等标本的抗酸杆菌培养用。成分与制法均与酸性液体培养基相同，但在基础液每 80 mL 中另加 10%氨水 2.5 mL 即成，pH7.0。

（十三）改良罗氏培养基

1. 成分

磷酸二氢钾 2.4 g，硫酸镁 0.24 g，枸橼酸镁 0.6 g，天门冬素 3.6 g，甘油 12 mL，蒸馏水 600 mL，马铃薯淀粉 30 g，2%孔雀绿水溶液 20 mL。

2. 制法

加热溶解磷酸盐、硫酸镁、枸橼酸镁、天门冬素及甘油于蒸馏水中，将马铃薯淀粉 30 g 加于上述 600 mL 溶液内，进行沸水溶解 1 h，再置 56℃水箱 1 h，取新鲜鸡卵用肥皂水洗净，置 75%乙醇液中消毒 30 min，以无菌手续击破卵壳收集于搪瓷量杯内，充分搅匀，用无菌纱布过滤，共收集卵液 1 000 mL，加于上述混合液中，然后再加入 2%孔雀绿溶液 20 mL，混合均匀后分装中号试管中，每管约 8 mL，加橡胶塞或硅胶发泡塞斜置于血清凝固器内，85℃间歇灭菌两次，或用电热水浴锅间歇灭菌 2 h，37℃培养 18 ~ 24 h，无菌生长的试管置冰箱保存备用。主要用于分离及保存结核菌及一部分抗酸菌用。

（十四）氯化三苯四氮唑 – 沙保罗培养基

用于分离真菌，尤其是酵母样真菌效果最佳。

1. 成分

葡萄糖 20 g，蛋白胨 10 g，琼脂 15 g，蒸馏水 1 000 mL，氯霉素 50 mg，1% TTC 水溶液 5 mL。

2. 制法

将上述除 TTC（氯化三苯四氮唑兰）外成分混合，高压灭菌后以无菌手续加平板注入 1% TTC 充分混匀，分装试管放斜面。

（赵 微）

第四节 细菌的一般接种法

进行细菌培养时，应将细菌培养物或标本接种到相应的培养基上，因培养的目的和培养基的种类不同，接种方法也各不相同。在接种时通常右手以执笔式持接种环（针），左手拿培养基配合操作。其接种程序依次为：火焰灭菌接种环（针），即先烧红金属丝部分，再转动杆部通过火焰 3 ~ 5 次（尤其针与杆接头处），即离开火焰，自然冷却，以不烫死细菌为度，可接触含琼脂培养基，如不溶化即已冷却，蘸取细菌或标本，接种，接种后火焰灭菌接种环（针），先将金属丝中部置火焰中，使热自然传向环或针尖端，待残留的菌液标本干涸后，再将接种环（针）垂直置于火焰外层中烧红灭菌，以防突然高热致使残余菌液标本爆烈四溅，污染环境，最后转动杆部通过火焰 3 次。常用接种方法有如下几种。

一、平板划线接种法

本法是常用的细菌分离培养法。由于它可使细菌分散生长，形成单个菌落，有利于识别鉴定细菌，故可从含有多种细菌待检标本中分离出目的菌。分离培养的平板培养基应表面干燥，为此可在用前置37℃孵育箱内30 min，这样表面既干燥有利于分离培养，又使培养基预温，对某些较娇弱的细菌（如脑膜炎奈瑟菌）培养有利。常用的平板划线接种法有以下几种。

（一）分区划线法

本法常用于脓、痰、粪便等含菌量较多的标本。其方法是首先以火焰灭菌冷却后的接种环，蘸取标本均匀涂布于平板培养基边缘一小部分（为一区）；然后将接种环火焰灭菌，待冷后只通过一区2 ~ 3次后连续划线（为二区）；依次可供划线3 ~ 5区，火焰灭菌接种环。培养后可见每一区细菌数逐渐减少，甚至分离出单个菌落。划线接种完毕，盖好平皿盖，倒置（平皿底部向上），标记好标本号、日期等，放入（35 ± 1）℃孵育培养。

（二）连续划线法

本法多用含菌数量较少的标本。其方法是首先将标本均匀涂布于平板培养基边缘的一小部分，然后自此开始，向左右两侧连续划线并逐渐向下移动直至下边缘。

二、斜面接种法

该法的目的是纯培养。通常从平板分离培养物上用接种环挑取单独菌落或者是取纯种菌，移种至斜面培养基上，使其增菌后用于进一步鉴定或保存菌种。其接种步骤如下。

（1）首先以左手持待移种培养物，右手持接种环火焰灭菌，待冷后挑取菌落。

（2）然后左手立即换取斜面培养基管，并以右手小指和环指先转动后拔取棉塞，夹持于手指间，注意棉塞塞入试管口内的部分不得碰手和其他任何物品，以防污染。

（3）立即将试管口通过火焰灭菌后即可把接种环插入管内，先在斜面底部凝固水中研磨几下，然后自下而上划一条直线，再从底部开始向上划曲线接种。划线时尽可能密而匀，或直接自下而上划曲线接种。

（4）若移种试管培养物时可将其与斜面培养基管同时持于左手。而右手持接种环，其小指与环指及环指与中指之间各拔取并夹持一个棉塞，取培养物直接接种于斜面培养基上。

三、倾注培养法

该法常用对饮料、牛乳和尿液等液体标本的细菌计数。方法是用无菌吸管吸取原标本或经适当稀释（一般10 ~ 100倍稀释）的标本各1 mL，分别置于直径为9 cm的无菌平皿内，倾入已融化并冷至50℃左右的培养基约15 mL，立即混匀待凝固后倒置于（35 ± 1）℃培养18 ~ 24小时，做菌落计数。

四、穿刺接种法

本法多用于双糖、半固体或明胶等高层培养基的接种。方法是用经灭菌后的接种针挑取菌落或培养物，由培养基中央刺到距管底0.3 ~ 0.5 cm处，然后沿穿刺线退出接种针。如为双糖铁等含高层斜面的培养基，则先穿刺高层部分，退出接种针后直接划曲线接种斜面部分即可。

五、液体接种法

该法多用于蛋白胨水、普通肉汤等分装于试管中的液体培养基的接种。其方法是用左手持培养基与菌种管，右手持接种环，其小指与环指及环指与中指之间各拔取并夹持一个棉塞，火焰灭菌试管口，以灭菌冷却后的接种环蘸取菌种，倾斜液体培养基管，先在管壁与液面交界处研磨（研磨处以试管直立后液体能淹没接种物为主），然后再在液体中摆动2 ~ 3次接种环，塞好棉塞后轻轻混合即可。

（赵　微）

第五节　细菌的培养法

由于细菌种类和培养细菌的目的不同，其培养方法也不同，可分为需氧培养法、二氧化碳培养法和厌氧培养法。

一、需氧培养法

需氧培养法亦即普通培养法，将已接种过的培养基，置（35±1）℃孵育 18 ~ 24 小时，多数需氧菌和兼性厌氧菌即可于培养基上生长。少数生长缓慢的细菌需培养 3 ~ 7 天直至 1 个月才能生长。孵育箱内应保持一定的湿度（可在其内放 1 杯水）。培养时间较长的培养基，接种后应将试管口塞好棉塞后用石蜡凡士林封固，以防培养基干裂。

二、二氧化碳培养法

某些细菌（如脑膜炎奈瑟菌、布鲁氏菌等）初次分离时，需要在一定的二氧化碳环境下才能良好生长。即将已接种的培养基置于二氧化碳环境中进行培养，这种方法称为二氧化碳培养法，常用方法有以下 3 种。

（一）烛缸法

其方法是将已接种的培养基，置于容量为 2 000 mL 的磨口标本缸或干燥器内。缸盖或缸口处涂以凡士林，直立置于点燃蜡烛盖严缸盖。约 1 分钟缸内因氧减少蜡烛自然熄灭。此时容器内含 5% ~ 10% 二氧化碳。最后连同容器一并置于（35±1）℃孵箱中培养。

（二）化学法（碳酸氢钠 – 盐酸法）

每升容积碳酸氢钠与盐酸按 0.4 g 与 35 mL 比例（或柠檬酸 0.33 g），连同容器置于标本缸（或干燥器）内。盖严盖后使容器倾斜，两种药品接触后即产生二氧化碳。

（三）二氧化碳培养箱

国内已有专用的二氧化碳培养箱出售，使用时可将已接种的培养基直接放入箱内孵育，即可获得二氧化碳环境。

三、厌氧培养法

（一）厌氧培养基法

1. 庖肉培养法

庖肉培养法是利用肉渣等动物组织耗氧的方法，因肉渣等组织中含有谷胱甘肽，可发生氧化还原反应，从而降低环境中的氧化势能，此外肉渣中还含有不饱和脂肪酸，经肌肉中的正铁血红蛋白触酶作用后，能吸收环境中的氧气。加之培养基的液面用凡士林封闭使之与空气隔绝而造成缺氧环境，有利于厌氧菌生长。

接种时，首先将庖肉培养基表面凡士林加热稍融化，斜持试管片刻，使凡士林黏附于管壁一侧，然后立即进行接种，使之与肉渣充分混合，再将凡士林块稍加融化，直立放置，使其自凝以覆盖在培养基液面上，置（35±1）℃培养 2 ~ 4 d 后观察结果或移种。如果分离厌氧芽孢杆菌，可先将已接种的庖肉培养基置于 80 ~ 85℃水浴内 10 min，然后再放入孵箱内培养。

2. 硫乙醇酸钠法

硫乙醇酸钠是还原剂，加入培养基中可除去其中氧气或使氧化型物质还原，有利于厌氧菌生长。

其方法是先将标本接种于含有 1 g/L 的硫乙醇酸钠肉汤培养基中，然后于（35±1）℃直立放置 24 ~ 48 h 后观察结果，如有专性厌氧菌生长，则于培养基底部呈现混浊或有灰白色颗粒沉淀，而上层清晰；如有专性需氧菌生长，则底部澄清上层混浊；如有兼性厌氧菌生长，则全管呈现混浊生长现象。

（二）焦性没食子酸法

焦性没食子酸在碱性溶液中能形成焦性没食子橙，可吸收空气中的氧气，从而造成缺氧环境，以利于厌氧菌生长。

1. 平板法

首先取边长大于平皿直径的方形玻璃板 1 块（或平皿盖 1 个），再取焦性没食子酸 1 g，夹包在两层脱脂棉花或纱布内，置于玻璃板（或平皿盖）中心，然后加 100 g/L 氢氧化钠 1 mL 于焦性没食子酸棉花包上，迅速将已接种的平板培养基盖在上面（棉块不能与培养基表面接触），立即以溶化石蜡封固平皿周围，置（35±1）℃培养2～4天后，将平皿稍用力转动，即可取下观察结果。

2. 试管法

首先取大试管1只，内放一玻璃或铁支架和2 g焦性没食子酸，然后将已接种的培养基管放在支架上，再加入100 g/L氢氧化钠2 mL，立即用橡皮塞将管口塞紧，并用溶化石蜡密封管口置35±1℃孵箱培养2～4 d后观察结果。

（三）厌氧罐、箱、袋法

1. 厌氧罐法

目前应用很广泛的一种方法，具体又分为：

（1）抽气－换气法：本法特点是比较经济并能迅速建立厌氧环境，适用于一般实验室采用。标本接种后，首先将平板放入厌氧罐，拧紧盖子，然后用真空泵抽去罐中空气，使压力真空表至－79.98 kPa，停止抽气，充入高纯氮气使压力真空表指针回0位。如此反复3次，最后在罐内－79.98 kPa的情况下，充入70% N_2、20% H_2、10%二氧化碳（有人改用20%二氧化碳及80% H_2亦获得好的结果）。罐中放有冷催化剂钯粒，可催化罐中残余的O_2和H_2化合成水，将氧去除干净。罐中放有亚甲蓝指示管，亚甲蓝在有氧时为蓝色，无氧时呈无色。临用前应先将亚甲蓝煮沸使之变成无色，放入罐中先呈浅蓝色，待罐中无氧环境建立后，亚甲蓝即为持续无色。

钯粒使用后，由于受潮可由粉红色变成浅蓝色而失效。如果经160℃ 2 h干烤（也可直接放电炉上加热5～10 min），即能恢复其活力而重复再用。通常用过30次后即不能再复苏。

（2）气体发生袋法：该法是靠气体发生袋提供足够的H_2和CO_2经钯粒催化作用，将罐中的O_2与H_2化合成水，而建立厌氧环境的。

市售气体发生袋是由锡箔纸密封包装，其中含有两种药片，一种是柠檬酸和小苏打的药片，另一种是含有硼氢化钠的药片。前者遇水释放二氧化碳，后者遇水释放氢。使用时可在袋的右上角剪一小口，灌进10 mL蒸馏水，立即放入含有钯粒、指示剂及平板培养基的厌氧罐中，拧紧盖子，经2～3分钟后，可感到盖子微热并有少量水蒸气出现。密封后1 h左右罐中的O_2可减少到1%以下。

2. 厌氧培养箱

厌氧培养箱是一种可以抽气换气的孵育箱，当需要厌氧培养时，将已接种的培养基置于箱内，抽气换气后在箱内直接进行厌氧培养。

3. 厌氧手套箱

厌氧手套箱是一种特殊的厌氧培养箱，为特制的密闭透明塑料箱。箱内用抽气换气法保持厌氧状态。接种标本、孵育培养、检查观察，均通过箱上所装橡皮手套在箱内操作，使培养物始终处于厌氧环境中。

（四）气袋法

该法不但实验室中可用，且可外出采用和进行床边接种。通过塑料薄膜还可随时检查平板细菌的生长情况。

其原理与气体发生袋法相同，只是以塑料袋代替了厌氧罐。本品为一透明而不透气的塑料袋，其中装有气体发生安瓿1支，指示剂安瓿1支，含有催化剂的带孔塑料管1支。

使用时首先将接种完的平板培养基放入气袋中，然后用弹簧夹夹紧袋口（或用烙铁加热封闭），用手指压碎气体发生安瓿。经30 min后再压碎指示剂安瓿，假若指示剂不变蓝色，说明袋内达到厌氧状态，即可置（35±1）℃进行培养。

厌氧菌的初代培养时间，至少48～72 h才能初步观察，如果发育不好应迅速放入厌氧罐中，重新制成厌氧环境继续培养。一般2周不生长者即可报告阴性。

（赵　微）

第六节 基本生化鉴定试验和诊断血清

生化鉴定试验决定着细菌的鉴定，决定着细菌的种属关系，决定着鉴定水平质量的高低及血清学诊断细菌的种及血清型，可以帮助流行病学调查和临床进一步的详细诊断。因此，临床细菌室应贮备一定量的生化鉴定培养基及诊断血清，以便作临床细菌鉴定用。

一、生化鉴定试验

（一）糖类代谢试验

有些细菌能无氧发酵葡萄糖，有些细菌能氧化葡萄糖，而有些细菌在有氧或无氧环境均能分解糖，因此临床细菌检验根据上述细菌和用糖的特点及对糖代谢情况对细菌科、属、种进行鉴定提供了有效的鉴定依据。

1. 糖发酵培养基的制备

胰蛋白胨 1 g，氯化钠 0.5 g，蒸馏水 100 mL，1.6%溴甲酚紫乙醇溶液 0.2 mL，糖类 0.5 g。

将蛋白胨、氯化钠加热溶于水中，调 pH7.6，按量加入溴甲酚紫乙醇溶液后过滤，分别加入所需的糖醇类，溶解后分装试管，需观察产气，可在试管中加倒管，115℃ 15 min 灭菌后备用。

常用的糖（醇）类如下：葡萄糖、乳糖和半乳糖苷（ONPG）、蔗糖、麦芽糖、甘露糖、甘露醇、木糖、核糖、棉籽糖、山梨醇、卫矛醇、肌醇、侧金盏花醇、七叶苷。

2. 方法

将需鉴定的细菌分纯后，接种于培养基内，37℃培养 18 ~ 24 h 记录结果（有些试验需数小时观察结果），产酸使培养基由紫变黄，产气在导管内出现气泡，不分解无变化。

（二）分解氨基酸或含氮物质的试验

1. 靛基质

（1）培养基制备：胰蛋白胨 1 g，氯化钠 0.5 g，蒸馏水 100 mL。

将上述成分加热溶解，调 pH7.4 过滤分装，115℃ 15 min 灭菌后备用。

（2）试剂：对二甲氨基苯甲醛 10 g，戊醇 150 mL，纯浓盐酸 50 mL。

（3）方法：将待检菌接种于培养基内，37℃培养 24 ~ 48 h，加入试剂数滴，略振摇，静置。

（4）结果：呈现红色者为阳性。

2. 硫化氢产生试验培养基

可用克氏双糖铁代替。

（1）方法：取待检菌用接种针穿刺于克氏双糖高层，37℃培养 24 h 观察结果。

（2）结果：双糖培养基变黑为阳性。

3. 尿素分解试验

（1）培养基制备：蛋白胨 0.1 g，氯化钠 0.5 g，磷酸二氢钾 0.2 g，葡萄糖 0.1 g，尿素 0.2 g，0.2%酚红溶液 0.6 mL，蒸馏水 100 mL。

除酚红溶液外，将上述成分加热溶解，调 pH6.9，加入酚红溶液并分装试管，113℃ 10 min 灭菌备用。

（2）方法：取待检菌大量接种于培养基中 37℃培养 4 h 和过夜后两次观察结果。如果为阴性，继续观察结果 4 h。

（3）结果：呈红色者为阳性。

4. 赖氨酸脱羧酶试验

（1）培养基制备：蛋白胨 1 g，酵母浸膏 0.6 g，葡萄糖 0.2 g，1.6%溴甲酚紫乙醇溶液 0.2 mL，蒸馏水 200 mL。

除溴甲酚紫外，其余成分加热溶解，调 pH6.5，加溴甲酚紫溶液，取 100 mL 加入 L- 赖氨酸 0.5 g（或 DL- 赖氨酸 1 g），另 100 mL 不加赖氨酸作为对照，分装试管，121℃灭菌 10 min。

（2）方法：取幼龄培养物接种两管（含对照管）培养基，加入灭菌液状石蜡 37℃培养，每日观察 2 ~ 3 次，观察 4 d。

（3）结果：试验管开始变黄，而后变紫，对照管保持黄色为阳性。

5. 苯丙氨酸或色氨酸脱氨酶试验培养基

（1）成分：酵母膏 3 g，DL– 苯丙氨酸 2 g，磷酸氢二钠 1 g，氯化钠 5 g，琼脂 12 g，蒸馏水 1 000 mL。

（2）制备方法：加热溶解后，分装试管，每管约 2 mL，高压灭菌 121℃ 10 min 备用。

6. 精氨酸鸟氨酸脱羧酶试验

（1）培养基成分：蛋白胨 5 g，酵母浸膏 3 g，葡萄糖 1 g，1.6%溴甲酚紫酒精溶液 1 mL，蒸馏水 1 000 mL。

（2）方法：将上述成分溶解后，调整 pH6.8，加入指示剂，分成 4 份，前 3 份按 0.5%分别加入 L– 赖氨酸、L 精氨酸和 L– 鸟氨酸（另一份为对照不加氨基酸）。加入氨基酸后，再校正 pH 至 6.8，分装试管，每管 0.5 ~ 1 mL，于每管加入石蜡一层约 4 mm，高压灭菌 121℃ 15 min 备用。

（3）结果：测定管颜色加深，对照管颜色不变为阳性。

7. 硝酸盐还原试验

（1）培养基制备：蛋白胨 1 g，硝酸钾 0.02 g，蒸馏水 700 mL。

将上述成分加热溶解，调 pH7.4，分装试管每管 5 mL，121℃ 15 min 灭菌，如无硝酸钾可用硝酸钠或 0.5 g 氯化钠代替。

（2）试剂：甲液：对氨基苯磺酸 0.4 g，5 mol 冰醋酸 50 mL；乙液：α – 萘胺 0.25 g，5 mol 冰醋酸 50 mL。

（3）方法：将待检菌接种于培养基中，37℃培养 2 ~ 4 d，每天吸出 1 mL 培养物加甲、乙液各 0.5 mL，观察结果。

（4）结果：如在 10 min 内是红色即为阳性。

（三）利用有机酸盐类试验

1. 枸橼酸盐利用试验

（1）培养基制备：氯化钠 0.5 g，硫酸镁 0.02 g，磷酸二氢铵 0.1 g，磷酸氢二钾 0.1 g，枸橼酸钠 0.2 g，琼脂 2 g，蒸馏水 100 mL，0.4%溴麝香草酚蓝溶液 2 mL。

除溴麝香草酚蓝溶液外，其余成分加热溶于水中，调 pH6.8，过滤后加入溴麝香草酚蓝溶液分装试管，每管 3 mL，115℃ 20 min 灭菌，取出摆成斜面。

（2）方法：将待检菌穿刺于底层，并划种斜面 37℃培养 4 天。

（3）结果：细菌生长并使培养基变成深蓝色者为阳性。

2. 丙二酸盐试验

（1）培养基制备：酵母浸膏 1 g，硫酸铵 2 g，磷酸氢二钾 0.6 g，磷酸氢二钠 0.4 g，氯化钠 2 g，丙二酸钠 3 g，葡萄糖 0.25 g，溴麝香草酚蓝 0.025 g；蒸馏水 1 000 mL。

除溴麝香草酚蓝外，将其他混合溶解校 pH6.7，然后加入溴麝香草酚蓝，分装试管每管约 3 mL，121℃ 15 min 备用。

（2）方法：从培养基上采取 18 ~ 24 h 培养物，少量接种，37℃培养，24 ~ 48 h 观察结果 1 次。

（3）结果：培养基由绿色变为蓝色为阳性。

3. 葡萄糖酸盐试验

（1）成分：葡萄糖酸盐肉汤培养基，蛋白胨 1.5 g，酵母浸膏 1 g，磷酸氢二钾 1 g，葡萄糖酸钾 40 g，蒸馏水 1 000 mL。

（2）制法：将上述成分加热溶解，纱布过滤，每支试管 2 mL，高压灭菌 115℃ 15 min。

（3）方法：将纯培养物大量接种上述培养基，放置 35℃培养 48 h。

（4）试剂。Benedict 氏定性试剂，其成分如下：硫酸铜 1.73 g，无水碳酸钠 10 g，枸橼酸钠 17.3 g，蒸馏水 100 mL。

制备方法：溶液一，将枸橼酸钠溶于 60 mL 蒸馏水中，并投入 10 g 碳酸氢钠；溶液二，将硫酸铜 1.73 g 溶解在 20 mL 蒸馏水中，将溶液二加到溶液一中，并连续摇动，用蒸馏水补足到总体积 100 mL。

（5）使用方法：直接加 1 mL Benedict 氏试剂于孵育的葡萄酸盐试管中，充分摇匀，置沸水浴中 10 min。

（6）结果：在沸水浴停止后 15 s，轻轻摇动试管，有黄色或橙红色沉淀为阳性，不变色保持蓝色或蓝绿色阴性。

（四）生长抑制试验

某些细菌可被一些抗菌药物及一些化学试剂所抑制，根据这些特性可把这些抗菌药物及试剂配制成一定的浓度加到培养基中，或制成一定浓度的纸片，按药敏试验的方法进行抑菌试验，可对细菌进行属间鉴别和种间鉴别，常用的抑制剂有盐酸乙基氢化羟基奎宁、杆菌肽、新生霉素及氯化钠等，而抑制试验主要是检查细菌细胞壁脆性的。

二、基本诊断血清

血清学诊断方法是细菌学鉴定中常用的方法，一般主要用于血清型或种的诊断，临床常用的诊断血清有志贺诊断血清、沙门菌诊断血清、弧菌诊断血清、链球菌诊断血清、致病性大肠埃希菌诊断血清、侵袭性大肠埃希诊断血清、脑膜炎奈瑟菌诊断血清、耶尔森菌诊断血清等等。

（赵　微）

第七节　疱疹病毒科

疱疹病毒科是一组中等大小、有包膜的 DNA 病毒，广泛分布于哺乳动物和鸟类等中，现有 114 个成员，根据其生物学特点可分为 α-、β-、γ 三个亚科。

疱疹病毒的共同特点有：①形态特点。病毒体呈球形，核衣壳是由 162 个壳粒组成的二十面体立体对称结构，基因组为线性双链 DNA，存在末端重复序列和内部重复序列。核衣壳周围有一层厚薄不等的非对称性披膜。最外层是包膜，有糖蛋白刺突。有包膜的成熟病毒直径 120 ~ 300 nm。②培养特点。人疱疹病毒（EB 病毒除外）均能在二倍体细胞核内复制，产生明显的 CPE，核内出现嗜酸性包涵体。病毒可通过细胞间桥直接扩散。感染细胞同邻近未感染的细胞融合成多核巨细胞。③感染特点。病毒可表现为增殖性感染和潜伏性感染。后者病毒不增殖，其基因的表达受到抑制，稳定地存在于细胞核内，刺激因素作用后可转为增殖性感染。有部分病毒还具有整合感染作用，与细胞转化和肿瘤的发生相关。

一、单纯疱疹病毒

（一）生物学特性

单纯疱疹病毒（herpes sinlplex，HSV）呈球形，直径为 120 ~ 150 nm，由核心、衣壳、被膜及包膜组成，核心含双股 DNA，包括两个互相连接的长片段（L）和短片段（S），L 和 S 的两端有反向重复序列。衣壳呈二十面体对称，衣壳外一层被膜覆盖，厚薄不匀，最外层为典型的脂质双层包膜，上有突起。包膜表面含 gB、gC、gD、gF、gG、gH 糖蛋白，参与病毒时细胞吸附 / 穿入（gB、gC、gD、gE）、控制病毒从细胞核膜出芽释放（gH）及诱导细胞融合（gB、gC、gD、gH），并有诱生中和抗体（gD 最强）和细胞毒作用（HSV 糖蛋白均可）。

HSV 有 HSV-1 和 HSV-2 两个血清型，可用特异性单克隆抗体做 ELISA、DNA 限制性酶切图谱分析及 DNA 杂交试验等方法区分型别。HSV 的抵抗力较弱，易被脂溶剂灭活。

（二）致病性

HSV 感染在人群中非常普遍，人类是其唯一的宿主。患者和健康携带者是传染源，主要通过直接密切接触和性接触传播。病毒可经口腔、呼吸道、生殖道黏膜和破损皮肤等多种途径侵入机体。常见的临床表现是黏膜或皮肤局部集聚的疱疹，也可累及机体其他器官出现严重感染，如疱疹性角膜炎、疱疹性脑炎。

1. 原发感染

HSV-1 原发感染多发生在婴幼儿或儿童，常为隐性感染。感染部位主要在口咽部，还可引起唇疱疹、湿疹样疱疹、疱疹性角膜炎、疱疹性脑炎等疾病。青少年原发性 HSV-1 感染常表现为咽炎或扁桃体炎。原发感染后，HSV-1 常在三叉神经节内终身潜伏，并随时可被激活而引起复发性唇疱疹。

HSV-2 原发感染为生殖器疱疹，大多发生在青少年以后，伴有发热、全身不适及淋巴结炎。原发感染后，HSV-2 在骶神经节或脊髓中潜伏，随时可被激活而引起复发性生殖器疱疹。

2. 潜伏感染和复发

HSV 原发感染后，少部分病毒可沿神经髓鞘到达三叉神经节（HSV-1）和骶神经节（HSV-2）细胞或周围星形神经胶质细胞内，以潜伏状态持续存在。当机体抵抗力下降后，潜伏的病毒即被激活而增殖，沿神经纤维索下行至感觉神经末梢，到达附近表皮细胞内继续增殖，引起复发性局部疱疹。

3. 先天性感染

HSV-2 通过胎盘感染，易发生流产、胎儿畸形、智力低下等先天性疾病。新生儿疱疹是在母体分娩时接触 HSV-2 感染的产道所致（约占 75%），或者出生后获得 HSV 感染，患儿病死亡率高达 50%。

4. HSV-2 感染与肿瘤

HSV-2 与宫颈癌发生关系密切，在宫颈癌患者组织细胞内可以检查出 HSV-2 抗原和核酸，并且患者体内存在高效价的 HSV-2 抗体。

HSV 原发感染后 1 周左右血中可出现中和抗体，3 ~ 4 周达高峰，可持续多年。这些抗体可中和游离病毒，阻止病毒在体内扩散，但不能消灭潜伏感染的病毒和阻止复发。机体抗 HSV 感染免疫以细胞免疫为主，NK 细胞可杀死 HSV 感染的靶细胞；CTL 和各种细胞因子（如干扰素等），在抗 HSV 感染中也有重要作用。

（三）微生物学检验

1. 标本采集和处理

采取皮肤、角膜、生殖器等病变处标本；如疑为疱疹性脑膜炎患者可取脑脊液；播散性 HSV 感染者的淋巴细胞能直接分离病毒。肝素能干扰病毒的分离培养，故不能用作抗凝剂。以上标本经常规抗菌处理后，应尽快用特殊的病毒运输液送达实验室进行检查。

2. 形态学检查

将宫颈黏膜、皮肤、口腔、角膜等组织细胞涂片后，Wright-Giemsa 染色镜检，如发现核内包涵体及多核巨细胞，可考虑 HSV 感染；将疱疹液进行电镜负染后观察结果。

3. 病毒分离培养

病毒分离培养是确诊 HSV 感染的金标准。标本接种人胚肾、人羊膜或兔肾等易感细胞，也可接种于鸡胚绒毛尿囊膜、乳鼠或小白鼠脑内，均可获得较高的分离率。HSV 引起的 CPE 常在 2 ~ 3 d 后出现，细胞出现肿胀、变圆、折光性增强和形成融合细胞等病变特征。HSV-1 和 HSV-2 的单克隆抗体、HSV 型特异性核酸探针等可用于鉴定和分型。

4. 免疫学检测

对临床诊断意义不大。主要原因是：① HSV 特异性抗体出现较迟；② HSV 感染很普遍，大多数正常人血清中都有 HSV 抗体；③ HSV 复发性感染不能导致特异性抗体效价上升。因此，血清学检查仅作为流行病学调查，常用检测方法为 ELISA。可将宫颈黏膜、皮肤、口腔、角膜等组织细胞涂片后，用特异性抗体做间接 IFA 或免疫组化染色检测病毒抗原作为快速诊断之一。

5. 分子生物学检测

应用 PCR 或原位杂交技术检测标本中的 HSV-DNA，方法快速、敏感而特异，尤其是脑脊液 PCR 扩增被认为是诊断疱疹性脑炎的最佳手段。

二、水痘 – 带状疱疹病毒

（一）生物学特性

水痘 – 带状疱疹病毒（varicella-zoster virus，VZV）的生物学特性类似于 HSV，其基因组为 125 kb 的双链 DNA，具有 30 多种结构与非结构蛋白，部分与 HSV 有交叉，其中病毒糖蛋白在病毒吸附、穿入过程中发挥重要作用。VZV 能够在人胚组织细胞中缓慢增殖，出现 CPE 较 HSV 局限，可形成细胞核内嗜酸性包涵体。该病毒只有一个血清型。

（二）致病性

水痘 – 带状疱疹病毒可由同一种病毒引起两种不同的病症。在儿童，初次感染引起水痘，而潜伏体内的病毒受到某些刺激后复发引起带状疱疹，多见于成年人和老年人。

水痘是 VZV 的一种原发性感染，也是儿童的一种常见传染病，传染性强，2 ~ 6 岁为好发年龄，患者是主要传染源。病毒经呼吸道、口咽黏膜、结膜、皮肤等处侵入机体后，在局部黏膜组织短暂复制，经血液和淋巴液播散至单核 – 吞噬细胞系统，经增殖后再次进入血液（第二次病毒血症）而播散至全身各器官，特别是皮肤、黏膜组织，导致水痘。水痘的潜伏期 14 ~ 15 天，水痘的出疹突发，红色皮疹或斑疹首先表现在躯干，然后离心性播散到头部和肢体，随后发展为成串水疱、脓疱，最后结痂。病情一般较轻，但偶可并发间质性肺炎和感染后脑炎。在免疫功能不足或无免疫力的新生儿，细胞免疫缺陷、白血病、肾脏疾病及使用皮质激素、抗代谢药物的儿童，水痘是一种涉及多器官的严重感染。儿童时期患过水痘，病毒可潜伏在脊髓后根神经节或脑神经的感觉神经节等部位，当机体受到某些刺激，如外伤、传染病、发热、受冷、机械压迫、使用免疫抑制剂、X 线照射、白血病及肿瘤等细胞免疫功能损害或低下等，均可诱发带状疱疹。复发感染时，活化的病毒经感觉神经纤维轴索下行至皮肤，在其支配皮区繁殖而引起带状疱疹。一般在躯干，呈单侧性，疱疹水疱集中在单一感觉神经支配区，串联成带状，疱液含大量病毒颗粒。患水痘后机体产生特异性体液免疫和细胞免疫，但不能清除潜伏于神经节中的病毒，故不能阻止病毒激活而发生的带状疱疹。

（三）微生物学检验

根据临床症状和皮疹特点即可对水痘和带状疱疹做出诊断，但症状不典型或特殊病例则需辅以实验诊断。临床标本主要有疱疹病损部位的涂片、皮肤刮取物、水疱液、活检组织和血清。可通过病毒分离、免疫荧光、原位杂交或 PCR 方法，检测患者组织或体液中 VZV 或其成分。

三、巨细胞病毒

（一）生物学特性

巨细胞病毒（cytomcgalovirus，CMV）具有典型的疱疹病毒形态，完整的病毒颗粒直径为 120 ~ 200 nm。本病毒对宿主或培养细胞有高度的种属特异性，人巨细胞病毒（HCMV）只能感染人，在人纤维细胞中增殖。病毒在细胞培养中增殖缓慢，初次分离培养需 30 ~ 40 d 才出现 CPE，其特点是细胞肿大变圆，核变大，核内出现周围绕有一轮“空晕”的大型包涵体，形似“猫头鹰眼”状。

（二）致病性

人类 CMV 感染非常普遍，可感染任何年龄的人群，且人是 HCMV 的唯一宿主。多数人感染 CMV 后为潜伏感染，潜伏部位主要在唾液腺、乳腺、肾脏、白细胞和其他腺体，可长期或间隙性排出病毒。通过口腔、生殖道、胎盘、输血或器官移植等多途径传播。随着艾滋病、放射损伤、器官移植和恶性肿瘤等的增多，CMV 感染及其引发的严重疾病日益增加，其临床表现差异很大，可从无症状感染到致命性感染。

1. 先天性感染

在先天性病毒感染中最常见，感染母体可通过胎盘传染胎儿，患儿可发生黄疸、肝脾大、血小板减少性紫癜及溶血性贫血、脉络膜视网膜炎和肝炎等，少数严重者造成早产、流产、死产或出生后死亡。存活儿童常智力低下、神经肌肉运动障碍、耳聋和脉络视网膜炎等。

2. 产期感染

在分娩时胎儿经产道感染，多数症状轻微或无临床症状，偶有轻微呼吸障碍或肝功能损伤。

3. 儿童及成人感染

通过吸乳、接吻、性接触、输血等感染，常为亚临床型，有的也能导致嗜异性抗体阴性单核细胞增多症。由于妊娠、接受免疫抑制治疗、器官移植、肿瘤等因素激活潜伏在单核细胞、淋巴细胞中的 CMV 病毒，引起单核细胞增多症、肝炎、间质性肺炎、视网膜炎、脑炎等。

4. 细胞转化及与肿瘤的关系

CMV 和其他疱疹病毒一样，能使细胞转化，具有潜在的致癌作用。CMV 的隐性感染率较高，CMV DNA 很可能整合于宿主细胞 DNA，因而被认为在某种程度上与恶性肿瘤的发生有关。在某些肿瘤如宫颈癌、结肠癌、前列腺癌、Kaposis 肉瘤中 CMV DNA 检出率高，CMV 抗体滴度亦高于正常人。

机体的细胞免疫功能对 CMV 感染的发生和发展起重要作用，细胞免疫缺陷者，可导致严重、长期的 CMV 感染，并使机体的细胞免疫进一步受到抑制。

（三）微生物学检验

1. 标本采集

收集鼻咽拭子、咽喉洗液、中段尿、外周血、脑脊液、羊膜腔液、急性期和恢复期双份血清等。

2. 形态学检查

标本经离心后取沉渣涂片，Giernsa 染色镜检，观察巨大细胞及包涵体，可用于辅助诊断，但阳性率不高。

3. 病毒分离培养

病毒分离培养是诊断 CMV 感染的有效方法，人胚肺成纤维细胞最常用于 CMV 培养，在培养细胞中病毒生长很慢，需 1 ~ 2 周出现 CPE，一般需观察 4 周，如有病变即可诊断。也可采用离心培养法。

4. 免疫学检测

（1）抗原检测：采用特异性免疫荧光抗体，直接检测白细胞、活检组织、组织切片、支气管肺泡洗液等临床标本中的 CMV 抗原。在外周血白细胞中测出 CMV 抗原表明有病毒血症，该方法敏感、快速、特异。

（2）抗体检测：采用 EIA、IFA 等方法检测 CMV 抗体，以确定急性或活动性 CMV 感染，了解机体的免疫状况及筛选献血员和器官移植供体。IgM 抗体只需检测单份血清，用于活动性 CMV 感染的诊断。特异性 IgG 抗体需测双份血清以做临床诊断，同时了解人群感染状况。

5. 分子生物学检测

（1）核酸杂交：原位杂交能检测甲醛固定和石蜡包埋组织切片中的 CMV 核酸，可直接在感染组织中发现包涵体，并可作为 CMV 感染活动性诊断。

（2）PCR：在一些特殊的 CMV 感染中有着重要价值，如 CMV 脑炎的 CFS 标本，先天性 CMV 感染患儿的尿液、羊水、脐血标本等。但 PCR 阳性很难区分感染状态，其检出也不一定与病毒血症和临床症状一致。为了减少由潜伏感染导致的 PCR 假阳性结果，可用定量 PCR 弥补其不足，在分子水平监测 CMV 感染，区分活动性与潜伏感染。

四、EB 病毒

（一）生物学特性

EB 病毒（Epstein–Barr virus，EBV）是疱疹病毒科嗜淋巴病毒属。EBV 抗原分为两类：①病毒潜伏感染时表达的抗原，包括 EBV 核抗原（EB nuclear antigen，EBNA）和潜伏感染膜蛋白（latent membraneprotein，LMP），这类抗原的存在表明有 EBV 基因组。②病毒增殖性感染相关的抗原，包括 EBV 早期抗原（early antigen，EA）和晚期抗原，如 EBV 衣壳抗原（viral capsid antigen，VCA）和 EBV 膜抗原（membranc antigen，MA）。EA 是病毒增殖早期诱导的非结构蛋白，EA 标志着病毒增殖活跃和感染细胞进入溶解性周期；VCA 是病毒增殖后期合成的结构蛋白，与病毒 DNA 组成核衣壳，最后出芽获得宿主的质膜装配成完整病毒体；MA 是病毒的中和性抗原，能诱导产生中和抗体。EB 病毒具有感染人和某些灵长类动物 B 细胞的专一性，并能使受感染细胞转化，无限传代达到“永生”。

（二）致病性

EB 病毒在人群中广泛感染，95% 以上的成人存在该病毒的抗体。幼儿感染后多数无明显症状，或引起轻症咽炎和上呼吸道感染。青春期发生原发感染，约 50% 出现传染性单核细胞增多症。主要通过唾液传播，也可经输血传染。EB 病毒在口咽部上皮细胞内增殖，然后感染 B 淋巴细胞，这些细胞大量进入血液循环而造成全身性感染，并可长期潜伏在人体淋巴组织中，当机体免疫功能低下时，潜伏的病毒活化形成复发感染。由 EBV 感染引起或与 EBV 感染有关疾病主要有 3 种。

1. 传染性单核细胞增多症

传染性单核细胞增多症是一种急性淋巴组织增生性疾病。多系青春期初次感染 EBV 后发病。典型症状为发热、咽炎和颈淋巴结肿大。随着疾病的发展，病毒可播散至其他淋巴结。肝脾大，肝功能异常，外周血单核细胞增多，并出现异型淋巴细胞。偶尔累及中枢神经系统（如脑炎）。某些先天性免疫缺陷的患儿可呈现致死性传染性单核白细胞增多症。

2. Burldtt 淋巴瘤

多见于 5 ~ 12 岁儿童，在中非新几内亚和美洲温热带地区呈地方性流行。好发部位为颜面、腭部。所有患者血清含 EBV 抗体，其中 80% 以上滴度高于正常人。在肿瘤组织中发现 EBV 基因组，故认为 EBV 与此病关系密切。

3. 鼻咽癌

我国南方及东南亚是鼻咽癌高发区，多发生于 40 岁以上中老年人。EBV 与鼻咽癌关系密切，表现在：①所有病例的癌组织中有 EBV 基因组存在和表达。②患者血清中有高效价 EBV 抗原（主要是 HCV 和 EA）的 IgG 和 IgA 抗体。③病例中仅有单一病毒株，提示病毒在肿瘤起始阶段已进入癌细胞。

人体感染 EBV 后能诱生 EBNA 抗体、EA 抗体、VCA 抗体及 MA 抗体。已证明 MA 抗体能中和 EBV。体液免疫能阻止外源性病毒感染，却不能消灭病毒的潜伏感染。一般认为细胞免疫对病毒活化的“监视”和清除转化的 B 淋巴细胞起关键作用。

（三）微生物学检验

1. 标本采集

采集唾液、咽漱液、外周血细胞和肿瘤组织等标本。

2. 病毒分离培养

上述标本接种人脐带血淋巴细胞，根据转化淋巴细胞的效率确定病毒的量。

3. 免疫学检测

（1）抗原检测：

采用免疫荧光法检测病毒特异性蛋白质抗原（如病毒核蛋白 EBNA 等）。

（2）抗体检测：

用免疫荧光法或免疫酶法，检测病毒 VCA-IgA 抗体或 EA-IgA 抗体，滴度≥ 1 ∶ 5 ~ 1 ∶ 10 或滴度持续上升者，对鼻咽癌有辅助诊断意义。传染性单核细胞增多症患者血清中 VCA-IgM 抗体阳性率较高，抗体效价 > 1 ∶ 224 有诊断意义。

4. 分子生物学检测

利用核酸杂交和 PCR 或 RT-PCR，可在病变组织内检测病毒核酸和病毒基因转录产物。但核酸杂交法的敏感性低于 PCR 法。

五、其他疱疹病毒

（一）人类疱疹病毒 6 型

人类疱疹病毒 6 型（human herpes virus-6，HHV-6）在人群中的感染十分普遍，60% ~ 90% 的儿童及成人血清中可查到 HHV-6 抗体，健康带毒者是主要的传染源，经唾液传播。HHV-6 的原发感染多见于6个月～2岁的婴儿，感染后多无症状，少数可引起幼儿丘疹或婴儿玫瑰疹。常急性发病，先有高热和上呼吸道感染症状，退热后颈部和躯干出现淡红色斑丘疹。

在脊髓移植等免疫功能低下的患者，体内潜伏的HHV-6常可被激活而发展为持续的急性感染，并证实与淋巴增殖性疾病、自身免疫病和免疫缺陷患者感染等有关。随着器官移植的发展和艾滋病患者的增多，HHV-6感染变得日益重要。

病原体检查可采集早期原发感染病儿的唾液和外周血淋巴细胞标本，接种经PHA激活的人脐血或外周血淋巴细胞做HHV-6病毒分离；也可用原位杂交和PCR技术检测受感染细胞中的病毒DNA。间接免疫荧光法常用于测定病毒IgM和IgG类抗体，以确定是近期感染还是既往感染。

（二）人类疱疹病毒7型

人类疱疹病毒7型（human herpes virus-7，HHV-7）与HHV-6的同源性很小，是一种普遍存在的人类疱疹病毒，75%健康人唾液可检出此病毒。从婴儿急性、慢性疲劳综合征和肾移植患者的外周血单核细胞中均分离出HHV-7。绝大多数人都曾隐性感染过HHV-7，2岁以上的婴儿HHV-7抗体阳性率达92%。HHV-7主要潜伏在外周血单个核细胞和唾液腺中，唾液传播是其主要传播途径。

该病毒的分离培养条件与HHV-6相似，特异性PCR、DNA分析等试验可用于病毒鉴定。因CD4分子是HHV-7的受体，抗ClM单克隆抗体可抑制HHV-7在$CD4^+$ T细胞中增殖。由于HHV-7与HIV的受体皆为CD4分子，两者之间的互相拮抗作用，将为HIV的研究开辟新的途径。

（三）人类疱疹病毒8型

人类疱疹病毒8型（human herpes virus-8，HHV-8），1993年从艾滋病患者伴发的卡波西肉瘤（Kaposi sarcoma，KS）组织中发现。该病毒为双链DNA（165 kb），主要存在于艾滋病卡波西肉瘤组织和艾滋病患者淋巴瘤组织。HHV-8与卡波西肉瘤的发生、血管淋巴细胞增生性疾病及一些增生性皮肤疾病的发病有关。

（赵 微）

第八节 乙型肝炎病毒

一、生物学特性

（一）形态结构

在乙型肝炎病毒（hepatitis B virus，HBV）感染患者的血液中，可见到3种不同形态与大小的HBV颗粒。

1. 大球形颗粒

大球形颗粒又称Dane颗粒，是完整的感染性病毒颗粒，呈球形，直径为42 nm，具有双层衣壳。外衣壳相当于一般病毒的包膜，由脂质双层与蛋白质组成，镶嵌有乙肝病毒表面抗原（hepatiitis B surface antigen，HBsAg）和少量前S抗原。病毒内衣壳是直径为27 nm核心结构，其表面是乙肝病毒核心抗原（hepatitis B core antigen，HBcAg），核心内部含有DNA及DNA聚合酶。用酶或去垢剂作用后，可暴露出乙肝病毒e抗原（hepatitis B e antigen，HBeAg）。血液中检出Dane颗粒标志着肝内病毒复制活跃。

2. 小球形颗粒

小球形颗粒是乙型肝炎患者血清中常见的颗粒，其直径为22 nm，成分为HBsAg和少量前S抗原，不含HBV DNA和DNA聚合酶，无感染性，由组装Dane颗粒时产生的过剩病毒衣壳装配而成。

3. 管形颗粒

成分与小球形颗粒相同，直径22 nm，长100～700 nm，由小球形颗粒连接而成。

（二）基因组

HBV基因组是不完全闭合环状双链DNA，长链即负链，完全闭合，具有固定的长度，约含3 200 bp，其5'端有一短肽；而短链即正链，呈半环状，长度可变，其5'端有一寡核苷酸帽状结构，可作为合成正链 DNA 的引物。长链和短链的 5' 端的黏性末端互补，使 HBV 基因组 DNA 形成部分环形结构。在正、负链的 5' 端的互补区两侧有 11 个核苷酸（5'TTCACCTCTGC3'）构成的直接重复序列（direct repcat，DR）DR1 和 DR2，其中 DR1 在负链，DR2 在正链。DR 区在 HBV 复制中起重要作用。

HBV DNA 长链含有 S、C、P 与 X 4 个 ORFs，包含 HBV 的全部遗传信息，且 ORF 相互重叠，无内含子。S 基因区含有 3 个不同的起始密码：S、preS1、preS2 区，分别编码小蛋白（或主蛋白）、PreS1 蛋白、PreS2 蛋白。小蛋白是 HBsAg 的主要成分，小蛋白与 PreS2 蛋白组成中蛋白，中蛋白与 PreS1 蛋白组成大蛋白，中蛋白及大蛋白主要存在于病毒颗粒中，暴露于管形颗粒的表面。C 区可分为 C 基因和 preC 基因，分别编码核心抗原和 e 抗原。P 区基因最长，与 S、C 及 X 区均有重叠，编码病毒的 DNA 多聚酶，该酶具有依赖 DNA 的 DNA 多聚酶、依赖 RNA 的 DNA 多聚酶、反转录酶和 RNase H 活性。X 区是最小的 ORF，编码的蛋白称为 X 蛋白（hepatitis B x antigen，HBxAg），也具有抗原性。

（三）培养特性

HBV 感染宿主具有种属特异性，局限于人、黑猩猩、恒河猴等高级灵长类动物。迄今，黑猩猩仍然是评价 HBV 疫苗预防和药物治疗效果的可靠动物模型。

HBV 的细胞培养系统包括人原代肝细胞、肝癌细胞及 HBV 转染的细胞系，尤其是 HBV 转染系统，对于抗 HBV 药物的筛选、疫苗制备及 HBV 致病机制的研究等具有重要作用。

（四）抵抗力

HBV 对外界抵抗力相当强，能耐受低温、干燥和紫外线，70% 乙醇等一般消毒剂不能灭活。病毒在 30 ~ 32℃可存活至少 6 个月，在 −20℃可存活 15 年。能灭活 HBV 的常用方法包括：121℃高压灭菌 15 min，160℃干烤 1 h，100℃煮沸 10 min，以及 0.5% 过氧乙酸、3% 漂白粉溶液、5% 次氯酸钠和环氧乙烷等的直接处理。

二、致病性

HBV 是乙型病毒性肝炎的病原体。全球 HBV 感染者达 3 亿人以上，其中我国占 1 亿人左右，每年新感染病例 5 000 万人，死亡 100 万人。我国流行的 HBV 血清型主要是 ayw1 和 ayw2，少数为 ayw3；基因型主要为 C 型和 B 型。

HBV 主要经血和血制品、母婴、破损的皮肤黏膜及性接触侵入机体，传染源包括无症状 HBsAg 携带者和患者。乙型病毒性肝炎患者潜伏期、急性期和慢性活动期的血液均有传染性，尤其是无症状 HBsAg 携带者，不易被发现，造成传播的危害性更大。HBV 感染的潜伏期较长（6 ~ 16 周），80% ~ 90% 的患者呈隐性感染，少数呈显性感染，其中绝大多数患者在 6 个月内清除病毒而自限，但仍有 5% ~ 10% 的感染者成为持续感染或者慢性感染。部分 HBV 持续感染者可衍变为原发性肝癌。

HBV 的传播途径主要有 3 类。

（一）血液、血制品等传播

HBV 可经输血与血制品、注射、外科及牙科手术、针刺等使污染血液进入人体。医院内污染的器械（如牙科、妇产科器械）亦可导致医院内传播。

（二）接触传播

与有 HBV 传染性患者共用剃须刀、牙刷、漱口杯等均可引起 HBV 感染。通过唾液也可能传播。性行为，尤其男性同性恋也可传播 HBV。但尿液、鼻液和汗液传播的可能性很小。

（三）垂直传播

包括母体子宫内感染、围生期感染和产后密切接触感染 3 种，其中主要是围生期感染，即分娩前后 15 天及分娩过程中的感染。HBsAg 携带者母亲传播给胎儿的机会为 5%，通过宫内感染的胎儿存在病毒血症及肝内病毒复制，但不产生抗体。围生期新生儿感染者，由于免疫耐受，85% ~ 90% 可能成为无症状 HBsAg 携带者。

三、微生物学检验

（一）标本采集

HBV 病原学检测是诊断乙型病毒性肝炎的金标准。应按照标准操作规范进行标本的采集、运送与处理。免疫学检测标本可采集血清或血浆，肝素抗凝血或严重溶血标本偶尔导致假阳性，应注意避免。标本应于 24 h 内分离血清或血浆，5 天内检测者，存于 2 ~ 8℃，5 天后检测者应存于 -20℃或 -70℃。核酸检测标本应在标本采集后 6 h 内处理，24 h 内检测，否则存放于 -70℃。血清标本适合用于 PCR，如果采用血浆，其抗凝剂应为枸橼酸盐或 EDTA，因为肝素可与 DNA 结合，从而干扰 Taq DNA 聚合酶作用，导致 PCR 假阴性。

经过处理的标本或者未分离的血液标本，如果能在 24 h 内送达，则可在室温下运送。HBV 具有高度感染性，在标本的采集和运送时务必加以充分防护。

（二）免疫学检测

由于电子显微镜检查难以在临床常规开展，故 HBV 感染一般不采用该类方法进行。免疫学方法检测 HBV 标志物是临床最常用的 HBV 感染的病原学诊断方法。HBV 具有 3 个抗原抗体系统：HBsAg 与抗 -HBs、HBeAg 与抗 -HBe、抗 HBc，由于 HBcAg 在血液中难以测出，故临床进行的免疫学检测不包括 HBcAg，抗 HBc 又分为抗 -HBcIgM、抗 -HBcIgG。ELISA 是临床应用最广泛的方法，常用夹心法、间接法或竞争法 ELISA。HBV 抗原与抗体的免疫学标志与临床关系较为复杂，必须对几项指标综合分析，方有助于临床诊断。

1. HBsAg 和抗 -HBs

HBsAg 是 HBV 感染后第一个出现的血清学标志物，也是诊断乙型肝炎的重要指标之一。HBsAg 阳性见于急性肝炎、慢性肝炎或无症状携带者。急性肝炎恢复后，一般在 1 ~ 4 个月 HBsAg 消失，持续 6 个月以上则认为转为慢性肝炎。无症状 HBsAg 携带者是指肝功能正常者的乙肝患者，虽然肝组织已病变但无临床症状。在急性感染恢复期可检出抗 -HBs，一般是在 HBsAg 从血清消失后发生抗 -HBs 血清阳转。从 HBsAg 消失到抗 HBs 出现的这段间隔期，称为核心窗口期，此期可以短至数天或长达数月。此时，抗 -HBc IgM 是 HBV 感染的唯一的血清学标志物。抗 -HBs 是一种中和抗体，是乙肝痊愈的一个重要标志。抗 -HBs 对同型病毒的再感染具有保护作用，可持续数年。抗 -HBs 出现是 HBsAg 疫苗免疫成功的标志。

2. HBeAg 和抗 -HBe

HBeAg 是一种可溶性抗原，是 HBV 复制及血清具有传染性的指标，在潜伏期与 HBsAg 同时或在 HBsAg 出现稍后数天就可在血清中检出。HBeAg 持续存在时间一般不超过 10 周，如超过则提示感染转为慢性化。抗 -HBe 出现于 HBeAg 阴转后，其出现比抗 -HBs 晚但消失早。HBeAg 阴转一般表示病毒复制水平降低，传染性下降，病变趋于静止。

3. HBcAg 和抗 HBc

HBcAg 存在于 HBV 的核心部分以及受感染的肝细胞核内，是 HBV 存在和复制活跃的直接指标。血液中的 HBcAg 量微，不易检测到，但 HBcAg 抗原性强，在 HBV 感染早期即可刺激机体产生抗 -HBc，较抗 HBs 的出现早得多，早期以 IgM 为主，随后产生 IgG 型抗体。常以抗 -HBc IgM 作为急性 HBV 感染的指标，但慢性乙肝患者也可持续低效价阳性，尤其是病变活动时。急性感染恢复期和慢性持续性感染以 IgG 型抗 -HBc 为主，可持续存在数年。抗 -HBc 不是保护性抗体，不能中和乙肝病毒。

（三）分子生物学检测

血清中存在 HBV DNA 是诊断 HBV 感染最直接的证据，可用定性核酸杂交法、定量分支 DNA（branchcd DNA，bDNA）杂交法、定性 PCR 法、荧光定量 PCR 法检测。核酸杂交技术可直接检测血清中的 HBV DNA。HBV DNA 检测可作为 HBsAg 阴性 HBV 感染者的诊断手段，也有助于 HBV 感染者传染性大小的判断、HBV 基因变异研究以及抗病毒药物临床疗效的评价等。但是 HBV DNA 阳性及其定量检测的拷贝数目多少并不与肝脏病理损害程度呈相关关系，故不能用 HBV DNA 的多少判定病情程度。

（赵　微）

第九节 痘病毒

痘病毒可以引起人类和多种脊椎动物的自然感染。其中天花病毒和传染性软疣病毒(molluscum-contagiosum virus，MCV)仅感染人类，猴痘病毒、牛痘病毒及其他动物痘病毒也可引起人类感染。

一、生物学特性

痘病毒体积最大，呈砖形或卵形[(300～450)nm×260 nm×170 nm]，有包膜，由30种以上的结构蛋白组成的蛋白衣壳呈复合对称形式，病毒核心由分子量为(85～240)×10^6道尔顿的双股线形DNA(130～375 kb)组成。痘病毒在感染细胞质内增殖，病毒基因组含有约185个开放读码框，可指导合成200种以上的病毒蛋白质。成熟的病毒以出芽形式释放。

二、致病性

痘病毒感染主要通过呼吸道分泌物、直接接触等途径进行传播。感染的人或动物为其传染源。人类痘病毒感染主要包括天花、人类猴痘和传染性软疣。其中自世界卫生组织启动全球消灭天花计划以来，至1980年天花在全球范围内已经根除。

(一)传染性软疣

传染性软疣是由传染性软疣病毒引起的皮肤疣状物，主要通过皮肤接触传播，儿童多见，人是其唯一的感染宿主。该病毒也可以经过性接触传播，引起生殖器传染性软疣，在男性的阴囊、阴茎、包皮和女性的大阴唇、小阴唇外侧，损害可单发或多发，散在分布。传染性软疣损害为粟粒至黄豆大小的丘疹，圆形，随时间延长损害中央呈脐凹状。颜色为白色或灰白色，并有蜡样光泽。若挑破损害可挤出白色乳酪状物，称为软疣小体。大多数患者无自觉症状，但有少数患者可有轻微瘙痒感，若有继发感染时可有疼痛等症状。软疣可自行消退，不留瘢痕。

(二)人类猴痘

与天花的临床表现相似，最初表现类似“流感”的症状，随后主要表现为高热、局部淋巴结肿大和全身发生水疱和脓疱，结痂后留有瘢痕，并伴有出血倾向，死亡率在11%左右。主要是由于与野生动物直接接触感染猴痘病毒所致。最早见于非洲扎伊尔，近年在美国等地也有感染病例的出现。

三、微生物学检验

(一)标本采集

无菌采集皮肤病损组织(疣体组织、水疱和脓疱液)，猴痘患者也可采取血清。

(二)形态学检查

1. 涂片染色镜检

传染性软疣病毒检查可通过活组织或皮损刮取组织或挤出的内容物涂片，进行瑞氏－吉姆萨染色后，于镜下找软疣小体。

2. 电镜检查

标本置电镜下观察病毒粒子(负染标本)。

3. 组织病理检查

传染性软疣患者表皮细胞内出现软疣小体，多数软疣小体内含有胞质内包涵体，小体挤压每个受损细胞内核，使细胞核呈月牙状，位于细胞内边缘。若中心部角质层破裂，排出软疣小体，中心形成火山口状。

(三)病毒培养

猴痘皮损标本接种于鸡胚绒毛尿囊膜，来自猴、兔、牛、豚鼠、小白鼠以及人的原代、继代和传代细胞，也可皮内或脑内接种10日龄仔兔和8～12日龄小白鼠，猴痘病毒可在其中生长，并产生明显的细胞病变，感染细胞内大多含有许多圆形或椭圆形的小型嗜酸性包涵体。实验动物发生全身性感染、出疹，并大多死亡。

（四）免疫学检测

采用痘病毒抗原酶联免疫检测方法，对猴痘提供早期辅助诊断，采用痘病毒血清抗体酶联免疫检测方法提供中晚期辅助诊断。也可采用荧光抗体法和放射免疫法从感染者血清中检出猴痘病毒抗体，一般仅用于流行病学调查。

（五）分子生物学检测

采用猴痘病毒 PCR 测序方法，20 ~ 24 h 即可鉴别样品是否为痘病毒、猴痘病毒、天花病毒及相关其他痘病毒；采用荧光定量实时 PCR 检测技术，可在 4 h 内对猴痘病毒和痘病毒做出早期诊断。

（赵　微）

第十节　腺病毒

腺病毒因 Rowe 等于 1953 年首先从腺体细胞（扁桃体）中分离出而得名，属腺病毒科哺乳动物腺病毒属，是一群分布十分广泛的 DNA 病毒，共约 100 个血清型。感染人的腺病毒有 49 个型，统称为人腺病毒，根据其生物学性状分为 A ~ F 6 组（或亚属），能引起人类呼吸道、胃肠道、泌尿系及眼的疾病，少数对动物有致癌作用。

一、生物学特性

（一）形态结构

腺病毒呈球形，直径 70 ~ 90 nm，核酸为双股线状 DNA，没有包膜，核衣壳二十面体立体对称。衣壳由 252 个壳粒组成，其中位于二十面体顶端的 12 个顶角的壳粒是五邻体，每个五邻体由基底伸出一根末端有顶球的纤维突起；其余 240 个壳粒是六邻体。五邻体和六邻体是腺病毒的重要抗原，在病毒检测和疾病诊断中具有重要意义。五邻体基底部分具有毒素样活性，能引起细胞病变，并使细胞从生长处脱落；纤维突起与病毒凝集大白鼠或恒河猴红细胞的活性有关。

（二）培养特征

人腺病毒在鸡胚中不能生长，仅能在人源组织细胞内增殖生长，人胚肾细胞最易感染，病毒增殖后引起细胞病变，细胞肿胀变圆，呈葡萄状聚集，并在核内形成嗜酸性包涵体。

（三）抵抗力

腺病毒对理化因素抵抗力较强，对酸、碱、温度耐受范围宽，4℃ 70 天或 36℃ 7 天感染力无明显下降，pH6.0 ~ 9.5 环境中感染力也无改变，对乙醚不敏感。但紫外线照射 30 min 或 56℃ 30 min 可灭活。

二、致病性

腺病毒主要通过呼吸道、消化道和眼结膜等传播。在已知的 49 个血清型中，约有 1/3 与人类致病有关，同一血清型可引起不同的疾病，不同血清型也可引起同一种疾病。病毒主要感染儿童，大多无症状，成人感染少见。

病毒在咽、结膜尤其是小肠上皮细胞内增殖，偶尔波及其他脏器，隐性感染常见。疾病一般为自限性，感染后可获得长期持续的型特异性免疫力。A、B 组病毒在某些新生动物可诱发肿瘤，对人未发现致癌作用。

三、微生物学检验

（一）标本采集

根据疾病的类型采集咽拭子、鼻腔洗液、角膜拭子、肛拭子、尿液、粪便、血液等标本。

（二）形态学检查

对于可疑患者的粪便等标本可用负染电镜免疫或电镜技术直接进行形态检测，做出快速诊断。

（三）病毒分离培养

上述标本接种原代细胞（人胚肾）或传代细胞（Hep-2、HeLa 等），出现 CPE 后可用荧光或酶标记的抗体进行鉴定，或用中和试验、血凝抑制实验等鉴定病毒的型别。

（四）免疫学检测

用 ELISA、免疫荧光、中和试验、补体结合试验等检测患者双份血清中的特异性 IgG。

（五）分子生物学检测

提取标本中的病毒 DNA 后，利用 PCR、核酸杂交或限制性内切酶酶切进行技术检测，可进行快速诊断。

（赵　微）

第十三章

免疫球蛋白、循环免疫复合物与补体检测

第一节　IgG、IgA 和 IgM 检测

IgG 分子量约 150 kD，多为单体，少为多聚体，有 IgG1 ~ IgG4 四个亚类，在正常人体内含量最多且分布广泛，是机体再次免疫应答的主要抗体，亦是自身抗体的主要类型。IgA 分子量约 160 kD，血清型 IgA 为单体，有 IgA1、IgA2 两个亚类，含量 2 ~ 2.5 g/L，约占总 Ig 的 10%。分泌型 IgA 在局部（如呼吸道、消化道、泌尿生殖道黏膜）免疫中发挥重要作用。IgM 又称巨球蛋白，属五聚体，有 IgM1、IgM2 两个亚类，血清含量 1 ~ 1.25 g/L，主要功能是凝集病原体和激活补体经典途径，在早期抗感染免疫中发挥重要作用。

IgG、IgA 和 IgM 的检测方法有单向环状免疫扩散法（single radial immunodiffusion，SRID）和免疫比浊法。

一、单向环状免疫扩散法检测 IgG、IgA 和 IgM

（一）原理

将抗体（抗 Ig）与热溶解的琼脂糖凝胶混匀，倾注平板，凝固后，在适当的位置打孔，孔内加入待测血清（含 IgG、IgA 或 IgM），血清中的 Ig 在含抗体的琼脂内呈辐射状扩散并形成可见沉淀环。在一定浓度范围内，沉淀环直径与血清中 Ig 含量呈正相关。

（二）试剂

专用商品化试剂盒，内含抗 Ig 血清琼脂板和已知浓度的 IgG、IgA 或 IgM 标准品等配套试剂；亦可以自己浇注琼脂糖凝胶平板。

（三）操作

按试剂盒使用说明书或实验室制定的 SOP 进行操作，主要操作流程如下：抗体琼脂板的准备→稀释标准品及待测血清→打孔→加样→温育（扩散反应）→观察结果。

（四）结果判定

（1）用游标卡尺准确测量沉淀环直径；椭圆形环时，则取最大直径与最小直径的均值。

（2）以不同 Ig 含量的标准品为纵坐标，沉淀环直径为横坐标，绘制标准曲线。

（3）依据待测孔直径从标准曲线查出相应待测血清的 Ig 含量，乘以稀释倍数即待测血清中 Ig 的实际含量。

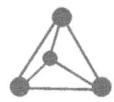

（五）注意事项

（1）方法学特点：SRID法不需要特殊设备，但该法敏感度较低，检测耗时，重复性差，每次试验须同时做参考血清的标准曲线。

（2）严格按照试剂盒说明书或SOP操作。不同厂家、不同批号的试剂不可混用，并必须在有效期内使用。

（3）加样力求准确，勿溢出孔外，避免孔内产生气泡。

（4）扩散时琼脂板应保持水平，以防扩散圈产生偏移。

（5）必须准确测量沉淀环直径，若沉淀环不清晰，可用1%鞣酸浸泡10分钟。

（6）每批实验应同时制备标准曲线，以保证结果准确。

二、免疫比浊法检测IgG、IgA和IgM

（一）原理

免疫比浊法是目前临床检测IgG、IgA和IgM最为常用的方法。该法是利用沉淀反应的基本原理，即可溶性抗原、抗体能在特殊的缓冲液中特异性结合，并可在抗体稍过量以及增浊剂作用的情况下，形成免疫复合物，使溶液浊度发生变化，在一定范围内，其混浊程度与待测抗原含量呈正相关。免疫比浊法可分为免疫透射比浊法、免疫散射比浊法和胶乳增强免疫比浊法，其中免疫散射比浊法又分为终点法和速率法，其中后者最常用。

（二）试剂

购买与仪器配套的专用商品化试剂盒，主要包括：

1. 标准品

使用能够量值溯源至国际或国内上一级参考物质的标准血清。

2. 质控品

含配套的两个浓度的质控品。

3. 抗血清

选用高效价、高亲和力、高特异性的多克隆抗Ig（IgG、IgA、IgM）血清，一般选用R型抗血清。经滤膜过滤或高速离心除去颗粒物质。

4. 稀释液

用于稀释血清样本，主要成分为NaCl和NaN_3，用3号玻璃滤器过滤备用。

5. 缓冲液

除稀释液外含促聚剂（如PEG、Tween-20、NaF），经3号玻璃滤器过滤备用。

（三）操作

按仪器和试剂盒操作说明书或按实验室制定的SOP设定参数，仪器全自动化运行。

（四）结果计算

以Ig标准品的浓度为横坐标，相应的光散射值为纵坐标，制备标准曲线。待测血清中各类Ig浓度可从标准曲线获得，通常由仪器直接打印报告。

（五）参考区间

见表13-1。

（六）注意事项

（1）定期校准：每年一次由生产厂家专业工程师提供校准服务，对影响结果的仪器的关键部分，如光源系统、温育系统和加样系统进行校准，以确定仪器处于正常的工作状态。

（2）定期维护保养：定期做好仪器的每日、每周和每月保养，确保仪器处于正常的工作状态，保证仪器的寿命。

（3）定标和质控：按照仪器说明书的要求，定时做好仪器的定标和质控，确保质控在控，发现失控应及时纠正。

（4）不同厂家、不同批号试剂不可混用，并须在有效期内使用，特别注意开启后的试剂应在开瓶稳定期内使用。使用新批号的试剂需要重新定标。

（5）轻度溶血、脂血、黄疸的标本不影响本法的测定。

（6）应注意干扰物（如凝块、颗粒等）对检测结果的影响。

（7）抗原过量导致的钩状效应可引起 Ig 检测结果偏低，具有抗原过量检测功能的仪器可以避免钩状效应。

表 13-1　各年龄组健康人群血清中 IgG、IgA、IgM 的参考区间（g/L）

年龄	IgG	IgA	IgM
新生儿	6.6 ~ 17.5	0.01 ~ 0.06	0.06 ~ 0.21
3 个月	2.0 ~ 5.5	0.05 ~ 0.34	0.17 ~ 0.66
6 个月	2.6 ~ 6.9	0.08 ~ 0.57	0.26 ~ 1.00
9 个月	3.3 ~ 8.8	0.11 ~ 0.76	0.33 ~ 1.25
1 岁	3.6 ~ 9.5	0.14 ~ 0.9	0.37 ~ 1.50
2 岁	4.7 ~ 12.3	0.21 ~ 1.45	0.41 ~ 1.75
4 岁	5.4 ~ 13.4	0.30 ~ 1.88	0.43 ~ 1.93
6 岁	5.9 ~ 14.3	0.38 ~ 2.2	0.45 ~ 2.08
8 岁	6.3 ~ 15.0	0.46 ~ 2.51	0.47 ~ 2.20
10 岁	6.7 ~ 15.3	0.52 ~ 2.74	0.48 ~ 2.31
12 岁	7.0 ~ 15.5	0.58 ~ 2.91	0.49 ~ 2.40
14 岁	7.1 ~ 15.6	0.63 ~ 3.04	0.50 ~ 2.48
16 岁	7.2 ~ 15.6	0.67 ~ 3.14	0.50 ~ 2.55
18 岁	7.3 ~ 15.5	0.70 ~ 3.21	0.51 ~ 2.61
成人	7.0 ~ 16.0	0.70 ~ 5.00	0.40 ~ 2.80

（七）临床意义

1. 年龄与性别

不同年龄、性别组血中 Ig 含量不同。新生儿可通过胎盘获得母体 IgG，故血清含量较高，近于成人水平，婴幼儿其体液免疫系统尚未成熟，Ig 含量低于成人。女性稍高于男性。

2. 血清 Ig 降低

有原发性降低和继发性降低两种类型。原发性降低见于体液免疫缺陷和联合免疫缺陷病。一种是各类 Ig 全部减少，见于 Bruton 型无 Ig 血症，血中 IgG 常 < 1 g/L，IgM 与 IgA 含量也显著降低。另一种情况是三种 Ig 中缺少一种或两种，或仅缺少某一亚类，如缺乏 IgG 易患化脓性感染；缺乏 IgA，患者易出现呼吸道反复感染；缺乏 IgM 易患革兰染色阴性细菌引起的败血症。引起继发性降低的原因较多，如淋巴系统肿瘤（如恶性淋巴肉瘤和霍奇金病等）、有大量蛋白丢失的疾病（剥脱性皮炎、肾病综合征等）、免疫损伤或免疫抑制治疗患者、AIDS 等。

3. 血清 Ig 增高

多克隆性增高常见于肝脏疾病（慢性活动性肝炎、原发性胆汁性肝硬化、隐匿性肝硬化）、结缔组织病、各种慢性感染及某些自身免疫性疾病等。单克隆性增高见于多发性骨髓瘤、巨球蛋白血症、浆细胞瘤等单克隆 Ig 增殖病。

三、血清 IgG 亚类检测

（一）原理

IgG 亚类的检测方法有免疫比浊法、酶联免疫吸附测定（enzyme-inked immunosorbentassay，ELISA）、

单向环状免疫扩散法等，原理可参见本篇相关章节。临床上常采用速率散射比浊法进行检测。

（二）试剂

使用与仪器配套的专用商品化试剂盒，内含缓冲液、系列标准品、稀释液、抗血清等。

（三）操作

按仪器和试剂盒操作说明书或按实验室制订的SOP操作，仪器全自动化运行。

（四）结果计算

以IgG（IgG1 ~ IgG4）标准品浓度为横坐标，相应的吸光度（光散射值）为纵坐标，制备标准曲线。待测血清中各类IgG浓度可从标准曲线获得，通常由仪器直接打印报告。

（五）参考区间

IgG亚类的检测结果随年龄组、种族及检测方法的不同而有所差异，因此需建立自己实验室的参考区间。速率散射比浊法检测IgG亚类的参考区间见表13-2。

表13-2 各年龄组健康人群IgG亚类参考区间（g/L）

年龄	IgG1	IgG2	IgG3	IgG4
0 ~ 1个月	2.4 ~ 10.6	0.87 ~ 4.1	0.14 ~ 0.55	0.04 ~ 0.55
1 ~ 4个月	1.8 ~ 6.7	0.38 ~ 2.1	0.14 ~ 0.70	0.03 ~ 0.36
4 ~ 6个月	1.8 ~ 7.0	0.34 ~ 2.1	0.15 ~ 0.80	0.03 ~ 0.23
6 ~ 12个月	2.0 ~ 7.7	0.34 ~ 2.3	0.15 ~ 0.97	0.03 ~ 0.43
1 ~ 1.5岁	2.5 ~ 8.2	0.38 ~ 2.4	0.15 ~ 1.07	0.03 ~ 0.62
1.5 ~ 2岁	2.9 ~ 8.5	0.45 ~ 2.6	0.15 ~ 1.13	0.03 ~ 0.79
2 ~ 3岁	3.2 ~ 9.0	0.52 ~ 2.8	0.14 ~ 1.20	0.03 ~ 1.06
3 ~ 4岁	3.5 ~ 9.4	0.63 ~ 3.0	0.13 ~ 1.26	0.03 ~ 1.27
4 ~ 6岁	3.7 ~ 10.0	0.72 ~ 3.4	0.13 ~ 1.33	0.03 ~ 1.58
6 ~ 9岁	4.0 ~ 10.8	0.85 ~ 4.1	0.13 ~ 1.42	0.03 ~ 1.89
9 ~ 12岁	4.0 ~ 11.5	0.98 ~ 4.8	0.15 ~ 1.49	0.03 ~ 2.10
12 ~ 18岁	3.7 ~ 12.8	1.06 ~ 6.1	0.18 ~ 1.63	0.04 ~ 2.30
18岁以上	4.9 ~ 11.4	1.50 ~ 6.4	0.20 ~ 1.10	0.08 ~ 1.40

（六）注意事项

（1）仪器的定期校准、定标和质控、定期维护保养、性能验证等同IgG等的测定。

（2）不同年龄患者的参考区间不同，应向患者和医师提供相应年龄的参考区间；实验室应对试剂盒提供的参考区间进行验证。

（3）不同厂家、不同批号试剂不可混用，并须在有效期内使用，特别注意开启后的试剂应在开瓶稳定期内使用。每批试剂均需严格定标。

（4）需注意干扰物（如凝块、颗粒等）对检测结果的影响。

（5）抗原过量导致的钩状效应可引起Ig检测结果偏低，具有抗原过量检测功能的仪器可以避免钩状效应。

（七）临床意义

IgG亚类缺陷与年龄和性别有关，儿童期男童比女童多3倍，以IgG2缺陷最常见；青春期男女发病比例约为4 ： 2，以IgG1和IgG3缺陷最常见；IgG亚类缺陷常见于反复细菌感染（如肺炎、鼻窦支气管综合征、脑膜炎等）、支气管扩张、内源性支气管哮喘、抗支气管哮喘治疗、抗癫痫治疗、免疫性缺陷性疾病等，也可见于卡马西平、磺胺类、类固醇治疗后复发的患者；IgA缺乏症者常伴IgG2缺陷；糖尿病患者和肾病综合征患者以IgG1下降最为常见。

IgG亚类异常升高见于慢性抗原刺激。HIV感染IgG1、IgG3显著升高；一些超敏性疾病、自身免疫性胰腺炎和自身免疫性肝炎患者血清 IgG4 升高。过敏性肺泡炎常伴 IgG2 升高。

四、脑脊液 IgG 鞘内合成率 /24 h 检测

脑脊液（cerebrospinal fluid，CSF）IgG 鞘内合成率（IgG synthesis，IgG–Syn）/24 h 是指中枢神经系统在 24 h 内合成的 IgG 量，IgG–Syn 是衡量 IgG 鞘内合成的定量指标。

（一）原理

IgG–Syn 的检测方法有免疫比浊法、免疫扩散法和免疫电泳法等。详细原理可参见相关章节。IgG 和抗 IgC 抗体在凝胶内或缓冲液中形成免疫复合物，根据凝胶内沉淀环直径或缓冲液浊度的变化定量检测 IgG 含量。需要注意的是，CSF 中的 IgG 浓度较血清低，因此在自动化仪器上检测时应设置不同的稀释倍数。

（二）试剂

使用 IgG 和清蛋白（A1b）的专用商品化试剂盒。免疫比浊法试剂盒内含缓冲液、系列标准品、稀释液、抗血清等。

（三）操作

按仪器和试剂盒操作说明书或按实验室制订的 SOP 操作，仪器全自动化运行。

（四）结果计算

以 IgG 标准品浓度为横坐标，相应的光散射值为纵坐标，制备标准曲线，血清和 CSF 中的 IgG 浓度可从标准曲线获得。IgG–Syn 的推算尚需同时检测血清和 CSF 中 Alb 含量（见本规程 A1b 检测），按 Tourtellotte 公式计算：

$$IgG\text{–}Syn = [(IgG_{CSF} - IgG_S/369) - (A1b_{CSF} - A1b_S/230) \times (IgG_s/A1b_s) \times 0.43] \times 5$$

式中，IgG_{CSF} 为 CSF 中的 IgG；IgG_s 为血清中的 IgG；$A1b_{CSF}$ 为 CSF 中的 A1b；$A1b_s$ 为血清中的 A1b。

（五）参考区间

健康人 24 h IgG 鞘内合成率（IgG–Syn）< 7 mg/24 h。

（六）注意事项

（1）留取脑脊液的试管应清洁干燥，采集后应立即送检。

（2）Tourtellotte 公式适用于 IgG 及轻微血脑屏障功能障碍，不适用于 IgA 或 IgM 及严重血脑屏障功能障碍的检测。

（3）注意采集同一时间点的脑脊液和血清标本，使用相同的方法检测血清和脑脊液的 IgG 和 Alb。

（七）临床意义

鞘内合成 IgG 的检测是基于脑脊液和血清合成 IgG 的比较。IgG–Syn 可提示中枢神经系统感染或中枢神经系统自身免疫性疾病的存在。导致其增加的可能因素有：①神经系统免疫异常，如多发性硬化、吉兰 – 巴雷综合征等；②中枢神经系统感染，如化脓性脑膜炎、病毒性（HIV、疱疹病毒等）脑膜炎、结核性脑膜炎和神经梅毒等。

（严良烽）

第二节　IgD 检测

血清 IgD 的含量较低，生物学功能尚不明确，检测的临床意义较小。膜表面 IgD（smIgD）是 B 细胞分化成熟的标志。

IgD 分子量约 175 kD，血清中含量为 0.04 ~ 0.4 g/L，仅占总 Ig 的 0.2%，半衰期 2.8 d。循环中 IgD 无抗感染作用，但可能与某些超敏反应有关。一般采用 ELISA 进行检测。

（一）原理

为双抗体夹心法：先将抗人 IgD 包被在聚苯乙烯反应板微孔内，加入待测血清或标准品后，再加酶标记抗人 IgD 抗体，在固相微孔上形成抗体→抗原（IgD）→酶标记抗体复合物，洗涤除去未结合物，

最后加入酶底物溶液进行呈色反应，根据呈色强度定量检测血清中 IgD 水平。

（二）试剂

专用商品化试剂盒，包含已包被抗人 IgD 反应板、系列标准品、质控血清、酶标记抗人 IgD 单克隆抗体、缓冲液、洗涤液、显示液和终止液等。

（三）操作

按试剂盒使用说明书或实验室制定的 SOP 进行操作，主要流程如下：准备试剂→加标准品及待测血清→温育→洗板→加酶标试剂→温育→洗板→加酶底物溶液→洗板→显色→终止→测定。

（四）结果计算

以 IgD 标准品浓度为横坐标，相应的吸光度为纵坐标，制备标准曲线。待测血清中 IgD 含量可根据所测的吸光度从标准曲线获得。

（五）参考区间

健康人血清中 IgD 含量波动范围较大，文献报道的参考区间也很不相同，如 0.003 ~ 0.140 g/L、0.003 ~ 0.03 g/L 等。各实验室应采用相应的方法和试剂盒，通过调查本地区一定数量的不同年龄、性别人群，建立自己的参考区间。如用文献或说明书提供的参考区间，使用前应加以验证。

（六）注意事项

（1）试剂盒自冰箱取出后应平衡至室温（20 ~ 25℃）。需集中检测的标本宜以 -20℃冻存。取出时应在室温中自然融化并温和混匀，切忌强烈振摇。

（2）每批实验均需用标准品制备标准曲线。不同厂家、不同批号试剂不可混用；试剂应在有效期和开瓶稳定期内使用。

（3）健康人血清 IgD 含量波动范围较大，故一次检测获得的 IgD 结果较难确定其临床意义，最好连续监测，动态观察其变化情况。

（七）临床意义

IgD 含量升高主要见于 IgD 型多发性骨髓瘤、高 IgD 血症与周期性发热、慢性感染、大量吸烟者、妊娠末期及某些超敏反应等。IgD 降低的临床意义不十分明确，常见于先天性无丙种球蛋白血症、硅沉着病（矽肺）患者、系统性红斑狼疮（systemic lupus erythematosus，SLE）和类风湿关节炎等。

（严良烽）

第三节　IgE 检测

IgE 又被称为反应素或亲细胞抗体，为单体，分子量约 190 kD，仅次于 IgM，半衰期 2.5 d。其合成部位主要在呼吸道、消化道黏膜，故血清 IgE 浓度并不能代表体内 IgE 整体水平。IgE 可通过其 Fc 段与肥大细胞和嗜碱性粒细胞表面相应的 Fc 受体（FcεR Ⅰ）结合，使机体处于致敏状态。当同一过敏源再次进入机体时，可与致敏靶细胞上的两个及两个以上相邻的 IgE 抗体 Fc 受体结合，发生 FcεR Ⅰ交联，导致细胞脱颗粒，释放多种生物活性物质，引发Ⅰ型超敏反应（哮喘、过敏性肠炎、过敏性皮炎等）。此外，IgE 还有抗寄生虫感染作用。

IgE 是血清中含量最低的 Ig，IgE 有两种单位，一种以 ng/mL 表示，另一种以国际单位（IU/mL）表示（1 IU/mL 相当于 2.4 ng/mL）。IgE 检测包括血清中总 IgE（total IgE）及特异性 IgE（specific IgE，sIgE）检测，前者作为初筛试验，而后者可用于确定特异性过敏源。

一、总 IgE 检测

（一）检测方法

1. ELISA

（1）原理：

双抗体夹心法。先将羊抗人 IgE 抗体包被于聚苯乙烯反应板微孔，加入待测血清或标准品，再加入酶标记抗人 IgE 抗体，形成抗体→抗原（IgE）→酶标记抗体复合物，洗涤除去未结合物，最后加入酶底物溶液显色。根据显色强度计算检测血清中 IgE 含量。

（2）试剂：专用商品化试剂盒，包含已包被羊抗人 IgE 反应板、系列标准品、质控血清、酶标记抗人 IgE 单克隆抗体、缓冲液、洗涤液和终止液等。

（3）操作：按试剂盒说明书或实验室制定的 SOP 进行操作。主要流程如下：准备试剂→加标准品及待测血清→温育→洗板→加酶标试剂→温育→洗板→加酶底物溶液→洗板→显色→终止→测定。

（4）结果计算：以 IgE 标准品浓度为横坐标，相应吸光度为纵坐标，制备标准曲线。待测血清中 IgE 含量可根据所测吸光度从标准曲线得出。通常由酶标仪自动打印报告。

（5）参考区间：男，31 ~ 5 500 μg/L 或 503 ~ 759 U/mL；女，31 ~ 2 000 μg/L 或 277 ~ 397 U/mL（1 U = 2.4 ng）。

（6）注意事项：参见本章第二节 IgD 检测。

2. 免疫比浊法

（1）原理：参见本章第一节 IgG、IgA 和 IgM 检测。

（2）试剂：专用商品化试剂盒，内含标准品、质控品、缓冲液、稀释液等。

（3）操作：按仪器和试剂盒操作说明书或按实验室制定的 SOP 操作，仪器全自动化运行。

（4）结果计算：以 IgE 系列标准品浓度为横坐标，相应的光散射值为纵坐标，制备标准曲线。待测血清中 IgE 浓度可从标准曲线获得。

（5）参考区间：IgE 的检测结果随年龄组、种族及检测方法的不同而有所差异，各实验室应采用相应的方法和试剂盒，通过调查本地区一定数量的不同年龄、性别健康人群，建立自己的参考区间。如用文献或说明书提供的参考区间，使用前应加以验证。免疫比浊法检测 IgE 的参考区间见表 13-3。

表 13-3　各年龄组健康人群 IgE 参考区间（IU/mL）

年龄	IgE
0 ~ 1 个月	< 1.5
1 ~ 12 个月	< 15
1 ~ 5 岁	< 60
6 ~ 9 岁	< 90
10 ~ 15 岁	< 200
成人	< 100

（6）注意事项：①参见本章第一节 IgG、IgA 和 IgM 检测，做好仪器的校准、定标与质控等。② ELISA 简便快速，敏感性和特异性均较好，适合基层医疗机构临床实验室应用，如使用全自动酶联免疫系统，其自动化程度高，从样本稀释、加样、温育、洗涤、显色到结果计算、报告打印等过程均可实现全自动化，检测时间短，适合于临床实验室开展。③速率散射比浊法是检测抗原 – 抗体反应的动力学变化，即测定单位时间内免疫复合物形成的速率与其产生的散射光强度的关系。其检测速度快、结果准确、敏感性高、特异性强、稳定性好，已在临床实验室广为使用。但应注意抗体质量，抗原 – 抗体比例，增浊剂的使用以及伪浊度等因素对检测结果的影响。

（二）临床意义

总 IgE 升高常见于Ⅰ型超敏反应性疾病（如过敏性哮喘、过敏性肠炎、花粉症、变应性皮炎和荨麻疹等），也见于寄生虫感染、IgE 型骨髓瘤、高 IgE 血症、SLE 和胶原病等非超敏反应性疾病。总 IgE 减低见于 AIDS、原发性无丙种球蛋白血症及免疫抑制剂治疗后等。血清总 IgE 检测作为一种初筛试验，在鉴别超敏与非超敏反应性疾病有一定的参考价值。但其检测无特异性，且受遗传、种族、性别、年龄、地域、环境和吸烟史等多因素影响。另外，部分过敏性疾病患者总 IgE 可正常甚至偏低，因此总 IgE 升高不一定是过敏患者，过敏患者总 IgE 不一定升高。故在分析总 IgE 结果时，尚需结合患者临床资料、特异性过敏源检测以及当地人群的实际情况等才能做出合理解释。

二、特异性 IgE 检测

超敏反应性疾病重在预防，血清过敏源特异性 IgE（specific IgE，sIgE）的检测对Ⅰ型超敏反应的诊断和预防具有重要参考价值。目前，临床实验室采用酶、放射性核素、荧光或化学发光等标记免疫分析技术进行检测。

（一）检测方法

1. 放射性过敏源吸附试验法

（1）原理：放射性过敏源吸附试验（radio allergyabsorbent test，RAST）是将纯化的过敏源吸附于固相载体上，加入待测血清，若血清中含有针对该过敏源的 sIgE，则可与之形成抗原－抗体复合物，再与放射性核素（如 ^{125}I）标记的抗人 IgE 抗体反应，形成“过敏源－固相载体 –sIgE– 放射性核素标记的抗人 IgE 抗体”复合物，最后用 γ 计数仪检测放射活性。放射活性与 sIgE 含量呈正相关。

（2）试剂：专用商品化试剂盒，内含放射性核素标记的抗人 IgE 抗体、标准品和固相载体等。

（3）操作：按试剂盒说明书或实验室制订的 SOP 进行操作。

（4）结果计算：以 IgE 标准品浓度为横坐标，相应的放射活性为纵坐标，制备标准曲线。待测血清中 sIgE 含量可根据所测放射活性从标准曲线得出。以放射活性大于正常人均值加 3 个标准差为阳性。

（5）参考区间：采用试剂盒说明书提供的参考区间，或通过调查本地区一定数量的不同年龄、性别的健康人群，建立自己实验室的参考区间。如用文献或说明书提供的参考区间，使用前应加以验证。

（6）注意事项：①方法学特点。RAST 检测成本费用较高、有放射性核素污染、需要特殊检测设备，适合于条件较好的实验室。②并非所有的过敏源都适用，如细菌和药物等并不适用。③血清中存在的某些非 IgE 抗体，也可与过敏源结合，干扰实验结果。

2. 免疫印迹法

（1）原理：免疫印迹法（immunoblotting rest，IBT）原理是将多种纯化的过敏源吸附于纤维素膜条上，加入待测血清，若血清中含有针对过敏源的 sIgE，则可与之形成免疫复合物，用酶标记抗人 IgE 抗体作为示踪二抗，最后加入酶底物溶液使区带呈色，参比标准膜条即可判断过敏源种类，还可通过过敏源检测仪读取检测结果。

（2）试剂：专用商品化试剂盒，内含吸附有过敏源的纤维素膜条、酶标记抗人 IgE 抗体、底物和洗液等。

（3）操作：按试剂盒说明书或实验室制定的 SOP 进行操作。

（4）结果计算：膜条上出现的阳性区带与标准膜条比较，确定过敏源种类，也可对比其显色强弱扫描后进行半定量，亦能通过过敏源检测仪的量化分析结果与内标曲线对比，对之进行分级（以≥ 1 级为阳性）。

（5）参考区间：免疫印迹法检测健康人血清 sIgE 的参考区间为 0 ～ 0.35 IU/mL。

（6）注意事项：①免疫印迹法无放射性污染，无须特殊设备，操作简单，能一次性确定多种过敏源，目前已在国内广泛应用。②不同厂家生产的试剂盒其包被的过敏源种类不尽相同，无论选用哪种试剂盒，均无法覆盖所有过敏源，因此需结合本地区实际选择最合适的试剂盒。

3. ELISA

（1）原理：先将纯化的过敏源包被在聚苯乙烯反应板微孔内，加入待测血清，若血清中含有针对该过敏源的 sIgE，即可形成抗原抗体复合物，再与酶标记的抗人 IgE 抗体反应，最后加入酶底物溶液进行呈色反应，根据呈色强度定性或定量检测血清中 sIgE 水平。

（2）试剂：专用商品化试剂盒，内含微孔板、酶标记的抗人 IgE 抗体、底物、洗液和标准品等。

（3）操作：按试剂盒说明书或实验室制定的 SOP 进行操作。

（4）结果计算：以 sIgE 标准品浓度为横坐标，相应的吸光度为纵坐标，制备标准曲线。待测血清中 sIgE 含量可根据所测吸光度从标准曲线获得。

（5）参考区间：采用试剂盒说明书提供的参考区间，或通过调查本地区一定数量的不同年龄、性别的健康人群，建立自己实验室的参考区间。如用文献或说明书提供的参考区间，使用前应加以验证。

（6）注意事项：①方法学特点。ELISA 法检测 sIgE 方便、快速，无放射性污染，无须特殊仪器，自动化程度高，敏感性特异性均较好，而且价廉实用，应用较为普遍。②试剂盒自冰箱取出后应平衡至室温（20 ~ 25℃）。③不同厂家、不同批号试剂不可混用；试剂应在有效期和开启稳定期内使用。每批实验均需用标准品制备标准曲线。④避免使用反复冻融及被污染的标本。⑤不能使用经加热灭活、脂血及黄疸的标本。⑥不受症状和治疗药物的影响，但影响免疫系统的药物需注意。

4. 酶联荧光免疫分析

（1）原理：酶联荧光免疫分析（fluorescent enzymeimmunoassays，FEIA）原理与 RAST 相似。其固相载体为一内置有多孔性、弹性以及亲水性纤维素微粒的帽状塑料。将多种纯化的过敏源吸附于纤维素微粒上，加入待测血清及参考标准品，若血清中含有针对过敏源的 sIgE，即可形成抗原－抗体复合物，冲洗除去未结合物，再与 β－半乳糖苷酶标记的抗人 IgE 抗体反应，形成“过敏源－固相载体 -sIgE-β－半乳糖苷酶标记的抗人 IgE 抗体”复合物，加入 4- 甲基伞酮－β－半乳糖苷荧光底物，使之产生荧光，最后用荧光分光光度计测量荧光强度。荧光强度与 sIgE 含量呈正相关。

（2）试剂：专用商品化试剂盒，内含固相载体、β－半乳糖苷酶标记的抗人 IgE 抗体、洗液、底物和标准品等。

（3）操作：按试剂盒说明书或实验室制定的 SOP 进行操作。

（4）结果计算：以 sIgE 标准品浓度为横坐标，相应的荧光强度为纵坐标，制备标准曲线。待测血清中 sIgE 含量可根据所测荧光强度从标准曲线获得。

（5）参考区间：各实验室最好根据本室使用的检测系统，检测一定数量的不同年龄、性别的健康人群，建立自己的参考区间。如用文献或说明书提供的参考区间，使用前应加以验证。

（6）注意事项：①目前采用 FEIA 方法商品检测系统可以起到很好的初筛作用，阳性结果提示对几种过敏源中的一种或几种过敏，要具体明确何种过敏源尚需进一步行单项 sIgE 检测。②虽然目前采用 FEIA 方法商品检测系统包被的过敏源种类较全面，但也必须考虑其是否遗漏本地区常见的过敏源。

（二）临床意义

血清 sIgE 的检测有助于寻找特定过敏源，可为超敏反应性疾病的诊断和治疗提供帮助。但自然界中可引起过敏的物质种类繁多（包括吸入过敏源、食入过敏源、接触过敏源、输注过敏源等），任何检测手段均无法面面俱到，因此，未检测到 sIgE 并不能排除过敏反应，只能说明本试验中所选用的过敏源与疾病无关。脱敏疗法的患者血清 sIgE 水平下降，故 sIgE 的检测亦可用于疗效的监测。特异性过敏源具有地域差异，不同自然环境有所不同，目前国内采用的特异性过敏源检测试剂盒多为进口，其配套的过敏源可能与国内过敏源的实际情况不一致，从而造成检测结果与临床资料有所出入。

（严良烽）

第四节　游离轻链检测

Ig 轻链根据其恒定区差异分为 κ 和 λ 两个型别。κ 只有 1 型，λ 则有 λ1、λ2、λ3 和 λ4 型。正常人血清 κ 与人的比例约为 2 ∶ 1。

游离轻链（free light chains，FLC）能自由通过肾小球滤过，但绝大部分被肾小管重吸收回到血液循环，故正常人尿中只存在少量轻链。当代谢紊乱或多发性骨髓瘤（multiplemyeloma，MM）时，血中游离轻链浓度升高，并由尿液排出，称为本周蛋白（Bence-Jones protein，BJP）。临床采用免疫比浊法检测游离轻链。

一、原理

参见本章第一节 IgG、IgA 和 IgM 检测。

二、试剂

专用商品化试剂盒，内含缓冲液、系列标准品、稀释液、抗血清等。

三、操作

按仪器与试剂盒说明书或实验室制定的 SOP 操作，仪器全自动化运行。

四、结果计算

以 FLC 标准品浓度为横坐标，相应的光散射值为纵坐标，制备标准曲线。待测血清或尿中 κ 或 λ 型 FLC 浓度可根据所测的光散射值从标准曲线获得。

五、参考区间

免疫比浊法检测健康成年人血清轻链的参考区间：κ 为 1.7 ~ 3.7 g/L；λ 为 0.9 ~ 2.1 g/L；κ/λ 比值为 1.35 ~ 2.65。健康成年人尿液轻链含量应小于检测下限，κ/λ 比值为 0.75 ~ 4.5。不同的试剂盒提供的参考区间差异较大。如用文献或说明书提供的参考区间，使用前应加以验证。

六、注意事项

（1）游离轻链尚无国际参考品，检测方法也不统一，故不同厂家试剂盒的检测结果无可比性。

（2）在诊断单克隆免疫球蛋白增殖病（monoclonal gammapathy）时，免疫比浊法的定量结果不能取代免疫电泳或免疫固定电泳，应结合其他检测数据和临床表现综合分析。

（3）若 κ 和 λ 同时存在异常，κ/λ 比值可能在正常参考区间内。

七、临床意义

（1）多克隆免疫球蛋白血症：如自身免疫性疾病、肾脏疾病、慢性感染等 κ 和 λ 型值均增高。

（2）单克隆免疫球蛋白血症：如多发性骨髓瘤、原发性巨球蛋白血症、轻链病、浆细胞瘤等疾病，仅 κ 或 λ 型值增高。

（3）κ 或（和）λ 值降低见于低免疫球蛋白血症。

（4）对单克隆免疫球蛋白增殖病的敏感性为 88% ~ 98%；对非分泌型骨髓瘤（nonsecretory myeloma，NSM）的敏感度为 65% ~ 70%，有助于单克隆轻链病、原发性系统性淀粉样变性的早期诊断，也可用于化疗或自身外周血干细胞移植后是否复发的监测。

（严良烽）

第十四章

PCR 检测技术

第一节　聚合酶链式反应

聚合酶链式反应（polymerase chain reaction，PCR）技术是 20 世纪 80 年代中期发展起来的体外核酸扩增技术。它是在试管内酶促合成特异 DNA 片段的一种技术。利用 PCR 技术可在 2 ~ 3 h 将所研究的目的基因或 DNA 片段扩增至数十万乃至百万倍，具有高效、敏感、特异等一系列优点。由于这种方法操作简单、实用性强、灵敏度高并可自动化，因而在分子生物学、基因工程研究以及对遗传病、传染性疾病和恶性肿瘤等基因诊断和研究中得到广泛应用。

一、基本原理

（一）PCR 技术发展简史

1. PCR 的最早设想

核酸研究已有 100 多年的历史，20 世纪 60 年代末、70 年代初人们致力于研究基因的体外分离技术，Khorana 于 1971 年最早提出核酸体外扩增的设想："经过 DNA 变性，与合适的引物杂交，用 DNA 聚合酶延伸引物，通过不断重复该过程便可克隆 tRNA 基因。"但由于当时很难进行测序和合成寡核苷酸引物，而且当时（1970 年）Smith 等发现了 DNA 限制性核酸内切酶，体外克隆基因已经成为可能，致使 Khorana 等的早期设想被遗忘。

2. PCR 的实现

1985 年美国 PE-Cetus 公司人类遗传研究室的 Mullis 等发明了具有划时代意义的聚合酶链式反应。其原理类似于 DNA 的体内复制，即在试管中加入模板 DNA、寡核苷酸引物、DNA 聚合酶、合适的缓冲体系，通过 DNA 变性、复性及延伸，完成 DNA 体外复制。

3. PCR 的改进与完善

Mullis 最初使用的 DNA 聚合酶是大肠埃希菌 DNA 聚合酶 Ⅰ 的 Klenow 片段，其缺点是：① Klenow 酶不耐高温，90℃会变性失活，每次循环都要重新加。②引物链延伸反应在 37℃下进行，容易发生模板和引物之间的碱基错配，其 PCR 产物特异性较差，合成的 DNA 片段不均一。此种以 Klenow 酶催化的 PCR 技术虽较传统的基因扩增具备许多突出的优点，但由于 Klenow 酶不耐热，在 DNA 模板进行热变性时，会导致此酶钝化，每加入一次酶只能完成一个扩增反应周期，给 PCR 技术操作程序添了不少困难。这使得 PCR 技术在一段时间内没能引起生物医学界的足够重视。1988 年初，Keohanog 改用 T4DNA 聚合酶进行 PCR，其扩增的 DNA 片段很均一，真实性也较高，只有所期望的一种 DNA 片段。但每循环一次，仍需加入新的酶。1988 年 Saiki 等从温泉中分离的一株水生嗜热杆菌中提取到一种耐热 DNA 聚合酶。此酶具有以下特点：①耐高温，在 70℃下反应 2 h 后其残留活性大于原来的 90%，在 93℃下反应 2 h 后其残留活性是原来的 60%，在 95℃下反应 2 h 后其残留活性是原来的 40%。②在热变性时不会被钝化，不必在每次扩增反应后再加新酶。③大大提高了扩增片段特异性和扩增效率，增加了扩增长度（2.0 kb）。由于提高了扩增的特异性和效率，因而其灵敏性也大大提高。为与大肠埃希菌多聚酶 Ⅰ Klenow 片段区别，将此酶命名为 TaqDNA 多聚酶（TaqDNA polymerase）。此酶的发现使 PCR 广泛地被应用。1989 年美国 Science 杂志列 PCR 为 10 余项重大科学发明之首，比喻 1989 年为 PCR 爆炸年，Mullis 荣获 1993 年诺贝尔化学奖。近年来，随着多种自动化 PCR 扩增仪的问世，PCR 技术迅速发展，其应用范围也越来越广泛。PCR 技术已从最初的定性检测发展到实时定量检测，在分子诊断及其他相关领域正发挥着重要作用。

（二）PCR 技术基本原理

PCR 是聚合酶链式反应的简称，指利用针对目的基因所设计的特异寡核苷酸引物，以目的基因为模板，在体外特异性扩增 DNA 片段的一种技术。该技术基本原理类似于 DNA 的天然复制过程，也可以说是在试管内模拟细胞内 DNA 的复制过程，是在引物、四种脱氧核糖核苷酸（dNTP）和模板 DNA 存在下，由 DNA 聚合酶催化的 DNA 合成反应。DNA 聚合酶以单链 DNA 为模板，通过人工合成的寡核苷酸引物与单链 DNA 模板中的一段互补序列结合，形成双链。在一定的条件下，DNA 聚合酶将脱氧单核苷酸加到引物 3'-OH 末端，沿模板 5' → 3' 方向延伸，合成一条新的 DNA 互补链。

PCR 反应包括变性、退火、延伸三个基本步骤，这三个步骤组成一个循环，经过反复循环，目的基因得到迅速扩增。

1\. 变性

即模板 DNA 的变性。将模板 DNA 加热至 95℃左右，一段时间后，模板 DNA 双链或经 PCR 扩增形成的 DNA 双链发生解离，形成单链，以便单链与引物结合，为下轮反应做准备。

2\. 退火

即单链模板 DNA 与引物的退火（复性）。将温度降至 55℃左右，反应体系中的引物会与单链 DNA 中的互补序列配对结合，形成引物 – 模板的局部双链。一般要求引物的浓度大大高于模板 DNA 的浓度，并由于引物的长度显著短于模板的长度，因此在退火时，引物与模板中互补序列的配对速度比模板之间重新配对成双链的速度要快得多，有效抑制了变性后模板 DNA 单链之间的互补结合。

3\. 延伸

即引物的延伸。将温度上升至 70℃左右，DNA 模板 – 引物结合物在 DNA 聚合酶的作用下，以四种脱氧核糖核苷酸为反应原料，以靶序列为模板，按照碱基互补配对原则与半保留复制原理，合成一条与模板链互补的新 DNA 链。

重复变性 – 退火 – 延伸过程，就可获得更多的“半保留复制链”，而且这种新链又可成为下次循环的模板。经过约 30 个循环将待扩增的目的 DNA 片段扩增放大几百万倍（图 14–1）。

PCR 其特异性依赖于与靶序列两端互补的寡核苷酸引物。PCR 的首次循环：引物从 3' 端开始延伸，延伸片段的 5' 端为人工合成引物，是特定的，3' 端没有固定的终止点，长短不一。第二个循环：引物与新链结合，由于后者 5' 端序列是固定的末端，意味着 5' 端的序列就成为此次延伸片段 3' 端的终止点。N 个循环后：由于多数扩增产物受到所加引物 5' 端的限定，产物的序列是介于两种引物 5' 端之间的区域。引物本身也是新生 DNA 链的一部分。引物具有定位（一对引物设计时，分别与一条模板结合，并且与靶序列 3' 端侧翼碱基互补，引物只能结合在所识别链的靶序列 3' 端）、定向（由于 DNA 聚合酶的 5' → 3' 合成特点，引物的 3' 端得以延伸，两引物延伸方向相对并均指向靶序列中央）、定范围（引物之间的距离决定了扩增靶序列的大小及特定范围：引物 A ＋引物 B ＋ AB 间序列）三大作用。

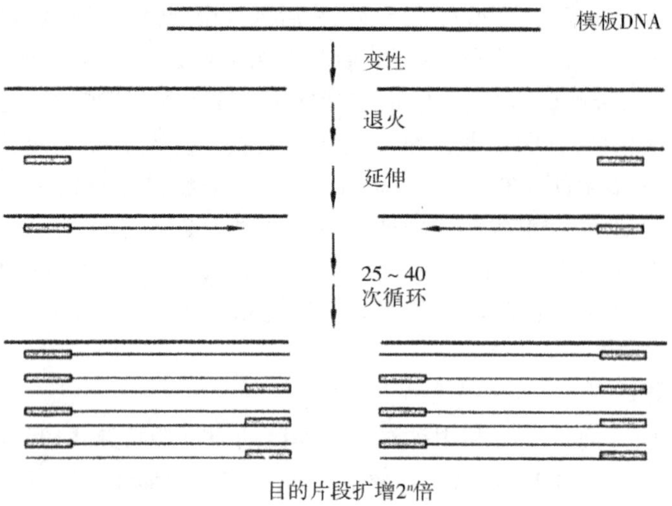

图 14-1　PCR 原理图

二、反应体系和反应条件

（一）反应体系及其优化

PCR 反应体系主要包括 5 种成分：模板、引物、dNTP、DNA 聚合酶及缓冲溶液（Mg^{2+}）。

1. 模板

模板是指 PCR 反应中待扩增的核酸片段。PCR 反应模板可以是来源于任何生物的 DNA（如基因组 DNA、质粒 DNA 等）或 RNA（总 RNA、mRNA、tRNA、rRNA、病毒 RNA 等）。但 RNA 需经反转录反应生成 cDNA，以 cDNA 作为 PCR 反应的模板进行扩增反应。核酸标本来源广泛，可以从培养的细胞或微生物中直接提取，也可以从临床标本（血、尿、便、痰、体腔积液、漱口水等）、犯罪现场标本（血斑、精斑、毛发等）、病理标本（新鲜或固定石蜡包埋标本）以及木乃伊标本中提取。无论标本来源如何，待扩增核酸都需进行纯化，使核酸样品中不混有蛋白酶、核酸酶、TaqDNA 聚合酶抑制剂以及能结合 DNA 的蛋白质。PCR 可以仅用微量样品，但为保证反应的特异性，宜用纳克级（ng）的克隆 DNA、微克级的染色体 DNA 或 10^2 ～ 10^5 拷贝的待扩增 DNA 片段做起始材料。

2. 引物

引物是人工合成的一对能与两条模板 DNA 互补结合的寡核苷酸序列，一条为上游引物，另一条为下游引物。引物是 PCR 特异性反应的关键，PCR 产物的特异性取决于引物与模板 DNA 互补的程度。理论上，只要知道任何一段模板 DNA 序列，就能按其序列设计互补的寡核苷酸链做引物，利用 PCR 就可将模板 DNA 在体外大量扩增。对某一 DNA 片段来说，由于同源序列的存在，随意设计的两条引物链，其 PCR 可能会出现非特异性扩增。因此，在引物的设计过程中要考虑引物链的特异性。设计引物应遵循以下原则。

（1）引物长度以 15 ～ 30 个碱基为宜，最佳 18 ～ 24 个碱基；扩增长度以 200 ～ 500 个碱基为宜，特定条件下可扩增至 10 kb 的片段；引物过短会影响 PCR 反应的特异性，引物过长会要求提高退火温度。

（2）引物的 GC 含量以 40% ～ 60%为宜，GC 含量太低导致退火温度较低，不利于提高 PCR 的特异性，扩增效果不佳；GC 含量过多易出现非特异性扩增。碱基最好随机分布，避免 5 个以上的嘌呤或嘧啶核苷酸的成串排列。

（3）避免引物内部出现二级结构，避免两条引物间互补，特别是 3' 端的互补；引物 3' 端的碱基，特别是最末及倒数第二个碱基，应严格要求配对，以避免因末端碱基不配对而导致 PCR 失败。

（4）引物的 5' 端可以根据需要加入修饰成分。如加入酶切位点、突变位点、启动子序列、蛋白质结合的 DNA 序列等。

（5）引物应与核酸序列数据库的其他序列无明显同源性。

PCR 反应中每条引物的浓度为 0.1 ~ 1 μmol 或 10 ~ 100 pmol。引物浓度不宜过高，浓度过高易形成引物二聚体，容易产生非特异性产物。一般来说，用低浓度引物不仅经济，反应特异性也较好。

3. TaqDNA 聚合酶

TaqDNA 聚合酶是从一种生活在热泉水中的水栖嗜热菌中提取出来的，有很高的耐热稳定性。在 92.5℃、95℃、97.5℃时，半衰期分别为 130 min、40 min、5 ~ 6 min。实验表明 PCR 反应时变性条件为温度 95℃、20 s，50 个循环后，TaqDNA 聚合酶仍有 65%的活性。其生物学活性在 75 ~ 80℃时最高。每个酶分子每秒可延伸约 150 个核苷酸，70℃延伸率大于每秒 60 个核苷酸，55℃时为每秒 24 个核苷酸。温度过高（90℃以上）或过低（22℃）都可影响 TaqDNA 聚合酶的活性。

纯化的 Taq 酶在体外无 3'→5' 外切酶活性，因而缺乏校正功能，在扩增过程中可引起错配。错配碱基的数量受温度、Mg^{2+}浓度和循环次数的影响。通常，30 次循环 Taq 酶的错配率约为 0.25%，高于 Klenow 酶的错配率。Taq 酶在每一次循环中产生的移码突变率为 1/30 000，碱基替换率为 1/8 000。应用低浓度的 dNTP（各 20 μmol/L）、1.5 mmol/L 的 Mg^{2+}浓度、高于 55℃的复性温度，可提高 Taq 酶的忠实性。对于 PCR 的忠实性要求很高时，可以使用一些具有 3'→5' 外切酶活性的 DNA 聚合酶，如 Vent、pfu 等聚合酶。

反应体系中 DNA 聚合酶浓度太高，会出现非特异性扩增；而 DNA 聚合酶浓度过低时，则扩增产量太低。在其他参数最佳时，每 100 μL 反应液中含 1 ~ 2.5 U TaqDNA 酶。然而酶的需要量可以根据不同的模板分子或引物而变化，当优化一种 PCR 反应体系时，最好在每 100 μL 体积中加入 0.5 ~ 5 U 酶的范围内试验最佳酶浓度。不同来源的 TaqDNA 酶、测定条件和单位定义的不同、生产厂家产品品质的优劣，这些都是使用 Taq 酶时需要考虑的因素。

4. Mg^{2+}浓度

Mg^{2+}浓度对 PCR 扩增反应的特异性和产量有着显著影响。TaqDNA 聚合酶是 Mg^{2+}依赖性酶，该酶的催化活性对 Mg^{2+}浓度非常敏感。以活性程度很低的鲑鱼精子 DNA 为模板，dNTP 的浓度为 0.7 ~ 0.8 mmol/L 时，用不同浓度 Mg^{2+}进行 PCR 反应 10 min，测定结果为 $MgCl_2$ 浓度在 2.0 mmol/L 时该酶催化活性最高，此浓度能最大限度地激活 TaqDNA 聚合酶的活性。

Mg^{2+}浓度过高，反应特异性降低，出现非特异性扩增，浓度过低会降低 TaqDNA 聚合酶的活性，使反应产物减少。由于 Mg^{2+}能与负离子或负离子基团（如磷酸根）结合，而 DNA 模板、引物、dNTP 等都含有磷酸根，尤其是 dNTP 含磷酸根更多，因此反应体系 Mg^{2+}浓度很大程度上受 dNTP 浓度影响，因而 Mg^{2+}的浓度在不同的反应体系中应适当调整、优化浓度。一般反应中 Mg^{2+}浓度至少应比 dNTP 总浓度高 0.5 ~ 1.0 mmol/L。在一般的 PCR 反应中，各种 dNTP 浓度为 200 μmol/L 时，Mg^{2+}浓度为 1.5 ~ 2.0 mmol/L 为宜。

为了获得 Mg^{2+}的最佳浓度，也可用下面的优化法。首先在 PCR 缓冲溶液中不加入 Mg^{2+}，从配制的 10 mmol/L 的 Mg^{2+}储存液中取一定量加入到各反应管中，开始以 0.5 mmol/L 的浓度梯度递增（0.5，1.0，1.5，2.0，2.5，……，5.0 mmol/L），由 PCR 反应后的电泳结果可确定 Mg^{2+}大致浓度范围，再在该浓度的上下以 0.2 mmol/L 递增与递减几个浓度来精确确定 Mg^{2+}最适浓度。

5. dNTPs

dNTPs 为 PCR 反应的合成原料，dNTPs 的质量与浓度和 PCR 扩增效率有密切关系，dNTPs 粉呈颗粒状，如保存不当易变性失去生物学活性。dNTPs 溶液呈酸性，使用时应配成高浓度后，以 1 mol/L NaOH 或 1 mol/L Tris · HCl 的缓冲溶液将其 pH 调节到 7.0 ~ 7.5，小量分装，-20℃冰冻保存。多次冻融会使 dNTPs 降解。尤其是注意 4 种 dNTPs 的浓度要相等（等物质的量配制），如其中任何一种浓度不同于其他几种时（偏高或偏低），就会引起错配。在 PCR 反应中，每种 dNTPs 的终浓度为 50 ~ 200 μmol/L，在此范围内，扩增产物量、特异性与合成忠实性之间的平衡最佳，dNTPs 浓度过低必然影响扩增产量，过高则会导致错误掺入，其浓度不能低于 10 ~ 15 μmol/L。dNTPs 能与 Mg^{2+}结合，使游离的 Mg^{2+}浓度降低。由于 dNTPs 的量还受其他因素的影响，所以不同反应体系中 dNTPs 的最佳浓度不尽相同。

（二）反应条件及优化

1. 变性温度与时间

PCR 反应中变性这一步很重要，若不能使模板 DNA 和 PCR 产物完全变性，PCR 反应就不能成功，DNA 分子中 G + C 含量越多，要求的变性温度越高。太高的变性温度和时间又会影响 Taq 酶的活性，通常的变性温度和时间分别为 93 ~ 95℃、30 ~ 60 s，有时用 97℃、15 s。虽然 DNA 链在变性温度时两链分离只需几秒钟，但反应管内部达到所需温度还需要一定的时间，因此要适当延长时间。为了保证模板 DNA 能彻底变性，最好设置预变性为 95℃、5 ~ 10 min。

2. 退火温度与时间

退火温度是影响 PCR 特异性的较重要因素。变性后快速冷却至 40 ~ 60℃，可使引物和模板发生结合。由于模板 DNA 比引物复杂得多，且引物的浓度远远超过模板的浓度，引物和模板之间的碰撞结合概率远远高于模板互补链之间的碰撞。

退火温度取决于引物的长度、碱基组成及其浓度，还有靶序列的长度。可通过以下公式选择合适的引物复性温度：$T_m = 4(G + C) + 2(A + T)$，复性温度 = T_m =（5 ~ 10℃）。在 T_m 值允许范围内，选择较高的复性温度可大大减少引物和模板间的非特异性结合，提高 PCR 反应的特异性。复性时间一般为 30 ~ 60 s，足以使引物与模板之间完全结合。

3. 延伸温度与时间

PCR 反应的延伸温度一般选择在 70 ~ 75℃，常用温度为 72℃，过高的延伸温度不利于引物和模板的结合。在 72℃条件下，TaqDNA 聚合酶催化的合成速度为每秒 40 ~ 60 个碱基。PCR 延伸反应的时间，可根据待扩增片段的长度而定，一般 1 kb 以内的 DNA 片段，延伸时间 1 min 是足够的。3 ~ 4 kb 的靶序列需 3 ~ 4 min；扩增 10 kb 需延伸至 15 min。延伸时间过长会导致非特异性扩增带的出现。对低浓度模板的扩增，延伸时间要稍长些。

4. 循环次数

循环次数主要取决于最初靶分子的浓度，例如在初始靶分子为 3×10^5、1.5×10^4、1×10^3 和 50 个拷贝时，循环数可分别为 25 ~ 30、30 ~ 35、35 ~ 40 及 40 ~ 45，过多的循环次数会增加非特异性产物量及碱基错配数。

理论上 PCR 的扩增产物呈指数上升，但实际反应中，只有在反应初期靶序列 DNA 片段的增加呈指数形式，随着 PCR 产物的逐渐积累，被扩增的 DNA 片段不再呈指数增加，而进入线性增长期直至出现平台效应。平台效应可能与下列因素有关：dNTP 与引物浓度降低，酶对模板的比例相对降低，多次循环后酶活力降低，产物浓度增高后变性不完全而影响引物延伸等。

PCR 最终获得的 DNA 扩增量可用 $Y = (1 + X)^n$ 计算。Y 代表 DNA 片段扩增后的拷贝数，X 表示平均扩增效率，n 代表循环次数。平均扩增效率的理论值为 100%，但在实际反应中平均扩增效率达不到理论值，大多为 85%左右。

（三）提高 PCR 扩增特异性的方法

1. 热启动 PCR

热启动 PCR 是除了设计特异性高的引物之外，提高 PCR 特异性最重要的方法之一。尽管 TaqDNA 聚合酶的最佳延伸温度在 72℃，但 TaqDNA 聚合酶在低于此温度时仍有活性。因此，在热循环刚开始，以及 PCR 反应配置过程中，保温温度低于退火温度时，引物与模板可以非特异性配对而产生非特异性产物，这些非特异性产物一旦形成，就会被有效扩增。常用的热启动方法有以下几种：①在 PCR 系统中加入抗 Taq 酶抗体。抗体与 Taq 酶结合，使 Taq 酶活性受抑制。因此在开始时，虽然温度低，引物可以与模板错配，但因 Taq 酶没有活性，不会引起非特异性扩增；当进行热变性时，抗体在高温时失活，Taq 酶被释放，就可发挥作用，在以后的延伸步骤进行特异的 DNA 聚合反应。②用石蜡将 Taq 酶与 PCR 反应系统分隔，因此一开始在室温条件下也没有非特异性扩增。当升温到热变性温度下，石蜡熔化，Taq

酶与 PCR 反应系统混合，从而在以后的步骤中发挥作用。③通过抑制一种基本成分延迟 DNA 合成，直到 PCR 仪达到变性温度。例如延缓加入 TaqDNA 聚合酶、模板 DNA、Mg^{2+}、引物等。

因此，用于引物设计的位点因为遗传元件的定位而受限时，如定点突变、表达克隆或用于 DNA 工程的遗传元件的构建和操作，利用热启动 PCR 尤为有效。并且，热启动在很大程度上可以防止引物二聚体的发生。

2. 递减 PCR（Touch-Down PCR，TD-PCR）

递减 PCR 又称为降落 PCR，也是增加 PCR 特异性的重要方法之一。提高退火温度可增加 PCR 的特异性，但会降低 PCR 扩增效率，PCR 产物减少，反之，较低的退火温度虽然可以增加 PCR 扩增效率，但会导致非特异性扩增。因此递减 PCR 的基本原理是先以较高的退火温度进行 1 ~ 5 个循环扩增，之后逐步降低退火温度（每个温度 1 ~ 5 个循环扩增）直至 T_m 值，并最终低于这个水平，在低退火温度下以较高的反应循环数扩增（15 ~ 20 个循环）。这样在最初的几个循环中，特异性最高的目的基因会被优先扩增，尽管退火温度最终会降到非特异性杂交的 T_m 值，但此时特异性扩增产物的数量远比非特异性产物多，占有绝对优势，因此反应仍以特异性扩增为主。递减 PCR 的程序设置是要设计一系列退火温度越来越低的循环，退火温度的范围应该跨越 15℃左右，从高于估计 T_m 值至少几摄氏度到低于它 10℃。例如：如果一对引物的计算 T_m 值为 63℃，可将 PCR 仪的退火温度 66℃降到 50℃，每个循环降低 1 ~ 2℃（当然，也可以每几个循环降 1 ~ 2℃），直到 50℃退火温度下做 15 个循环。如果在递减 PCR 中，持续出现假象带表明起始退火温度太低，或者目的扩增产物和非目的产物的 T_m 值相差无几，和（或）非目的产物以更高的效率扩增。把退火温度每降低 1℃时所需要的循环数增加到 3 或 4，有可能在非目的产物开始扩增以前增加目的产物的竞争优势。这时，应从程序的末尾去掉相应的循环数，以避免过度循环导致扩增产物的降解和产生高分子质量成片产物。

3. 促进 PCR 的添加剂和助溶剂

退火温度，引物设计和镁离子浓度的优化足以对大多数模板进行高特异性的扩增，但是，某些模板，例如高 GC 含量的模板，为获得最好的结果需要模板的完全变性，另外，二级结构会阻止引物结合和酶的延伸，需要通过其他措施提高模板的扩增效率。向 PCR 反应体系中加入添加剂和助溶剂，是提高产物特异性和产量的另外一种方法。PCR 添加剂，包括氯化四甲基铵、谷氨酸钾、硫酸铵、离子化和非离子化的表面活性剂等；助溶剂包括甲酰胺、DMSO、甘油等。它们的机制目前尚不清楚，可能是通过消除引物和模板的二级结构，降低了变性温度使双链完全变性，同时还可提高复性的特异性和 DNA 聚合酶的稳定性，进而提高扩增效率。

（祁春茹）

第二节 PCR 产物的不同检测技术

PCR 扩增反应完成之后，必须对扩增产物进行分析才能最终达到实验目的。PCR 产物的分析包括判断 PCR 反应的有效性和正确性、对产物进行定量分析和序列分析。前者可以通过电泳分离 PCR 产物，观察扩增条带的有无和扩增片段的大小而实现。而了解 PCR 扩增产物的序列，则需进一步的分析。本节主要介绍几种 PCR 产物的检测技术。

一、电泳

凝胶电泳是检测 PCR 产物常用和最简便的方法，能判断有无预期大小的扩增产物及初步判断产物的特异性。凝胶电泳常用的有琼脂糖凝胶电泳和聚丙烯酰胺凝胶电泳。

（一）琼脂糖凝胶电泳

琼脂糖凝胶电泳是分离、纯化、鉴定 DNA 片段的常用方法，琼脂糖凝胶分离度不如聚丙烯酰胺凝胶，但分离范围广，适用于分离 100 bp ~ 60 kb 的 DNA 分子，且操作简便。DNA 琼脂糖凝胶电泳的原理与蛋白质的电泳原理基本相同，DNA 分子在高于其等电点的溶液中带负电荷，在电场中由负极向正极移动，不同长度的 DNA 片段会表现出不同的迁移率。在电泳过程中，凝胶中溴化乙啶（EB）可以嵌入 DNA 分子，在紫外线照射下 EB-DNA 复合物发出橙红色荧光，可确定 DNA 在凝胶中的位置。而发射的荧光强度正比于 DNA 的含量，如将已知浓度的标准样品作电泳对照，就可估计出待测样品的浓度。溴化乙啶是一种强诱变剂，有毒性，使用含有该染料的溶液时必须戴手套，注意防护。可以使用无污染染料 SYBR Green Ⅰ、Ⅱ，经 SYBR Green 染色的凝胶几乎不呈现背景荧光，在 300 nm 紫外线照射透视下，与双链 DNA 结合的 SYBR Green 呈现绿色荧光，单链 DNA 为橘黄色。

不同浓度的琼脂糖凝胶分离 DNA 的有效范围不同，见表 14-1。

表 14-1　线状 DNA 片段分离的有效范围与琼脂糖凝胶浓度关系

琼脂糖凝胶的浓度 /%	线状 DNA 分子的有效范围 /kb
0.3	60 ~ 5
0.6	20 ~ 1
0.7	10 ~ 0.8
0.9	7 ~ 0.5
1.2	6 ~ 0.4
1.5	4 ~ 0.2
2.0	3 ~ 0.1

（二）聚丙烯酰胺凝胶电泳

聚丙烯酰胺凝胶采用垂直装置进行电泳。聚丙烯酰胺分离小片段 DNA（5 ~ 500 bp）效果较好，具有分子筛和电泳的双重作用，其分辨率极高，甚至相差 1 bp 的 DNA 片段就能分开。除此之外，与琼脂糖电泳相比，聚丙烯酰胺凝胶电泳还具有装载的样品量大、回收 DNA 纯度高、其银染法的灵敏度较琼脂糖中 EB 染色法高 2 ~ 5 倍等优点，但其制备和操作比琼脂糖凝胶电泳复杂。

聚丙烯酰胺凝胶是由丙烯酰胺单体，在催化剂 TEMED（N，N，N，N'- 四甲基乙二胺）和过硫酸铵的作用下，丙烯酰胺聚合形成长链，聚丙烯酰胺链在交联剂 N，N'- 亚甲基双丙烯酰胺参与下，聚丙烯酰胺链与链之间交叉连接而形成凝胶。

聚丙烯酰胺凝胶孔径的大小是由丙烯酰胺的浓度决定的，不同浓度丙烯酰胺和 DNA 的有效分离范围见表 14-2。

表 14-2　丙烯酰胺浓度与 DNA 分子的有效分离范围

丙烯酰胺 /%	有效分离范围 /bp	溴酚蓝位置 /bp	甲苯青位置 /bp
3.5	100 ~ 2 000	100	460
5.0	80 ~ 500	65	260
8.0	60 ~ 400	45	100
12.0	40 ~ 200	20	70
15.0	25 ~ 150	15	60
20.0	5 ~ 100	12	45

二、PCR-RFLP

限制性片段长度多态性（restriction fragment length polymorphism，RFLP）是指用同一种限制性核酸内切酶消化不同个体的 DNA 时，会得到长度各不相同的限制性片段类型。聚合酶链式反应 - 限制性片段长度多态（PCR-RFLP）分析技术是在 PCR 技术基础上发展起来的 RFLP 技术，是根据突变序列是否位于限制性核酸内切酶的酶切位点内而设计的对 PCR 产物作限制性片段长度多态性分析技术。不同个体基因组在同一段 DNA 是否有同样的酶切位点，决定了酶切后是否会产生同样大小的片段。当碱基组成的变化改变了限制性核酸内切酶识别位点（位点消失、产生新的位点、位点移位等多态性位点时），就会得到长度各不相同的限制性片段类型。应用 PCR-RFLP 可检测某一致病基因已知的点突变，进行直接基因诊断，也可以此为遗传标记进行连锁分析，进行间接基因诊断。其基本原理是由于点突变位于某限制性核酸内切酶的酶切位点序列内，使酶切位点增加或者消失，利用这一酶切性质的改变，PCR 特异性扩增包含点突变的这段 DNA，经相应的内切酶切割 PCR 产物并作电泳分离，PCR 产物能（或不能）被酶水解而产生不同长度的片段，根据水解片段的大小和电泳位置可区分野生型和突变型靶基因片段（图 14-2）。

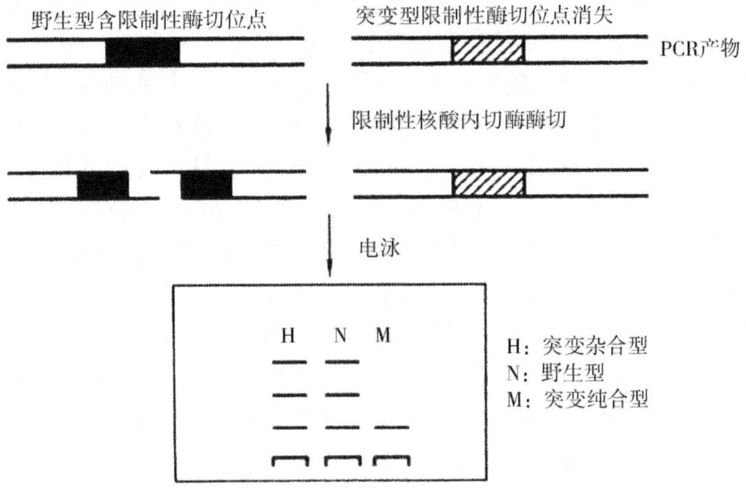

图 14-2 PCR-RFLP 示意图

三、PCR-SSCP

1989 年日本 Orita 等研究发现，单链 DNA 片段呈复杂的空间折叠构象，这种立体结构主要是由其内部碱基配对等分子内相互作用力来维持的，当有一个碱基发生改变时，会或多或少地影响其空间构象，使构象发生改变，空间构象有差异的单链 DNA 分子在聚丙烯酰胺凝胶中受排阻大小不同，因此通过非变性聚丙烯酰胺凝胶电泳，可以非常敏锐地将构象上有差异的分子分离开，该方法称为单链构象多态性（single-strand conformation polymorphism，SSCP）分析。在随后的研究中，SSCP 可用于检查 PCR 扩增产物的基因突变，从而建立了 PCR-SSCP 技术。PCR-SSCP 作为检测基因突变的方法，经不断改进和完善，更加简便、快速、灵敏，不但用于检测基因点突变和短序列的缺失和插入，而且还被用于 DNA 定量分析，监测 PCR 诊断实验中的交叉污染情况，以及传染源的调查等。其基本过程是：PCR 扩增靶 DNA；将特异的 PCR 扩增产物变性，使之成为具有一定空间结构的单链 DNA 分子；将适量的单链 DNA 进行非变性聚丙烯酰胺凝胶电泳；最后通过放射性自显影、银染或溴化乙啶显色分析结果。若发现单链 DNA 迁移率与正常对照的相比发生改变，就可以判定该链构象发生改变，进而推断该 DNA 片段中有碱基突变。该法的局限性包括：需进一步测序才能确定突变的位置和类型；电泳条件要求较严格；另外，由于 SSCP 是依据点突变引起单链 DNA 分子立体构象的改变来实现电泳分离的，这样当某些位置的点突变对单链 DNA 分子立体构象的改变不起作用或作用很小时，再加上其他条件的影响，就可能使聚丙烯酰胺凝胶电泳无法分辨而造成漏检。尽管如此，该方法和其他方法相比仍有较高的检测率。首先，它可以发现靶 DNA 片段中未知位置的碱基突变，实验证明小于 300 bp 的 DNA 片段中的单碱基突变，SSCP 的检出率可达 90%。除此以外，SSCP 经改进后将 DNA-SSCP 分析改为 RNA-SSCP 分析，该方法是在 PCR 扩增后，增加了一个转录的过程使 PCR 产物转录生成 RNA，因此 PCR 扩增时需要一个较长的引物，内含有启动 RNA 聚合酶的启动序列，从而相对地增加了该方法的难度。但与 DNA 相比，RNA 有着更多精细的二级构象和三级构象，这些构象对单个碱基的突变很敏感，从而提高了检出率，其突变检出率可达 90% 以上。另外，RNA 不易结合成双链，因此可以较大量地进行电泳，有利于用溴化乙啶染色。为了进一步提高 SSCP 的检出率，可将 SSCP 分析与其他突变检测方法相结合，其中与杂交双链分析

（heteroduplex analysis，Het）法结合可以大大提高检出率。Het 法是用探针与要检测的单链 DNA 或 RNA 进行杂交，含有一对碱基对错配的杂交链可以和完全互补的杂交链在非变性 PAGE 凝胶上通过电泳被分离开。对同一靶序列分别进行 SSCP 和 Het 分析可以使点突变的检出率接近 100%，而且实验简便。

四、高温变性的熔解曲线分析

利用 DNA 熔解曲线进行核苷酸突变和多态性检测是 20 世纪 90 年代后期发展的新技术，是根据正常序列和突变序列因不同 T_m 而产生不同的熔解曲线而设计的。T_m 值的大小取决于 DNA 分子的长度和序列中 G + C 碱基含量，当被检片段中存在突变位点，就会有不同于正常序列的 T_m 值而出现不同的波峰，如果一个被检片段中存在一个以上的突变时，可以出现一个以上的波峰，从而可以将突变序列检测出来。在 20 世纪 70 年代人们通过紫外线吸收来绘制熔解曲线，这种方法在检测精密度上相比现在的研究手段要大打折扣。随着仪器的改良和荧光定量 PCR 技术的出现，人们开始用 Sybr Green Ⅰ荧光染料在定量 PCR 仪上监测熔解曲线的变化，这也是现今使用最多的熔解曲线研究工具。Sybr Green Ⅰ这类染料属于非饱和性染料，由于染料对 PCR 反应的抑制作用，在实验中的使用浓度很低，远低于将 DNA 双螺旋结构中的小沟饱和的浓度，使用浓度未达到饱和，加之染料本身的特性，在 DNA 双链解链的过程中，Sybr Green Ⅰ分子发生重排，那些从已经解链的 DNA 片段上脱离下来的染料分子又与尚未解链的双链 DNA 结合，造成结果失真，无法真实反映 DNA 熔解的情况，影响了检测的分辨率。限于分辨率的关系，Sybr Green Ⅰ熔解曲线一般用于区分在片段大小和 GC 含量上差别较显著的 DNA 序列，例如用于检查 PCR 扩增产物中是否存在引物二聚体及其他非特异性的扩增。后来，人们发现了一类新型的染料，称为饱和染料，如 LCGreen、LC Green Plus、Syt09 和 Eva Green 等。这类染料有着更强的 DNA 结合能力和很低的抑制作用，在 DNA 解链过程中不会发生重排，这使得用这些染料的熔解曲线有了更高的分辨率。在仪器精密度提高的基础上，配合这类饱和染料就出现了高分辨率熔解（high resolution melting，HRM）曲线。高分辨率熔解曲线分析技术是 2002 年由犹他大学和爱德华科技公司合作开发的应用于 SNP 检测和突变基因分析的一项新技术。

高分辨率熔解曲线分析是通过实时监测升温过程中双链 DNA 荧光染料与 PCR 扩增产物的结合情况。在 PCR 反应前加入 LC Green 饱和荧光染料（LC Green 荧光染料只结合 DNA 双链，对 PCR 不会有任何抑制作用），荧光染料与 DNA 双链结合，荧光最强，变性时，DNA 双链逐渐解链，此时 LC Green 荧光染料分子逐渐从 DNA 双链上脱落，荧光信号下降形成熔解曲线。如果某个体是杂合突变，则在其 PCR 产物中会有杂合异源双链的存在，在杂合异源双链中有不配对的碱基对，因此该样品在温度逐渐升高的时候会首先发生解链，其荧光信号首先开始下降，而此时的纯合个体的样品由于解链温度较高，荧光信号没有下降或者下降较慢，仪器的光学检测系统采集密集的荧光信号并绘制温度熔解曲线，根据曲线准确区分野生型、杂合突变、纯合突变。

五、PCR 产物测序

PCR 产物测序是检测 PCR 产物特异性最可靠的方法，主要见于对目的基因片段的序列鉴定和对致病基因中点突变位置和性质的鉴定。PCR 产物可以直接测序，也可以克隆人载体后再测序，后者测序的效果更好。PCR 产物需经切胶回收纯化后进行测序。测序常用的方法为双脱氧核苷酸链末端终止法和化学裂解法。

（祁春茹）

第三节　衍生的 PCR 技术

一、反转录 PCR（reverse transcription PCR，RT-PCR）

RT-PCR 是将 RNA 的反转录（RT）和 cDNA 的聚合酶链式反应（PCR）相结合的技术。首先经反转录酶的作用从 RNA 合成 cDNA，再以 cDNA 为模板，扩增合成目的片段。RT-PCR 技术灵敏而且用途广泛，可用于检测细胞中基因表达水平、细胞中 RNA 病毒的含量和直接克隆特定基因的 cDNA 序列。RT-PCR 主要用于对表达信息进行检测或定量，分析基因的转录水平。另外，这项技术还可以用来检测基因表达差异或克隆 cDNA 而不必构建 cDNA 文库。RT-PCR 比其他包括 Northern 印迹杂交、RNase 保护分析、原位杂交及 S1 核酸酶分析在内的 RNA 分析技术更灵敏，更易于操作（图 14-3）。

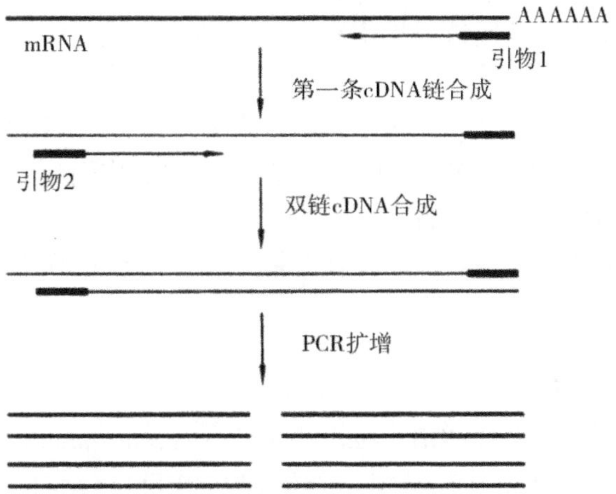

图 14-3 RT-PCR 示意图

（一）RT-PCR 体系

1. 模板

作为模板的 RNA 可以是总 RNA、mRNA 或体外转录的 RNA 产物。无论使用何种 RNA，关键是确保 RNA 不降解并且无基因组 DNA 的污染。

2. 引物

用于反转录的引物可视实验的具体情况选择随机引物、Oligo dT 及基因特异性引物中的一种。对于短的不具有发夹结构的真核细胞 mRNA，以下三种都可以。

（1）随机引物：随机引物适用于长的或具有发夹结构的 RNA，特异性最低。经常用于获取 5' 末端序列或从带有二级结构区域的模板获得 cDNA。为了获得最长的 cDNA，需要按经验确定每个 RNA 样品中引物与 RNA 的比例。起始浓度范围为 20 μL 体系 50 ~ 250 μg。

（2）Oligo dT：Oligo dT 适用于具有 PolyA 尾巴的 RNA（原核生物的 RNA、真核生物的 Oligo dT rRNA 和 tRNA 不具有 PolyA 尾巴）。由于 Oligo dT 要结合到 PolyA 尾巴上，所以对 RNA 样品的质量要求较高，即使有少量降解也会使 cDNA 合成量大大减少。起始浓度范围为 20 μL 体系 0.2 ~ 0.5 μg。

（3）基因特异性引物：该引物是与目的序列互补的引物，是反义寡聚核苷酸，适用于目的序列已知的情况。如果目的 RNA 有二级结构，为避免二级结构阻止引物结合，应该设计多于一个的反义引物。建议在 20 μL 的第一链合成反应体系中使用 1 pmol 的基因特异性引物。

3. 反转录酶

（1）Money 鼠白血病病毒（M-MLV）反转录酶，有强的聚合酶活性，RNase H 活性相对较弱。最适作用温度为 37℃。

（2）禽成髓细胞瘤病毒（AMV）反转录酶，有强的聚合酶活性和 RNase H 活性。最适作用温度为 42℃。

（3）Thermus thermophilus、Thermus flavsu 等嗜热微生物的热稳定性反转录酶在 Mn^{2+} 存在下，允许高温反转录 RNA，以消除 RNA 模板的二级结构。

（4）M-MLV 反转录酶的 RNase H- 突变体，商品名为 SuperScript 和 SuperScript Ⅱ。此种酶较其他酶能使更多的 RNA 转换成 cDNA，这一特性允许从含二级结构的、低温反转录很困难的 mRNA 模板合成较长 cDNA。

（二）一步法 RT-PCR 和两步法 RT-PCR

RT-PCR 可以通过一步法和两步法的形式进行。

1. 一步法

即反转录和 PCR 扩增在同一管内完成，cDNA 第一链合成和随后的 PCR 扩增之间不需要打开管盖，有助于减少污染。而且由于得到的所有 cDNA 样品都用来扩增，所以灵敏度更高，最低可以达到 0.01 pg 总 RNA。一步法 RT-PCR 一般使用基因特异性引物起始 cDNA 合成。

2. 两步法

即反转录和 PCR 扩增分两步进行，首先从 RNA 模板反转录得到 cDNA，再以 cDNA 为模板进行 PCR 扩增。两步法可以使用随机引物、OLigo dT 和基因特异性引物引导 cDNA 第一链合成，因此，可以从一个特定的样品中反转录出所有 mRNA 的信息。

总之，一步法方便，可适用于大量样品分析或定量 PCR。两步法在选择聚合酶和引物时具有更大的灵活性。

二、实时荧光定量 PCR

1996 年推出了成熟的实时荧光定量 PCR（real-time fluorescent quantitative polymerase chain reaction，RFQ-PCR）技术。所谓实时荧光定量 PCR 技术，是指在 PCR 反应体系中加入荧光基团，利用荧光信号积累实时监测整个 PCR 进程，最后通过标准曲线和阈值循环数（Ct）值对初始模板进行定量分析的方法。该技术实现了 PCR 从定性到定量的飞跃，与常规 PCR 相比，它具有特异性更强、灵敏度高、重复性好、定量准确、自动化程度高、全封闭反应等优点，成为分子生物学研究中的重要工具，目前已得到广泛应用。

（一）荧光定量 PCR 的化学原理

荧光定量 PCR 技术是在常规 PCR 基础上加入荧光化合物来实现其定量功能。这些荧光化合物广义上可分为嵌入型荧光染料和特异性荧光探针两大类。

1. 嵌入型荧光染料

可与双链 DNA 结合的嵌入型荧光染料，包括溴化乙啶、YO-PRO、YOYO、SYBR Green Ⅰ及 SYBR Gold。利用嵌入型荧光染料检测只简单反映 PCR 反应体系中总的核酸量，是一种非特异性的检测方法。荧光染料与双链 DNA 结合后，其荧光大大增强。如最常用的荧光染料 SYBR Green Ⅰ，可嵌入双链 DNA 的小沟部位，SYBR Green Ⅰ与双链 DNA 结合后可发射出绿色荧光，其最大吸收波长约为 497 nm，发射波长最大约为 520 nm。在 PCR 反应体系中，加入 SYBR 荧光染料，其特异性地掺入 DNA 双链后，发射荧光信号，而不掺入链中的 SYBR 染料分子不会发射任何荧光信号，从而保证荧光信号的增加与 PCR 产物的增加完全同步。SYBR Green Ⅰ在核酸的实时监测方面有很多优点，因为它可与所有双链 DNA 相结合，不必因为模板不同而特别定制，因此设计的程序通用性好，且价格相对较低。由于一个 PCR 产物可以与多分子的染料结合，因此 SYBR Green Ⅰ的灵敏度很高。由于 SYBR Green Ⅰ与所有的双链 DNA 结合，由引物二聚体、单链二级结构以及非特异性扩增产物引起的假阳性会影响定量结果的可靠性与重复性。要避免这种不利因素，需对扩增产物进行熔解曲线分析，并优化 PCR 反应条件以消除非特异性产物的影响（图 14-4）。

2. 特异性荧光探针

探针类荧光定量 PCR 技术是利用探针与靶序列特异杂交来指示扩增产物的增加。实时荧光定量 PCR 技术中，所使用的探针有以下几种。

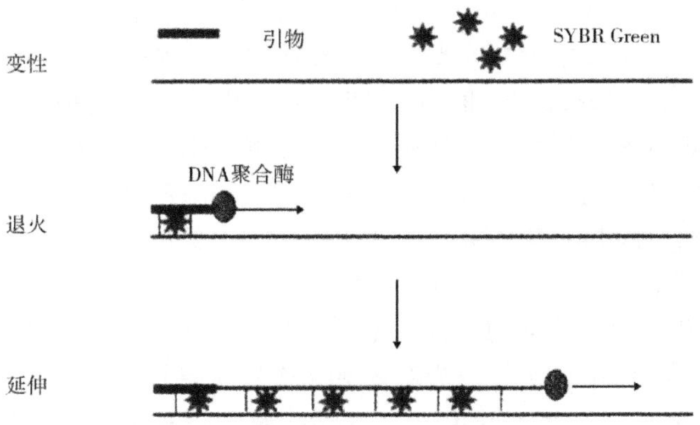

图 14-4 SYBR Green Ⅰ工作原理图

（1）TaqMan 探针：TaqMan 探针（图 14–5）是一种水解型寡核苷酸探针，它的应用归功于两个重要发现：TaqDNA 聚合酶的 5' → 3' 外切酶活性和荧光共振能量传递特性。TaqMan 探针的荧光强度与目的序列的扩增相关。它与靶序列上游引物和下游引物之间的序列配对。当一个荧光基团的发射谱与另一个荧光基团的吸收光谱重叠时，能量可以从短波长（高能量）的荧光基团传递到长波长（低能量）的荧光基团，相当于短波长的荧光基团释放的荧光被屏蔽，这种现象便是荧光共振能量传递（fluorescence resonance energy transfer，FRET）特性。FRET 现象的发生与供、受体分子的空间距离紧密相关，一般为 7 ~ 10 nm 时即可发生。当完整的 TaqMan 探针与靶序列配对时，5' 端荧光基团发射的荧光因与 3' 端的淬灭剂接近而被淬灭。在进行延伸反应时，TaqDNA 聚合酶的 5' → 3' 外切酶活性将探针切断，使得荧光基团与淬灭剂分离而发射荧光。每扩增一条 DNA 链就伴随着一分子的荧光信号的产生，随着扩增循环数的增加，释放出来的荧光基团不断积累。因此，TaqMan 探针检测的是积累荧光。荧光强度与扩增产物的数量成正比关系。常用的 5' 端标记荧光报告基团有 FAM、HEX、JOE、TET、VIC。常用的 3' 端标记淬灭基团为 TAMRA 或 DABCYL。由于 TaqMan 使用杂交对定量分子进行甄别，准确性高。同时靶序列由引物和探针双重控制特异性好，假阳性率低。定量的线性关系好：由于荧光信号的产生和每次扩增产物呈对应关系，通过荧光信号的检测可直接对产物进行定量。且使用 TaqMan 定量扩增和检测可在同一管内，不需开盖，不易污染。同时扩增和检测一步完成，操作简单，易于实现自动化。但 TaqMan 探针的线性结构导致了较高的背景荧光。如果荧光基团和淬灭基团的距离太近，在 PCR 扩增过程中，探针在它们之间降解的可能性将大大降低，从而起不到探针的作用。相反，如果荧光基团和淬灭基团分别置于探针两端，荧光背景信号加强，影响其检测的灵敏度。且 TaqMan 探针的特异性也决定了其只适合一个特定的目的基因（图 14–5）。

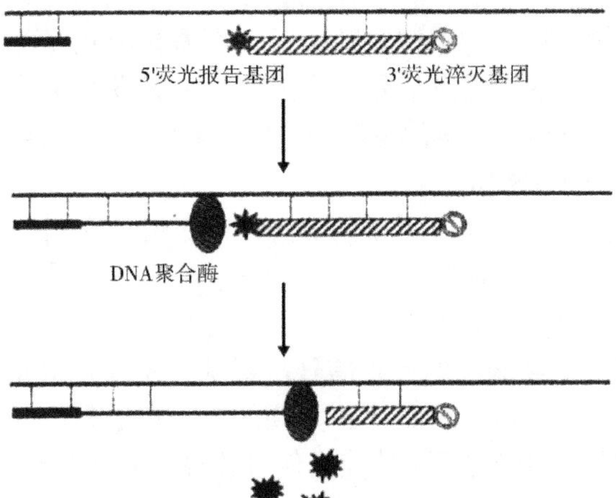

图 14-5 TaqMan 探针工作原理图

（2）TaqMan MGB 探针：TaqMan MGB 探针的 3' 端标记的荧光淬灭基团是一种基本无荧光本底的小沟结合物，取代了常规可发光的 TAMRA 荧光标记，使得荧光本底大大降低，从而提高了分辨率。探针 3' 端结合了 MGB 结合物，使得探针的 T_m 值有近 10℃的提高，也就提高了配对序列与非配对序列的差异，从而使探针的杂交稳定性和特异性显著增强。探针长度缩短（一般在 13 ~ 18 个碱基），淬灭基团与报告基团在空间位置上更加接近，实验结果更精确。对于一些无法设计常规 TaqMan 探针的目的基因片段也可以很容易地设计出 TaqMan MGB 探针，从而提高方法的可行性。

（3）分子信标：分子信标是一种在靶 DNA 不存在时形成茎环结构的双标记寡核苷酸探针。环形部分设计为与靶核酸序列（靶序列）互补的探针，茎形部分由探针两端连接的 2 条核酸序列互补的短臂退火形成。两臂的末端，分别共价结合 1 个荧光基团和 1 个淬灭基团。茎的这种结构，使荧光基团和淬灭基团紧挨，导致荧光能量被吸收，而不发荧光。当探针遇到靶核酸时，因形成的探针和靶核酸杂交体比茎杂交体更长、更稳定，迫使茎端的荧光和淬灭基团相互分离，从而恢复了荧光。常用荧光基团为 FAM、Texas Redo。分子信标的优点有：特异性高；靶序列即使仅含 1 个错配或缺失的核苷酸也不能使荧光恢复，该特异性适合 SNP 的检测；荧光背景低，与 TaqMan 探针相比，分子信标的突出优点是检测过程中不必将探针和靶杂交体与过量探针分离开，有效解决了淬灭效率问题；但其高特异性决定了它只能适用于 1 个特定目标。

（4）TaqMan- 分子信标（TaqMan-MB）：TaqMan-MB 是在分子信标及 TaqMan 探针的基础上设计的一种均相荧光检测探针。该探针保留了分子信标的茎环结构，保证荧光基团与淬灭基团紧密接触，有效解决了背景荧光的问题。它与常规分子信标不同的是，除环部序列外，其 5' 端的臂序列也设计为探针的基因识别部位。在 PCR 扩增的退火或延伸阶段，探针与模板上相应的靶基因位点特异性结合。同时 Taq 酶随着引物的延伸沿 DNA 模板移动，当移动到探针结合位置时，发挥其 5' → 3' 外切酶活性，将探针切断，从而使荧光基团与淬灭基团彻底远离，荧光基团荧光复原。TaqMan-MB 的设计同样具有较高的特异性。

（5）FRET 探针：FRET 探针又称双杂交探针、杂交探针。FRET 探针由两条相邻探针组成，其中上游探针的 3' 端标记供体荧光素，下游探针的 5' 端标记受体荧光素。在 PCR 中模板退火阶段，两探针同时与扩增产物杂交，形成头尾结合的形式，使供体和受体荧光素距离非常接近，两者产生荧光共振能量传递（FRET，这里与 TaqMan 作用方式相反），使受体荧光基团发出荧光。而当两条探针处于游离状态时，无荧光产生。由于 FRET 探针是靠近后发光，所以检测信号是实时信号，非累积信号。常用的荧光基团是 LC-Red640 和 LC-Red705。

（6）荧光标记引物：建立在分子信标基础之上。荧光标记引物是把荧光基团标记的发夹结构的序列直接与 PCR 引物相结合，从而使荧光标记基团直接掺入 PCR 扩增产物中。目前主要有 Amplifluor、Sunrise、Amplisensor、Scorpion、LUX 等。在没有单链模板的情况下，该引物自身配对，形成发夹结构，使荧光淬灭。在模板存在的情况下，引物与模板配对，发夹结构打开，产生荧光信号。与 TaqMan 探针和分子信标相比，荧光标记引物通过二级结构实现淬灭，不需要荧光淬灭基团，也不需要设计特异的探针序列，荧光标记引物能更快地发射荧光且信号更为强烈。由于没有探针控制特异性，因此特异性要弱于探针技术，但非特异性扩增或引物二聚体没有影响，所以其特异性要强于 SYBR Green Ⅰ。

（二）荧光定量 PCR 技术的重要概念

在掌握荧光定量 PCR 技术时，有几个很重要的概念需要了解，它们分别是基线、荧光阈值、Ct 值、扩增曲线和标准曲线等（图 14-6，图 14-7）。

1. 基线

在 PCR 反应最初几个循环，产物激发的荧光信号与背景荧光没有明显区别。随着产物量的增加，产物荧光信号不断积累增强，一般在 PCR 反应处于指数期的某一点上就可区别并检测到产物积累的荧光强弱，这一点对应的曲线称为基线，即产物积累的荧光信号能被仪器检测到的最下限。

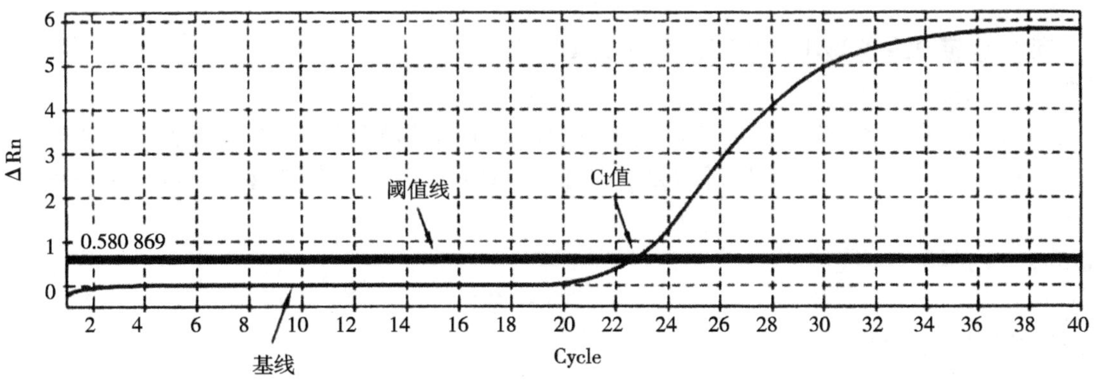

图 14-6 荧光定量 PCR 技术的扩增曲线

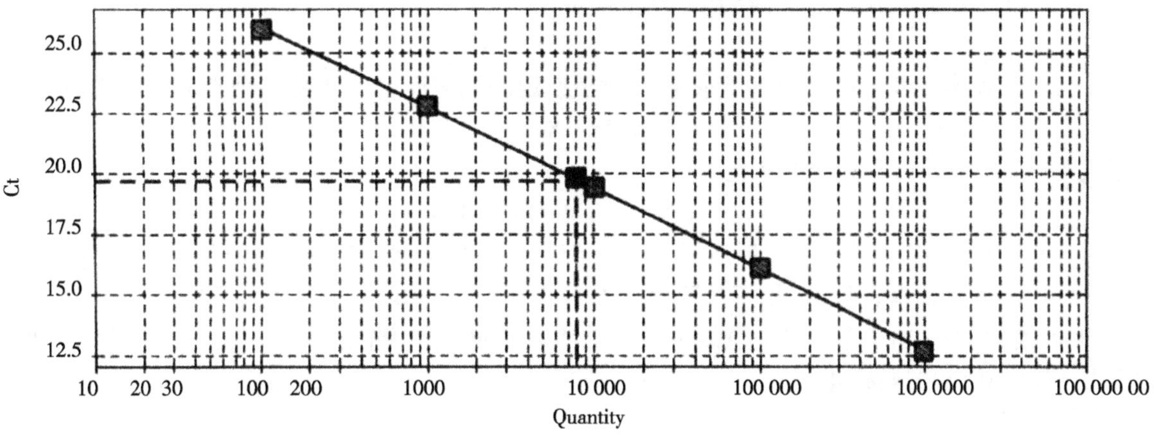

图 14-7 荧光定量 PCR 技术的标准曲线

2. 荧光阈值

为便于检测比较，在 PCR 反应的指数期，需设定一个荧光信号的阈值，如果检测的荧光强度超过该阈值，才可被认为是真正的信号，然后用该阈值来定义模板 DNA 的阈值循环数（Ct）。一般以 PCR 反应的前 15 个循环的荧光信号作为本底信号，荧光阈值的缺省设置是 3 ~ 15 个循环的荧光信号标准偏差的 10 倍。

3. Ct 值

Ct 值中的 C 代表 Cycle，t 代表 threshold，Ct 值是指进行实时荧光定量 PCR 反应时，每个反应管内的荧光信号到达设定阈值时所经历的循环数。研究表明，每个模板的 Ct 值与该模板的起始拷贝数的对数存在线性关系，起始拷贝数越多，Ct 值越小。

4. 扩增曲线

PCR 在循环若干次后，由于原料 dNTPs 的分解、酶的活性减小等因素的影响，扩增产物的量会进入一个恒定的平台期，使循环数和扩增产物量之间呈现出 S 形曲线，就是扩增曲线。扩增曲线进入平台期的迟早与起始模板量呈正相关。

5. 标准曲线

由于每个模板的 Ct 值与该模板的起始拷贝数的对数存在线性关系，因此对标准品通过梯度稀释后，就可做出 DNA 模板与对应 Ct 值之间的线性关系直线，这就是标准曲线。在实验中只要获得未知样品的 Ct 值，即可从标准曲线得到的线性方程式中计算出该样品的起始拷贝数，从而对其进行定量分析。图 14-7 所示的标准曲线中横坐标代表起始拷贝数的对数，纵坐标代表 Ct 值。

6. 熔解曲线

熔解曲线是用来检测 PCR 扩增的特异性和重复性的曲线。一般熔解峰值在 80 ~ 85℃，熔解曲线峰值单一，表示目标产物的特异性扩增，且重复性好。

（三）荧光定量 PCR 的数学定量原理及其结果分析

1. 数学定量原理

应用实时定量 PCR 时，实验结果需要通过数学计算来对待测目标 DNA 模板进行定量分析，因此在应用该技术时，对该试验技术结果分析的数学原理及其计算方法要清楚掌握，才可得到正确、精准的检测结果。

理想的 PCR 扩增产物量：

$$X^n = X_0 2^n$$

实际的 PCR 扩增产物量：

$$X^n = X^n (1 + E)^n$$

式中，n 为循环次数；X_0 表示起始模板量；E 为扩增效率。

在扩增产物达到荧光阈值时，所经历的循环数为 Ct，则

$$X_{Ct} = X_0 (1 + E)^{Ct} = M \quad (1)$$

其中，X_{Ct} 表示设定阈值后的 PCR 产物量，对于设定的阈值而言，M 是一个常数。两边取对数，得

$$IgM = Ig[X_0 (1 + E)^{Ct}] \quad (2)$$

整理方程式（2），得到线性方程：

$$IgX_0 = IgM - CtIg(1 + E) \quad (3)$$

由式（3）可知，实时定量 PCR 反应过程中，起始模板的对数 IgX_0 与 Ct 值呈线性相关。对阳性对照模板进行 10 倍系列稀释，以 Ct 和模板浓度的对数作图，由直线的斜率（S）利用公式计算 PCR 扩增效率。PCR 扩增效率 = $10^{(-1/s)} - 1$，直线的 y 轴截距表示最低检测限。根据样品 Ct 值及标准曲线，就可以计算出样品中所含的模板量。

2. 结果分析

模板定量有两种策略：相对定量和绝对定量。相对定量分析用来测定一个测试样品中靶序列与参照样品中同一序列表达的相对变化；后者指的是用已知的标准曲线来推算测试样品中目的基因的量。常用的方法有 3 种。

（1）标准曲线法的绝对定量：用一系列已知浓度的标准品制作标准曲线，在相同条件下目的基因测得的荧光信号量同标准曲线进行比较，从而得到靶基因的量。该标准品可以是纯化的质粒 DNA、体外转录的 RNA，或者是体外合成的 ssDNA。标准品的量可根据 260 nm 的吸光度并用 DNA 或 RNA 的分子质量来转换成其拷贝数来确定。目的基因与标准品在不同的反应管内同时进行扩增。绝对定量分析时，首先要根据标准品制作标准曲线，得到线性方程，然后把 Ct 值代入线性方程，求得待测样品靶基因的拷贝数。如果想要明确得到样品的初始浓度或病毒载量，则使用绝对定量法最佳。

（2）标准曲线法的相对定量：该方法使用标准曲线以确定某个靶基因在样品中的表达相对于相同靶基因在参考样品中的变化，最适合于具有次佳 PCR 扩增效率（低 PCR 扩增效率）的检测。由于在此方法中靶基因量的表达是相对于某个参照样品的同一基因量的表达而言的，因此相对定量的标准曲线就比较容易绘制，对于所用的标准品只要知道其相对稀释度即可，无须知道其确切的拷贝数。此外，在实验中为了标准化加入反应体系的 RNA 或 DNA 的量，往往在反应中同时扩增一内对照基因，如在基因表达研究中，内对照常为一些管家基因。内对照相对于所有待测靶序列而言，其表达必须是稳定的，因此一般引入管家基因作为对照基因，以管家基因为基础进行目的基因相对表达量的比较。泛素、肌动蛋白、微管蛋白、组蛋白、18S rRNA 以及甘油醛 -3- 磷酸脱氢酶（glyceraldehyde-3-phosphatede-hydrogenase，GAPDH）等基因都可以作为管家基因进行相对定量。与比较 Ct 法相比，其优点是由于靶序列和内对照的 PCR 扩增效率并不需要相等，因此它需要的验证最少。缺点是必须为每个靶序列构建一条标准曲线，因此在反应板内需要更多的试剂和更多的空间。

（3）比较 Ct 法的相对定量：该方法使用算术公式以确定某个靶基因在样品中的表达相对于相同靶基因在参考样品中的变化。最适合于高通量测量多个基因在大量样品中的相对基因表达。比较 Ct 法与

标准曲线法相对定量的不同之处在于其运用了数学公式来计算相对量。但是此方法是以靶基因和内对照基因的扩增效率基本一致为前提的，效率的偏移将影响实际拷贝数的估计。其优点是只要靶基因和内对照基因的 PCR 扩增效率大致相等，便可确定样品中靶基因的相对水平，而无须使用标准曲线；减少试剂的使用；在反应板中留有更多可用空间。其缺点是低 PCR 扩增效率可能会产生不准确的结果。因此，使用比较 Ct 法之前，应确定靶序列和内对照检测的 PCR 扩增效率大致相等。

（四）荧光定量 PCR 的特点

1. 高特异性

FQ-PCR 具有引物和探针的双重特异性，与传统 PCR 相比，特异性大为提高。

2. 高敏感性

FQ-PCR 的敏感度通常达 10^2 copies/mL，且线性范围很宽，为 0 ~ 10^{11} copies/mL。一般来讲临床医学标本中病原体的数目为 0 ~ 10^{10} copies/mL，在此范围内 FQ-PCR 定量较为准确，标本不需稀释。

3. 可重复性

FQ-PCR 结果相当稳定，同一标本的 Ct 值相同，但其产物的荧光量却相差甚大。

4. 无污染

FQ-PCR 无 PCR 后续操作步骤，降低产物污染的风险性。

（五）影响荧光定量 PCR 的主要因素

FQ-PCR 实验过程中，影响其特异性和灵敏度的因素很多，除了常规 PCR 反应均存在的影响因素如 Taq 酶活性、引物二聚体、反应体系、循环数等之外，FQ-PCR 还有其特殊的影响因素。

1. 引物 - 探针二聚体

FQ-PCR 过程中探针参与提高实验特异性的同时，有可能形成引物 - 探针二聚体。因此在设计引物和探针时，要使 2 条引物的 GC 含量大致一致，2 条引物不能互补，尤其是 3' 端。在 TaqMan 探针设计时，5' 端的第 1 个碱基避免是 G，还应避免重复出现相同的核苷酸，特别是连续出现大于 4 个 G 的情况；探针序列中碱基 C 的含量应高于 G；引物与探针要尽量靠近但不能重叠，上游引物的 3' 端和探针 5' 端之间的距离为 1 ~ 15 bp。

2. 引物和探针的浓度

引物和探针的浓度影响反应的特异性，较高的引物浓度会导致非特异性产物的扩增。

3. Mg^{2+}的浓度

Mg^{2+}的浓度是影响 Taq 酶活性的关键因素，它将影响到 FQ-PCR 的灵敏度。浓度过高，会有非特异性产物和引物二聚体的形成，导致灵敏度降低；浓度过低，将使 PCR 产物获得率降低。

4. 循环数

PCR 扩增效率理论上为 100%，但实际上低于 100%，且在整个扩增过程中不是固定不变的。在 30 个循环数以内，扩增效率相对稳定，原始模板以相对固定的指数形式增加，适合定量分析。对极微量的待测样品，适当增加循环数可以提高反应的检出底线，提高灵敏度，可以设置 40 个循环数左右。扩增的目的 DNA 片段长度最好在 50 ~ 150 bp，以便获得高效的扩增率。

（六）荧光定量 PCR 的应用

实时定量 PCR 目前被广泛应用于基因表达差异分析、病原检测等方面。

1. 基因表达水平的定量分析

以生物体组织、特定发育时期 mRNA 为参数，采用实时定量 PCR 技术对特定目的基因的表达情况进行测定分析。

2. 病原体检测

检测生物体或特定材料中细菌、病毒、衣原体、支原体、寄生虫等许多病原体的数量差异。

3. 基因突变及多态性的分析

对已知 DNA 序列的突变位置、序列多态性进行定位分析。

4. 转基因产品的安全性检测

利用高敏感的 PCR 反应产物，对转基因植物、食品、疫苗中可能介入的外源物质进行检测，评估其风险程度。

三、多重 PCR

多重 PCR（multiplex PCR）就是在同一个反应管中同时完成多个不同基因扩增的 PCR 反应。这一方法最早于 1988 年报道，已被成功用于缺失分析、突变与多态性以及定量分析与反转录 PCR 等多个 DNA 检测领域。多重 PCR 主要用于多种病原微生物的同时检测或鉴定，某些遗传病及癌基因的分型鉴定。多种病原微生物的同时检测或鉴定，是在同一 PCR 反应管中同时加上多种病原微生物的特异性引物，进行 PCR 扩增，可用于同时检测多种病原体或鉴定出是哪一型病原体感染。某些病原微生物，某些遗传病或癌基因，型别较多，或突变或缺失，存在多个好发部位，多重 PCR 可提高其检出率并同时鉴定其型别及突变等。

多重 PCR 具有如下特点。

1. 高效性

在同一 PCR 反应管内进行。

2. 系统性

多重 PCR 很适宜于成组病原体的检测，如肝炎病毒、肠道致病性细菌、性病病原体、无芽孢厌氧菌、战伤感染细菌及生物战剂的同时检测。

3. 经济简便性

多种病原体在同一反应管内同时检出，将大大节省时间，节省试剂，节约经费开支，为临床提供更多、更准确的诊断信息。

多重 PCR 是用多对引物同时对模板 DNA 上的多个区域进行扩增，技术的难点不是在于其原理和操作的复杂性，而是在于其多对引物的设计，必须保证多对引物之间不形成引物二聚体，引物与目标模板区域具有高度特异性。多对引物组合时应满足两个条件：①将反应条件较为接近的引物组合在一起，以使反应条件尽量适合所有被扩增片段；②同一反应内各扩增片段的大小应不同，以便检测时能通过电泳将各片段分离开。

四、多重连接探针扩增技术

2002 年荷兰 Schouten 首先报道了多重连接探针扩增（multiplex ligation-dependent probe amplification，MLPA）技术，该技术融合了核酸分子杂交和 PCR 反应，是一种高通量、针对待测核酸中靶序列进行定性和定量分析的新技术。MLPA 仅需 20 ng DNA，为 Southern 印迹杂交及微阵列反应所需模板量的 1/1 000 ~ 1/100；此技术操作简单，24 h 内可出结果，自动化程度高，有相应的数据分析程序；其检测结果稳定可靠；此方法也适用于石蜡包埋或福尔马林浸泡过的标本。由于精确度高、重复性好、操作简便及通量大等特点，MLPA 已广泛应用于基因诊断等多个研究领域，如染色体数目异常，遗传性疾病，基因缺失、重复，基因甲基化检测等。

（一）MLPA 技术原理

MLPA 反应中需要一对引物及一对特殊的探针，其反应步骤包括杂交、连接、扩增和电泳检测（图 14-8）。

1. 探针结构

MLPA 最大的特点在于探针的设计，一对探针包括一条经化学合成的短探针（5' 端探针）和一条经 M13 噬菌体衍生法制备而来的长探针（3' 端探针）。其中，短探针长 50 ~ 60 bp，包括一个位于其 3' 端并与靶序列完全互补的杂交序列和一个位于其 5' 末端 19 nt 的共同序列，该共同序列与标记的 PCR 引物相同。长探针长 60 ~ 450 bp，包括一个位于其 5' 末端并与靶序列完全互补的杂交序列和一个位于其 3' 末端 23 nt 的共同序列及两序列间的长度特异填充片段，其共同序列与未标记的 PCR 引物互补。每一个长链探针内填充片段长短不一，因而能在一个反应体系中，仅用一对引物即可扩增多个不同的核苷酸序列。

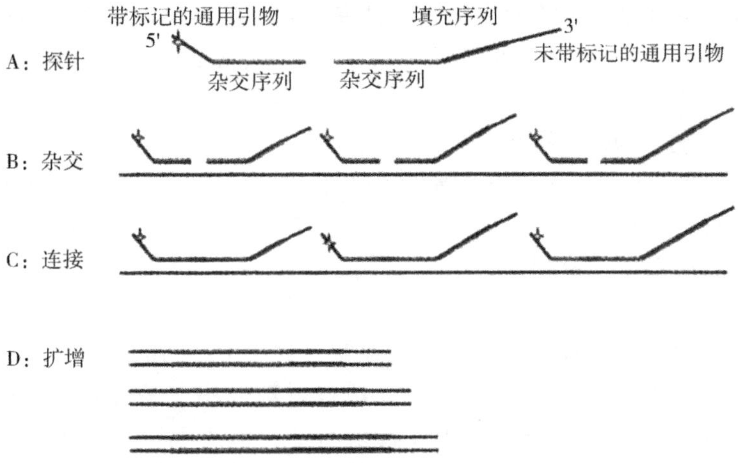

图 14-8 MLPA 示意图

2. MLPA 反应步骤

（1）杂交：探针与靶序列杂交。将模板 DNA 双链高温变性至完全解链，然后降至适当温度使探针与靶序列杂交。在实验中，两条探针内部的杂交序列可与靶序列杂交。如果待测 DNA 中某探针的靶序列突变或缺失，则该探针不能完成杂交反应。

（2）连接：加入连接酶，调整温度将两条探针进行连接。只有探针与靶序列完全互补后才可以被连接成为一条完整的探针；反之，若其中一条探针的杂交序列与待测序列不完全互补，甚至只有一个碱基不互补，也会使该探针杂交不完全而使连接反应无法进行。

（3）扩增：连接探针的扩增。该技术巧妙地将基因组 DNA 的信号转至探针。以连接完好的探针为模板进行 PCR 扩增，而不是扩增样品靶序列。每条探针的 5' 端均有一段 19 nt 的共同序列，该序列与标记的引物核酸序列相同；3' 端均有一段 25 ~ 43 nt 的共同序列，该序列与未标记的引物核酸序列互补。可见在该技术的扩增环节中，所有连接探针的 PCR 扩增都用同一对引物。若探针的长短链连接，则扩增可进行；而若未连接，则扩增无法进行。

（4）电泳：PCR 产物可用琼脂糖凝胶电泳分离或通过毛细管电泳（capillary electrophoresis，CE）进行分离。不同靶基因长链探针在共同序列和与靶序列互补的序列间有不同长度的填充片段，该片段长度不同使连接后的 MLPA 探针长度不同，故其扩增片段长度也不同。一般相邻两产物的长度相差 6 ~ 8 bp，探针长度在 130 ~ 480 nt 之间，因此可同时检测基因组中多达 40 种不同靶序列。

（二）MLPA 的应用

1. 检测人类基因组拷贝数

基因片段的缺失和重复是许多遗传性疾病的根源。根据人类基因突变数据，基因缺失和重复约占已报道突变的 5.5%。基因数量的变异不仅与疾病诊断有关，还与疾病的治疗和预后有很大关系。现今，MLPA 技术已用于多种遗传病的基因定量研究，如苯丙酮尿症、杰格斯综合征、多发性神经纤维瘤等。

MLPA 技术除了可以检测基因的重复和缺失，也可检测染色体数目的异常。如唐氏综合征是人类常见的染色体疾病，约 90% 的唐氏综合征患者是由于减数分裂时 21 号染色体不分离而形成 21- 三体导致。目前对该疾病的诊断主要是进行染色体核型分析。与核型分析相比，MLPA 技术可对靶序列进行定量分析，即可对染色体进行定量，且无须细胞培养，具有快速、简便、自动化的优点。因此，MLPA 技术有望取代或部分取代目前的核型分析，成为唐氏综合征的常规诊断方法。此外，MLPA 技术还可用于检测 18- 三体，13- 三体，X、Y 数目异常等染色体疾病。

2. 检测染色体重排

染色体重排常引发智力发育迟缓及其他多种神经系统疾病。MLPA 技术可检测出染色体重排或微小重排。现今已有多家实验室对 MLPA 技术在检测精神发育和神经系统疾病中的应用进行了研究，已报道的有 Williams 综合征、Sotos 综合征、CMTl/HNPP 综合征、Axenfeld–Rieger 综合征、DiGeorge 综合征、Prader–Willi 综合征（PWS）和 Angelman 综合征（ALS）等。

3. 检测单核苷酸多态性（SNP）和基因突变

MLPA 技术有一个特点：若探针的杂交识别序列与靶序列不互补，则其后的连接反应无法进行。尤其当短探针寡核苷酸与目标序列退火时，如其 3' 端核苷酸有错配，则 ILPA 探针信号会完全缺乏，这种高灵敏度可用于 SNP 和各种突变的检测。

4. 肿瘤方面检测

约 30% 的人类肿瘤基因组中存在 DNA 拷贝数异常，其中 DNA 拷贝数增加是癌基因激活的重要方式。由于 MLPA 技术可检测出 DNA 拷贝数的异常，因此已被应用于多种肿瘤的检测中，如黑素瘤、脑（脊）膜瘤及头颈部鳞状上皮细胞癌等。利用反转录 MLPA（RT–MLPA）可以检测 mRNA 的拷贝数变异。目前已报道的有细胞凋亡基因 BNIP3/NIP3 表达检测。此外，细胞全基因组水平的低甲基化和局部区域关键基因的高甲基化也是肿瘤的基本特征。甲基化特异性 MLPA（methylation–specific MLPA，MS–MLPA）是一种由 MLPA 技术部分改进而成的可检测基因甲基化情况的新技术，该技术的问世解决了众多甲基化检测的难题。此外，MS–MLPA 可以同时批量检测多个基因的甲基化水平并且可以发现其拷贝数量变化，亦适用于研究石蜡包埋以及福尔马林浸泡过的标本。该技术具有工作量小、覆盖面广、定位准确的特点，被广泛认为是比较可靠、敏感、高效的甲基化检测方法。

5. 转基因小鼠基因分型

转基因小鼠模型已被广泛应用于生物医学研究中。外源基因随机插入小鼠基因中并呈现多个拷贝（1 ~ 20 个拷贝），使得传统的 PCR 技术难于鉴定转基因纯合子和杂合子。虽然 Southern 印迹杂交技术和实时 PCR 技术可用于分析转基因基因型，但也存在某些局限性。已报道 MLPA 技术经改进后检测了几种常见的小鼠转基因，包括重组酶、增强绿色荧光蛋白（enhanced green fluorescent protein，EGFP）和 T2/Onc。

（三）MLPA 的衍生技术

1. 反转录 MLPA

2003 年 Eldering 在 MLPA 基础上建立了反转录 MLPA（reverse transcription MLPA，RT–MLPA）技术，是将 MLPA 用于 mRNA 谱检测的一种形式，用于替代实时 PCR 和微阵列。RT–MLPA 的步骤应首先进行反转录过程，即将 mRNA 反转录为 cDNA，之后针对 cDNA 进行探针的杂交、连接、扩增，因此 RT–MLPA 探针的设计是与 cDNA 结合的。对应于每一组 MLPA 探针，都有一条探针特异性反转录引物，该引物与 RNA 序列互补，并靠近探针识别位点的下游。实施 RT–MLPA 时应注意：为避免 gDNA 的干扰，靶序列选在一外显子的 3' 端和相邻外显子的 5' 端，并且连接位点靠近两相邻外显子的结点。此外，高表达基因的信号有时会远远高于其他基因，而使得这些基因信号太低甚至检测不到。这时可通过增加一杂交竞争序列来改善。该竞争序列与 5' 端探针的杂交序列相同，但是不含引物序列而不会被扩增。仪器因此记录探针与竞争序列的比例以及竞争序列的量和产生的信号。

2. 甲基化特异性 MLPA

2005 年甲基化特异性 MLPA（methylation–specific MLPA，MS–MLPA）问世。该技术的问世解决了众多甲基化检测的难题，是一种经 MLPA 技术改进而成的既可检测基因甲基化情况，也可以检测基因拷贝数的新技术。与 MLPA 相比，MS–MLPA 的探针设计与普通 MLPA 类似，也包括一条经化学合成的短探针和一条经 M13 噬菌体衍生法制备而来的长探针，但与普通 MLPA 探针相比，这些长探针从 M13 载体中获取了甲基化敏感酶（Hha Ⅰ或 Hpa Ⅱ）的限制消化位点。其具体实验方法与 MLPA 类似：首先应用 MS–MLPA 探针和标本 DNA 进行杂交使之结合形成 DNA– 探针复合物；随后 DNA– 探针复合物同时进行连接和消化反应，Hha Ⅰ识别甲基化信号，若原样本 DNA 中没有甲基化的位点，则 DNA 被酶切断，从而阻断了后续的 PCR 扩增，因此不能检测到信号，如果原样本 DNA 中含有甲基化位点，DNA- 探针复合物会被顺利地连接，随后进行 PCR 扩增，最后会检测到一个 MLPA 产物峰。

3. 微阵列 -MLPA 技术

微阵列 -MLPA（Array-MLPA）技术是将 MLPA 技术与基因芯片微阵列技术相结合的一种高通量检测技术。通过将大量检测探针固定于氧化铝芯片基片微孔内壁上以定量检测样品扩增产物，通过调节基片上下的空气压力使样品在基片微孔中来回渗透反应。相对于平面介质而言，它的反应接触面积增加了 500 倍，极大地提高了反应效率。充分反应后，用洗脱液来回渗透洗脱没有杂交的多余探针，降低背景噪声的干扰。最后荧光被激发成像并转换成信号强度信息进行软件分析。Array-MLPA 的进步之处在于其新的探针设计方式。新的探针设计使用了长度相似但内容不同的标签序列替代了原来探针设计中的填充序列，通过检测 MLPA 探针的标签序列来区分不同位点的 MLPA 探针，这既增加了检测芯片的通用性，又使得 MLPA 可在同一试管内检测多种基因突变或一个基因中的多个位点。建立在微阵列基础上的 MLPA 检测通量大、简便快速且自动化程度高，随着微阵列技术的普及，Array-MLPA 也将很快应用于各基因诊断实验室。

五、SNaPshot 技术

SNaPshot 技术原理类似于 DNA 测序技术，又被称为 SNaPshot 微测序技术或单碱基延伸反应，是用于 SNP 分型的一种新方法。这种 SNP 分型方法已被广泛用于法医学、群体遗传学、临床疾病诊断、细菌及病毒的分型等方面。与常规测序相比，该方法操作简单、快速，具有高效和高通量的特点。SNaPshot 技术通常是在多重 PCR 反应之后，将纯化后的 PCR 产物进行单碱基延伸反应。延伸反应体系中，采用四种荧光标记的 ddNTP，利用延伸引物 3' 端与 SNP 位点上游紧邻碱基互补，在 DNA 聚合酶作用下，加入 1 个荧光标记的 ddNTP 后即终止，最后用自动毛细管 DNA 测序仪电泳分离检测延伸产物，根据峰的颜色可知掺入的碱基种类，从而确定该样本的基因型，根据峰移动的胶位置确定该延伸产物对应的 SNP 位点。在设计延伸反应引物时注意引物的 3' 端必须和多态性碱基 5' 端的上一个碱基互补。此外，为满足复合检测的需要，在微测序引物的 5' 端可以连接不同长度、非人类同源的多聚（dGACT）尾巴，以使同一复合检测体系中微测序引物长度之间相差 3 ~ 6 bp。采用该技术可构建 10 重甚至更多重的复合反应检测体系。

（祁春茹）

第四节 甲型肝炎病毒实时荧光 PCR 检测

甲型肝炎病毒（hepatitis A virus，HAV）是急性甲型肝炎的病原体，其主要经消化道传播，HAV 原属于微小 RNA 病毒科肠道病毒属，分类为肠道病毒 72 型，1991 年被确定为一个新属——肝病毒属，可引起急性病毒性肝炎。甲型肝炎病毒可以引起散发或暴发形式的肝炎，引起暴发形式甲型肝炎的主要传染源为受到 HAV 污染的饮用水和贝类等水产品。尽管在通常情况下，临床很少进行 HAV RNA 的检测，但由于甲型肝炎常易有暴发流行，有较大的危害性，因此，对于快速明确急性肝炎的病因，及时采取控制措施，采用 RT-PCR 方法检测 HAV RNA 有重要价值。

一、HAV 的特点

1. 形态结构特点

HAV 属于人类嗜肝 RNA 病毒属（heparnavirus）微小 RNA 病毒科（picornaviridae），其基因组为单股正链 RNA。病毒颗粒为一无包膜、核衣壳呈 20 面体立体对称的球状颗粒，直径为 28 nm，由 30% 的 RNA 和 70% 的蛋白组成。

2. 基因结构特点

HAV RNA 基因组全长 7.48 kb，主要有 5'- 非翻译区、编码区［可读框（ORF）］和 3'- 非翻译区。

5'- 非翻译区位于基因前段，大约有 730 个核苷酸长度。编码区长度约为 6 681 个核苷酸，又分为三个区，P1，P2 和 P3。P1 区（716 ~ 3 088，主要编码衣壳结构蛋白 VP1、VP2、VP3 和 VP4），P2 区（3 089 ~ 4 981），P3 区（4 982 ~ 7 399）。P2 和 P3 区主要编码复制相关的非结构蛋白。3'- 非翻译区位于编码区之后，长度约为 63 个核苷酸。VP1 和 VP3 是主要的抗体结合位点。

HAV 可分为 7 个基因型，人类 HAV 为Ⅰ、Ⅱ、Ⅲ和Ⅶ 4 个型。HAV 血清型只有 1 个。

二、HAV RNA 实时荧光 RT-PCR 检测

引物和探针设计：在 HAV 基因组中，5'- 非翻译区高度保守，一般 PCR 检测设计引物和探针时多选择此区域。另外，也可选择病毒蛋白酶基因区和病毒多聚酶基因区。

三、HAV RNA 检测的临床意义

目前临床上对急性甲型肝炎患者的诊断，主要是测定患者血清中抗 -HAV IgM，也可同时测定抗 -HAV IgG。高滴度抗 -HAV IgM 的存在，或抗 -HAV IgG 效价的持续增高，至最初的 4 倍以上，说明有急性 HAV 感染的发生。但上述特异抗体检测，不能用于 HAV 感染的早期诊断。但在发生 HAV 感染暴发流行时，早期诊断对于疾病流行的控制和患者的及时治疗有重要意义。对急性期患者粪便采用免疫电镜寻找 HAV 颗粒或用 ELISA 检测甲型肝炎病毒抗原（HAV Ag），通常灵敏度不高，而采用 RT-PCR 技术直接检测血循环中 HAV RNA，是一种高灵敏、高特异、快速、可靠的检测方法，可准确地检测出患者血清中 HAV 的存在，从而为及早诊断甲型病毒性肝炎、及早切断传染源、做好预防控制工作，提供了科学准确的流行病学依据。

（祁春茹）

第五节　乙型肝炎病毒实时荧光 PCR 检测

长期以来，我国人群一直呈乙型肝炎病毒（Hepatitis B virus，HBV）高感染率，约有 1.3 亿人感染。因此，HBV DNA 检测在国内临床 PCR 实验室是最常开展的一个检验项目。

一、HBV 的特点

HBV 属嗜肝病毒，为乙型肝炎的病原因子。它可以感染人和猩猩等灵长类动物，该病毒和一些可以感染其他哺乳动物和鸟类的肝炎病毒同属嗜肝 DNA 病毒科，有严格的宿主特异性，但其除感染肝细胞外，在肝外组织和细胞如外周血单个核细胞、脾、精子等也能存在。

1. 病毒的结构特点

HBV 为有包膜的很小的 DNA 病毒，直径约 42 nm。DNA 为部分双链的环状结构，长约 3 200 碱基对（base pairs，bp），在我国流行的 B 和 C 基因型均为 3 215 bp。长链因其与病毒 mRNA 互补，定为负链，短链为正链，5' 端固定，3' 端位置不定，长度为负链的 50% ~ 100%。HBV 负链序列至少包含有 4 个可读框（open reading frame，ORF），即 S、C、X 和 P-ORF，分别编码外膜蛋白、核壳、X 蛋白和 P 蛋白。C-ORF 是 HBV 基因组中最保守的区域。

HBV 基因组结合 HBV 特异聚合酶（P）蛋白，由核壳即乙肝核心抗原（Hepatitis B core antigen，HBcAg）环绕包裹成为核心颗粒，病毒颗粒的最外层为脂蛋白包膜，含乙肝表面抗原（Hepatitis B surface antigen，HBsAg）。病毒外膜蛋白共有 3 种，即大（L）蛋白、中（M）蛋白和主蛋白（HBsAg），以主蛋白为主，大蛋白占 20%，中蛋白占 5% ~ 10%。病毒的表面为大蛋白。这三种糖蛋白由同一阅读框架即 S-ORF 翻译得到，有共同的羧基端和终止密码子，但起始于不同的起始密码子。主蛋白亦即 HBsAg，由 226 个氨基酸组成，包含全部的抗原性；中蛋白由 HBsAg 和其氨基端由 55 个氨基酸组成的前 S2 组成；大蛋白则包括 HBsAg、前 S2 和前 S1，前 S1 是在中蛋白的氨基端再加上 119 个氨基酸。外膜蛋白在患者外周血中，电镜下表现为 Dane 颗粒（直径 42 nm）、小球形颗粒（17 ~ 25 nm）和管型颗

粒（长度不等，直径与小球形颗粒相同），小球形和管型颗粒为空壳，不含病毒核心，只有 Dane 颗粒含有病毒核心。感染者外周血中的病毒外膜蛋白绝大部分为小球形颗粒，仅由主蛋白或同时有约 5% 的中蛋白组成。病毒复制活跃期同时存在有少数管型颗粒，由主蛋白、2% ~ 5% 中蛋白和 5% ~ 10% 大蛋白组成。Dane 颗粒在 HBV 感染者外周血中只占外膜蛋白中的极少的比例，有的可能不到 1/10 万。从抗原性来说，前 S2 蛋白的抗原决定簇是线性的，而 HBsAg（主蛋白）和前 S1 是构型性的。这些病毒表面的抗原决定簇具有特异性。外膜蛋白在组成病毒外包膜时，埋在来自宿主细胞膜的脂质双层中，因此，HBV 不易被有机溶剂破坏，对热和酸碱度的改变也具有强耐受性。化学还原剂或去垢剂破坏构型可使抗原性丧失。

2. 病毒体内复制特点

HBV 尽管是 DNA 病毒，但其复制方式与一般 DNA 病毒不一样，其以 RNA 前病毒介导复制 DNA。当病毒进入肝细胞后即脱去病毒蛋白，脱去外膜的核心颗粒转运至核膜小孔，在此，基因组 DNA 成为松弛环状 DNA（relaxed circular DNA，rcDNA），然后以核蛋白复合体转运至胞核内。短正链延长，缺口闭合成为共价闭合环状 DNA（covalently closed circular DNA，cccDNA），此时，即开始 HBV DNA 复制周期：cccDNA →转录 3.5 kb 前基因组 RNA（pregenome RNA，pgRNA）并转运至胞质→逆转录为负链 DNA →再合成正链 DNA →双链 rcDNA → cccDNA。由上述复制周期可见，肝细胞胞质的 rcDNA 转移至核内成为 cccDNA，经 cccDNA 产生 pgRNA 和编码病毒蛋白的 mRNA，然后才出现单链 DNA（single strand DNA，ssDNA），因此 cccDNA 是最早的复制中间体。机体感染 HBV 后，肝细胞内出现 HBV cccDNA 标志着感染的存在，外周血循环中的 HBV DNA 含量高低取决于肝细胞核内的 HBV cccDNA 量。HBV DNA 负链和正链的合成过程是连续的，在以 pgRNA 为模板反转录合成负链 DNA 的同时，pgRNA 被 RNA 酶降解，新生的负链 DNA 又可作为模板即时进行正链的合成。

在病毒复制过程中，所有 HBV RNA 转录成熟后，在 X-ORF 下游产生聚 A 基序（UAUAAA 基序），得到各该基因的全长 RNA。这种全长 HBV RNA 与血清 HBV DNA 含量和肝实质病变均密切相关。与肝细胞染色体整合的 HBV DNA，可以转录 HBV RNA，但无 UAUAAA 基序，为各该基因的截短 RNA。慢性 HBV 感染时，随着病毒复制由活跃转为相对静止，血循环中病毒复制标志物如 HBeAg、HBV DNA 浓度逐步降低，乃至检测不到，而与肝细胞染色体整合的 HBV 将长期存在，在所有血清病毒标志物检测不出时，截短 RNA 仍可检出。因此，截短 RNA 有可能是慢性 HBV 感染后期的标志。

3. 病毒的变异特点

HBV 的复制涉及 RNA 过程，由于 RNA 聚合酶缺乏校正功能，因此 HBV 基因组容易发生突变，较其他 DNA 病毒的突变率要高 10 倍。不同株 HBV 基因组中不同部位的差异有明显不同，基因组的 S、C、P、X、前 C、前 S2 和前 S1 等编码区的差异性依次增高。高度保守的序列区域对于病毒复制非常关键，如聚合酶编码序列、编码维持 HBV 蛋白空间构型的氨基酸（如半胱氨酸）序列、直接重复序列及启动子和增强子等调节序列。HBV 基因组的突变主要集中在核心启动子、前核心区、编码病毒包膜蛋白的 a 决定簇的基因区域和 P 基因区，如前 C/nt83、C 基因 nt84-101、S 基因 nt587、P 基因 nt204 等位点。HBV 的突变可分为自然人群压力下随机变异和免疫治疗压力下逃逸变异两类。自然发生的变异可能是由于 HBV 携带者的抗 HBs 应答所致，免疫治疗下的变异则是由于疫苗和乙型肝炎免疫球蛋白（HBIg）治疗下的逃逸变异。

（1）HBV 前 C 和基本核心启动子的变异：1989 年英国学者 Carman 等首次报道了 HBV 前 C1896 位的突变。HBV 前 Cnt1896 G → A 的突变，能使密码子 28 由 TGG（编码色氨酸）变为终止密码子（TAG），终止 HBeAg 的表达，并成为 HBeAg 阴性变异株。C1896 在二级结构上和 nt1858 形成碱基对。由于 HBV 的 B、D、E、G 和部分 C 基因型的 nt1858 为 T，能在 C1896A 突变（G → A）后，形成 T 与 A 的稳定配对，故该突变发生频率较高。A、F 和部分 C 基因型则相反，其 nt1858 为 C，与 C1896 形成的碱基对是稳定的，故很少发生该突变。因此，在我国前 Cnt1896 G → A 的突变是 HBV 最常见的变异之一。

此外，在 HBV 前 C1896 位变异常伴随 1899 位变异，即在 1899 位的 G → A 变异，这样就连成一个

TAGGA 的短序列。有研究表明该变异可能会增强核糖体的结合，使核壳蛋白活跃翻译，这种双变异具有优势选择，将增强 HBV 复制。

基本核心启动子（basic core premotor，BCP）指导两种 HBV mRNA 的转录，其 A1762T 和 G1764A 双突变在慢性 HBV 感染中最常见，能影响 HBeAg、HBcAg 和聚合酶的翻译。体外研究表明，该 BCP 双突变能导致转录的前 C/C mRNA 比例降低，减少 HBeAg 合成，但不影响 pgRNA 或 HBV DNA 水平，甚至增强病毒复制。

（2）HBV S 基因的变异：编码 HBsAg 的 S 基因发生突变可导致 HBsAg 的 a 决定簇发生改变。如核苷酸 587 位发生 G 到 A 的点突变，可导致原来 145 位的甘氨酸残基由精氨酸残基取代，即 G145R 突变。已报道影响 HBsAg 氨基酸位点 120、123、124、126、129、131、133、141 和 144 的 HBV S 基因突变株，最相关的突变显然是 G145R、K141E、T131I 和在 122 与 123 位残基之间三个氨基酸的插入，因为其明显影响 HBsAg 的抗原结构。

（3）HBV P 基因的变异：P 基因是 HBV 基因组中最长的可读框，与 C、S 与 X 基因重叠。P 基因主要编码 DNA-P，该基因共分成 5 个区（A、B、C、D 和 E），这些区域是较保守的，参与核苷酸或模板结合，并且具有催化活性。HBV P 区编码基因中，YMDD 变异的发生最为普遍。YMDD 是指特定的氨基酸序列——“酪氨酸（Y）、蛋氨酸（M）、天冬氨酸（D）、天冬氨酸（D）”，它是催化中心存在高度保守的特殊功能性序列，可称之为 YMDD 基序（YMDD Motif）。YMDD 是反转录酶结合底物 dNTP、合成 DNA 所必需的最重要的功能性序列，也是拉米夫定等核苷类药物抗病毒治疗时最常出现变异的区域。HBV 反转录酶 YMDD 序列中，以 M 较易发生变异，Y 变异很少见。目前尚未见有关 YMDD 中 D 变异的报道。拉米夫定等治疗时 YMDD 发生蛋氨酸（M）→异亮氨酸（I）/ 缬氨酸（V）突变最常见。

4. HBsAg 血清型

HBsAg 有一个特异的共同抗原决定簇“a”和至少两个亚型决定簇“d/y”和“w/r”，根据其抗原性的不同，将其分为 9 个主要的血清型（HBsAg 的亚型），即 adw2、adw4、ayw1、ayw2、ayw3、ayw4、adrq+、adrq- 和 ayr。最常见的血清型为 adw、adr 和 ayw。我国绝大多数地区以 adr 为主，adw 次之（于长江以南诸省与 adr 混存）；新疆、西藏、内蒙古自治区的本地民族几乎全为 ayw。

5. HBV 基因型

用于 HBV 基因型分型的方法有多种，如全基因序列测定、S 基因序列测定、聚合酶链反应 - 限制性片段长度多态性（PCR-RFLP）基因型分型法等。由于前 S 是 HBV 基因变异最大的区域，而每一种基因型的变异是有限的，提示前 S 区最适于基因分型。目前根据 HBV 全基因核苷酸序列异源性≥ 8% 或者 S 基因区核苷酸序列异源性≥ 4%，将不同病毒株分为不同的基因型，迄今为止，HBV 可以分为 8 个基因型，即 A、B、C、D、E、F、G 和 H 型。基因型 A 主要存在于白种人，而基因型 B 和 C 主要在亚洲人群，E 型主要在西非，F 型仅见于中南美洲的土著中，G 型和 H 型很少见。B、C、F 和 H 基因型为 3215 核苷酸（nt）。不同基因型序列长度不同，主要是前 S1 区的不同。D 基因型在前 S1 缺失 33 nt，G 基因型在同区缺失 3 nt，A 基因型在与核心基因重叠的聚合酶基因末端蛋白区插入 6 nt，G 基因型在核心基因 N 端插入 36 nt，因而长度各异。D 基因型和南非的 A 基因型前 S1 蛋白截去 11 个氨基酸。E 和 G 基因型在密码子 11 处有单个氨基酸缺失。前 S1 的这些缺失，位于重叠可读框的聚合酶基因间隔区。在亚洲国家中，HBV 前 S 的突变率高，B 和 C 基因型分别为 25% 和 24.5%，显著高于其他型。

我国主要流行的是 B 和 C 基因型，长江以北以 C 型较为常见，长江以南以 B 型为主，这些地区另有少量的 A 型、D 型和混合型，但西北和西南尤其是西北有较高比例的 D 型。

二、HBV DNA 实时荧光 PCR 测定

1. 引物和探针设计

HBV DNA PCR 引物和探针设计的一般原则是：①选择 HBV 基因组的高保守区域，以保证检测的特异性。在 HBV 基因组中，S、C、P、X 编码区基因均有高度保守的区域。②灵敏度高。针对不同区域的引物的检测灵敏度有可能不同，因此，在设计引物时，可同时设计多对引物，筛选检测灵敏度最高的引

物作为检测用。

2. 临床标本采集、运送、保存和处理

（1）常用的临床标本：可用于 HBV DNA PCR 测定的临床标本很多，包括血清、血浆、活检组织、羊水、脑脊液、乳汁、胸腔积液、腹水、组织蜡块等。最常用的是血清和血浆，取材也较为方便。

（2）血清（浆）标本的核酸提取：血清（浆）标本的核酸提取应在 PCR 实验室的标本制备区进行。由前所述，HBV DNA 由 HBcAg 和内嵌 HBsAg 的脂双层包裹，核酸提取首先就是要将病毒核酸从脂质包膜中释放出来，通常通过去垢剂或碱处理即可达到这一目的。由于 HBV DNA 负链与小块蛋白质连接在一起，因此，通常还需用蛋白酶 K 处理，使 HBV DNA 与蛋白质分离，碱处理亦可达到这一目的。否则，与蛋白质结合的 HBV DNA 在酚 / 氯仿抽提离心后会留在水与有机相的界面上，而影响病毒核酸的提取效率。

目前国内用于 HBV DNA 实时荧光 PCR 检测的商品试剂盒中的血清（浆）标本的核酸提取绝大部分是用煮沸裂解法，其主要出发点是考虑临床实验室技术人员工作的简便性。但由于血清（浆）标本中存在诸如血红蛋白、免疫球蛋白、核酸酶等 PCR 抑制物，尤其是高浓度的情况下如强溶血等，采用简单的煮沸裂解方法，势必会有上述抑制物存在。此外，加入的处理试剂如去垢剂、高盐溶液等也是潜在 PCR 抑制物。尽管通常的试剂盒所采取的策略是，尽可能加入少量的样本，如 2 ~ 5μL，但这样做不但会影响检测下限（detection limit），而且检测的重复性会较差，批内和批间变异变大。并且当标本中抑制物浓度高时，采取加样量少的方法也会失去作用，因为从某种意义上，其只是一种稀释样本以降低标本中抑制物作用的方法。因此，临床 PCR 实验室应尽可能采用核酸纯化的方法处理临床标本，尽可能采用核酸样本加样量大的试剂方法。

目前，市场上的很多试剂盒都对提取方法进行了一些改进，常用的试剂盒方法包括采用蛋白酶 K 消化再酚抽提的方法、碱裂解法、PEG 沉淀结合碱裂解法等。

① 蛋白酶 K 消化后酚抽提法：取 100μL 血清加 TES（10 mmol/L Tris-HCl，pH8.0，5 mmol/L EDTA，0.5% SDS，150μg/mL 蛋白酶 K），65℃ 3 h，常规酚 / 氯仿提取，乙醇沉淀，DNA 溶解于 20μL 双蒸水中。

这种方法属于核酸纯化方法，能较彻底地去除标本中潜在 PCR 扩增抑制物，而且核酸扩增检测时，可加入较大量的样本，能较好地测定下限和重复性。

②碱裂解法：取血清 50μL 和 50μL DNA 提取液（0.1 mol/L NaOH，2 mol/L NaCl，0.5% SDS）于 1.5 mL Eppendorf 管中充分混匀，煮沸 10 min 后取出 4℃放置 10 h，10 000 r/min 离心 5 min，取上清液 2μL 于反应管内进行扩增检测。

碱裂解法只是将病毒核酸从病毒包膜中释放出来，离心后的上清液中可能含有一定量的血红素及其代谢产物、免疫球蛋白、SDS、碱等 PCR 抑制物，尽管只是加入 2μL 样本，但也难以避免强溶血及其抑制物浓度高时对检测的影响。此外，样本加入量少，不但对加样操作要求高，而且如前面提到的，必然影响测定下限和测定的重复性。

③ PEG 沉淀结合碱裂解法：取 100μL 血清标本与 100μL PEG 沉淀剂充分混合，13 000 r/min × 10 min 离心，吸弃上清液；加裂解液 20μL，漩涡振荡 10 s，煮沸 10 min，3 000 r/min × 10 min 离心，取上清液 5μL 于反应管内进行扩增检测。

PEG 沉淀结合碱裂解法通过将病毒颗粒沉淀下来，离心后，去掉含大量抑制物的上清液，再进行碱裂解，离心取上清进行检测。这种方法较上述单纯的碱裂解法要好，加样量为 5μL，较碱裂解法高，加样操作对测定的影响亦较单纯碱裂解法小，但这种方法仍不如核酸纯化方法。

3. HBV DNA 检测的临床意义

（1）HBV DNA 定性测定：

①血液及血制品的 HBV DNA 筛查：由于一些 HBV 感染者外周血循环中 HBsAg 可能因为检测试剂方法的局限性、病毒 S 区变异和感染的“窗口期”等而不能检出，而血液中病毒仍存在，因此高灵敏的 HBV DNA 检测现已成为许多发达国家血液及血制品安全性筛查的必检项目。

②未明原因有肝炎症状患者的 HBV 感染确认或排除：由于 HBV 感染后至血液中出现可检出的 HBsAg 或 HBV 特异抗体需要一定的时间（“窗口期”），因此，对已经检测过肝炎病毒抗原和抗体均为阴性的未明原因有肝炎症状患者，可采用定性 HBV DNA 测定以确认或初步排除 HBV 感染的存在。

③单项抗 HBc 阳性者 HBV 感染的确认：由于方法学的局限性，单项抗 HBc 阳性者中，有许多为假阳性，真正的抗 HBc 阳性者，其血清（浆）HBV DNA 通常亦为阳性，只不过通常含量较低。因此，为确认单项抗 HBc 阳性者是否真正为 HBV 感染者，可采用超灵敏的 PCR 方法定性检测血清（浆）HBV DNA。

（2）HBV DNA 定量测定：

① HBV 感染者病毒复制水平的判断：血清（浆）HBV DNA 含量高，反映病毒复制活跃。在 HBeAg（+）者，HBV DNA 高水平（$\geqslant 10^8$ U/mL 或 10^9 拷贝 /mL）常见于高免疫耐受者，肝细胞病变轻微。而在 HBeAg 阴性者，HBV DNA 高水平患者常伴有较重肝细胞病变。HBV DNA 低水平（$\leqslant 10^4$ U/mL 或 10^5 拷贝 /mL）意味着病毒的低复制。但在某些病变明显活动的患者，由于机体的免疫清除作用，血清（浆）HBV DNA 水平也可能较低。

关于血循环中 HBV DNA 浓度与患者传染性之间的关系，通常如血清（浆）HBV DNA 浓度大于 10^9 拷贝 /mL，则在日常生活密切接触中即具有较强的传染性。10^5 ~ 10^6 拷贝 /mL，则在日常生活密切接触中的传染性较小。小于 10^5 拷贝 /mL，则日常生活密切接触中几乎没有什么传染危险性。但不管 HBV DNA 的浓度为多少，哪怕是低于相应 PCR 方法的测定下限，也均会引起输血后的感染。因为只要血液中有 3 ~ 169 个病毒即可发生感染。

②抗病毒药物治疗疗效监测：血清（浆）HBV DNA 检测是 HBV 感染抗病毒治疗唯一有效的疗效直接监测指标。目前国内用于 HBV DNA 定量测定的方法基本上为实时荧光 PCR，并以外标准作为定量依据。PCR 用于 HBV DNA 定量检测，如是使用外部标准进行定量，再加上 HBV DNA 定量数值大，通常不同测定次间差异会较通常的检验项目大，一般量值变化在一个对数数量级内均可视为没有变化。

乙肝病毒的抗病毒治疗效果的判断可以采用定量 PCR 方法动态检测患者血循环中 HBV DNA，当患者经抗病毒药物治疗后，HBV DNA 含量持续下降，然后维持在低水平，或低至方法能检出的含量（测定下限）以下，则说明治疗有效。观察抗病毒药物治疗效果不能凭两三次检测结果来判断，必须多次动态观察，每次检测的间隔天数不宜太短，一般为一个月以上。可采用以检测次数为横坐标、HBV DNA 量为纵坐标作图的方法来判断血清 HBV DNA 量的变化趋势，进而判断抗病毒治疗是否有效。

血循环中 HBV DNA 与 HBeAg 和 HBsAg 有一定的相关性，但其浓度间并不呈正线性相关。HBeAg 阳性的标本，HBV DNA 通常有较高的浓度（$> 10^5$ 拷贝 /mL），HBeAg 阴性抗 HBe 阳性的标本，HBV DNA 浓度通常较低（$< 10^5$ 拷贝 /mL）。当 HBV 基因组前 C 区发生突变时，则可出现 HBeAg 阴性而 HBV DNA 仍保持在较高的浓度。单独抗 HBc 阳性的血液 HBV DNA 浓度通常很低。

③肝移植中的应用：肝移植是目前肝硬化晚期治疗的唯一方法。但有约 86% 以上既往 HBsAg 携带者术后血循环中 HBsAg 会重新出现。检测 HBV DNA 可用于观察免疫受损患者的 HBV 感染状况。肝移植后 HBV 感染主要原因是复发，再感染为次要因素，特别是移植前 HBV 复制水平高者，复发的概率更高。定量检测血清（浆）HBV DNA，可用于肝移植术后 HBV 复发感染的监测。

三、HBV 变异的检测及其临床意义

在临床上，常用的 HBV 变异的检测主要有前 C、C 基本启动子（BCP）和 P 区的 YMDD 变异。

（一）前 C1896 位及 BCP 变异检测的临床意义

前 C/ntG1896A 位（A83）的变异，A83 氨基酸（TGC）变异为终止密码（TAG），使前 C 蛋白的翻译终止，从而使 HBeAg 不能启动合成，但并不影响 HBcAg 的合成和病毒复制，因此临床上感染者表现为血清 HBeAg（-）和 HBV DNA（+），病毒仍复制活跃。对该变异分子基础的进一步研究发现，前 C 区含一个发夹形干袢结构，在 nt1858 位与 nt1896 位间，将不稳定的 T-G 对（如我国流行的 B 和 C 基因型）变异为稳定的 T-A 对，使前基因组 RNA 结构更稳定，更有利于病毒复制。

患者出现前 C/ntG1896A 位（A83）的变异，并不一定意味着肝炎症状的加重。但在慢性 HBV 感染

过程中，野毒株和前 C/ntG1896A 位变异株的并存，常与疾病的加重有关。在病情稳定的患者中，仅发现单一的野毒株或前 C/ntG1896A 位变异株。

此外，HBV 基因组的前 C1896 位（A83）变异，常伴随有 1 899 位（A86）变异，即在 1 899 位出现 G→A 变异。这种双变异，就导致一个短序列 TAGGA 的出现，研究表明，该短序列可能会增强核糖体的结合，使核壳蛋白可活跃地转录和翻译。因此，1 899 位变异可能是 1 896 变异代偿性措施。这种双变异的优势选择特性，将增强 HBV 的复制，感染者的传染性会增强。

（二）YMDD 变异检测及其临床意义

HBV DNA 聚合酶缺乏矫正功能，因此 HBV 是突变频率很高的 DNA 病毒，尤其在目前抗病毒药物治疗广泛应用的情况下，耐药突变株被药物筛选出来，变成优势株，将成为临床治疗难题。目前研究发现，HBV 每个基因均发现有变异。在众多变异类型中，YMDD 变异在目前发生最为普遍。YMDD 是指特定的氨基酸序列——“酪氨酸（Y）、蛋氨酸（M）、天冬氨酸（D）、天冬氨酸（D）”，它是催化中心存在高度保守的特殊功能性序列，可称为 YMDD 基序（YMDD Motif）。YMDD 是反转录酶结合底物 dNTP、合成 DNA 所必需的最重要的功能性序列，也是拉米夫定等核苷类药物抗病毒治疗时最常出现变异的区域。HBV 反转录酶 YMDD 序列中，以 M 较易发生变异，Y 变异很少见。目前尚未见有关 YMDD 中 D 变异的报道。拉米夫定等治疗时 YMDD 发生蛋氨酸（M）→异亮氨酸（I）/ 缬氨酸（V）突变最常见。临床和实验资料表明，核苷类似物等抗病毒药物所致 YMDD 的各种变异几乎总是导致病毒复制能力不同程度下降。但对所用药物产生耐受力，仍能持续复制并致病。长期应用拉米夫定可诱导 HBV 发生变异，产生耐药性，使血清中已经阴转的 HBV DNA 重新出现，甚至伴有病情复发。如发生变异，可考虑换用其他抗病毒药，如干扰素、左旋咪唑、阿糖胞苷等；与其他抗病毒药联合应用；改用中成药治疗等。目前，在美国已经批准上市的核苷类药物阿地福韦、恩替卡韦，具有很好的抗病毒疗效，而且对产生 YMDD 变异的乙肝患者有效。但是，是否需要换用其他抗病毒药，首先要判断 HBV YMDD 是否发生变异，再决定新的临床治疗方案。

四、HBV cccDNA 的检测及其临床意义

HBV cccDNA 主要存在于肝细胞内，每个肝细胞内有 5 ~ 50 个拷贝，在肝外组织如外周血单个核细胞（PBMC）、肾和胰腺等也有可能存在。当肝细胞因为炎症受到破坏时，HBV cccDNA 亦可释放至血循环中。但血循环中的浓度通常较低，需用较为敏感的方法进行测定。

1. HBV DNA 的最为直接的复制标志

由于 cccDNA 是 HBV 最早的复制中间体，是 pgRNA 复制的原始合成模板，因此，HBV cccDNA 应是 HBV DNA 的最为直接的复制标志。当 HBV 处于活跃复制状态时，肝内和外周血液循环中的 HBV cccDNA 水平均将出现增加，定量检测肝细胞内或血清 HBV cccDNA 对于患者复制水平的判断具有重要意义。

2. 肝外组织 HBV 感染的直接标志

HBV 虽为嗜肝病毒，但一些肝外组织如上面提到的 PBMC、肾脏和胰脏等也存在，HBV 是否在这些肝外组织中有复制，检测其中的 HBV cccDNA 可以给出明确答案。

3. 乙型肝炎患者抗病毒药物治疗疗效判断

目前临床上常用的判断乙型肝炎患者抗病毒药物治疗疗效的方法是检测血清 HBV DNA，血清 HBeAg、肝功能指标如谷丙转氨酶（GPT）等的检测，对于判断患者的血清学转换和肝功能状况非常有用。由于 HBV cccDNA 的特点，肝内或血清 HBV cccDNA 应是判断乙型肝炎患者抗病毒药物治疗疗效的最为直接的标志。但要注意的是，由于肝内 HBV cccDNA 检测标本来源的困难，以及血清中含量通常较低，HBV cccDNA 的常规检测尚难以开展，检测血清中 HBV cccDNA 较为具有实用性，高灵敏且实用的检测方法是血清 HBV cccDNA 常规检测可以开展的前提。

五、HBV 基因型的检测及其临床意义

1. 与疾病严重程度的相关性

研究表明，从无症状 HBV 携带者，到慢性乙型肝炎、肝硬化、肝癌等不同人群中，C 基因型的检出率逐渐增高，而 B 基因型的检出率则逐渐降低。感染 B 基因型者（adw 血清型）较少出现肝功能异常，而感染 C 基因型者（adr 血清型）则常出现血清谷丙转氨酶（GPT）的增高。B 基因型感染者的肝组织学活动指数、坏死性炎症与纤维化的评分均明显低于 C 基因型感染者。不仅肝癌病人中 C 基因型的感染率明显高于 B 基因型，而且，C 基因型感染者发生肝癌的年龄明显低于 B 基因型感染者。但中国台湾的年轻非肝硬化肝癌与 B 基因型感染有关。

2. 不同基因型 HBV 感染后的临床进程有所不同

如 A 基因型可能与慢性化有关。造成不同基因型 HBV 感染后临床疾病谱不同的机制还不是很清楚，可能与 C 基因型感染者的高 HBV DNA 阳性率、高 HBeAg 阳性率、高病毒滴度有关。长期高水平的 HBV DNA 导致炎症活动，进展到肝硬化。再者，C 基因型感染者在病程中反复出现病情的加重，HBeAg 仍不发生阴转，进一步加重了炎症。

六、HBV RNA 的检测及其临床意义

Kock 等最早测定了血清 HBV RNA。研究表明，血清（浆）HBV fRNA 与患者血清 HBeAg 和 HBV DNA 呈高度相关。而血清（浆）HBV trRNA 水平与 HBV DNA 只有弱相关，与患者肝损伤（血清 GPT 水平增高）无相关。

由于 HBV 编码 X 蛋白的基因常可与患者肝细胞基因整合，因此，发生整合的患者，尽管在血循环中测不到 HBV DNA，但仍可测出 HBV RNA，因此，血清（浆）HBV RNA 对明显和不明显的感染有较好的诊断价值。

七、HBV 全基因组测定及其临床意义

由于患者体内的病毒存在不同变异株，以往扩增片段并直接测部分序列的方法不能准确揭示病毒基因结构与乙型肝炎病因、治疗及传播的关系。因此 HBV 全长基因组的获得是进行全长序列与 HBV 复制表达研究的基础，才能从总体上把握致病基因间的相互关系。简便快速 HBV 全长基因组扩增方法建立的意义在于其为 HBV 分子流行病学研究、特定 HBV 感染个体的 HBV 基因组序列分析等提供了一种可在临床实验室常规应用的手段。此外，HBV 不仅仅侵犯肝脏，在许多肝外组织已陆续发现有 HBV DNA 的存在。

然而作为嗜肝病毒，HBV 在肝外组织内能否复制取决于以下两个条件：①细胞膜上有特异性的 HBV 受体；②有合适的细胞质 / 细胞核内环境，供 HBV 复制。虽然已有文献报道，在乙型肝炎患者外周血单个核细胞内可以直接检测到 HBV DNA，但其存在方式与复制状态，以及与血清 HBV DNA 之间的关系尚不十分清楚。HBV 全长序列的成功扩增提供了一个新的思路，可以从细胞中分离、克隆大量全长 HBV 基因组，对有意义的毒株进行全基因测序，简便地在基因结构水平进行基因突变、基因型研究，分析对外周血细胞中的复制产生的影响，从而为研究 HBV 基因组的基因结构与功能及其与肝外组织间的关系提供了新的方法。

（祁春茹）

第六节　丙型肝炎病毒实时荧光 RT-PCR 检测

丙型肝炎病毒（hepatitis C virus，HCV）是丙型肝炎的病原因子，在人群中通常经血液传播。血液中 HCV RNA 的实时 RT-PCR 检测，已成为 HCV 感染诊断、丙型肝炎患者抗病毒药物治疗疗效监测及血液筛查的重要手段。

一、HCV 的形态和基因组结构特点

1989 年 Choo 等从感染且含高滴度 HCV 的大量猩猩血浆中抽提出核酸，制备 cDNA 并插入到噬菌体基因组中，利用 HCV 患者血清对几百万个噬菌体克隆进行了筛选，只有一个阳性克隆被检测到，后被命名为丙型肝炎病毒。

1. 形态结构特点

HCV 基因组为单股正链 RNA，属黄病毒科（flaviridate family）。病毒体呈球形，直径在 36 ~ 62 nm，具有来自宿主的脂质外膜，在该脂质外膜内嵌入病毒基因编码的糖蛋白（E1 和 E2），中央为一球形核衣壳（C），包裹着 HCV RNA 基因组链。

2. 基因组结构特点

丙型肝炎病毒 RNA 基因组链长约为 9 600 个核苷酸（nt），两侧分别为 5' 端和 3' 端非编码区，位于两个末端之间的为病毒基因可读框（open reading frame，ORF），从 5' 端至 3' 端依次为核心蛋白（C）编码区、包膜蛋白（E）编码区和非结构蛋白（NS）编码区，NS 区又分为 NS1 ~ 5 区。

5' 非翻译区（untranslated region，UTR）在 5' 末端，由 241 ~ 324 个核苷酸组成，是整个基因组中高度保守部分，其在病毒进化过程中最稳定，极少变异，不同的分离株在此区的同源性最高，因此，绝大多数试剂设计的引物都选在此区域。

HCV 不同的分离株，3' 末端的核苷酸长度不一。3' 非翻译区亦具有高度保守性，但其 5' 端约 30 nt 的片段是一个基因型特异的多变区，不同基因型之间有核苷酸序列的差异。3' 端是一段高度保守的 98 碱基的区域，被称为 X 区域。高度保守的 3' 端暗示了 3' 非翻译区的重要功能，可能和病毒基因组的包装有关系，也可能参与 RNA 合成起始，或对两者都很重要。

在 5' 端和 3' 端之间，是一个连续的大的可读框，其长度在不同的分离株有所不同，为 9 063 ~ 9 400 个核苷酸，编码由 3 010 或 3 000 个氨基酸组成的一个巨大前蛋白多肽。在可读框 5' 端 1/4 为结构蛋白编码基因区，其余的 3/4 是非结构蛋白编码基因区。结构基因区由核心基因区（C）和两个包膜蛋白基因区（E1 和 E2）组成，相应的编码产物分别是核心蛋白、包膜蛋白 E1 和 E2。核心蛋白形成病毒的核蛋白衣壳，具有与不同的细胞蛋白相互作用及影响宿主细胞的功能。包膜蛋白 E1 和 E2 编码区的变异性最大，在不同的 HCV 分离株有极大的差异。非结构基因区所编码的非结构蛋白有 NS2、NS3、NS4A 和 NS4B、NS5A 和 NS5B。虽然非结构蛋白（NS）不是病毒粒子的构成部分，但在病毒复制中起到非常重要的作用。

上述结构和非结构蛋白是由细胞蛋白酶和病毒蛋白酶水解大蛋白得到的产物。通常采用基因工程方法，表达上述结构和非结构区蛋白作为包被抗原来建立抗 HCV 检测的 ELISA 方法。

二、HCV 的复制特点

HCV 感染宿主细胞后，其正链 RNA 基因组被释放至细胞质，然后以该正链为模板进行翻译，翻译所得的病毒多蛋白经过加工后，与内质网膜紧密联系。表达产物中的复制酶 NS3 ~ 5 合成负链 RNA，并以之为模板再合成大量正链 RNA。正链 RNA 然后和核心蛋白相接触并被包裹为核心颗粒，此颗粒向内质网出芽形成病毒颗粒，病毒颗粒经高尔基体由分泌途径出胞。

三、HCV 的变异特点及基因型

HCV 为一具有很高变异率的不均一病毒株，其在复制过程中所依赖的 RNA 聚合酶为一容易产生易错倾向的 RNA 依赖的 RNA 聚合酶。同许多其他 RNA 病毒一样缺乏修补机制，使得不精确复制产物不能得到修补，从而出现较多的错配，表现出较高的变异率。多次复制和变异的结果将导致多种不同变异株的产生，表现为 HCV 株间的不均一性或差异性。有关 HCV 的基因分型因采用的方法、选择的基因片段和命名各不相同，显得很杂乱。Jens Bukh 收集了所有的 HCV 序列并进行了比较和详细分析，结果认为：① HCV 至少可分为 9 个主要基因型和 30 多个基因亚型；②各基因型间核酸水平的同源性为

65.7% ~ 68.9%，各亚型间为 76.9% ~ 80.1%，同亚型间为 90.8% ~ 99.0%，符合基因分型原则即各分离株间核苷酸差异性 > 30%确定为基因型，差异 15% ~ 30%确定为不同的亚型，< 15%确定为同一亚型；③已证实采用部分基因组区段和全基因组序列进行基因分型具有很好的一致性，但除 E1 和 NS5b 外，其他各区的代表性并不完全，因此建议 E1 和 NS5B 是将来进一步基因分型的最好选择片段；④在众多的基因分型方法中，均各有其优缺点，唯一可信而又可用于鉴定新的基因型方法，就是选择特定的 HCV 基因区段特别是 E1 区进行测序分析。现有资料表明世界上不同地区，HCV 基因型的分布有明显差异：1 型和 2 型呈广泛分布，1a 和 1b 是北美、南美和欧洲的主要株型，而 1b 是大多数亚洲国家的主要株型；3 型主要分布于尼泊尔、泰国、英国、澳大利亚、芬兰及新西兰等国；4 型是中北非洲国家的主要株型；5 型则是南非国家的主要株型；6 型在中国香港和越南占重要比例；7、8、9 型均从越南病例中发现。在我国以 1b 和 2a 为主要株型，其他基因型少见。

四、HCV RNA 实时荧光 RT-PCR 测定

1. 引物和探针设计

在设计 HCV RNA PCR 检测的引物和探针时，应要考虑以下几个方面：①首先应遵循一般的引物和探针设计原则。②选择 HCV 基因组的高度保守区。HCV RNA 中各个区域碱基序列的保守程度不同，其保守程度由高到低依次为：5' 非翻译区 > C 区 > NS3 区 > NS4 区、NS5 区 > NS2 区 > NS1/E2、E1 区 > 3' 非翻译区。因此，HCV RNA PCR 检测，一般均选择 5' 非翻译区设计引物和探针。

我国 HCV 的主要基因型是 1b 和 2a 型，在珠江三角洲地区 6a 取代 2a 成为第二大基因型。

2. 临床标本的采集、运送、保存

HCV RNA 日常检测最常用临床标本是血清（浆），也可采用全血。血液采集后，由于 HCV 在外周血中，包膜容易受到破坏，其内的 HCV RNA 释放出来，即可被血液中存在的核糖核酸酶降解，因此，为保证 HCV RNA 检测的质量，必须有严格的血液采集、血清（浆）分离、标本运送和保存的要求。

（1）血液标本的采集：静脉血液的采集方法同一般的静脉血液采集相同，标本采集容器建议使用含 EDTA-K_3 或 ACD 抗凝剂的无菌真空采血管，亦可采用不含任何添加剂的无菌真空采血管。如果无真空采血管，则必须使用一次性的无菌的密闭试管盛装采出的血液。采血量一般可为 2 ~ 5 mL。血液采集后，全血可临时保存于 2 ~ 25℃下。

（2）血浆或血清的离心分离：血液采集后，须在 3 h 内 800 ~ 1 600 g 20 min 离心分离血浆或血清，然后在 1 h 内将血浆或血清从采血管中取出，另管保存。血浆或血清的分离应在二级生物安全柜中进行，生物安全柜在使用前应进行适当的清洁消毒程序，并紫外照射 20 min 以上。吸取血浆或血清时所用的加样器吸头，须为无菌和无核糖核酸酶的带滤芯的 1 000 μL 吸头，所用的容器可为一次性无菌离心管，最好是螺口离心管。

（3）血浆（清）标本的运送和保存：血浆（清）标本的运送均应在符合有潜在传染危险性标本的运送条件下以冷藏方式运送，标本的短期（72 h）保存可在 2 ~ 8℃下，1 个月以内的标本保存应在 -20℃以下。标本的长期保存应在 -80℃下。

3. HCV RNA 检测的临床意义

HCV 是丙型肝炎的病因，由于 HCV 感染的病原体抗原和抗体的检测标志物主要是抗 HCV，核心抗原的检测尽管已有商品试剂盒，但由于抗原浓度通常很低，实际很少应用。与 HBV 相比，HCV 感染者血液循环中病毒含量通常较低，采用实时荧光 RT-PCR 方法检测有较好的应用价值。

（1）定性检测：

①血液及血液制品的安全性检测：由于抗 HCV 所用包被抗原的复杂性，其免疫检测在不同的试剂盒常有可能出现差异，也易发生漏检。此外，在 HCV 感染后至血液中特异抗体的出现，窗口期可长达 80 d，因此，对于血液及血液制品的原料，可采用 RT-PCR 方法进行检测，不但可使检测的窗口期大大缩短（最少可至 22 d），而且亦可在一定程度上弥补抗体检测的漏检。

② HCV 感染诊断的指标：对于抗 HCV 阴性及其他肝炎病毒抗原抗体标志物阴性的 HCV 感染者的

临床确诊，可以采用 RT-PCR 方法检测 HCV RNA。有研究表明，全血 HCV RNA 检测的阳性检出率要高于血浆（清），这主要是因为 HCV 常与抗体形成免疫复合物，或与血脂结合，这些物质可附着于血细胞表面，在分离血浆（清）时，即可随血细胞一起沉淀下去，从而影响 HCV RNA 的检测。

（2）定量检测：在 HCV 感染的患者进行抗病毒药物治疗时，定量检测血液循环中 HCV RNA，可很好地判断抗病毒治疗的效果。对于 HCV RNA RT-PCR 定量测定在判断抗病毒治疗效果中的应用，可参考本书 HBV DNA 定量测定的有关内容。此外，HCV 的反义链对监测病毒的复制比正义链更可信。

五、HCV 基因分型检测及其临床意义

最早的 HCV 基因分型检测技术出现在 20 世纪 90 年代初期，较为常用的方法有 PCR 限制性片断长度多态性方法（RFLP）和亚型特异 PCR 方法。但这些方法不但对实验室有较高的要求，而且检测的敏感性低，对于在感染者外周血中含量低的 HCV 的检测临床实用价值较低，因此很难在临床实验室中广泛使用。目前，在临床实验室中应用较多的是一些商品化的分型试剂盒，像 LiPA、Trugene 等，实时荧光 PCR 是近些年才出现的检测 HCV 基因型新方法。

（1）HCV 基因型与血液中病毒载量及传染性和致病性之间的关系：大多数研究表明，基因型与血清 HCV RNA 含量高低之间无相关，并且不同的基因型之间与 HCV 的传染性和致病性亦无相关。

（2）HCV 基因型与抗病毒药物治疗的关系：丙型肝炎的抗病毒治疗目前主要是使用 α-干扰素，或与利巴韦林联合应用。有很多因素会影响抗病毒治疗的效果，HCV 基因型被认为与干扰素治疗密切相关。与基因型 2 和 3 型相比，基因型 1 尤其是 1b 型，使用干扰素治疗效果较差。主要原因是 HCV 不同基因型的 E2 和 NS5A 编码序列不同，因而所编码的蛋白质也不一样，其均可干扰干扰素诱导的 RNA 激活的蛋白激酶起作用，从而降低干扰素的作用。因此，如果在治疗前，先确定患者的 HCV 基因型，对于抗病毒治疗有很大的指导意义。新颁布的《丙型肝炎防治指南》已将 HCV RNA 和 HCV 的基因型检测列入实验室诊断方法，并规定了不同基因型治疗后转阴的指标。

（祁春茹）

第七节　人免疫缺陷病毒 -1 实时荧光 RT-PCR 检测

1983 年，法国巴斯德研究所分离到一种新反转录病毒，命名为淋巴腺病相关病毒（lymphadenopathy associated virus， LAV），1984 年美国国立癌肿研究所也分离到该病毒，命名为嗜人 T 淋巴细胞Ⅲ型病毒（human T-cell lymphotropic virus type Ⅲ，HTLV-Ⅲ）。同年，美国加利福尼亚州大学分离出 AIDS 相关病毒（AIDS related virus，ARV）。1986 年，国际微生物学会及病毒分类学会将这些病毒统一命名为人类免疫缺陷病毒（human immunodificidncy virus，HIV）。HIV 是引起细胞病变的灵长类反转录病毒之一，属反转录病毒科（retroviridae）慢病毒亚科（lentivirinae），是导致获得性免疫缺陷综合征（acquired immunodeficiency syndrome，AIDS，又称艾滋病）的病原体。

一、HIV-1 的特点

1. 形态结构特点

HIV 病毒呈球形或卵形，直径为 100 ~ 120 nm，是双层结构。电镜下可见一致密的圆锥状核心，核心由两个相同拷贝的 RNA 及蛋白质、反转录酶、核糖核酸酶及整合酶组成；核心外为病毒衣壳，衣壳为 P17 蛋白构成，20 面体立体对称；病毒最外层为膜蛋白，包膜上有刺突，含糖蛋白 gp120，在双层脂质中有跨膜蛋白 gp41。

2. 基因结构及编码蛋白的功能特点

根据血清学反应和病毒核酸序列测定，世界上已经发现的 HIV 病毒可分为 HIV-1 和 HIV-2 两型。在 HIV-1 型内，根据编码包膜蛋白的 env 基因和编码壳蛋白的 gag 基因序列的同源性又进一步分为 3 个组：M 组、N 组和 O 组。M 组病毒是全球 HIV 流行的主要毒株，可进一步分为 A、B、C、D、F、G、

H、J和K共9种亚型和15种流行重组模式（CRF01 ~ CRF15）。HIV-2分为A ~ G共7种亚型。目前我国感染人群中存在HIV-1型的A、B、C、D、F、G共6种亚型和CRF01-AE、CRF07-BC和CRF08-BC 3种流行重组模式，并发现HIV-2型病毒。在HIV-1型和HIV-2型之间，其核苷酸序列有45%的同源性，并且存在免疫交叉反应。HIV亚型的特点是，各国家和地区有相对优势亚型，同一亚型差异很大，如上海C亚型与印度C亚型不一；亚型内的变异水平可估算存在时间；不同亚型传播途径和致病性不一；不同亚型对抗HIV药物引起耐药不同；HIV亚型在流行病学、诊断、临床、试剂选择、药物筛选和疫苗研制上颇为重要。

HIV基因组长9.2 ~ 9.7 kb，含gag、pol、env 3个结构基因，以及至少6个调控基因（Tat、Rev、Nef、Vif、VPU、Vpr），并在基因组的5'端和3'端各含长末端重复序列（LTR）。HIV LTR含顺式调控序列，它们控制前病毒基因的表达。已证明在LTR有启动子和增强子并含负调控区。核心蛋白（gag）、包膜蛋白（env）和聚合蛋白（pol）是HIV的三种结构蛋白。所有核心蛋白均位于病毒的核酸蛋白体上，P17位于核蛋白与壳层之间的基质上，包被于包膜蛋白的内部。P24和P15构成核衣壳的外衣，包被于内部核酸的外围，故核衣壳主要为P24。包膜蛋白为糖蛋白，gp160是前体分子，在感染初期产生，然后分解成gp120和gp41。聚合酶蛋白包括P66、P51和P31，它位于病毒的核区内，并与病毒核酸紧密相关。其功能为：转录病毒RNA为DNA，整合病毒DNA到宿主细胞的DNA上并切割前体分子使之成为有活性的小分子。

（1）gag基因能编码约500个氨基酸组成的聚合前体蛋白（P55），经蛋白酶水解形成P17、P24核蛋白，使RNA不受外界核酸酶破坏。

（2）pol基因编码聚合酶前体蛋白（P34），经切割形成蛋白酶、整合酶、逆转录酶、核糖核酸酶H，均为病毒增殖所必需。

（3）env基因编码约863个氨基酸的前体蛋白并糖基化成gp160，gp120和gp41。gp120含有中和抗原决定簇，已证明HIV中和抗原表位，在gp120 V3环上，V3环区是囊膜蛋白的重要功能区，在病毒与细胞融合中起重要作用。gp120与跨膜蛋白gp41以非共价键相连。gp41与靶细胞融合，促使病毒进入细胞内。实验表明gp41亦有较强抗原性，能诱导产生抗体反应。

（4）Tat基因编码蛋白（P14）可与LTR结合，以增加病毒所有基因转录率，也能在转录后促进病毒mRNA的翻译。

（5）Rev基因产物是一种顺式激活因子，能对env和gag中顺式作用抑制序（cis-acting repression sequence）去抑制作用，增强gag和env基因的表达，以合成相应的病毒结构蛋白。

（6）Nef基因编码蛋白P27对HIV基因的表达有负调控作用，以推迟病毒复制。该蛋白作用于HIV cDNA的长末端重复序列，抑制整合的病毒转录。可能是HIV在体内维持持续感染所必需。

（7）Vif基因对HIV并非必不可少，但可能影响游离HIV感染性、病毒体的产生和体内传播。

（8）VPU基因为HIV-1所特有，对HIV的有效复制及病毒体的装配与成熟不可少。

（9）Vpr基因编码蛋白是一种弱的转录激活物，在体内繁殖周期中起一定作用。

二、HIV-1 RNA的实时荧光RT-PCR测定

1. 引物和探针设计

用于HIV-1 RNA扩增检测引物设计的主要原则为：①减少设计引物的序列与HIV-1相关病毒或人细胞DNA的同源性，以保证检测的特异性。②选择的引物要尽量处于HIV-1基因组的高度保守区，如gag、env、pol、tat基因中的某些核苷酸序列。③尽量保证引物3'端的碱基与模板的匹配，引物内无二级结构和重复性，引物间和引物内不能有互补序列。

2. 临床标本的采集、运送和保存

（1）标本的采集：艾滋病患者和HIV-1感染者的血液和各种体液中均含有一定量的病毒。目前作为诊断和研究的标本多采用外周血。另外血浆中存在的游离病毒也可以作为提供模板的原料。HIV也常侵犯单核细胞、巨噬细胞、神经母细胞和皮肤的朗格汉斯细胞，所以也可采取除血液外的脑脊液和表皮组

织提取模板来扩增，以探讨其致病机制。

①血清：以立即采集分离为好。用一次性无菌注射器抽取受检者静脉血 2 mL，注入无菌的干燥玻璃管。室温（22 ~ 25℃）放置 30 ~ 60 min，血液标本可自发完全凝集析出血清，或直接使用水平离心机，1 500 r/min 离心 5 min。吸取上层血清，转移至 1.5 mL 灭菌离心管。

②血浆：用一次性无菌注射器抽取受检者静脉血 2 mL，注入含 EDTA-K_3 或枸橼酸钠抗凝剂的玻璃管，立即轻轻颠倒玻璃管混合 5 ~ 10 次，使抗凝剂与静脉血充分混匀，静置 5 ~ 10 min 后即可分离出血浆，转移至 1.5 mL 灭菌离心管。

（2）标本运送和保存：分离后的血清或血浆在 2 ~ 8℃条件下保存应不超过 72 h；- 20℃可保存 1 个月；要长期保存的，需分装后储存于- 70℃。标本运送采用 0℃冰壶。

三、HIV-1 RNA 测定的临床意义

1. 辅助诊断

通常，检测血循环中 HIV-1 抗体即可对 HIV 感染与否做出正确诊断，但在特殊情况下，单纯抗体检测不足以完成明确的判定，如出现某些非典型的抗体反应形式，特别是不确定反应时，HIV-1 RNA 的测定可作为 HIV-1 感染的确认实验。

2. 早期诊断

在 HIV-1 感染的“窗口期”无法使用抗 HIV-1 检测进行诊断。而在感染早期，在抗原或特异抗体出现前后通常出现一个病毒载量的高峰，此高峰通常高于发病时的血浆病毒水平，并且有证据表明这个时期的病毒具有很高的感染能力。实时荧光 RT-PCR 可用来追踪 HIV 的自然感染史。可在其他血清学和病毒学标志出现前检测病毒序列，这样可判定无症状而且血清阴性患者潜在的 HIV 的传播性；可用来监测长潜伏期（4 ~ 7 年）患者，以及在抗病毒治疗期间病毒的水平；也可用于 HIV-1 血清阳性母亲的婴儿的 HIV 检测。在婴儿出生后最初的 6 ~ 9 个月期间，他们的血液中存在母体的抗体，因此用 PCR 可判定婴儿是否真正被 HIV 感染。

3. HIV-1 感染患者抗病毒药物治疗监测

HIV 感染发生后，血循环中病毒载量具有一定的变化规律，并且这种变化与疾病的进程有着密切的相关性。因此定期进行病毒载量的检测有助于确定疾病发展的阶段，以确定相应的治疗方案。

血液中 HIV-1 RNA 的定量检测可以预估患者病程，并可利用于鸡尾酒抗病毒治疗效果的评估。利用病毒载量可在患者急性感染期间，处于“窗口期”时即可检测出高水平的病毒 RNA 含量。医师可利用结果判定患者疾病的进程和进展，以及可在接受抗病毒治疗过程中起监测与指导作用。可以在开始治疗前对患者进行 HIV-1 RNA 水平检测，治疗过程中通过对 HIV RNA 的一系列测定来指导治疗。例如，如果 RNA 水平没有降低，那么就应该调整或改变治疗方案；如果 RNA 复制受到抑制，那么就应持续治疗。在进行治疗后，通过病毒水平的检测才能确定治疗是否有效，通常在治疗前后病毒水平降低 0.5 log 以上才被认为临床有效。

4. 血液及其制品的安全性检测

HIV-1 RNA 的定性测定用于献血员血液和血液制品检测，可大大缩短检测的“窗口期”，对于提高血液及血液制品的安全性具有重要意义。

（祁春茹）

第八节　人乳头瘤病毒实时荧光 PCR 检测

乳头瘤病毒属于乳多空病毒科（papovaviridae）的乳头瘤病毒属，它包括多种动物乳头瘤病毒和人乳头瘤病毒（human papilloma virus，HPV），HPV 主要通过直接或间接接触污染物品或性传播感染人类。HPV 不但具有宿主特异性，而且具有组织特异性，只能感染人的皮肤和黏膜上皮细胞，能引起人类皮肤的多种乳头状瘤或疣及黏膜生殖道上皮增生性损伤。HPV 侵入人体后，停留于感染部位的皮肤和黏

膜中，并进行增殖，但不产生病毒血症。至今已鉴定出 100 多种 HPV 基因型，将近 33%的基因型与生殖道损伤有关。感染生殖道的 HPV 可分为两种：低危型和高危型。常见的低危型如 HPV6、HPV11 等，能导致生殖道尖锐湿疣，高危型如 HPV16、18 等感染现已证实具有潜在的致癌性，与宫颈癌的发生、发展有密切的联系。

一、HPV 的形态和基因结构特点

1. 形态结构特点

HPV 呈球形，无包膜，20 面体立体对称结构，直径为 45 ~ 55 nm，是一种最小的 DNA 病毒，表面有 72 个壳微粒，内含 8 000 个碱基对（bp），分子量为 5×10^6 D，其中 88%是病毒蛋白。完整的病毒颗粒在氯化铯中浮密度为 1.34 g/mL，在密度梯度离心中易与无 DNA 的空壳（密度 1.29 g/mL）分开。

2. 基因结构及其功能特点

HPV 基因组为双股环状 DNA，长 8 000 bp。以共价闭合的超螺旋结构、开放的环状结构、线性分子 3 种形式存在。HPV 基因组编码 8 个主要开放读码框，分为 3 个功能区即早期转录区、晚期转录区和非转录区（控制区）。

早期转录区又称为 E 区，由 4 500 个碱基对组成，分别编码为 E1、E2、E4、E5、E6、E7、E8 七个早期蛋白，具有参与病毒 DNA 的复制、转录、翻译调控和细胞转化等功能。E1 涉及病毒 DNA 复制，在病毒开始复制中起关键作用。E2 是一种反式激活蛋白，涉及病毒 DNA 转录的反式激活。E4 与病毒成熟胞质蛋白有关。E5 与细胞转化有关。E6 和 E7 主要与病毒细胞转化功能及致癌性有关。

晚期转录区又称为 L 区，由 2 500 个碱基对组成，编码 2 个衣壳蛋白即主要衣壳蛋白 L1 和次要衣壳蛋白 L2，组成病毒的衣壳，且与病毒的增殖有关。非转录区又称为上游调节区、非编码区或长调控区，由 1 000 个碱基对组成，位于 E8 和 L1 之间。该区含有 HPV 基因组 DNA 的复制起点和 HPV 基因表达所必需的调控元件，以调控病毒的转录与复制。HPV 基因组主要功能见表 14–3。

表 14-3　HPV 基因组的主要功能

基因名称	主要功能
E1	复制、复制抑制
E2	激活转录（HPV6、11、16）、抑制转录，结合长控区
E4	HPV1 引起之疣的细胞蛋白质
E5	转化作用（HPV6）
E6	协同 E7 转化作用（HPV16 和 HPV18）
E7	协同 E6 转化作用（HPV16 和 HPV18），逆转录酶激活（HPV16）
E8	未知其产物或功能，可能参与复制
L1	主要衣壳蛋白
L2	次要衣壳蛋白

随着分子生物学的不断进展，近些年来对 HPV 的各功能区，特别是对 E2、E5、E6、E7 及 L1 和 L2 的研究又有了新的认识。现认为 E2 蛋白是一种特异性 DNA 束缚蛋白，可以调节病毒 mRNA 的转录和 DNA 的复制，并有减量调节 E6、E7 表达的作用。E2 蛋白还可以通过结合病毒启动子附近的基因序列而抑制转录起始。E4 蛋白仅在病毒感染期表达，而且在病毒的复制和突变中起重要作用。E5 蛋白是一种最小的转化蛋白，也是一种细胞膜或内膜整合蛋白，由两个功能域组成：一个是氨基端疏水域，与 E5 蛋白在转化细胞膜或内膜上的插入位置有关；另一个是羧基端的亲水域，若将羧基端部分注射休止细胞中，能够诱导细胞 DNA 合成。此外，E5 蛋白可能是对人细胞永生化和转化的潜在介质，但其本身不能使人细胞永生化。E5 蛋白还能诱导多种癌基因的表达。E6 蛋白是一种多功能蛋白，在 HPV 感染的细胞

中，E6 蛋白定位于核基质及非核膜片段上。体外表达的 E6 蛋白，含有 151 个氨基酸。E6 蛋白的主要结构特征是 2 个锌指结构，每个锌指结构的基础是 2 个 cys-x-x-cys，这种结构是所有 HPV E6 所共有的，其结构根据功能不同可分为 5 个区，分别是：①C 端，1 ~ 29 氨基酸；②锌指 1 区，30 ~ 66 氨基酸；③中央区（连接区），67 ~ 102 氨基酸；④锌指 2 区，140 ~ 151 氨基酸，139 氨基酸；⑤C 端。E7 蛋白是 HPV 的主要转化蛋白质，是一种仅有 98 个氨基酸小的酸性蛋白，定位于核内或附着于核基质上。E7 蛋白分为：1 区，1 ~ 15 氨基酸；2 区，16 ~ 37 氨基酸；3 区，38 ~ 98 氨基酸；锌指及 C 端区。E6 和 E7 蛋白可影响细胞周期的调控等，被认为在细胞转化及在肿瘤形成中起着关键作用。E6 还能激活端粒酶，使细胞不能正常凋亡。对 E6 和 E7 免疫表位的研究表明，E6 和 E7 蛋白的鼠 T 细胞表位均在 C 端区及锌指区，但其 HLA-A 表位除了存在于锌指区，也存在于 N 端区。E6 和 E7 蛋白不仅具有转化和致癌作用，而且还具有对病毒基因和细胞基因转录的反式激活活性。对 E6 及 E7 蛋白的结构、功能及免疫表位的深入研究将为防治 HPV 引起的疾病提供基础。

晚期转录区又称 L 区包括 L1 和 L2，编码晚期蛋白。这些蛋白主要为病毒的衣壳蛋白即主要衣壳蛋白和次要衣壳蛋白。晚期基因表达均受定位在晚期基因区的多聚腺苷酸化信号和启动子调节。主要衣壳蛋白 L1（占衣壳蛋白的 80%以上）是一种糖蛋白，也是一种核蛋白，在其翻译加工完成后迅速定位于核中。L1 约有 530 个氨基酸残基，其分子量为 55 ~ 60 kD。L1 上有若干糖基化位点，糖基化和磷酸化可能对其折叠和行使功能有一定的作用。L1 的 N 端有 15 ~ 30 个疏水性氨基酸残基组成一个保守的疏水区，在 L1 翻译和定位过程中可能起到信号肽或先导肽的作用。C 端可变性强，但有一段富含正电荷氨基酸（R 和 K），这段顺序即核定位信号，可以和宿主细胞内相应的受体结合而进入核内。在病毒颗粒形成过程中，L1 具有自组装的功能。HPV 的衣壳蛋白与其他病毒的衣壳蛋白相比，具有显著的不同特点是 HPV 的衣壳蛋白具有较强的保守性。这种保守性表现在两个方面：①病毒的衣壳在选择压力等外界环境的作用下变异很小，而其他病毒变异较大；②不同型的 HPV 的 L1 蛋白的氨基酸序列的同源性在 60%以上。次要衣壳蛋白 L2 也是一种核蛋白，约有 470 个氨基酸残基，其分子量约为 47 kD。L2 上有很多磷酸化位点，是 HPV 衣壳的主要磷酸化蛋白。在 L2 的 N 端有一段富含正电荷氨基酸区域，是乳头瘤病毒 DNA 结合域，可与病毒 DNA 非特异结合，起组蛋白的作用。在病毒颗粒形成过程中，L2 单独无自组装功能，但能与 L1 共同组装成病毒颗粒。此外，衣壳蛋白还有抗原表位，在宿主细胞表面有蛋白受体。现在出现的 HPV 疫苗就是基于对衣壳蛋白的深入研究生产出来的。

二、HPV 的体内复制特点

HPV 的复制在被感染的宿主细胞核内进行。病毒基因组的八个主要的可读框（open reading frame，ORF）由单条 DNA 链转录而来的 mRNA 表达。高危型病毒 DNA 转录起始于两个主要的病毒启动子，不同基因型启动子位置有一定差异，例如 HPV16 一个启动子位于 E6 开放读码框核苷 97（p97）位而 HPV18 在 p105 位，另一个位于 p742 位，但基本上各基因型间启动子位置差异不大。HPV 感染细胞后产生病毒基因表达的级联活化，每个被感染细胞内可出现 20 ~ 100 个病毒 DNA 染色体外拷贝。在整个感染的过程中，这一平均拷贝数在不同的基底细胞内稳定存在。E1 和 E2 复制因子是复制中最早表达的病毒蛋白。这些病毒蛋白早期形成复合物结合在病毒起始复制区，起着募集细胞多聚酶和辅助蛋白来介导复制的功能。E1 蛋白同时表现解旋酶活性，在复制进程中沿复合物前进方向将复合物前的 DNA 双链打开。E2 是位于特异的 DNA 结合蛋白，不但帮助募集 E1 进入复制起始区，而且在病毒转录中起调节作用。低浓度的 E2 结合在它的识别位点活化早期启动子，而高浓度的 E2 则可将细胞转录因子的结合位点封闭，抑制转录。

HPV 高危型 E6 和 E7 蛋白扮演着癌蛋白角色，E6 和 P53 抑癌蛋白及细胞连接酶形成三聚复合物 E6AP，破坏 P53 抑癌功能。E7 和抑癌蛋白家族中的 Rb 蛋白结合，同样破坏其抑癌功能。当被 HPV 感染的细胞进行分裂时，病毒基因组分裂进入子代细胞。正常上皮细胞当离开基底层后，由于细胞核的丢失，细胞周期不复存在，但是细胞被感染后，虽然离开基底层，在病毒 E7 蛋白的作用下，高度分化的细胞仍然保持在 S 期，持续表达病毒复制需要的复制因子。由于 E7 的存在，在被病毒感染部位，所有的上皮细胞层细胞都有细胞核存在。E4 和 E5 蛋白的功能现在还不甚了解。

L1 和 L2 蛋白最后合成，并自发地形成二十面体衣壳蛋白，包裹住病毒的基因组。随着病毒颗粒的合成，成熟的病毒从上皮细胞的最上层释放出去。在人皮肤疣的上皮不同层进行原位分子杂交发现，HPV 的复制周期受细胞分化状态限制。在疣的基底层细胞内 HPV DNA 呈静息状态。随着基底层细胞向表层分化，DNA 开始在棘细胞内复制并表达早期基因。而病毒晚期基因的表达和结构蛋白合成，则在粒细胞层的细胞核内进行。

三、病毒的变异特点

研究 HPV 的变异，现在主要集中在 HPV16、HPV18 等高危基因型上，尤其是 HPV16 型。HPV16 型多态现象导致的变异可根据地域不同，分为欧洲型（E）、非洲型（Af）、亚洲型（As）及亚－美型（AA）。这些变异可导致某些人群罹患宫颈疾病的风险增加。通过传统的 Sanger 测序检测病毒基因组变异可见，有 7 个多态位点主要集中在 HPV16 E6 区间，这些位点分别定位在核酸 109 位、131 位、132 位、143 位、145 位、178 位和 350 位，跨度大约 242 bp。

中国人群 HPV16 型阳性患者 23.6% 为原型，65.5% 为亚洲变异型，5.0% 为非洲变异型，3.6% 为欧洲变异型，流行的 HPV16 E6 D25E 和 E113D 变异分别占 67.3% 和 9%。除了这两种变异外，E6 区间还存在着 R129K、E89Q、S138C、H78Y、L83V 及 F69L 变异。除了 E6 区间变异外，E7 区间也存在三处变异，N29S、S63F 和 nt T846C。E6、E7 变异患者患宫颈癌的平均年龄比未变异 HPV16 感染患者的平均年龄低了 7.56 岁，这些也暗示了 E6/E7 区间变异可能会增加患宫颈癌的风险。

除了 E6/E7 区间的变异外，近年来由于针对 HPV 高危型疫苗的研究和开发，越来越多的研究集中在了 L1 区间变异上来。L1 区间 A266T 突变可使病毒和鼠 Mabs 结合能力下降一半左右，然而，核定位信号区间缺失 C428G 突变及 N 端缺失并不影响病毒的抗原性。但是 N 端缺失会产生 30 nm 和 55 nm 两种不同的病毒颗粒混合物。同时，经研究发现，L1 区间还存在着 S337A、K387D、K382E 和 T379P 突变。这些突变及突变对病毒影响的研究为研制第二代或更高级的疫苗打下了坚实的基础。

四、HPV 基因型

应用分子杂交和基因克隆方法，现在已发现的 HPV 有 100 多种，各型之间的同源性小于 50%，型内同源性大于 50%，但限制性内切酶片段不同的称为亚型。

根据 HPV 亚型致病力大小或致癌危险性大小不同可将 HPV 分为低危型和高危型两大类。低危型 HPV 主要引起肛门皮肤及男性外生殖器、女性大小阴唇、尿道口、阴道下段的外生性疣类病变和低度子宫颈上皮内瘤，其病毒亚型主要有 HPV6、11、30、39、42、43 型及 HPV44 型。高危型 HPV 除可引起外生殖器疣外，更重要的是引起外生殖器癌、宫颈癌及高度子宫颈上皮内瘤，其病毒亚型主要有 HPV16、18、31、33、35、45、51、52、56、58 型和 HPV61 型等。也有学者将 HPV 分为低危型、中间型和高危型 3 类。低危型有 HPV6、11、42、43、44 型等，中间型有 HPV31、33、35、39、51、52、53、55、58、59、63、66、68 型等，高危型有 HPV16、18、45、56 型等。也有学者根据 HPV 感染部位的不同又可将 HPV 亚型分为生殖器类和非生殖器类两大类，生殖器类 HPV 亚型主要引起内外生殖器和肛门部位的病变，也可引起口腔、咽喉等部位的病变，如尖锐湿疣、宫颈上皮内瘤等，这类 HPV 最常见的亚型有 HPV6、11、16、18、31、33 型等；非生殖器类 HPV 亚型主要引起非生殖器及肛门区皮肤的病变，如扁平疣、寻常疣、跖疣及疣状表皮发育不良等，这类 HPV 最常见的亚型有 HPV1、2、3、4、5、7、8、10、12、23、38、54 型等。此外，也有学者根据感染部位不同把 HPV 分为嗜皮肤性和嗜黏膜性两大群，两群之间有一定的交叉，其中有 1/3 是嗜黏膜性的 HPV。尽管有近百种 HPV 亚型，但临床上最重要的有 HPV6、11、16、18、31、33、35、38 型 8 个亚型，是引起肛门外生殖器尖锐湿疣和宫颈病变的主要 HPV 亚型。

五、HPV DNA 的实时荧光 PCR 测定

1. HPV DNA 的常用检测方法

目前我国临床检测 HPV 感染的方法主要有第二代杂交捕获液相杂交（liquid hybridization）（e.g., Hybrid Capture； Digene Diagnostics，Silver Spring，Md.）、利用 HPV 型特异的探针进行的实时荧光 PCR、型特异的（type-specific）PCR 和普通引物 PCR。

2. 实时荧光 PCR 引物和探针设计

序列分析表明，各型 HPV 的非编码区及 E1、E6、E7 和 L1 区均有保守序列。但通用引物一般选择在 E1 和 L1 区，而型特异引物则在 E6 和 E7 区。

3. 临床标本的采集、处理和保存

（1）标本的采集：

①一般临床检测标本为黏膜生殖道病变上皮层细胞或皮肤疣状物上皮刮取物。采集时动作轻柔，可用棉签或无菌的小毛刷轻拭病变部位，采集的样本应尽快放入清洁的样品收集转运容器。在采样时，应采集到脱落细胞，实验室可以通过显微镜下检查所采集的标本中是否有脱落细胞来判断采样的质量。

②生殖器或肛周疣体表皮脱落细胞标本采集：生殖器或肛周如有疣状体增生，怀疑为尖锐湿疣的患者，则可采集疣体表皮脱落细胞。用生理盐水浸润的棉拭子，用力来回擦拭疣状组织表面三次，取得脱落细胞。将取样后的棉拭子，放入备有无菌生理盐水的样本管中，充分漂洗后，将棉拭子贴壁挤干丢弃。

③女性宫颈口或男性尿道口分泌物棉拭子标本采集：对于其他可疑感染者，可采集女性宫颈口或男性尿道口分泌物棉拭子标本。采样前，用棉拭子将宫颈口或尿道口过多的分泌物轻轻擦拭干净，更换棉拭子，用生理盐水浸润的棉拭子或特定的采样刷，紧贴宫颈口或尿道口黏膜，稍用力转动两周，以取得分泌物及脱落细胞。将取样后的棉拭子或采样刷，放入备有无菌生理盐水的样本管中，充分漂洗后，将棉拭子贴壁挤干丢弃。

（2）标本的处理：由于现在已经有大量的商品检测试剂盒，因此，处理样本时可参照商品试剂盒内样品处理说明进行。也可按照以下步骤，自己配置样品处理液处理样本：向样本中加入消化液，消化液内含有 200 μg/mL 的蛋白酶 K 和 0.1% 的 Layreth-12，56℃消化 1 h，消化后加入含有醋酸胺的无水乙醇置 -20℃过夜，13 000 × g 离心 30 min，弃取上清，室温下过夜干燥 DNA 样本，将干燥后的样本用 150 μL TE（10 mmol/L Tris，1 mmol/L EDTA）重新悬浮，95℃温育 15 min 以灭活蛋白酶 K，即可得到扩增所需的 DNA 样本。不用时，样本可保存在 -20℃冰箱内。

（3）标本的保存：采集的样本在室温放置不超过 3 h，4℃保存不超过 24 h。-20℃保存不超过 3 个月，-70℃可长期保存，应避免反复冻融。

六、HPV DNA 检测的临床意义

HPV 广泛存在，人类的 HPV 感染率很高。在自然人群中，HPV 感染率从 1% 以下到高达 50%，在性活跃人群中 20% ~ 80% 以上的人有 HPV 感染史。在我国，自 20 世纪 80 年代初以来，从尖锐湿疣发病数来看，临床上 HPV 感染呈逐年大幅度上升。大多数 HPV 亚型属于低危型，引起皮肤黏膜的疾病是良性疾病。HPV 感染在特异的肛门外生殖器肿瘤的发生中起着重要作用，如高危型 HPV 和少数中间型 HPV 则可引起恶性病变。而且在这些 HPV 亚型中至少有 27 种 HPV 亚型具有致癌的潜能，可引起各种恶性肿瘤。在 HPV 导致的恶性肿瘤中，以肛门外生殖器癌多见。HPV 可引起肛门癌、阴茎癌、女阴癌和宫颈癌，尤其是宫颈癌，90% ~ 95% 与 HPV 感染相关。及时快速地检测出 HPV 病毒，并进一步鉴定出基因型，对治疗及预防这类病毒引起的疾病有着重要意义。

1. 定量检测

对于 HPV，一般进行定性测定即可，对于 HPV 载量测定，由于标本的不均一性及每次采集的不一致性，HPV 定量检测无法实现，但粗略的半定量是可以的，但其对有非典型宫颈细胞学改变的患者的处

理目前没有明确有用的作用。有报道认为，HPV 高病毒载量是严重疾病引起的而非严重疾病的病因。

2. HPV 分型检测

HPV 所致疾病多种多样，从良性的疣到食管、喉、宫颈癌及许多头颈癌。研究表明特异 HPV 类型可预测高危宫颈上皮内瘤（CIN）。许多生殖器 HPV 类型与 CIN1 相关，与 CIN2 和 CIN3 相关的 HPV 类型可分为高致癌型和癌症相关型，包括 HPV16、18、31、45 及其他型别。

国内现已有多种 PCR 试剂盒可将 HPV 基因型分为低危型和高危型，也有多种基因分型检测试剂。基因分型可为个体危险性分类、决定治疗方案、流行病学研究及疫苗开发提供信息。利用 HPV 分型技术，我们不仅能检测存在哪一类型，也可以揭露新的 HPV 类型或对已知基因型的突变进行检测。

3. HPV 分型测定的局限性

许多高危宫颈损害与 HPV16 和（或）18 有关，有 E6 和 E7 位点的突变可以增加致癌可能性。利用通用引物的 HPV 分型方法可能会漏过这种突变亚型。

HPV 分型本身并不能确定不正常或导致恶性转化的不正常的存在。内在的或外在宿主相关的问题，例如一系列风险因子、肿瘤抑制基因中的可能突变或 HLA 单体型等也应考虑。

（祁春茹）

第九节　巨细胞病毒实时荧光 PCR 检测

人类巨细胞病毒（human cytomegalo virus，HCMV）亦称细胞包涵体病毒，属于疱疹病毒科，由于感染的细胞肿大，并具有巨大的核内包涵体，所以称为巨细胞病毒。巨细胞病毒可感染人和其他哺乳动物，但具有高度宿主特异性，人是 HCMV 的唯一宿主。人大多感染过 HCMV，但多呈无临床症状的急性感染或潜伏感染，大多在少儿期因感染而获得免疫。HCMV 的感染途径主要为接触、输血、宫内和产道等，感染较常见于胎儿、新生儿、孕妇等，孕妇感染可致新生儿先天畸形。当机体免疫缺陷或免疫系统处于抑制状态下，极易受 HCMV 感染，如器官移植后接受免疫抑制治疗、恶性肿瘤化疗后、艾滋病患者等，这些患者一旦感染，常致较高的死亡率和严重的疾病。

一、人类巨细胞病毒的特点

1. 形态特点

HCMV 有典型的疱疹病毒结构，形态与单纯疱疹病毒（HSV）及水痘－带状疱疹病毒（VZV）非常相似。完整的病毒颗粒直径为 200 nm，病毒核心大小为 64 nm，含双股线状 DNA，核衣壳是由 162 个 110 nm 大小的壳微粒（capsomer）组成的立体对称的正二十面体。核衣壳的周围包有一层脂蛋白包膜。人类巨细胞病毒各株之间有广泛交叉反应，不同的巨细胞病毒株之间相互密切相关，比 HSV-1 和 HSV-2 更同源。

HCMV 有严格的种属特异性。巨细胞病毒可以进行体外细胞培养，但通常只能在人成纤维细胞中培养增殖。HCMV 也可感染特定的上皮细胞、T 细胞和 B 细胞，体内潜伏感染也可见于白细胞和内皮细胞。HCMV 在体外人成纤维细胞培养中增殖非常缓慢，复制周期为 36 ~ 48 h，而同属疱疹病毒科的 HSV 复制周期只有 8 h。HCMV 初次分离培养，需 1 个多月才能出现特殊的细胞，即细胞膨胀变圆，细胞及核巨大化，核周围出现一轮“晕”的大型嗜酸性包涵体。

在活体中，HCMV 的靶细胞主要是上皮细胞。因感染的特征是出现有典型的胞质及核内包涵体的巨大细胞，故名巨细胞病毒。它在人体组织中可形成肥大的细胞，引起巨细胞病毒感染。

2. 基因结构特点

在疱疹病毒科中，HCMV 基因组最大，235 ~ 240 kb，分子量为（150 ~ 160）$\times 10^3$ kDa，其结构与 HSV DNA 相似，具有一个长单一序列和短单一序列。长单一序列和短单一序列的相连处及两端均有 DNA 重复序列，长单一序列约 115×10^3 kDa，占基因组 73%，短单一序列为 23.6×10^3 kDa，约占 16%。长单一序列两端的两个反向重复序列占 9%，短单一序列两端的两个反向重复序列约占 2%。

HCMV 以等分子浓度的四个异物体存在，至少编码氨基酸残基数 100 以上的多肽 200 余种，包括原始基因产物、中间产物及终末产物。人巨细胞病毒的基因也分为即刻早期（IE）、早期（E）和晚期（L）三类，其中 IE 区位于长单一序列一个小于 20 kb 的区段内，这在位置上不同于 HSV。目前，已知 HCMV DNA 只有一个单向性的 IE 启动子复合体，它可能指导多个基因的表达，IE 及 E 基因的转录与宿主细胞的 RNA 多聚酶Ⅱ有关，其表达受靠近启动子的序列调控，此调控可分为顺式或反式调控。

二、人类巨细胞病毒实时荧光 PCR 测定

1. 引物和探针设计

用于 HCMV 检测的引物和探针所针对的区域，应为 HCMV 最为保守的区域，如即刻早期蛋白编码基因的启动子区、开始的 4 个外显子序列、编码晚期抗原 gp64 基因、磷酸化蛋白 PP71 基因序列、早期抗原编码基因、核衣壳抗原编码基因等。

2. 临床标本的采集、运送和保存

（1）标本的采集：可用于 HCMV 实时荧光 PCR 检测的临床标本有血液、尿液、唾液、宫颈分泌物、精液、支气管洗液、咽拭子、脑脊液、羊水、绒毛、胎盘组织等。应尽可能在发病初期采集上述临床标本，或在患者住院的当天进行，越早越好。发病初期，标本中病毒含量高，进行 PCR 检测的检出率高。标本采集时，应严格无菌操作，所用容器必须为密闭的一次性无菌容器。标本采集好后，标本容器或申请单上应注明患者姓名、年龄、采集日期、科室或病房、标本名称和采集部位、临床诊断、检验项目，并有病程及治疗情况等说明。

①血液：采用含抗凝剂的真空采血管，抽取抗凝全血 2 ~ 5 mL，2 000 × g 离心 20 min，取含有白细胞的血黄层（buffy coat）进行后续的核酸提取。

②尿液：使用无菌瓶收取刚排出的新鲜尿，最好是收集第一次晨尿（5 ~ 10 mL）。

③咽或宫颈阴道拭子：将拭子在感染部位轻轻刮取样本，放入加有 0.5% 明胶或小牛血清的 Hanks 液的 2 mL 无菌试管中。

④活检或尸检标本：可用福尔马林或石蜡包埋处理组织样本。

（2）标本的运送：对用于 HCMV PCR 检测的标本的运送方式并无特别要求，主要是采集后尽快送检。

（3）标本的处理：如使用商品试剂盒，标本 DNA 提取可直接用试剂盒中的核酸提取试剂按操作说明进行即可。尿液中含有尿素等高浓度的 PCR 抑制物，可用聚乙二醇（PEG）6000 进行预处理，处理方法见图 14-2。

（4）标本的保存：未提取 DNA 的样本可在 4℃暂时保存，但时间不要太长。由全血制备的含有白细胞的血黄层可保存于-80℃，尿液可保存于液氮中。提取的 DNA 可在 -20℃长期保存。

50 μL尿液上清 + 50 μL 20%PEG6000 + 25 μL 2 mol/L NaCl

↓混匀

置冰浴6 h

↓15 000 r/min离心30 min

收集沉淀

↓再于6 400 r/min离心3 min

尽可能吸去上清，沉淀即可用于核酸提取或加入一定蒸馏水悬浮后直接用于PCR检测

图 14-2 HCMV 标本处理流程

三、巨细胞病毒 PCR 检测的临床意义

1. 优生优育

孕妇在孕期中感染 HCMV，容易致胎儿畸形。对于 HCMV 特异抗体 IgM 检测阳性，和（或）特异

IgG 效价升高 4 倍，或特异的低亲和力 IgG 抗体阳性，有必要采取孕妇羊水进行 HCMV 的 PCR 检测，以明确是否有现症感染，从而为进一步采取相应的对策提供依据。

2. 器官移植、免疫缺陷患者、抗肿瘤治疗中 HCMV 感染的监测

器官移植后因为免疫抑制的使用，免疫缺陷患者和恶性肿瘤患者抗肿瘤治疗造成免疫系统的损伤，一旦感染在平时不会有太大问题的 HCMV，则可能出现严重的后果，导致治疗失败，甚至患者死亡。采用 PCR 方法，对这些患者进行 HCMV 感染的监测，有助于临床相应治疗措施的及时采取，避免严重后果的发生。

3. 抗病毒治疗药物疗效的监测

对血液 HCMV 进行定量测定，有助于 HCMV 感染者进行抗病毒药物治疗后的疗效监测。

4. HCMV 感染的早期诊断

采用高灵敏高特异的实时荧光 PCR 方法检测 HCMV，有助于 HCMV 感染的早期诊断。

5. 鉴别诊断

可用于与其他病原体所致疾病如病毒性肝炎等的鉴别诊断。

6. 病因学研究

可用于死胎、畸胎、流产、低体重儿、婴儿肝炎综合征的病因学研究。

7. 巨细胞病毒与肿瘤的关系研究

有研究报道 HCMV 与宫颈癌、睾丸癌、前列腺癌、卡波西肉瘤、成纤维细胞癌、肾母细胞瘤及结肠癌等肿瘤的发生有关。PCR 方法是对特定肿瘤进行流行病学调查，以及研究 HCMV 与肿瘤发生关系及机制的一个重要手段。

（祁春茹）

第十节　EB 病毒实时荧光 PCR 检测及临床意义

EB 病毒（Epstein-Barr virus，EBV）属于 γ 疱疹病毒亚科淋巴滤泡病毒属，1964 年由 Epstein 和 Barr 将非洲儿童伯基特淋巴瘤细胞通过体外悬浮培养而首次成功建株，并在建株细胞涂片中用电镜观察到疱疹病毒颗粒。EB 病毒即是以其二人名字的首字母命名的。

EB 病毒在人群中具有广泛的感染性，病毒的传播途径主要为唾液，也可经输血传染。大多数的初次感染发生在幼儿时期，且多数感染后无明显症状，或引起轻症咽炎和上呼吸道感染，但终生携带病毒。原发感染如发生在青年期，则约有 50%感染者会出现传染性单核细胞增多症。EB 病毒感染后，在口咽部和唾液腺的上皮细胞内增殖，然后感染 B 细胞，B 细胞大量进入血液循环而致全身性感染，并可终生潜伏在人体淋巴组织中。当机体免疫功能低下时，这些潜伏在淋巴组织中的 EB 病毒再度活跃而形成复发感染。由 EBV 感染引起或与 EBV 感染有关的疾病主要有传染性单核细胞增多症、伯基特淋巴瘤和鼻咽癌。

一、EB 病毒的特点

1. 形态结构特点

与其他疱疹病毒类似，EB 病毒呈圆形，直径 150 ~ 180 nm，由核样物、核衣壳和囊膜三部分组成。致密的核样物直径为 45 nm，主要含病毒基因组双股 DNA。核衣壳为由 162 个壳微粒组成的立体对称的 20 面体。囊膜来自被感染细胞的核膜，但其上有病毒编码的膜糖蛋白。具有识别 B 细胞上的 EB 病毒受体和细胞融合等功能。

EB 病毒只能在 B 细胞中增殖。在体外，EB 病毒感染人 B 细胞，可使其永生化，能长期传代，建立传代细胞系。利用 EB 病毒的这个特点，研究人员常用其来建立含特定家系基因的 B 细胞系。EB 病毒感染细胞后，可产生各种病毒抗原，如 EBV 核抗原（nuclear antigen，NA）、潜伏期膜蛋白（latent membrane protein，LMP）、早期抗原（early antigen，EA）、膜抗原（membrane antigen，MA）和衣壳抗

原（viral capsid antigen，VCA）等。NA 和 LMP 为处于潜伏期感染细胞所合成，出现 NA 和 LMP，说明 EB 病毒基因组的存在。EA 为病毒的非结构蛋白，其表达提示病毒复制的开始，是 EB 病毒增殖的标志。MA 和 VCA 则为晚期抗原。MA 位于病毒感染的细胞膜上，病毒的囊膜上也有这种抗原，是病毒的结构抗原，也是 EBV 的中和抗原，其中的糖蛋白 gp340 能诱导出中和抗体。VCA 是病毒增殖后期合成的结构蛋白，存在于胞质和核内 VCA 与病毒 DNA 组成核衣壳，最后在核出芽时获得包膜装配完成完整的病毒体。上述抗原均刺激机体产生相应的 IgG 和 IgA 抗体。

2. 基因结构特点

EBV 基因组为双链 DNA，长 170 000 ~ 175 000 bp，在细胞内可以线性整合和环状游离两种形式之一或同时存在。线性整合即是以线性分子的形式在一定部位整合入细胞染色体 DNA，环状游离则是以环状 DNA 形式游离在胞质中，病毒基因组两端有末端重复序列（TR），可相互连接形成环状游离体。一般来说，若细胞内出现有完整的病毒，则其基因组多为整合型；若病毒处于潜伏状态，则其基因组多为游离型。病毒基因组包括 4 个内部重复序列（IR1 ~ IR4）和 5 个独特区（U1 ~ U5）。

二、EB 病毒实时荧光 PCR 测定

1. 引物和探针设计

EBV 实时荧光 PCR 引物和探针设计，一般选择的基因区域有 BamHIW、编码核抗原 1（NA1）和潜伏期膜蛋白 1（LMP1）和 2（LMP2）基因、Zebra 基因（BZLF1）、编码 DNA 多聚酶的第五个可读框（BALF5）、编码膜抗原（MA）gp350/220 的基因（BLLF1）和编码胸苷激酶基因（BXLF1）等。BamHIW 基因在 EBV DNA 中有 10 多次重复，因此检测该基因片断可有较高的检测敏感性。

2. 标本的采集、运送和保存

（1）标本的采集：常用于 EB 病毒 PCR 检测的标本可有鼻咽分泌物、外周血、尿液的上皮脱落细胞，以及冰冻活检的淋巴结、腮腺、泪腺和皮肤等石蜡包埋的癌组织或可疑癌组织。

①鼻咽部分泌物：鼻和咽拭子、鼻咽抽取物鼻洗液和漱口液的采集。

②血液标本：采用加有 EDTA 或枸橼酸盐抗凝剂的真空采集管，采集血液标本 2 mL 以上，梯度离心取外周血单个核细胞进行检测。

③尿液标本：用无菌密闭容器收集尿液 3 mL。

（2）标本运送和保存：标本一经采集，应尽可能快地送至检测实验室，临时保存可在 2 ~ 8℃冰箱，短期（数周）保存可在－20℃下冰箱，长期保存则须在－70℃下。

三、EB 病毒 PCR 检测的临床意义

1. EB 病毒急性感染的早期诊断

对于 EB 病毒急性感染如传染性单核细胞增多症，最早出现于临床标本中的是病原体本身，采用高灵敏高特异的实时荧光 PCR 方法进行检测，可以在感染的早期明确病因。

2. 鼻咽癌的治疗监测

鼻咽癌具有对放疗敏感、易复发和远处转移等特点。放疗是鼻咽癌的首选治疗方法，但治疗后完全缓解患者仍有 40% ~ 50% 出现远处转移和局部复发而导致治疗失败。以前较为常用的临床监测鼻咽癌患者肿瘤转移、复发的手段主要是常规体检，间接鼻咽纤维镜、胸部 X 线片（或胸部 CT）、腹部 B 超（或腹部 CT）、全身骨 ECT 等物理和影像学检查，以及 VCA-IgA 抗体和 EA-IgA 抗体，但这些方法要么存在敏感性和特异性不够，检查费用昂贵，难以及时发现，不能区分原发和转移癌，要么因为在体内的长半衰期如抗体，而不能准确和及时反映体内 EB 病毒的清除情况。因此，采用实时荧光 PCR 直接定量测定血液中 EB 病毒 DNA，可以准确及时地反映其在体内的消长，可作为鼻咽癌治疗后预后、转移和复发的监测指标。

（祁春茹）

第十一节　流感病毒实时荧光RT-PCR检测

流行性感冒病毒（influenza virus）简称流感病毒，根据核蛋白和基质蛋白的差异目前分为甲、乙、丙3型。1933年英国人威尔逊·史密斯（Wilsori Smith）最早在实验室成功分离培养流感病毒，称为Wilson-Smith1933 H1N1。流感病毒经空气飞沫传播，引起临床上以急起高热、乏力、全身酸痛和轻度呼吸道症状为特征的流行性感冒（influenza，简称流感），多为自限性感染，病程短。但是也有凶险的流感病毒亚型使人体免疫系统过度反应，引起各种免疫调节物质大量产生的“免疫因子风暴”，病情严重者可致肺炎、心肌炎、心力衰竭甚至死亡。流感病毒变异速度很快，其中以甲型流感病毒变异速度最快，乙型次之，丙型变异速度最慢，其变异株往往造成暴发、流行或大流行。20世纪以来，世界性大流行就有5次，分别发生于1900年、1918年、1957年、1968年和1977年，其中最严重的是1918—1920年全世界范围内流行的西班牙流感，共造成5 000万～1亿人丧生。1953—1976年，我国发生过12次中等或中等以上的流行，均由甲型流感病毒所致。自20世纪80年代以后，在我国流感的疫情以散发与小暴发为主。在三型流感病毒中，以甲型最容易引起流行，乙型次之，丙型极少引起流行。禽流感病毒属于甲型流感病毒，来源于禽类，一些亚型也可感染猪、马、海豹和鲸等各种哺乳动物及人类；乙型和丙型流感病毒除了能感染人类之外，还可分别感染海豹和猪。依据甲型流感病毒外膜血凝素（HA）和神经氨酸酶（NA）蛋白抗原性的不同，目前可分为17个HA亚型（H1～H17）和10个NA亚型（N1～N10），其中目前为止可感染人类的亚型有17个，分别是H1N1、H1N2、H2N2、H3N2、H3N8、H5N1、H5N2、H5N6、H6N1、H7N2、H7N3、H7N7、H7N9、H9N2、H10N7、H10N8和H1N1-2009。依据乙型流感病毒外膜血凝素蛋白抗原性的不同，目前普遍认为可以分为Yamagata谱系和Victoria谱系。由于丙型流感病毒突变频率低，目前暂未对丙型流感病毒进行亚型或谱系的分类。

一、流感病毒的特点

1. 形态结构特点

流感病毒为有包膜的单股负链RNA病毒，属正黏病毒科。流感病毒呈球形或细长形丝状，直径80～120 nm，新分离的毒株则多呈丝状，长度可达400 nm。

（1）形态特点：流感病毒结构自内而外可分为核心、基质蛋白及包膜3部分。

①病毒的核心：包含病毒基因组单链RNA（ssRNA）和病毒复制所需的酶。ssRNA与核蛋白（NP）缠绕形成密度极高的核糖核蛋白体（RNP）。除了核糖核蛋白体，还有负责RNA转录的RNA多聚酶。核蛋白质有特异性，可用补体结合实验将病毒区分为甲、乙、丙3型。

②基质蛋白：病毒的外壳骨架主要由基质蛋白构成，此外还有膜蛋白（M2）。基质蛋白的作用是与病毒最外层的包膜紧密结合以保护病毒核心和维系病毒空间结构。

③包膜处于病毒颗粒的最外层，是包裹在病毒基质蛋白之外的一层磷脂双分子层膜，其来源于宿主的细胞膜和核膜。除了磷脂分子外，包膜中还有两种非常重要的病毒糖蛋白，即血凝素（HA）和神经氨酸酶（NA）。包膜上的这两类蛋白突出于病毒外膜外，被称作刺突，长度10～40 nm。一个流感病毒表面通常会分布有500个HA刺突和100个NA刺突。甲型流感病毒HA和NA的抗原性是区分病毒毒株亚型的依据。

（2）生化特点：

①三聚体：HA是由3条多肽分子以非共价形式聚合而成的三聚体，其C端有一疏水区插入病毒包膜的双层脂质膜中，N端有一疏水区，具有细胞膜融合活性，在病毒导入宿主细胞的过程中具有关键性作用。HA因其能与人、鸟、猪、豚鼠等动物红细胞表面的糖蛋白受体相结合引起凝集，而被称为血凝素。用于流感病毒感染检测的血凝抑制试验即是在病毒与细胞混合前先加入抗HA抗体，使该抗体首先与病毒包膜上的血凝素结合，当再加入红细胞时，由于病毒血凝素上结合的抗体的阻断作用，血凝素就不能在与红细胞上的受体结合，红细胞就不出现凝集，即为血凝抑制。HA具有免疫原性，抗HA抗体

属于中和抗体，可阻止病毒进入宿主细胞。

②四聚体：NA是一个由4条相同糖基化多肽所组成的四聚体，呈蘑菇状，具有水解N-乙酰神经氨酸（唾液酸）的活性，当增殖成熟的流感病毒以出芽的方式脱离宿主细胞时，由于病毒包膜为细胞膜的一部分，其与细胞膜的连接经由其表面的血凝素与细胞膜上的N-乙酰神经氨酸，为使病毒脱离细胞膜，NA同样具有免疫原性，但因其作用点在于细胞释放病毒，故抗NA抗体不能中和病毒，但能限制病毒释放，缩短感染过程。

2. 基因结构特点

流感病毒基因组为单股负链RNA，总长度为13 600 nt，分子量为（5.9 ~ 6.3）$\times 10^6$道尔顿，分为不同的片段。甲、乙型流感病毒基因组由8个单独的单链RNA片段组成，而流感病毒的基因组则为7个RNA片段。每一个片段就是一个基因，决定流感病毒的遗传特性，其基因组分片段的特点使本病毒具有高频率基因重配，容易发生变异。每个RNA片段编码1 ~ 2个多肽，片段1长2 341 bp，编码多肽为PB2，其功能是识别并与宿主RNA“帽”结合，与PB1和PA一起组成转录酶复合物；片段2长2 341 bp，编码多肽为PB1，为转录起始，转录复合物成员之一；片段3长2 233 bp，编码多肽为PA，同样为转录复合物成员之一；片段4长1 778 bp，编码多肽为HA，即血凝素；片段5长1 560 bp，编码多肽为NP，与RNA结合成核糖核蛋白复合体，RNA转录酶成分；片段6长1 413 bp，编码多肽为NA，即神经氨酸酶；片段7长1 027 bp，编码多肽为M1和M2，M1是病毒颗粒主要成分，位于双层类脂膜下，M2是胞膜蛋白，具有离子通道功能；片段8长890 bp，编码多肽为NS1和NS2，NS1和NS2均为非结构蛋白，NS1参与调节mRNA的合成，NS2功能尚不清楚。乙型流感病毒基因编码与甲型的不同之处在于其RNA片段6编码NA和NB两种蛋白，而甲型病毒基因组第6片段仅编码NA一种蛋白质。丙型流感病毒基因组的第4片段编码该病毒唯一的一种包膜糖蛋白，因该蛋白质具有红细胞凝集、脂酶（easterase）及包膜融合3种活性，故称HEF蛋白。乙型流感病毒基因组RNA片段8为1 096个核苷酸，丙型流感病毒基因组RNA片段7长934个核苷酸。两者均有两个编码区，分别编码NS1和NS2蛋白。

就单链RNA病毒而言，其基因组RNA与mRNA方向相同的称正链RNA（+RNA）病毒，而与mRNA方向互补的则称负链RNA（-RNA）病毒。流感病毒的基因组为单股负链RNA，即是转录合成mRNA的模板，又是合成+RNA的模板。与其他负链RNA病毒一样，流感病毒本身具有依赖RNA的RNA多聚酶，其mRNA是在宿主细胞内依赖其本身的RNA多聚酶合成的。与其他RNA病毒不同之处是，RNA的转录和复制均在宿主细胞核内进行。此外，病毒基因组的第7（M）和第8（NS）两个基因片段可分别合成两种以上的mRNA，进而分别合成M1、M2和NS1、NS2两种蛋白质。病毒基因组的所有RNA片段5'端的13个核苷酸及3'端的12个核苷酸高度保守，各型病毒间该保守区的序列略有差异。甲型病毒各亚型间序列基本一致，仅个别亚型的异些病毒株有变异。由于每一个RNA片段自3'端和5'端分别有部分序列互补，所以，每个RNA片段的3'端和5'端相互结合使毒RNA环化形成锅柄样的结构。

3. 变异特点

在甲、乙、丙三种流感病毒中，甲型流感病毒有着极强的变异性，乙型次之，而丙型流感病毒的抗原性非常稳定。乙型流感病毒的变异会产生新的主流毒株，但是新毒株与旧毒株之间存在交叉免疫，即针对旧毒株的免疫反应对新毒株依然有效。甲型流感病毒流行规模的大小，主要取决于病毒表面HA和NA抗原变异幅度大小。幅度小属于量变称抗原漂移（antigendrift），其原因是编码HA和（或）NA的核酸序列发生了点突变，致使HA或NA抗原表位发生某些改变，并在免疫人群中被选择出来，可引起中小流行。若变异幅度大，新毒株的HA和（或）NA完全与前次流行株不一样，形成新的亚型，则为质变，又称为抗原转变（antigenic shift），其原因是编码HA和（或）核酸序列的突变不断累积或外来基因片断重组所致。这种抗原性的转变使人群原有的特异性免疫力失效，因此可以引起大规模甚至世界性的流感流行。甲型流感病毒的基因组是由8条分开的RNA片段所组成的，当宿主细胞同时被两种不同的流感病毒感染时，新生的子代病毒有可能获得来自两个亲代病毒的基因片段，而形成新的重组病毒。同型病毒的不同亚型毒株间能够发生基因重配现象，但不同型病毒间不会出现基因重配。基因重配是产生甲型流感病毒抗原转变，并引起流感在世界大流行的一个重要原因。1957 年出现的 H2N2 亚型及 1968 年出现的 H3N2 亚型均是由禽流感病毒与人流感病毒重组而来。1989—1990 年在中国境内曾发生过 H1N2 重组病毒，由于后者是由当时正在人群中流行的 H3N2 和 H1N1 病毒重组而来的，故没有引起大流行。2009 年出现的 H1N1-2009 流感病毒被认为是整合了禽流感、猪流感和人流感病毒的基因组形成的新型流感病毒，近年不断有流行报道。2013 年在中国大陆出现的新型 H7N9 流感病毒是由多型流感病毒基因组进行基因重配而来的，其致病性强，病死率高，但是到目前为止还没有确切证据表明其可在人与人之间传播，也因此并没有引起大范围流行。流感病毒的 RNA 基因在复制过程中常常发生点突变，这是因为其 RNA 多聚酶缺少 DNA 多聚酶所具有的矫正功能，因此，不能识别和修复病毒基因组复制过程中出现的错误，子代病毒基因的复制不完全忠实于亲代病毒，结果导致产生抗原性变异株的概率大大升高。

二、流感病毒的实时荧光 RT-PCR 测定

1. 引物和探针设计

流感病毒 RT-PCR 测定的引物和探针所针对的区域可为编码病毒基质（M）蛋白、NP、HA、NA 的基因，以及 NS 基因。甲型流感病毒的检测通常根据 M 基因、NP 基因的保守序列设计通用引物和探针进行分型检测，少部分研究使用 NS 基因作为通用引物和探针的靶基因；通过检测 HA 基因和 NA 基因可以对甲型流感病毒进行亚型分型。乙型流感病毒的检测通常根据 M 基因、NS 基因、NP 基因、HA 基因和 NA 基因的保守序列设计通用引物和探针进行分型检测；对于谱系间的鉴别诊断则多是针对 HA 基因的相对保守区设计引物和探针进行检测。

2. 临床标本的采集、运送和保存

1）标本采集

（1）标本的分类及采集时间：可用来进行流感病分子检测的样本类型众多，首选标本为上下呼吸道标本和血清标本：①上呼吸道标本主要有咽拭子、鼻拭子、鼻咽拭子、鼻咽吸液、痰、鼻洗液及咽洗液；②下呼吸道标本主要适用于气管插管病人，可收集气管支气管抽吸物支气管肺泡灌洗液；③血清标本一般要求在急性期和恢复期两次收集血清；备选标本主要有 EDTA 抗凝血浆、直肠拭子和脑脊液等。死亡病例有气管插管患者可直接收集其气管分泌物或尸检时根据影像学资料采集相应部位肺组织及其他脏器标本等。

标本采集时间对于流感病毒这种病程短的感染的检测非常重要。流感病毒标本应该在抗病毒治疗前进行采集。统计研究表明，在出现临床症状前后上下呼吸道样本流感病毒拷贝数较高，在出现临床症状的 6 ~ 7 d 血清标本的流感病毒拷贝数较高。临床研究表明，在出现临床症状的 36 ~ 48 h 给予有效的治疗疗效最佳。咽、鼻拭子或含漱液、粪便在发病的头 3 d 采集。急性期血清在发病后 7 d 内采集，恢复期血清在发病后 2 ~ 4 周采集。除了流感暴发期，单份阳性血清样本不能作为诊断流感的可靠依据。死亡病例尸检标本应尽快采集。

（2）标本的采集方法：医护人员应在有完善的保护措施的情况下采集标本。推荐对每位患者采集双份或多份标本。标本采集的容器均应为一次性无菌密闭装置。推荐合成纤维或涤纶头，塑料杆或铝杆；不推荐使用木杆棉签；禁用藻酸钙拭子，原因是这些物质中存在使病毒失活及 PCR 抑制物会影响检测。标本采集后应立即放入适当的采样液或将病毒运送培养液中低温保存，目前 WHO 推荐使用商业化的 COPAN 通用病毒运送培养液。除此之外还可以使用 DMEM 培养基或者自行配备：取 10 g 小牛浸出液及 2 g 牛血清白蛋白组分别混合后加入 400 mL 蒸馏水混匀，在加入 50 mg/mL 的硫酸庆大霉素液 0.8 mL 及 250 μg/mL 的两性霉素 B 3.2 mL 混匀后过滤使用。主要采集样本的方法有以下几种。

①鼻咽拭子：选取杆部较为柔软的拭子轻轻沿鼻道底部向听窝方向插入 5 ~ 6 cm，停留片刻后缓慢转动退出。以同一方式采集两侧鼻孔样本并分别放入不同的收集器或直接浸入装有 2 ~ 3 mL 运送培养液的 15 mL 离心管中，并剪去杆部。

②鼻咽抽取液：尤其适用于婴幼儿，用与负压泵相连的导管从鼻咽部抽取鼻咽分泌物。先将导管头部平行置于一侧鼻腔中，接通负压，缓慢退出并旋转导管头部；用相同方式收集另一鼻腔分泌液。收集完成后用 3 mL 运送培养液冲洗导管。

③咽拭子：首先使用压舌板压住舌部，用拭子在双侧咽扁桃体及咽后壁部位来回擦拭，嘱患者发“啊”以提升悬雍垂。该过程避免碰触软腭及舌根部。拭子头放入收集器或直接浸入装有 2 ~ 3 mL 运送培养液的 15 mL 离心管中，并剪去杆部。

④前鼻部拭子：选取杆部较为柔软的拭子轻轻沿鼻道底部插入 2 ~ 3 cm 至鼻黏膜处，缓慢旋转拭子收集鼻甲骨及鼻中隔部黏膜分泌物。用相同方式收集另一鼻腔分泌液。

⑤鼻洗液：患者取坐姿，头微后仰，用移液管将 1 ~ 1.5 mL 洗液注入一侧鼻孔，嘱患者同时发“K”音以关闭咽腔，然后让患者低头使洗液流出，用平皿或烧杯收集洗液，重复此过程数次。洗两侧鼻孔最多可用 10 ~ 15 mL 洗液。

⑥漱口液：用 10 mL 洗液漱口。漱时让患者头部微后仰，发“噢”声，让洗液咽部转动。用平皿或烧杯收集洗液后，按照洗液与运送培养液 1 ： 2 对洗液进行稀释。取鼻洗液和漱口液时，需预先了解患者是否对抗生素有过敏史；如有，洗液和含漱液中不应含有抗生素。

⑦肺活检材料：肺活检组织在无菌条件下，用灭菌过的乳钵磨碎，用生理盐水配成 20% 悬液，2 000 r/min 离心 10 min，取上清加入上述提到的抗生素。

⑧粪便标本：采集 10 ~ 20 g 粪便（或用塑料杆人造纤维头的肛拭子 2 支）放入含有 10 mL PBS 或生理盐水无菌的 50 mL 有螺旋盖的塑料瓶内，密封，4℃条件下立即送至有关实验室。

⑨血清标本：血清标本应包括急性期和恢复期双份血清 5 ~ 10 mL。急性期血样应尽早采集，一般不晚于发病后 7 d。恢复期血样则在发病后 2 ~ 4 周采集。血液标本 2 000 ~ 2 500 r/min 离心 15 min。收集血清，血清可在 4℃存放 1 周，长期保存置- 20℃。

2）标本的运送

标本采集后，样本应放置于 2 ~ 8℃容器内尽快送检，该过程中不得冻融；如需异地远距离送检才可将样本进行冻存。除了从偏远地区收集的标本，所有标本收集后 72 h 内必须放入病毒培养基和溶解缓冲液中。如果收到的标本为冻存样本或标本温度过高应进行标注。如果没有可用的运送培养液或者无法满足低温运输的要求，可将样本置于 1 ~ 2 mL 的无水乙醇中运送，这种方式运送的样本只适合进行 PCR 检测。送检过程中标本应始终处于密闭的容器内，国家对禽流感检测标本的运送有特殊要求，这些要求同样符合流感病毒标本的运送。如下所述：

（1）禽流感病例（包括疑似禽流感病例）标本必须放在大小适合的带螺旋盖的有橡胶圈的塑料管里（一级容器），拧紧。

（2）闭后的标本放入大小适合的塑料袋内密封，每袋装一份标本。

（3）直接在一级容器上用油性记号笔写明样本的种类、采样时间、编号、患者姓名，同时也将标本有关信息填在禽流感人体标本送检表上，连同一级容器封于塑料袋内。

（4）将装标本的密封袋放入二级带螺旋盖内有橡胶圈的塑料容器内，拧紧盖，在容器上标标明关信息。

（5）将二级容器摆放在专用运输箱内（或疫苗运输箱），放入冰排，然后以柔软物质填充，并密封。①同一患者 2 份以上的密封标本，可以放在同一二级容器内。②二级容器要承受不少于 95 kPa 的压力，内衬具吸水和缓冲能力的物质。③若进行病毒分离，可将密封好的装有标本的一级容器直接放入液氮运输罐内运输。④所有容器必须印有有生物危险标注。⑤标本需由专人（2 人）运送，不得邮寄，最好使用专车。

3）标本的保存

采集的标本若不能在 24 h 内送达，流感病毒在- 40℃ ~ - 20℃时不稳定，只能短期保存，长期保存须在- 70℃以下。

三、流感病毒 RT-PCR 检测的临床意义

1. 流感病毒感染的早期诊断

采用实时荧光 RT-PCR 方法直接检测患者分泌物中病毒 RNA，不但简便、快速，而且较培养法及其他免疫测定方法测特异抗原和抗体要敏感得多。

2. 鉴别诊断

可用于与其他呼吸道病原体感染、流脑、军团病和支原体肺炎等的鉴别诊断，因其早期症状相似，实时荧光 RT-PCR 方法不失为一个早期鉴别诊断的最佳方法。

（祁春茹）

第十二节　风疹病毒实时荧光 RT-PCR 检测

风疹病毒（rubella virus）经呼吸道传播，是风疹的致病因子，人类是其唯一宿主。风疹（rubella）又称为“德国麻疹”，1814 年德国医学文献首先对这种疾病进行描述，在我国属丙类传染病，一般病情较轻，不会造成严重后果。1941 年澳大利亚眼科医生 Norman Gregg 发现多例白内障婴儿，并证实为孕妇感染风疹病毒所致，风疹病毒逐渐引起人们的重视。风疹的潜伏期平均 14 ~ 18 d，一般为 12 ~ 23 d，儿童和青少年为风疹病毒易感人群。通常，风疹临床症状轻微，主要临床表现为淋巴结炎和斑丘疹，可伴随轻微卡他症状。出疹前 5 ~ 7 d 至出疹后 2 d 可见肿大淋巴结。与麻疹感染相比，风疹感染的淋巴结肿大持续时间长，可达数周。感染后 14 ~ 18 d 皮肤出现散在粉红色斑丘疹，始于面部和颈部，随即向躯干和四肢扩散。斑丘疹 1 ~ 3 d 褪去，偶有瘙痒症。暂时的关节疼痛等关节炎症常见于成年患者，尤其是女性患者居多。50% 的风疹感染者为亚临床感染，同时麻疹等伴有出疹体征的疾病与风疹的临床表现相似，因此仅靠患者体征和临床症状诊断风疹并不准确，实验室检查可以协助诊断风疹。

一、风疹病毒的形态和基因组结构及功能特点

1. 形态结构特点

风疹病毒为披膜病毒科风疹病毒属的唯一成员，风疹病毒自内而外分为核心、衣壳和质膜三部分。

（1）核心：由单分子，具有感染性的风疹病毒基因组，单股正链 40 S RNA 构成。

（2）衣壳：衣壳直径为 30 ~ 40 nm，呈正二十面体立体结构，为磷酸化的衣壳蛋白通过二硫键连接形成同源多聚物及 C 蛋白形成。C 衣壳蛋白为非糖蛋白，分子量约 33 kDa 包括 299 个氨基酸残基，其中包含 E2 的信号肽序列。

（3）质膜：呈球状，是来源于宿主细胞膜并包裹于病毒衣壳蛋白之外的松散类脂囊膜，直径为 50 ~ 85 nm。病毒包膜蛋白 E1 和 E2 形成异源二聚体并镶嵌其间，向质膜外部突出形成 6 ~ 8 nm 大小的刺突，决定风疹病毒的血凝和溶血活性。

2. 基因组结构特点

风疹病毒基因组是一条单股正链 RNA，总长度 9 762 个核苷酸，分子量 3.8×10^6 kD，G + C 碱基占比 69.24% ~ 69.61%，其中包含约 30% 的 G 和 39% 的 C，是目前已知的 G + C 含量最高的单链 RNA。其 5' 端和 3' 端分别有类似真核 RNA 结构中的帽状结构和多聚腺苷酸尾（Ploy A）。基因组中存在两个可读框（open reading frame，ORF），被以长约 123 个核苷酸的非编码区相隔。5' 端的 ORF 约占基因组序列的 2/3，编码与病毒 RNA 复制有关的多聚蛋白前体 p200，随后 p200 形成成熟的两种非结构多肽（p150 和 p90）；3' 端的 ORF 约占基因组序列的 1/3，编码 3 种结构肽（C、E2 和 E1）。

3. 组成蛋白及其功能特点

风疹病毒蛋白主要包括非结构蛋白和三种结构蛋白 C 蛋白、E1 蛋白和 E2 蛋白，本节主要介绍风疹病毒的结构蛋白。

E1 和 E2 的 N 端分别有 20 个和 23 个疏水性氨基酸残基，作为信号肽将两种糖蛋白转运到内质网

腔。衣壳蛋白 C 及 E1 和 E2 糖蛋白之间的切割都是由信号肽酶来完成的。

E1 包膜糖蛋白相对分子质量为 57 kDa，由 412 ~ 418 个氨基酸残基组成，富含脯氨酸和半胱氨酸，其不同株间氨基酸序列有差异，但抗原决定簇聚集区的氨基酸序列相同。E1 蛋白分为 3 个部分，即膜外区（E1 ~ L446）、跨膜区（G447 ~ A468）和膜内区（K469 ~ R481）。迄今已发现 E1 蛋白的 481 个氨基酸残基中只含有 3 个 Asn 连接的 Asn–X–Thr 形式的 N– 糖基化位点，分别位于 Asn76、Asn177 和 Asn209。在 E1 中这 3 个糖基化位点都被糖基化，每个位点连接的糖链的相对分子质量约为 2 000。尽管糖基化位点连接的寡糖并不与 E1 抗原表位结构直接相关，但对维持 E1 蛋白的正常折叠和形成稳定的 E1 免疫抗原表位有重要作用。E1 蛋白含有 4 个中和位点及血凝抑制（H1）位点，大多数抗原决定簇聚集区位于第 202 ~ 305 位氨基酸，并且这一抗原决定簇聚集区序列高度保守。其中 213 ~ 239 位氨基酸残基为中和反应决定簇；214 ~ 240 位氨基酸之间存在 3 个血凝和中和反应决定簇。E1 包膜糖蛋白包含了风疹病毒大部分的 TB 细胞抗原表位，为主要抗原决定簇，在风疹免疫中起主要作用，是宿主细胞免疫和体液免疫的主要靶抗原。研究表明，E1 蛋白基因序列的株间变异程度与全株基因序列变异程度相近，因此各国研究人员多将 E1 蛋白基因作为风疹病毒某一病毒株代表基因进行分析。

细胞信号肽酶水解多聚蛋白前体（p110）而形成 E2 蛋白，而 E2 的信号肽区与 C 蛋白的羧基端始终结合在一起。E2 糖蛋白相对分子质量为 48 ~ 52 kDa，编码 282 个氨基酸，存在 O– 及 N– 糖基化位点，其 N– 糖基化位点有 3 个。E2 蛋白的糖基化程度能显著地影响其功能，根据病毒成熟晚期修饰的不同而表现出两种形式 E2a 和 E2b，主要的区别在侧链寡糖的不同。其多肽部分由 262 ~ 281 个氨基酸组成，一级结构有四个糖基化位点富含脯氨酸和半胱氨酸。

E2 免疫原性较 E1 差，仅有一个抗原决定簇，相应抗体无。E2 蛋白信号肽在病毒复制组装过程中具有多重作用，如膜锚定作用，异源二聚体靶向输送到高尔基体的信号等。

C 蛋白含有 299 个氨基酸残基，不含糖基侧链，呈碱性，富含脯氨酸和精氨酸，这有利于其 40S 的 RNA 相连。

二、风疹病毒的复制特点

风疹病毒复制速度慢，潜伏期一般在 8 ~ 12 h，风疹病毒颗粒中含有依赖 RNA 的 RNA 聚合酶（RdRP），其复制过程在细胞质内完成，不需要宿主细胞核内的复制酶协助。

首先，病毒通过与人体细胞表面特异受体结合后形成内涵体而进入细胞内部。在人体内环境中，E2 蛋白包裹 E1 蛋白；而在形成内涵体进入细胞内部以后随着 pH 的大幅降低，E1 蛋白表面结构域暴露并导致病毒包膜与内涵体的融合。然后，病毒进入胞质并降解释放病毒基因组。风疹病毒感染的细胞内同时存在 40 S 基因组 RNA、24 S 亚基因组 RNA、21 S 病毒复制中间体（RI）和 19 ~ 20 S 病毒复制型（RF）4 种 RNA 类型，其中 RI 为部分双链 RNA，RF 为完全的双链 RNA。在病毒复制过程中，首先以 40 S RNA 作为模板翻译合成相对分子质量较大的蛋白质 p200，然后这种蛋白质被酶切形成小的非结构蛋白质 p150 和 p90。同时正链 RNA 作为模板介导合成互补的负链 RNA，负链 RNA 再次作为模板介导合成较短的 mRNA，并以该 mRNA 为模板翻译合成结构蛋白质（110 kDa）。该蛋白在细胞内蛋白酶的作用下酶切加工形成 E1 蛋白、E2 蛋白和衣壳蛋白。衣壳蛋白在胞质中通过与 40 S RNA 相互作用形成新的病毒颗粒，E1 和 E2 蛋白在其 N 端的信号肽引导下进入内质网中，并形成异二聚体，而后在信号肽的作用下进一步被运送到高尔基体中完成病毒的包装。

三、风疹病毒的变异特点及基因型

风疹病毒只有一个血清型，但有多个基因型，与其他披膜病毒无抗原交叉。2004 年 9 月，WHO 讨论并确定了风疹野毒株的标准命名方法，同时建立了统一的基因特征分析的标准方法。研究表明，E1 膜蛋白基因能够代表风疹野毒株的基因特征，因此 WHO 推荐以 E1 蛋白编码区 739 个核苷酸（nt8731 ~ 9 469，E1 基因编码核苷酸 aa159 ~ aa404）分析风疹野毒株的基因型划分和分子流行病学研究的标准靶核苷酸。根据核苷酸最小差异为 8% ~ 10% 的基本原则，风疹病毒在遗传进化树上分为 2 个主要分支。每个主要分支中又分为不同的小分支，目前共有 7 个组，即 7 种基因型（1B，1C，1D，1E，1F，2A 和 2B），以及一个临时基因型（1a）（如果得到参考毒株，并且明确该基因型与其他基因型的遗传进化关系，则临时基因型就可以成为确定的基因型）。基因型 1a 进化支关系复杂，目前还没有完全研究清楚。

我国大陆地区已检测到 4 种基因型，分别是 1E、1F、2A 和 2B，其中 1E 基因型于 2001 年成功分离后一直被认为是中国大陆的优势流行株。

四、风疹病毒实时荧光 RT-PCR 测定及其临床意义

1. 引物和探针设计

据文献报道，风疹病毒 E1 膜蛋白基因能够代表风疹野毒株的基因特征，因此建议根据 E1 基因序列设计特异性高的引物和探针，同时，设计过程中应遵循引物和探针设计的一般原则。

2. 常用于风疹病毒 RNA 实时荧光 RT-PCR 检测的引物和探针

风疹病毒实时荧光 RT-PCR 检测所使用的荧光探针一般为 TaqMan 探针。

3. 风疹病毒日常检测常用临床标本及其处理的特点

目前 WHO 推荐可用于麻疹病毒及风疹病毒分离的样本采集后的 3 ~ 4 d 均可以用于 RT-PCR 检测，其主要类型包括：鼻咽标本、尿液标本、全血标本、干血标本和口腔含漱液。一般来讲，风疹出疹前的血液中病毒滴度最高，出疹 2 d 后采集的血液标本病毒滴度极低；鼻咽标本中病毒滴度于出疹当日最高，滴度下降较血液慢，要求 5 ~ 7 d 采集样本。

（1）鼻咽标本应于出疹后尽快采集，此时病毒含量高。鼻咽标本主要包括以下 3 种。

①鼻吸出物：用橡胶管的注射器向鼻腔中注入数毫升无菌生理盐水，然后收集液体至装有病毒运输液的螺口离心管中。

②含漱液：嘱患者用少量无菌生理盐水漱口后收集于病毒运输液中。

③鼻咽拭子或口咽拭子：使用无菌棉拭子在鼻咽部或咽后壁用力擦拭，获取局部上皮细胞。弃去杆部后将拭子置于装有病毒运输液的螺口离心管中。

鼻咽标本应于采集后冷藏条件下（4 ~ 8℃）在 48 h 内送至检测实验室。如果条件所限不能及时送达，应摇动拭子使细胞洗脱于运输液中后丢弃拭子。收集的运输液及鼻吸出物应在 4℃条件下 500 × g（约 1 500 r/min）离心 5 min，吸取上清液置无菌螺口离心管中后保存于 - 70℃，使用细胞培养液重悬离心所得沉淀同样保存于 - 70℃。所得样本应于 4 ~ 8℃条件下运送至实验室，如果条件允许可置于干冰中一起运送，要求应在 48 h 内送达实验室。

口腔、鼻腔洗液和拭子标本量少（1 ~ 4 mL），建议置于 - 70℃冰箱或 - 40℃冰箱保存，如果没有低温冰箱建议置于 4℃保存（由于冰晶会使病毒失活，所以标本应避免反复冻融或保存于 - 20℃冰箱）。

如果实验室收到的样本为冷冻状态的 2 ~ 3 mL 细胞培养基或 PBS 样本，建议检测之前保持冷冻状态。如果收到的是原始的拭子样本，应立即向管中加入 2 mL DMEM，用涡旋振荡器振荡混匀后静置 1 h 使病毒从拭子上洗脱下来。最后用力在管壁上挤压拭子以挤出液体。所得液体中若含有大量碎片，可通过离心去除。所得样本应置于 - 70℃冰箱保存。

（2）尿液标本：应于出疹后 5 d 内采集，以尽快采集为宜，此时病毒含量最高。建议采集晨尿。采集 10 ~ 50 mL 尿液置于无菌容器中，并置于 4 ~ 8℃保存（切勿冷冻）。4℃条件下运输，24 h 内离心（4℃，500 × g，5 ~ 10 min），弃上清液，使用 2 ~ 3 mL 的无菌运输液、组织培养液或高压的 PBS 重悬沉淀。样本应在 4℃条件下在 48 h 内送至实验室进行检测。使用病毒运输液重悬的样本可先于 - 70℃冰箱冷冻后在干冰中运输。

（3）全血标本：使用加有 EDTA 的无菌管采集出疹后 28 d 内患者的静脉血至少 5 mL，样本应于采集后 48 h 内 4℃条件下运送至实验室进行处理，且处理前不可冷冻。实验室收到样本后应立即使用商品化产品（如：Organon Teknika LSM）分离 PMBC。首先使用 PBS 等比稀释样本，然后小心加入装有 2 mL

淋巴细胞分离液的试管中。将试管于 20℃，2 000 r/min，水平离心 30 min。使用移液器吸取 RBC 上方的白 / 灰条带，即 PBMC，置于新的离心管中并使用 10 ~ 15 mL PBS 进行冲洗。然后将 PBMC 离心沉淀后用 1 ~ 2 mL DMEM 重悬。建议每份样本分为两管保存于- 70℃冰箱。

注：病毒运输液有商业成品可用。常用的病毒运输液包括 pH 7.4 ~ 7.6 的 Hanks 液：在 90 mL 蒸馏水中加入 10 mL 汉克斯液，然后加入 10 mL 牛血清和 0.2 mL 0.4%酚红溶液，过滤消毒。加 1 mL 青 / 链霉素溶液。分装到无菌管中，于 4℃储存备用。

组织培养液：DMEM 液加入青 / 链霉素使其终末浓度分别为 500 ~ 1 000 U/mL 和 500 ~ 1 000 μg/mL，加入胎牛血清使其终末浓度为 2%，加入谷氨酰胺至浓度为 1%；加入 7.5%的 $NaHCO_3$ 调节 pH 至 7.4 ~ 7.6。

（4）干血标本：干血标本的采集、保存和运输要求较低。首先对出疹 7 d 内的患者手指或婴幼儿的足跟用乙醇消毒，然后使用一次性无菌微量采血针采血，收集 4 滴全血于滤纸上，滤纸格式可手写或用激光打印机或影印机打印。其中包括 14 ~ 15 mm 用于收集血滴的区域。

样本采集完成后室温放置至少 60 min 后使彻底干燥，之后放入可密闭的无菌塑料袋中，建议同时放入干燥剂防潮。尽管该类标本不需要在低温条件下运输，但是仍然建议在 4 ~ 8℃条件下运输至实验室。

干血标本在检测前应该放置于 4℃保存，长期保存应放置于- 20℃冷藏，并放置干燥剂。

（5）口腔含漱液标本：改进的 Oracol™ 和 OraSure™ 拭子收集装置可用于收集该类标本。这类拭子状似牙刷，使用时沿着牙龈擦拭约 1 min，直至拭子完全湿润。将拭子放入含有病毒运输液的无菌运输管中 24 h 内送至实验室（室温低于 22℃；如果室温较高应冰上运输）。实验室接收到标本后应尽快按照拭子说明书将含漱液从标本拭子中洗脱出来，标本应放置于- 20℃或更低温度条件下保存。

（注：添加了 IgM 抗体保护剂的口腔液采集方法不能用于 RT-PCR 标本的采集。）

4. 风疹病毒 RNA 检测的临床意义

风疹病毒实时荧光 RT-PCR 方法可以检测到灭活的病毒颗粒。相对于传统的血清 IgM 抗体检测和常规 RT-PCR 检测，风疹病毒实时荧光定量 RT-PCR 检测能提高风疹病毒的检出率，尤其对于出现风疹症状最初几天的血清检出率明显优于血清 IgM 抗体检测。

然而，由于风疹病毒为 RNA 病毒，其基因组突变频率高，引物和探针与基因结合能力会随着时间的推移而降低，导致 RT-PCR 方法的敏感性和重复性会降低，可能会出现假阴性结果，因此需要定期根据基因序列更新引物和探针序列。此外，实时荧光 RT-PCR 过程中的交叉污染也是需要密切关注的问题。

（祁春茹）

第十三节　麻疹病毒实时荧光 RT-PCR 检测

麻疹病毒（measles virus）是麻疹的致病因子，可以感染人类等灵长目动物。麻疹被认为是一种独立的临床疾病，始于 1670 年，由英国医生 Sydenham 首先详细描述记录。麻疹患者以发热、呼吸道卡他症状和皮丘疹为主要临床表现，病情严重者可并发巨细胞肺炎、包涵体肺炎、亚急性硬化性全脑炎等，部分麻疹患者可伴综合性病毒血症及淋巴细胞减少症，此时机体 T 细胞反应受到抑制，从而抑制麻疹病毒的复制，但更易于感染其他疾病。在 1966 年麻疹疫苗研制成功之前，麻疹呈自然流行状态，为冬春季节流行病，约 99%的儿童都会感染麻疹病毒，其中约 10%的人会发生如失明、耳聋和永久性脑损害等后遗症。随着麻疹疫苗的普遍应用，很多西方国家已经成功消除麻疹，近年来中国大陆地区麻疹发病率明显下降，以散发为主，局部地区时有爆发，流行周期不明显且延长，仍有明显季节性，但以春夏季节为主且峰值低平。2014 年中国大陆地区麻疹发病率为 3.77/10 万，距 1/100 万的麻疹消除发病率指标仍有很大差距。

一、麻疹病毒的形态和基因组结构及功能特点

1. 形态结构特点

麻疹病毒属于副黏病毒科麻疹病毒属，成员之间有抗原交叉，根据核蛋白编码基因的序列分析，麻

疹病毒最接近于牛疫病毒。麻疹病毒颗粒呈粗糙球状或丝状，直径 120 ~ 250 nm，由包膜、衣壳和核酸组成。漂浮密度 1.23 ~ 1.23 g/cm^3。包膜很脆，易遭破坏，核衣壳经酶处理后由于蛋白变性而从柔软变僵硬，也易受损害。

（1）病毒的核心：麻疹病毒基因组单股负链 RNA 与核蛋白（N）相连共同包裹于核衣壳内部。

（2）核衣壳：麻疹病毒核衣壳呈螺旋对称，直径约 16 nm。核衣壳借助磷酸蛋白（P）与 N 蛋白相连共同形成核蛋白复合物（RNP）。

（3）包膜：麻疹病毒包膜为磷脂双分子层囊膜，镶嵌有膜蛋白（M）、血凝素蛋白（HA）和融合蛋白（F），其中 M 蛋白为非糖基化蛋白位于内层具有维持病毒颗粒完整的功能，H 蛋白和 F 蛋白为糖蛋白，突出囊膜外层形成刺突，呈放射状排列，共同决定麻疹病毒的致病性和免疫原性。

2. 基因组结构特点

麻疹病毒基因组为单股负链 RNA，不分节段，全长 15 894 个核苷酸，含 6 个结构蛋白编码基因。基因组 3' 端至 5' 端依次为核蛋白基因 N（nt57 ~ 1744），磷酸蛋白基因 P（nt1748 ~ 3402），膜蛋白基因 M（nt3406 ~ 4872），融合蛋白基因 F（nt4876 ~ 7247），血凝素蛋白基因 HA（nt7251 ~ 9208）及依赖于 RNA 的 RNA 聚合酶基因 L（nt9212 ~ 15854），另外的两个非结构蛋白 V 和蛋白 C 由 P 基因编码。其中，HA 基因和 N 基因突变率高，F 基因、M 基因、P 基因和 L 基因相对比较保守。

N 基因 3' 端有 56 nt 的前导序列，为 N 蛋白的结合部位，在该序列中有约 14 nt 长的序列可与宿主细胞质中的蛋白因子特异结合，形成抗核糖核酸酶的复合物。N 蛋白的羧基端 450 个核苷酸为麻疹病毒基因高变区，不同麻疹病毒该区域差异性可达 12%，该区域是分子流行病学的主要研究对象。但是体外培养条件下，N 基因序列十分稳定。

麻疹病毒 P 基因转录过程中，大约在 P 基因可读框的一半处时，一个或多个鸟嘌呤核苷酸可插入到 mRNA 特定的保守位点（编辑位点）。P 基因有两个起始位点，其中 V 蛋白在 P 基因共转录时插入一个额外的碱基 G 后编码，而 C 蛋白则由第二个开放阅读框编码，即 P 蛋白合成起始位点第 22 个核苷酸的下游。

3. 组成蛋白及其功能特点

麻疹病毒共有 6 个结构蛋白和 2 个非结构蛋白，基因组 3' 端至 5' 端依次编码核蛋白 N，磷酸蛋白 P，膜蛋白 M，溶血素（融合蛋白）F，血凝素蛋白 HA 及依赖于 RNA 的 RNA 聚合酶 L，另外的两个非结构蛋白 V、C 由 P 基因编码。麻疹病毒具有血凝活性、血溶活性及溶细胞活性，麻疹病毒无神经氨酸酶，因此不具备神经氨酸酶活性。

N 蛋白为磷酸化蛋白，是麻疹病毒在复制过程中第一个得到表达，含量最多。L 蛋白和 P 蛋白特定区域结合，并在基因组 3' 端起始序列形成核蛋白复合物，起始复制和转录。N 蛋白 67 ~ 98、185 ~ 256、281 ~ 290、329 ~ 420 和 457 ~ 525 位氨基酸残基区域分别为辅助性 T 细胞表位，在细胞免疫和体液免疫中起免疫平衡作用。N 蛋白 457 ~ 476 位氨基酸残基为 B 细胞表位，相对保守。N 蛋白 4 ~ 188 位氨基酸残基和 303 ~ 373 位氨基酸残基是其与 P 蛋白结合的区域，这一区域核苷酸序列相对保守。

P 蛋白在麻疹病毒转录和复制过程中发挥重要作用。P 蛋白有两个功能结构域，其氨基端形成一个无固定结构的功能结构域（N-terminal moiety，PNT），羧基端的功能结构域由一个无结构区和球形结构区共同组成（C-terminal moiety，PCT）。PNT 可与 N 蛋白结合形成 N-P 蛋白复合物，进而将 N 蛋白运送到病毒基因组 RNA 的部位。PCT 主要有三个特点：①存在一个螺旋卷曲区域而致低聚化；② C 端的三个 α - 螺旋结构参与 P 蛋白与 N 蛋白的结合；③存在 L 蛋白的结合位点。

V 蛋白与 P 蛋白翻译起始位点相同，转录过程中 V 蛋白的 mRNA 编辑位点插入了一个鸟嘌呤核苷酸，最终在翻译过程中造成移码，因此 V 蛋白和 P 蛋白氨基端的 231 个氨基酸是完全相同的。V 蛋白可抑制病毒聚合酶的活性，还可通过与肿瘤抑制子 p73 蛋白相互作用延缓细胞程序性死亡。

C 蛋白是一种小非结构蛋白，呈碱性（pH = 10），研究认为其是麻疹病毒体外繁殖所必需的蛋白质，其主要功能是抑制病毒聚合酶的活性增加病毒组装效率，同时可以延缓宿主细胞的死亡来达到长期感染的目的。

M 蛋白位于病毒外膜表面的内面，维持病毒颗粒的完整性。研究表明，M 蛋白的变异会导致病毒无法从细胞中释放，长期感染宿主细胞，常导致中枢神经慢性感染，可进展为亚急性硬化性全脑炎（SSPE）。SSPE 常发生于两岁前幼儿，该阶段患儿自身免疫系统发育不完善，而体内残留的母体抗体不能有效地保护机体，此时 RNA 体残留抗体的作用下麻疹病毒蛋白和 RNA 的合成受到抑制，麻疹病毒抗原下调而逃避免疫监视。

F 蛋白也是副黏病毒属成员的特征蛋白之一，位于麻疹病毒囊膜表面，是一种膜融合的Ⅰ型糖蛋白。F 蛋白的主要作用是溶血和促进多核巨细胞形成。F 蛋白有 3 个 N，糖苷键链间的糖基化位点，分别位于 32、64 和 70 位氨基酸，其中 32 位和 64 位天冬氨酸改变 F 导致 F 蛋白转运裂 NH 融合能力下降。F 蛋白的单体结构为 NH2-singnal peptide F2-F1-COOH，非活性的 F 蛋白前体 F0 自 116 和 117 位氨基酸之间断开形成有活性的 F1 和 F2。F 蛋白 T 细胞抗原表位位于 197 ~ 341、381 ~ 451 位区域，而在 337 ~ 423、505 ~ 524 位区域为中和性和保护性抗体的靶点。F 蛋白存在 3 个疏水区：第一个疏水区是 N 端的信号肽；第二个疏水区是较为保守的 N 末端融合肽，入细胞膜而使 F 蛋白锚定在细胞膜上；第三个疏水区是 C 端的膜区，入病毒包膜而使 F 蛋白与病毒相连。

HA 蛋白为膜融合的Ⅱ型糖蛋白，是副黏病毒属成员的特征蛋白之一，能与宿主细胞表面 CD150、CD46 分子和细胞黏附分子连接蛋白 -4 受体相互识别，起始病毒与细胞的黏附融合过程。20 世纪 50 ~ 70 年代分离的麻疹病毒 HA 蛋白的分子量为 78 kDa，而 80 年代以后分离的为 80 ~ 82 kDa，分析认为是 416 位天冬氨酸突变为天冬酰胺，多出 1 个糖基化位点所致。目前识别出的 6 个 N- 糖苷键链接的糖基化位点被认为与抗原性的形成密切相关，分别位于 168 ~ 170，187 ~ 189，200 ~ 202，215 ~ 217，238 ~ 240 和 416 ~ 419 位氨基酸残基区域。此外，HA 蛋白存在 13 个高度保守的半胱氨酸区域，大部分形成分子内二硫键，靠近穿膜区的半胱氨酸可形成分子间二硫键。HA 蛋白的 253 ~ 256 位氨基酸残基是保守的序列，具有维持三级结构作用；35 ~ 58 位氨基酸残基对应跨膜部位，236 ~ 256 且分子间可在该区域形成二硫键；386 ~ 400 位氨基酸残基为中和性抗原表位；386 ~ 400 位氨基酸残基为血凝素样抗原表位；367 ~ 396，195 和 200 位氨基酸残基是神经毒力功能区。

L 蛋白负责麻疹病毒基因组的复制，由于无错配矫正功能，随着病毒复制的不断进行，基因变异将逐渐积累，最终造成相应蛋白质的变异。

二、麻疹病毒的复制特点

麻疹为一类传染病，主要经呼吸道传播，潜伏期为 9 ~ 12 d，麻疹病毒经由呼吸道上皮组织侵入肺部淋巴结中并进行繁殖。麻疹病毒在宿主细胞中的复制特点与其他 RNA 病毒相似，先释放基因组至细胞质中，合成相应正链 RNA 及子代负链 RNA，同时以正链 RNA 为模板翻译病毒蛋白，随后在内质网及高尔基体中进行加工组装成为完整的病毒颗粒并分泌至细胞外，随后麻疹病毒转运至经由淋巴回流途径入血并形成第一次菌血症，麻疹病毒经血管扩散并感染全身各处淋巴组织及单核巨噬细胞系统，大量增殖后不断释放入血形成第二次菌血症，导致多脏器感染和损伤。

三、麻疹病毒的变异特点及基因型

麻疹病毒抗原性相对稳定，目前为止只有一个血清型，根据 N 基因羧基端 450 个核苷酸的高变区基因序列及 HA 基因序列的差异性，麻疹病毒分为 A、B、C、D、E、F、G、H 8 个基因群（genetic group），其中 A、E、F 基因群分别包括 1 个基因型，B 群分为 3 个型，C 群两个基因型，D 群 10 个型，G 群 3 个型，H 群两个型。同时，WHO 公布了各个基因型基因组的参考序列。目前，H1 基因型是中国大陆地区优势本土基因型。H1 基因型是麻疹病毒 H 基因群中变异最大的基因型，因而被进一步分为 H1a、H1b 和 H1c 三个亚型，亚型间核苷酸序列存在 2% ~ 4% 的差异。

四、麻疹病毒实时荧光 RT-PCR 测定及其临床意义

1. 引物和探针设计

麻疹病毒引物和探针的设计应遵循实时荧光定量 PCR 引物和探针设计的一般原则。麻疹病毒 N 基因为分子流行病学研究的主要靶基因，因此建议将引物和探针设计在该基因的保守区域。由于麻疹病毒为 RNA 病毒，基因组突变率高，因此文献中报道的引物和探针会存在不同程度的敏感性和特异性不佳的情况，建议结合文献中报道的引物和探针设计的区域及国内或本地区麻疹病毒序列设计引物和探针。

2. 麻疹病毒日常检测常用临床标本及其处理的特点

根据 WHO 相关指导文件，麻疹病毒标本采集与处理同风疹病毒标本采集与处理。请参照风疹病毒实时荧光 RT-PCR 检测章节相关内容。

3. 麻疹病毒 RNA 检测的临床意义

免疫学检测技术尤其是酶免疫分析（enzyme immunoassay，EIA）捕捉法测定 IgM 抗体仍然是麻疹鉴定和诊断的重要方法，对于出疹后三天内采集的样本，检测阳性率仅达 75%，同时免疫学检测方法只能检测血清样本，无法对唾液、尿液、鼻咽拭子等样本进行有效检测，因此，有必要联合应用 IgM 抗体检测与麻疹病毒核酸检测以降低漏检率。

同时，由于风疹病毒及麻疹病毒的临床症状相似，因此建议检测麻疹病毒的同时加入风疹病毒的引物和探针以进行鉴别诊断。

（祁春茹）

第十四节　手足口病病原体实时荧光 RT-PCR 检测

手足口综合征，简称“手足口病”。手足口病（hand， foot and mouth disease， HFMD）是由肠道病毒引起的一种常见传染病，传播快，多在夏秋季节流行，多发生于 5 岁以下婴幼儿，可引起发热和手、足、口腔等部位的皮疹、溃疡，口腔内的疱疹破溃后即出现溃疡，患儿疼痛难忍，时时啼哭、烦躁、流口水，不能吃东西，尿黄，重者可伴发热、流涕、咳嗽等症状。手足口病一般 1 周内可康复，但如果此前疱疹破溃，极容易传染。个别患者可引起心肌炎、肺水肿、无菌性脑膜炎、脑膜脑炎等致命性并发症。引发手足口病的肠道病毒有 20 多种（型），其中以柯萨奇病毒 A16 型（CoxA16）和肠道病毒 71 型（EV71）最为常见。目前缺乏有效治疗药物，主要对症治疗。

一、手足口病病原体的形态和基因组结构特点

1. 形态结构特点

引起手足口病的病毒属于小 RNA 病毒科肠道病毒属，包括柯萨奇病毒 A 组（Coxasckievirus A，CVA）的 2、4、5、6、7、9、10、16 型等，B 组（Coxasckievirus B，CVB）的 1、2、3、4、5 型等；肠道病毒 71 型（Human Enterovirus 71， EV71）；艾柯病毒（Echovirus，ECHO）等。肠道病毒呈球形，核衣壳呈二十面体立体外观，无包膜，直径 28 ~ 30 nm。病毒衣壳由 60 个相同壳粒组成，排列为 12 个五聚体，每个壳粒由 VP1、VP2、VP3 和 VP4 四种多肽组成。

2. 基因组结构特点

基因组为单股正链 RNA，长 7.2 ~ 8.4 kb，两端为保守的非编码区，在肠道病毒中同源性非常高，中间为连续开放读码框。此外，5' 端共价结合一约 23 氨基酸的蛋白质 Vpg（genome-linked protein），3' 端带有约 50 个核苷酸的 poly A 尾。病毒 RNA 编码病毒结构蛋白 VP1 ~ VP4 和功能蛋白。VP1、VP2 和 VP3 均暴露在病毒衣壳的表面，带有中和抗原和型特异性抗原位点，VP4 位于衣壳内部，与病毒基因组脱壳有关。VP1 蛋白在病毒表面形成的峡谷样结构（canyon）是受体分子结合的位点。功能蛋白至少包括依赖 RNA 的 RNA 聚合酶和两种蛋白酶。

二、手足口病病原体复制特点

病毒与宿主细胞受体的特异性结合决定了肠道病毒感染的组织趋向性。不同种类和型别的肠道病毒，其特异性受体不完全相同。VP1 与宿主细胞受体结合后，病毒空间构型改变，VP4 即被释出，衣壳松动，病毒基因组脱壳穿入细胞质。病毒 RNA 为感染性核酸，进入细胞后，直接起 mRNA 作用，转译出一个约 2 200 个氨基酸的多聚蛋白（polyprotein），多聚蛋白经酶切后形成病毒结构蛋白 VP1 ~ VP4 和功能蛋白。病毒基因组的复制全部在细胞质中进行。以病毒 RNA 为模板转录成互补的负链 RNA，再以负链 RNA 为模板转录出多个子代病毒 RNA；部分子代病毒 RNA 作为模板翻译出大量子代病毒蛋白；各种衣壳蛋白经裂解成熟后组装成壳粒，进一步形成五聚体，12 个五聚体形成空衣壳；RNA 进入空衣壳后完成病毒体装配。最后，病毒经裂解细胞而释放。

三、手足口病病原体实时荧光 RT-PCR 测定及其临床意义

1. 引物和探针设计

序列分析表明，通常是以肠道病毒通用 EV 的 5'UTR（或称 NTR），EV71 的 VP1 区和 CA16 的 VP1，VP2 区设计引物和探针。

2. 手足口病病原体日常检测常用临床标本及其处理的特点

收集疱疹液、脑脊液、咽拭子、粪便或组织标本，制备标本悬液，将标本悬液接种于 RD 细胞或 Vero 细胞进行培养。当出现细胞病变时收获，用型特异性血清鉴定。病毒分离是确定肠道病毒感染的金标准。

（1）标本采集：

①粪便标本：采集患者发病 3 d 内的粪便标本，用于病原检测。粪便标本采集量每份 5 ~ 8 g，采集后立即放入无菌采便管内，外表贴上带有唯一识别号码的标签。

②咽拭子标本：采集患者发病 3 d 内的咽拭子标本，用于病原检测。用专用采样棉签，适度用力拭抹咽后壁和两侧扁桃体部位，应避免触及舌部；迅速将棉签放入装有 3 ~ 5 mL 保存液（含 5% 牛血清维持液或生理盐水，推荐使用维持液）的 15 mL 外螺旋盖采样管中，在靠近顶端处折断棉签杆，旋紧管盖并密封，以防干燥，外表贴上带有唯一识别号码的标签。

③血清标本：采集急性期（发病 0 ~ 7 d）和恢复期（发病 14 ~ 30 d）双份配对血清。静脉采集 3 ~ 5 mL 全血，置于真空无菌采血管中，自凝后，分离血清，将血清移到 2 mL 外螺旋的血清保存管中，外表贴上带有唯一识别号码的标签。将血清置于 - 20℃以下冰箱中冷冻保存。

④疱疹液：在手足口病的实验室诊断中，从疱疹液中分离到病毒即可确诊该病毒为病因，可同时采集多个疱疹作为一份标本。先用 75% 乙醇对疱疹周围的皮肤进行消毒，然后用消毒针将疱疹挑破用棉签蘸取疱疹液，迅速将棉签放入内装有 3 ~ 5 mL 保存液（含 5% 牛血清维持液或生理盐水，推荐使用维持液）的采样管中，在靠近顶端处折断棉签杆，旋紧管盖并密封，采样管外表贴上带有唯一识别号码的标签。

⑤肛拭子标本：采集患者发病 3 d 内的肛拭子标本，用于病原检测。用专用采样棉签，从患儿肛门轻轻插入，适度用力弧形左右擦拭数下，拔出后，迅速将棉签放入装有 3 ~ 5 mL 保存液（含 5% 牛血清细胞维持液）的 15 mL 外螺旋的采样管中，采样管外表贴上带有唯一识别号码的标签。在靠近顶端处折断棉签杆，旋紧管盖，并密封，以防干燥。

⑥尸检标本：采集脑、肺和肠淋巴结等重要组织标本，每一采集部位分别使用单独的消毒器械。每种组织应多部位取材，每部位应取 2 ~ 3 份 5 ~ 10 g 的组织，淋巴结 2 个，分别置于 15 ~ 50 mL 无菌的有外螺旋盖的冻存管中，采样管外表贴上带有唯一识别号码的标签。

⑦脑脊液标本：出现神经系统症状的病例，可采集脑脊液标本，进行病毒分离或核酸检测。采集时间为出现神经系统症状后 3 d 内，采集量为 1.0 ~ 2.0 mL。但 EV71 感染神经系统时，很难在脑脊液中检测到 EV71 病原。

（2）标本运送：临床标本在运输和贮存过程中要避免反复冻融。标本采集后要全程冷藏或冷冻保存和运输，12 h 内送达实验室。依照《人间传染的病原微生物名录》，肠道病毒或潜在含有肠道病毒的标本按 B 类包装，置于冷藏保存盒内运输，尽量缩短运输时间。可采用陆路或航空等多种运输方式，但在运输过程中应采取保护措施，避免强烈震动、重力挤压等现象。

（3）标本保存：采集后立即装入无菌带垫圈的冻存管中，4℃暂存立即（12 h 内）送达实验室，-20℃以下低温冷冻保藏，需长期保存的标本存于-70℃冰箱。

四、手足口病病原体检测及其临床意义

儿童易感染手足口病，并可进展为重症导致死亡，快速确诊可为挽救患者生命赢得时间。在对手足口病的疱疹液、咽拭子、肛拭子、粪便、血液、脑脊液等标本的检测中，发现各种类型标本检测效果存在一定的差异，疱疹液标本肠道病毒核酸检出率最高，其次是咽拭子。在疾病感染的早期，应用实时 RT-PCR 法从核酸提取至完成检测，仅需 3 h 左右，较血清学法检测特异性 IgM 抗体具有及时、准确等优点，适合于手足口病快速确诊。

（祁春茹）

第十五章

肿瘤标志物检测

肿瘤标志物（tumor maker，TM）是指在肿瘤发生和发展过程中，由肿瘤细胞合成、分泌或由机体对肿瘤细胞反应而产生的一类物质。一般存在于血液、尿液、其他体液、细胞和组织中，可通过生物化学、免疫学及分子生物学等方法进行定性或定量检测，在肿瘤的辅助诊断、鉴别诊断、治疗监测及疗效评价、预后判断、复发监测及高危人群随访观察等方面都具有相应的应用价值。

第一节　甲胎蛋白检测

1963 年苏联 Abelve 发现了可用于诊断原发性肝癌的甲胎蛋白（alpha fetoprotein，AFP），其是胚胎性抗原类肿瘤标志物，正常情况下此类胚胎抗原仅出现于胚胎期，出生后呈现低表达或不表达，AFP 可分为肝型和卵黄囊型，这两种 AFP 对刀豆素 A（ConA）和小扁豆凝集素（LCA）等凝集素的结合能力不同。LCA 同时能与肿瘤来源的肝型和卵黄囊型 AFP 结合，AFP 按照其与 LCA 亲和力大小分为 AFP-L1、AFP-L2 和 AFP-L3 三种异质体。其中 AFP-L1 主要存在于良性肝脏疾病，AFP-L2 多由卵黄囊肿瘤产生，亦可见于孕妇血清中，AFP-L3 为肝癌细胞所特有，与 LCA 亲和力最强。

一、检测方法

目前 AFP 的常用检测方法有 ELISA 法、化学发光免疫测定（chemiluminescent immunoassay，CLIA）、电化学发光免疫测定（electrochemiluminescent immunoassay，ECLIA）、时间分辨荧光免疫分析法、放射免疫法（RIA）、金标记免疫渗滤法及液相芯片技术。

（一）ELISA 法

1. 原理

采用双抗体夹心模式。在微孔板上包被抗 AFP 单克隆抗体，在包被孔中分别加入标准品，阳性、阴性对照和血清标本，反应后加入酶结合物（HRP- 抗 AFP 单克隆抗体）使特异性地形成固相抗 AFP 抗体 -AFP- 酶标抗 AFP 抗体复合物。洗去未结合在固相上的反应物，加入底物显色剂，测定 OD 值，显色程度在一定范围内与 AFP 含量成正比。

2. 试剂

试剂组成：包被有抗 AFP 单克隆抗体的微孔板、一系列浓度的标准品、酶标记的抗体、酶显色底物溶液以及阴性对照、阳性对照、浓缩洗涤液、终止液等。

3. 操作

按试剂盒使用说明书或实验室制定的 SOP 进行操作，主要操作流程如下。

设定和加载标准品、阴性对照、阳性对照、质控物及待测标本→温育反应→加入酶标记的抗 AFP 单克隆抗体→温育反应→洗涤→加入酶显色底物溶液→温育反应→终止→比色。

4. 结果计算

（1）酶标仪检测：采用单波长（450 nm）或双波长（450 nm/620 nm 或 630 nm）比色测定，通常选用双波长比色。

（2）计算：以系列标准品浓度值的对数值为横坐标（X 轴），以标准品 OD 值的对数值为纵坐标（Y 轴），建立标准曲线，计算待测标本的 AFP 含量。

5. 参考区间

（1）正常人 AFP 含量≤ 20.0 ng/mL。

（2）各实验室最好根据本室使用的检测系统，检测一定数量的正常人群，建立自己的参考区间。如用文献或说明书提供的参考区间，使用前应加以验证。

6. 注意事项

（1）标本采集：血清，EDTA、柠檬酸或肝素的血浆标本均可使用，待测标本不可用 NaN_3 防腐，检测前应充分离心标本。

（2）每次检测均应绘制标准曲线，所有的试剂和血清标本检测前应平衡至室温（20 ~ 25℃），确认加样器、温育设备、洗板设备均符合实验要求。

（3）采用贴壁加样方式，以避免产生气泡容易造成交叉污染，不要把酶标抗体加在微孔板上缘，以避免造成假阳性反应。

（4）标准品开启使用后，尽量在 1 个月内使用，否则应冻存，但应避免反复冻融。

（5）切勿盖错试剂瓶盖，不同试剂盒各组分不能混用，同种试剂盒的不同批号组分不能混用，不使用过期试剂，试剂使用后，应立即放回 2 ~ 8℃冰箱保存。

（6）洗涤要彻底，洗涤液应注满每孔，每孔液量不少于 300 μL，洗板机洗板时洗涤液的最小残留量应小于 3 μL。手工洗板每次洗涤均应甩干孔内液体，最后应将孔内液体在吸水纸上拍干，但不可用力过猛，避免产生气泡。

（7）试剂盒与待测标本、阳性对照以及废弃物均应视为生物危险品妥善处理。

（二）CLIA 法

1. 原理

采用直接化学发光技术的双抗体夹心法检测。将待测标本、AFP 分析稀释液以及抗 AFP 包被的顺磁性微粒子混合；标本中存在的 AFP 结合到抗 AFP 包被的微粒子上；洗涤后，加入吖啶酯标记的抗 AFP 结合物，随后将预激发液和激发液添加到反应混合物中；测量的化学发光反应的结果，以相对发光单位（RLUs）表示；标本中 AFP 含量与系统检测出的 RLUs 成正比。

2. 试剂

试剂组成：抗 AFP 包被的微粒子、吖啶酯标记的抗 AFP 结合物、标本稀释液以及通用的发光激发液、清洗缓冲液等。

3. 操作

按试剂盒使用说明书或实验室制订的 SOP 进行操作，主要操作流程如下。

签收标本→离心→上机检测→审核报告→签发报告→标本保存。上机检测按仪器和试剂盒操作说明书设定参数，仪器全自动化运行。全自动发光免疫分析仪一般包括标本盘、试剂盘、温育系统、固相载体分离洗涤系统、发光信号检测系统、数据分析系统以及操作控制系统。

4. 结果计算

（1）全自动发光免疫分析仪的数据分析系统自动给出检测结果，应根据校准物和质控物的数据判定结果的有效性。

（2）如待测标本中 AFP 浓度超过检测上限 1 000 ng/mL 时，应以稀释液稀释后重测，手工稀释结果应乘以稀释倍数，仪器自动稀释，所检测的结果会自动校正。

5. 参考区间

（1）正常人血清 AFP < 13.4 ng/mL。

（2）各实验室最好根据本室使用的检测系统，检测一定数量的正常人群，建立自己的参考区间。如用文献或说明书提供的参考区间，使用前应加以验证。

6. 注意事项

（1）校准：应定期由生产厂家专业工程师提供校准服务，对影响检测结果的仪器关键部分，如光源系统、孵育系统和加样系统进行校准，以及零部件的更换。

（2）维护：按照制定的 SOP，对仪器进行日、周和月维护，确保仪器处于良好的工作状态。

（3）性能验证：检测用于常规检测前，应进行性能验证，包括精密度、准确度、线性范围和携带污染率等。

（4）不同厂家、不同批号试剂不可混用，不能使用超过有效期的试剂盒，试剂开启后应在开瓶稳定期内使用，新批号的试剂需要重新定标，试剂盒第一次使用时需要颠倒混匀。

（5）待测标本在检测前应充分离心，以保证分离胶、纤维蛋白原、血细胞彻底分离，避免干扰检测系统的加样针吸取标本。

（6）试剂中所有人源材料，包括定标液等都应视为有潜在感染性的物质。

（7）由于检测方法与试剂特异性方面的差异，用不同方法检测同一待测标本得到的 AFP 浓度，其检测结果可能产生一定的变化。因此实验室报告结果应注明检测方法。不同检测方法间的结果不能直接比较，以免引起临床解释的错误。

（三）ECLIA 法

1. 原理

ECLIA 法是一种在电极表面由电化学引发的特异性化学发光反应，包括电化学和化学发光两个过程，可对反应进行精确控制，将待测标本、生物素化的特异性 AFP 单克隆抗体和钌复合物标记的特异性 AFP 单克隆抗体混匀，形成抗原－抗体夹心复合物；加入链霉亲和素包被的微粒，上述形成的复合物通过生物素与链霉亲和素间的反应结合到微粒上；反应混合液吸到测量池中，微粒通过磁铁吸附到电极上，未结合的物质通过清洗液洗去，电极加电压后产生化学发光，通过检测发光强度以及校准曲线确定待测标本的结果。

2. 试剂

试剂组成：包被链霉亲和素的磁珠微粒、生物素化的抗 AFP 单克隆抗体、钌复合物标记的抗 AFP 抗体、质控物和定标液以及通用的标本稀释液、洗涤液、清洁液等。

3. 操作

按试剂盒使用说明书或实验室制定的 SOP 进行操作，主要操作流程参见 CLIA 法检测 AFP。

4. 结果计算

（1）全自动电发光免疫分析仪的数据分析系统自动给出检测结果，根据校准物和质控物的数据判定结果的有效性。

（2）检测范围为 0.605 ~ 1 210 ng/mL。如待测标本中 AFP 浓度超过检测上限，应以稀释液稀释后重测，手工稀释结果应乘以稀释倍数，仪器自动稀释所检测的结果会自动校正。

5. 参考区间

（1）正常人血清 AFP ≤ 7.0 ng/mL。

（2）各实验室最好根据本室使用的检测系统，检测一定数量的正常人群，建立自己的参考区间。如用文献或说明书提供的参考区间，使用前应加以验证。

6. 注意事项

（1）检测结果不受黄疸（胆红素 < 1 112 μmol/L 或 < 65 mg/dL）、溶血（血红蛋白 < 1.4 mmol/L 或 < 2.2 g/dL）、脂血（脂肪乳剂 < 1 500 mg/dL）和生物素 < 60 ng/mL 或 < 246 nmol/L 的影响；对于接受高剂量生物素（ > 5 mg/d）治疗的患者，必须在末次生物素治疗 8 h 后才能采血；检测结果不受类风湿因子影响（RF < 1 500 IU/mL）。

（2）其他应注意的问题参见本章第一节 CLIA 法检测 AFP。

二、临床意义

1. 原发性肝癌的辅助诊断

AFP 测定主要用于原发性肝癌的辅助诊断，血清含量大于 400 ng/mL 为诊断阈值，其诊断原发性肝癌的阳性率可达 60% ~ 80%，但 AFP 阴性不能排除肝癌；AFP 的浓度与 HCC 分化有关，HCC 分化接近正常或分化极低时，AFP 常较低或测不出来，分化程度为Ⅱ、Ⅲ级时 AFP 浓度最高，肝坏死严重者 AFP 亦低。AFP 浓度还与 HCC 大小有关系，肝癌小于 3 cm 者 AFP 阳性率为 25% ~ 50%，4 cm 者 AFP 多达 400 ng/mL 以上，5 cm 时 AFP 常升高至 700 ~ 1 000 ng/mL，为此 AFP 在 HCC 的诊断中强调动态观察，小肝癌应辅以其他 HCC 标志物及超声检测；AFP 可用于肝癌高危人群的筛查，尤其是乙型肝炎性肝硬化患者；AFP 还可用于肝癌的治疗效果及预后评估，如果 AFP > 500 ng/mL，提示患者存活期短；若手术切除肝癌后 AFP 下降，1 周内可降至正常，提示预后好；若术后 AFP > 200 ng/mL，提示肝癌有残留或有转移；若下降后又升高则提示肝癌可能复发。肝良性病变和妊娠，AFP 亦升高，但一般在 400 g/mL 以下。

2. 内胚层分化器官的良性疾病

内胚层分化器官的良性疾病如酒精性肝炎、肝硬化、急性病毒性肝炎、慢性活动性肝炎、肠炎及遗传性酪氨酸血症等 AFP 也可呈中、低水平和暂时性或反复性升高，需加以鉴别伴有早期癌的肝病活动。其他疾病如胃癌或胰腺癌和结直肠癌等 AFP 亦可呈中、低水平和暂时性升高。

3. 胎儿疾患

胚胎期 AFP 由卵黄囊和肝脏大量合成。随着胎儿发育，其清蛋白浓度逐渐升高，AFP 浓度不断下降。胎儿出生 12 ~ 18 个月后外周血中浓度小于 10 μg/L，正常成人肝细胞几乎不产生 AFP。当胎儿患低氧症、宫内死亡、遗传缺陷、先天性神经管畸形、无脑儿和脊柱裂等疾病时，母体血清 AFP 异常增高。若胎儿有先天性肾病综合征、先天性食管及十二指肠闭锁、性染色体异常、脑积水、法洛四联症等时，羊水中 AFP 亦明显升高。

4. 生殖细胞瘤的鉴别

血清 AFP 结合 β-hCG 还可用于生殖细胞瘤的鉴别诊断。生殖细胞瘤病理学上主要分为精原细胞瘤和非精原细胞生殖细胞瘤。精原细胞瘤 β-hCG 升高，AFP 不升高。80% ~ 85% 的非精原细胞生殖细胞瘤 AFP 和或 β-hCG 升高。当精原细胞瘤出现 AFP 升高时，应考虑存在非精原细胞生殖细胞瘤。血清 AFP 水平检测有助于精原细胞瘤和非精原细胞生殖细胞瘤的治疗方案选择。

（杨云山）

第二节　甲胎蛋白异质体检测

一、检测方法

甲胎蛋白异质体（alpha-fetoprotein variant，AFP-L3）是重要的肝癌诊断标志物，AFP-L3 的常用检测方法是根据 AFP 异质体对植物血凝素（如 LCA、刀豆素 ConA 或豌豆凝集素 PSA）结合能力的不同先进行异质体分离，然后应用免疫学方法进行定量检测，主要包括亲和交叉免疫电泳法、亲和电泳免疫印迹法和亲和吸附离心管法。前两种为经典方法，后者为推荐方法。

（一）亲和交叉免疫电泳法

1. 原理

将待测血清置于含 LCA 的琼脂糖凝胶中电泳，与 LCA 结合的结合型 AFP 在电泳时被阻留，而非结合型 AFP 则向阳极侧泳动；然后，与首次电泳的方向垂直，在含抗 AFP 抗体的琼脂糖凝胶中作第二次电泳；此时被首次电泳分离的 AFP 异质体，将分别在含抗 AFP 的凝胶板中形成抗原－抗体复合物沉淀峰，根据峰的大小即可得到结合型或非结合型 AFP 所占的比例。

2. 试剂

试剂组成：小扁豆凝集素（LCA）、抗 AFP 血清、^{125}I–AFP 以及 10.0 g/L 琼脂糖（用 pH8.6、0.25 mol/L Tris– 巴比妥缓冲液配制）。

3. 操作

按试剂盒使用说明书或实验室制定的 SOP 进行操作，主要流程如下。

（1）将 10.0 g/L 琼脂糖融化后，在 6 cm × 12 cm 洁净玻板的一侧浇注 2 cm × 12 cm（厚 1.6 mm）凝胶条（约需 3.84 mL 凝胶液），凝固后于距内缘 2 ～ 3 mm 处切一条 0.5 cm × 10 cm 的槽。

（2）用巴比妥缓冲液将 LCA 稀释成 2 mg/mL（－20℃可保存 1 个月），取 80 μL 加入冷至 56℃的已融化琼脂糖凝胶 1 mL 中，混合后浇注于上述槽中，待凝固后，于此凝胶条上距阴极端 0.5 cm 处打一直径 0.2 ～ 0.3 cm 的孔，距此孔 4.5 cm 处打第二个孔（第二份标本）。

（3）两孔内各加一份待测血清，加样量 5 ～ 10 μL。以 1.0 g/L 溴酚蓝为指示剂，10 V/cm 稳压电泳，至白蛋白泳出 4 cm 时关闭电源。

（4）将抗 AFP 血清按效价与融化并冷至 56℃的琼脂糖胶液混合（琼脂糖最终浓度为 9.0 g/L，抗 AFP 血清达到最适浓度），并浇注玻板的其余部分（4 cm × 12 cm），约需含抗血清胶液 7.68 mL，使凝固。

（5）于 LCA 胶条下 1.5 mm 处空白凝胶内切割一 0.2 cm × 10 cm 的细槽，槽内注入混有 1.0 g/L 溴酚蓝 5 μL 的 ^{125}I–AFP 20 μL（6 万～ 7 万 cpm）。如混入 0.35 mL 融化的 10.0 g/L 琼脂糖胶液中浇注更好。10 V/cm 稳压电泳，电泳方向与第一次电泳垂直，至白蛋白泳出 4 cm 时终止。

（6）电泳结束后，用滤纸覆盖于凝胶板表面，置 37℃干燥后，于暗室覆盖 X 线底片，室温曝光 48 小时，显影和定影后观察。

4. 结果计算

将 X 线胶片置坐标纸上，以峰两侧水平线作基线，峰形下总面积（小格数）为 100%，各峰所占面积（小格数）与总面积的百分比即为 AFP 异质体的百分比。

5. 参考区间

正常人血清 AFP–L3（AFP–L3/ 总 AFP）＜ 10%。

6. 注意事项

（1）操作烦琐、耗时、技术要求高，需要有研究经验的技术人员操作。

（2）待测血清或其他体液应避免溶血、脂血或微生物污染。

（3）由于实验中使用了放射性核素，存在污染风险，整个操作和废弃物的处理需按 RIA 国家规定进行。

（二）亲和电泳免疫印迹法

1. 原理

将待测血清置于含 LCA 的琼脂糖凝胶中电泳。LCA 结合型 AFP 泳动速度慢，而 LCA 非结合型 AFP 泳动速度快，从而将 AFP 异质体分离；然后将其转移至吸附有鼠抗人 AFP 抗体的硝酸纤维膜（NC）上进行免疫印迹，再依次与酶标记抗人 AFP 抗体和酶底物反应而呈色。通常，来自良、恶性肝病患者血清的 AFP 分子在 NC 膜上只能看见两条带（AFP L1 和 L3），跑在后面的就是 AFP–L3；来自卵黄囊肿瘤的 AFP 条带应位于 L1 和 L3 之间，以 L2 表示；利用光密度仪扫描，计算 AFP–L3 所占百分比。

2. 试剂

试剂组成：小扁豆凝集素（LCA）、马抗人 AFP 抗体、HRP 标记的兔抗人 AFP 抗体、结合了马抗人 AFP 抗体的硝酸纤维膜（将 NC 膜裁剪成与凝胶板相同大小，浸于最适稀释浓度的马抗人 AFP 抗体溶液中，5 min 后取出，电吹风吹干，4℃保存，4 周内稳定）。

3. 操作

按试剂盒使用说明书或实验室制定的 SOP 进行操作，主要流程如下。

（1）用 25 mmol/L Tris- 巴比妥缓冲液（pH8.6）配制 10 g/L 琼脂糖凝胶（内含 2.0 g/L LCA），浇注玻板。凝胶厚度为 1.0 mm，长 8 cm，宽度视标本数而定，一般为 1 cm 宽 / 每份标本。在负极侧 0.5 cm 处切一条 7 mm 长、1 mm 宽的加样槽，槽内加待测血清 4 μL，端电压 15 V/cm 电泳 45 min，电泳结束取下琼脂糖凝板。

（2）将马抗人 AFP-NC 膜先用蒸馏水浸湿，仔细地覆盖于琼脂糖凝板上，再在 NC 膜上加数层滤纸，上面置 10 g/cm^2 的重物，约经 30 分钟后即将凝胶板上的 AFP 电泳区带转印至 NC 膜上。

（3）将免疫印迹的 NC 膜浸入用 2 g/L 牛白蛋白溶液最佳稀释的 HRP- 兔抗人 AFP 抗体溶液中，37℃、1 h 后取出。NC 膜用洗涤液洗 3 次。最后将 NC 膜浸入酶底物溶液（DAB + H_2O_2）中约 30 min，待显现出 2 ~ 3 条棕黄色区带后，用蒸馏水冲洗数次，终止反应。

（4）在光密度仪波长 490 nm 处，扫描 NC 膜上显色的 AFP 分离带。

4. 结果计算

（1）NC 膜上在阴极侧的区带为 LCA 结合型 AFP，阳极侧的区带为 LCA 非结合型 AFP；计算 LCA 结合型 AFP 分离带密度在所有分离带密度总和中所占的百分比。

（2）对血清总 AFP ＞ 400 ng/mL 的标本，建议使用正常人血清进行稀释，稀释后再检测，测值乘以稀释倍数。

5. 参考区间

正常人血清 AFP-L3（AFP-L3/ 总 AFP）＜ 10%。

6. 注意事项

（1）待测血清或其他体液应避免溶血、脂血、微生物污染。

（2）每批次试验均应设置阴性、阳性对照；一抗和二抗的稀释度、作用时间和温度要经过预实验确定最佳条件。

（3）显色液必须新鲜配制使用，最后加入 H_2O_2；DAB 有致癌的潜在可能，操作时需谨慎。

（三）亲和吸附离心管法

1. 原理

亲和吸附离心管中预装有偶联了 LCA 的亲和介质，该介质能特异性结合甲胎蛋白异质体（AFP-L3）；当待测标本流过离心管时，标本中 AFP-L3 通过与亲和介质的结合被留在了离心管内；经过清洗和洗脱过程后获得“处理后标本”，处理后标本中含有 AFP-L3；配合使用 AFP 定量试剂盒检测处理前和处理后标本，通过计算即可获得待测标本中 AFP-L3 占总 AFP 的比率。

2. 试剂

试剂组成：甲胎蛋白异质体亲和吸附离心管、清洗液和洗脱液，以及 AFP 定量检测试剂盒。

3. 操作

按试剂盒使用说明书或实验室制定的 SOP 进行操作，主要流程为：亲和吸附离心管的准备→加载标本并静置→清洗→洗脱→收集→检测。

4. 结果计算

按照试剂盒使用说明书的要求计算和判定结果，一般原则为：

（1）当检测结果显示处理后标本中的 AFP-L3 含量≥ 1 ng/mL 时，按照以下公式计算：

AFP-L3 比率 = ［（处理后标本 AFP-L3 含量 ×2.5）/ 处理前标本 AFP 含量］×100%

（2）当检测结果显示处理后标本中 AFP-L3 含量＜ 1 ng/mL 时，无须计算甲胎蛋白异质体（AFP-L3）比率，可直接判定为阴性结果。

（3）当检测结果显示处理后标本中 AFP-L3 含量≥ 400 ng/mL 时，即待测标本中 AFP-L3 的含量≥ 1 000 ng/mL（处理后标本含量的 2.5 倍为待测标本中 AFP-L3 的含量），可判定阳性结果（≥ 10%）。

（4）如待标本总 AFP 含量＞ 50 000 ng/mL，建议使用清洗液进行稀释，稀释后再检测，测值乘以稀释倍数。

5. 参考区间

正常人血清 AFP-L3（AFP-L3/ 总 AFP）< 10%。

6. 注意事项

（1）该法操作比较烦琐，需要两次检测 AFP 值，试剂和离心管价格均较高。

（2）血清要求清亮，如有浑浊，务必再次离心，因为浑浊血清会影响检测结果。

（3）冷藏试剂应置室温平衡 15 ~ 30 min 后方可使用，不同批号的试剂不能混用。

（4）严格按照试剂说明书的规定储存试剂，如亲和吸附离心管必须储存于 2 ~ 8℃，不能低于 0℃，如果发现管内介质已经冷冻，则不能使用。

（5）对总 AFP 含量较低的患者进行 AFP-L3 检测，要参考所采用的 AFP 定量试剂盒的检出下限，并结合临床定期复查、随访。

（6）采用半自动化学发光法进行标本 AFP 检测时，为保证低值检测的准确，建议同时进行洗脱液的检测，计算结果时将洗脱液的检测值作为空白减去；采用全自动发光法检测时，应首先进行洗脱液的检测，当洗脱液检测值 < 1 ng/mL 时，方可开展检测。为保证日常检测的准确，应定期检测洗脱液，以保证空白洗脱液检测值 < 1 ng/mL。

（四）ELISA 法

1. 原理

双抗体夹心 ELISA 法。抗人 AFP-L3 单抗包被微孔板，将待测标本加入微孔内孵育，洗涤后加入辣根过氧化物酶（HRP）标记的抗人 AFP-L3 抗体，使特异地形成固相抗体 -AFP-L3- 酶标抗体免疫复合物，洗涤后加入酶显色底物呈色；呈色强度与标本中 AFP-L3 浓度成正比。

2. 试剂

试剂组成：包被抗人 AFP-L3 单抗的微孔板、HRP 标记的抗人 AFP-L3 抗体、酶显色底物溶液以及标准品和质控物。

3. 操作

按试剂盒使用说明书或实验室制订的 SOP 进行操作，主要流程为：

试剂准备→加载标本（标准品、质控物和待测标本）→温育反应→洗涤→加酶标抗体→温育反应→洗涤→显色→终止→比色。

4. 结果计算

按照试剂盒使用说明书进行结果判定，一般原则如下。

（1）以每块微孔板为一个批次，同时检测阴阳性质控物，质控结果符合试剂盒说明书或实验室所规定的要求。

（2）标准品检测结果符合试剂盒说明书的要求；每批次试验后均需以系列标准品浓度为横坐标，相应吸光度值为纵坐标，制备标准曲线；根据待测标本的吸光度值可从标准曲线上获得相应的浓度，再乘以稀释倍数，即为 AFP-L3 的实际浓度。

（3）该法的线性范围为 50 ~ 1 600 ng/L，如待测标本中 AFP-L3 浓度超过此范围上限，应以标本稀释液稀释后重新检测（n 倍），测值乘以总稀释倍数（×5×n）。

5. 参考区间

正常人血清 AFP-L3（AFP-L3/ 总 AFP）< 10%。各实验室最好根据本室使用的检测系统，检测一定数量的正常人群，建立自己的参考区间。如用文献或说明书提供的参考区间，使用前应加以验证。

6. 注意事项

参见本章第一节 ELISA 法检测 AFP。

二、临床意义

在原发性肝细胞癌（HCC）诊断中 AFP-L3 特异性高于总 AFP，但敏感性与总 AFP 无明显差异；与其他指标如 AFP、AFP mRNA 或 α-L-岩藻糖苷酶（AFU）等联合检测，可提高对 HCC 诊断的准确率。

1. 肝癌辅助诊断指标

AFP-L3 值与总 AFP 值无相关性，是独立于总 AFP 值的肝癌辅助诊断指标。AFP-L3 ≥ 10%应高度怀疑肝癌的存在；AFP-L3 为低值时也不能否定肝癌的存在，因为有 15% ~ 30%的 AFP 阳性肝癌患者 AFP-L3 < 10%。此外，某些肝脏良性疾病如急性肝炎、暴发性或重症肝炎、自身免疫性肝炎等也可能会出现 AFP-L3 的升高，建议与其他检查手段联合使用，综合判断。

2. 有助于 HCC 的鉴别诊断

可区别原发性肝细胞癌与非原发性肝癌，或者良性肝病引起的 AFP 升高；目前认为 AFP-L3 > 25%提示为原发性肝细胞癌。

3. HCC 治疗疗效、监测和预后的判断

通过动态分析 AFP-L3 的比率或绝对值变化，有助于 HCC 治疗疗效、复发转移的监测和预后的判断（只有当待测标本中 AFP-L3 的含量≥ 1 000 ng/mL 时，可直接用 AFP-L3 绝对值的变化进行监测）。

（杨云山）

第三节 癌胚抗原检测

癌胚抗原（carcinoembrronic antigen，CEA）是一种由胎儿胃肠道上皮组织、胰和肝细胞所合成的糖蛋白。CEA 类似于 AFP，均为胚胎期产生的胎儿癌性抗原组，CEA 基因家族包括 2 个亚组的 17 个活化基因，属于非器官特异性肿瘤相关抗原。

一、检测方法

目前 CEA 的常用检测方法有 ELISA、CLIA、ECLIA、金标记免疫渗滤层析、RIA、时间分辨荧光免疫分析法及流式荧光免疫检测技术，其中以 ELISA 法最为常用。

（一）ELISA 法

1. 原理

采用针对不同抗原决定簇的两个单克隆抗体分别制备成包被板和酶结合物，利用 ELISA 双抗体夹心法原理定量检测人血清标本中 CEA 含量。

2. 试剂

试剂组成：包被有抗 CEA 单克隆抗体的微孔板、一系列浓度的标准品、酶标记的抗 CEA 单克隆抗体、酶显色底物溶液以及质控物、浓缩洗涤液、终止液等。

3. 操作

按试剂盒使用说明书或实验室制订的 SOP 进行操作，主要操作流程如下。

设定和加载标准品、质控物和待测标本→加入酶标记的抗 CEA 单克隆抗体→温育反应→洗涤→加入酶显色底物溶液→温育反应→终止→比色。

4. 结果计算

（1）酶标仪检测：采用单波长（450 nm）或双波长（450 nm/620 nm 或 630 nm）比色测定，通常选用双波长比色。

（2）计算：以系列标准品浓度值的对数值为横坐标（X 轴），以标准品 OD 值的对数值为纵坐标（Y 轴），建立标准曲线，计算待测标本的 CEA 含量。

5. 参考区间

（1）正常人 CEA 含量≤ 5.0 ng/mL。

（2）各实验室最好根据本室使用的检测系统，检测一定数量的正常人群，建立自己的参考区间。如用文献或说明书提供的参考区间，使用前应加以验证。

6. 注意事项

参见本章第一节 ELISA 法检测 AFP。

（二）CLIA 法

1. 原理

采用直接化学发光技术的双抗体夹心法进行检测。第一步，将标本和 CEA 抗体包被的顺磁微粒子混合，使标本中的 CEA 与 CEA 抗体包被的微粒子结合；第二步，经冲洗后加入吖啶酯标记的 CEA 抗体结合物，接着向反应混合物中加入预激发液和激发液，测量产生的化学发光反应强度，以相对发光单位（RLUs）表示。标本中 CEA 含量与系统检测到的 RLUs 成正比。

2. 试剂

试剂组成：CEA 抗体包被的微粒子、吖啶酯标记的 CEA 抗体结合物、标本稀释液以及通用的发光激发液、清洗缓冲液等。

3. 操作

按试剂盒使用说明书或实验室制订的 SOP 进行操作，主要操作流程参见本章第一节 CLIA 法检测 AFP。

4. 结果计算

（1）全自动发光免疫分析仪的数据分析系统可以自动给出检测结果，应根据校准物和质控物的数据判定结果的有效性。

（2）如待测标本中 CEA 浓度超过检测上限 1 500 ng/mL 时，应以稀释液稀释后重测，手工稀释结果应乘以稀释倍数，仪器自动稀释所检测的结果会自动校正。

5. 参考区间

（1）正常人血清 CEA ≤ 5.0 ng/mL。

（2）各实验室最好根据本室使用的检测系统，检测一定数量的正常人群，建立自己的参考区间。如用文献或说明书提供的参考区间，使用前应加以验证。

6. 注意事项

参见本章第一节 CLIA 法检测 AFP。

（三）ECLIA 法

1. 原理

采用双抗体夹心法原理。将待测标本、生物素化的 CEA 单克隆特异性抗体和钌复合物标记的 CEA 特异性单克隆抗体混匀，形成抗原－抗体夹心复合物；加入包被链霉亲和素的磁珠微粒，让上述形成的复合物通过生物素与链霉亲和素间的反应结合到微粒上；反应混合液吸到测量池中，微粒通过磁铁吸附到电极上，未结合的物质通过清洗液洗去，电极加电压后产生化学发光，通过检测发光强度以及校准曲线确定待测标本中 CEA 的浓度。

2. 试剂

试剂组成：包被链霉亲和素的磁珠微粒、生物素化的抗 CEA 抗体、钌复合物标记的抗 CEA 抗体、质控物和定标液以及通用的标本稀释液、洗涤液、清洁液等。

3. 操作

按试剂盒使用说明书或实验室制定的 SOP 进行操作，主要操作流程参见本章第一节 CLIA 法检测 AFP。

4. 结果计算

（1）全自动电发光免疫分析仪的数据分析系统可以自动给出检测结果，应根据校准物和质控物的数据判定结果的有效性。

（2）检测范围 0.600 ~ 1 000 ng/mL。如待测标本中 CEA 浓度超过检测上限，应以稀释液稀释后重测，手工稀释结果应乘以稀释倍数，仪器自动稀释所检测的结果会自动校正。

5. 参考区间

（1）正常人血清 CEA ≤ 3.4 ng/mL。

（2）各实验室最好根据本室使用的检测系统，检测一定数量的正常人群，建立自己的参考区间。如用文献或说明书提供的参考区间，使用前应加以验证。

6. 注意事项

（1）检测结果不受黄疸（胆红素 < 1 129 pmol/L 或 < 66 mg/dL）、溶血（血红蛋白 < 1.4 mmol/L 或 < 2.29 mg/dL）、脂血（脂肪乳剂 < 1 500 mg/dL）和生物素 < 120 ng/mL 或 < 491 nmol/L 的影响。对于接受高剂量生物素（ > 5 mg/d）治疗的患者，必须在末次生物素治疗 8 小时后才能采血。检测结果不受类风湿因子影响（RF < 1 500 IU/mL）。

（2）其他应注意的问题参见本章第一节 CLIA 法检测 AFP。

二、临床意义

（1）生理条件下，小肠、肝脏和胰腺细胞在胎儿早期合成 CEA 的能力较强，CEA 浓度较高。胎龄 6 个月后，其合成 CEA 能力逐步减弱，CEA 分泌量逐渐减少，出生后即与成人水平一致（ < 5μg/L，吸烟者为 15 ~ 20μg/L，6.5% 的吸烟者可达 20 ~ 40μg/L），正常情况下 CEA 经由胃肠道代谢消除。病理条件下，位于胃肠道、呼吸道、泌尿道等空腔脏器部位的肿瘤大量分泌 CEA，这些 CEA 随即进入血和淋巴系统循环，引起血清 CEA 水平异常升高，血清 CEA 水平检测结果呈阳性。

（2）CEA 属于非器官特异性肿瘤相关抗原，血清 CEA 升高主要见于：70% ~ 90% 的结肠腺癌患者 CEA 阳性，在其他恶性肿瘤中的阳性率顺序为胃癌、胰腺癌、小肠腺癌、肺癌、肝癌、乳腺癌、泌尿系癌肿。在妇科恶性肿瘤中，卵巢黏液性囊腺癌 CEA 阳性率最高，其次是 Brenner 瘤；子宫内膜样癌及透明细胞癌也有较高的 CEA 表达，浆液性肿瘤阳性率相对较低。

（3）良性肿瘤、炎症和退行性疾病（例如胆汁淤积、结肠息肉、酒精性肝硬化患者、慢性肝炎、胰腺炎、溃疡性结肠炎、克罗恩病、肺气肿）CEA 含量会轻度或中度上升，但通常不超过 10 ng/mL。吸烟者中约有 30% CEA > 5 ng/mL。CEA 可以作为良性与恶性肿瘤的鉴别依据。

（4）CEA 测定主要用于指导肿瘤治疗及随访。能对病情判断、预后及疗效观察提供重要的依据。CEA 的检测对肿瘤术后复发的敏感度极高，可达 80% 以上，往往早于临床、病理检查及 X 线检查半年。CEA 正常不能排除恶性疾病存在的可能。与 CEA 发生反应的抗体与胎粪抗原（NCA2）也能反应。

（杨云山）

第四节　CA19-9 检测

CA19-9（carbohydrate antigen19-9）是一种与胰腺癌、胆囊癌、结直肠癌和胃癌相关的肿瘤标志物，又称胃肠癌相关抗原，与 CEA 的抗原决定簇相似。

一、检测方法

（一）ELISA 法

1. 原理

采用 ELISA 双抗体夹心法。该法用抗 CA19-9 抗体包被微孔板，分别将标准品、阴性、阳性对照和待测标本加至包被孔中，反应后加入酶结合物，使特异性地形成固相抗 CA19-9 抗体 -CA19-9- 酶标抗 CA19-9 抗体复合物，洗去未结合在固相上的反应物，再加入酶显色底物呈色。呈色程度与测定范围内的标本中 CA19-9 浓度成正比。

2. 试剂

试剂组成：包被有抗 CA19-9 抗体的微孔板、一系列浓度的标准品、酶标记的抗体、酶显色底物溶液以及阴性对照、阳性对照、浓缩洗涤液、终止液等。

3. 操作

按试剂盒使用说明书或实验室制定的SOP进行操作，主要操作流程参见本章第一节ELISA法检测AFP。

4. 结果计算

以系列标准品浓度值的对数值为横坐标（X轴），以标准品OD值的对数值为纵坐标（Y轴），建立标准曲线，计算待测标本的CA19-9含量。

5. 参考区间

（1）正常人血清CA19-9 < 37 U/mL。

（2）各实验室最好根据本室使用的检测系统，检测一定数量的正常人群，建立自己的参考区间。如用文献或说明书提供的参考区间，使用前应加以验证。

6. 注意事项

参见本章第一节ELISA法检测AFP。

（二）CLIA法

1. 原理

采用直接化学发光技术的双抗体夹心法对人血清或血浆中CA19-9进行定量检测。将标本、冲洗缓冲液和包被了1116-NS-19-9的顺磁性微粒子混合；标本中的CA19-9与1116-NS-19-9包被的微粒子结合；冲洗后加入吖啶酯标记的1116-NS-19-9结合物；冲洗后将预激发液和激发液添加到反应混合物中。测量的化学发光反应强度，以相对发光单位（RLUs）表示。标本中CA19-9含量与系统检测出的RLUs成正比。

2. 试剂

试剂组成：1116-NS-19-9包被的微粒子、吖啶酯标记的1116-NS-19-9结合物、标本稀释液以及通用的发光激发液、清洗缓冲液等。

3. 操作

按试剂盒使用说明书或实验室制定的SOP进行操作，主要操作流程参见本章第一节CLIA法检测AFP。

4. 结果计算

（1）全自动发光免疫分析仪的数据分析系统可以自动给出检测结果，应根据校准物和质控物的数据判定结果的有效性。

（2）如待测标本中CA19-9浓度超过检测上限1 200 U/mL时，应以稀释液稀释后重测，手工稀释结果应乘以稀释倍数，仪器自动稀释所检测的结果会自动校正。

5. 参考区间

（1）正常人血清CA19-9 < 37 U/mL。

（2）各实验室最好根据本室使用的检测系统，检测一定数量的正常人群，建立自己的参考区间。如用文献或说明书提供的参考区间，使用前应加以验证。

6. 注意事项

（1）具有1116-NS-19-9反应决定簇的抗原物质会自然存在于唾液及其他体液中。若标本或系统一次性器材受到唾液或气雾（例如打喷嚏引起）的污染，可能会造成CA19-9值的假性升高。处理标本、样品杯、反应杯和软盖时，应佩戴手套。建议佩戴面罩。

（2）其他应注意的事项参见本章第一节CLIA法检测AFP。

（三）ECLIA法

1. 原理

采用双抗体夹心法原理。将待测标本、生物素化的CA19-9单克隆抗体和钌复合物标记的CA19-9单克隆抗体一起温育，形成抗原-抗体夹心复合物；加入包被链霉亲和素的磁珠微粒，让上述形成的复合物通过生物素与链霉亲和素间的反应结合到微粒上；反应混合液吸到测量池中，微粒通过磁铁吸附到电极上，未结合的物质通过清洗液洗去，电极加电压后产生化学发光，通过检测发光强度以及校准曲线确定待测标本的结果。

2. 试剂

试剂组成：包被链霉亲和素的磁珠微粒、生物素化的抗 CA19-9 抗体、钌复合物标记的抗 CA19-9 抗体、质控物和定标液以及通用的标本稀释液、洗涤液、清洁液等。

3. 操作

按试剂盒使用说明书或实验室制定的 SOP 进行操作，主要操作流程参见本章第一节 CLIA 法检测 AFP。

4. 结果计算

（1）全自动电发光免疫分析仪的数据分析系统可以自动给出检测结果，应根据校准物和质控物的数据判定结果的有效性。

（2）检测范围 0.600 ~ 1 000 U/mL。如待测标本中 CA19-9 浓度超过检测上限，应以稀释液稀释后重测，手工稀释结果应乘以稀释倍数，仪器自动稀释所检测的结果会自动校正。

5. 参考区间

（1）正常人血清 CA19-9 ≤ 27 U/mL。

（2）各实验室最好根据本室使用的检测系统，检测一定数量的正常人群，建立自己的参考区间。如用文献或说明书提供的参考区间，使用前应加以验证。

6. 注意事项

（1）检测结果不受黄疸（胆红素 < 1 112 μmol/L 或 < 66 mg/dL）、溶血（血红蛋白 < 1.4 mmol/L 或 < 2.2 g/dL）、脂血（脂肪乳剂 < 1 500 mg/dL）和生物素 < 100 ng/mL 的影响。对于接受高剂量生物素（ > 5 mg/d）治疗的患者，必须在末次生物素治疗 8 小时后才能采血。检测结果不受类风湿因子影响（RF < 1 500 IU/mL）。

（2）其他应注意的问题参见本章第一节 CLIA 法检测 AFP。

二、临床意义

（1）CA19-9 是细胞膜上的糖脂质，在血清中以唾液黏蛋白形式存在，主要分布于胎儿胰腺、胆囊、肝脏及肠等部位和正常成年人胰腺、胆管上皮等处。其在正常人血清中含量较低。

（2）CA19-9 是一种胃肠道肿瘤相关抗原，在胰腺癌和胆管癌中阳性率最高。CA19-9 的检测值可以帮助鉴别诊断胰腺癌，敏感度达到 70% ~ 87%，但其检测值高低与肿瘤的大小无相互关系，不能作为胰腺癌的早期检查指标。其检测值升高主要见于胰腺癌、胆管癌、结肠癌和胃癌等恶性消化道肿瘤，诊断胆管癌 CA19-9 的敏感性为 50% ~ 75%。卵巢上皮性肿瘤，50%表达 CA19-9。卵巢黏液性囊腺瘤，CA19-9 阳性率可达 76%，浆液性肿瘤为 27%。子宫内膜癌及宫颈管腺癌也有一定阳性表达。

（3）良性疾病如慢性胰腺炎、胆石症、肝炎及肝硬化等也有一定程度增高，但往往为一过性增高，且其浓度多低于 120 U/mL，必须加以鉴别。

（4）CA19-9 可用于病程评估、预后判断和转移复发监测，若手术治疗后 2 ~ 4 周 CA19-9 不能降至正常者提示手术失败；若降低后又升高者预示肿瘤复发；当 CA19-9 > 1 000 U/mL 时，几乎均存在外周转移。与 AFP，CEA 联合检测可提高胃肠道肿瘤的检出率。

（杨云山）

第五节　CA125 检测

CA125（carbohydrate antigen 125）是 1981 年 Bast 用人类卵巢浆液性囊腺癌细胞免疫接种家鼠，经淋巴细胞瘤杂交而获得单克隆抗体 CA125 所发现的。

一、检测方法

（一）ELISA 法

1. 原理

采用 ELISA 双抗体夹心法。用抗 CA125 抗体包被微孔板，分别将标准品、阴性对照、阳性对照和待测标本加至包被孔中，反应后加入酶结合物（HRP- 抗 CA125 单克隆抗体），使特异性地形成固相抗 CA125 抗体 -CA125- 酶标抗 CA125 抗体复合物，洗去未结合在固相上的反应物，再加入酶显色底物呈色。呈色程度与测定范围内的标本中 CA125 浓度成正比。

2. 试剂

试剂组成：包被有抗 CA125 抗体的微孔板、一系列浓度的标准品、酶标记的抗 CA125 抗体、酶显色底物溶液以及质控品、浓缩洗涤液、终止液等。

3. 操作

按试剂盒使用说明书或实验室制定的 SOP 进行操作，主要操作流程参见本章第一节 ELISA 法检测 AFP。

4. 结果计算

以系列标准品浓度值的对数值为横坐标（X 轴），以标准品 OD 值的对数值为纵坐标（Y 轴），建立标准曲线，计算待测标本的 CA125 含量。

5. 参考区间

（1）正常人血清 CA125 $<$ 35 U/mL。

（2）各实验室最好根据本室使用的检测系统，检测一定数量的正常人群，建立自己的参考区间。如用文献或说明书提供的参考区间，使用前应加以验证。

6. 注意事项

参见本章第一节 ELISA 法检测 AFP。

（二）CLIA 法

1. 原理

采用两步法免疫检测测定人血清或血浆中的 CA125 限定抗原的含量。第一步，将标本和包被了 CA125 的顺磁性微粒子混合，标本中的 CA125 限定抗原与 CA125 包被的微粒子结合；第二步，经冲洗后加入吖啶酯标记的 M11 结合物，然后将预激发液和激发液添加到反应混合物中，测量的化学发光反应的强度，以相对发光单位（RLUs）表示。标本中 CA125 限定抗原含量与系统检测出的 RLUs 成正比。

2. 试剂

试剂组成：包被了 CA125 抗体的微粒子、吖啶酯标记的 CA125 抗体结合物、标本稀释液以及通用的发光激发液、清洗缓冲液等。

3. 操作

按试剂盒使用说明书或实验室制定的 SOP 进行操作，主要操作流程参见本章第一节 CLIA 法检测 AFP。

4. 结果计算

（1）全自动发光免疫分析仪的数据分析系统可以自动给出检测结果，应根据校准物和质控物的数据判定结果的有效性。

（2）如待测标本中 CA125 浓度超过检测上限 1 000 U/mL 时，应以稀释液稀释后重测，手工稀释结果应乘以稀释倍数，仪器自动稀释所检测的结果会自动校正。

5. 参考区间

（1）正常人血清 CA125 $\leq$ 35 U/mL。

（2）各实验室最好根据本室使用的检测系统，检测一定数量的正常人群，建立自己的参考区间。如用文献或说明书提供的参考区间，使用前应加以验证。

6. 注意事项

参见本章第一节 CLIA 法检测 AFP。

（三）ECLIA 法

1. 原理

采用双抗体夹心法原理。将待测标本、生物素化的 CA125 单克隆特异性抗体和钌（Ru）标记的 CA125 特异性单克隆抗体混匀，形成夹心复合物；加入链霉亲和素包被的微粒，让上述形成的复合物通过生物素与链霉亲和素间的反应结合到微粒上；反应混合液吸到测量池中，微粒通过磁铁吸附到电极上，未结合的物质被清洗液洗去，电极加电压后产生化学发光，通过检测发光强度以及校准曲线确定待测标本中 CA125 的浓度。

2. 试剂

试剂组成：包被链霉亲和素的磁珠微粒、生物素化的抗 CA125 抗体、钌复合物标记的抗 CA125 抗体、质控物和定标液以及通用的标本稀释液、洗涤液、清洁液等。

3. 操作

按试剂盒使用说明书或实验室制定的 SOP 进行操作，主要操作流程参见本章第一节 CLIA 法检测 AFP。

4. 结果计算

（1）全自动电发光免疫分析仪的数据分析系统可以自动给出检测结果，应根据校准物和质控物的数据判定结果的有效性。

（2）检测范围 0.600 ~ 5 000 U/mL。如待测标本中 CA125 浓度超过检测上限，应以稀释液稀释后重测，手工稀释结果应乘以稀释倍数，仪器自动稀释所检测的结果会自动校正。

5. 参考区间

（1）正常人血清 CA125 ≤ 35 U/mL。

（2）各实验室最好根据本室使用的检测系统，检测一定数量的正常人群，建立自己的参考区间。如用文献或说明书提供的参考区间，使用前应加以验证。

6. 注意事项

（1）检测结果不受黄疸（胆红素 < 1 129 μmol/L 或 < 66 mg/dL）、溶血（血红蛋白 < 2.0 mmol/L 或 < 3.2 g/dL）、脂血（脂肪乳剂 < 2 000 mg/dL）和生物素 < 35 ng/mL 或 < 143 nmol/L 的影响。对于接受高剂量生物素（ > 5 mg/d）治疗的患者，必须在末次生物素治疗 8 h 后才能采血。检测结果不受类风湿因子（ < 1 200 IU/mL）影响。

（2）其他应注意的事项参见本章第一节 CLIA 法检测 AFP。

二、临床意义

（1）CA125 主要存在于胎儿体腔上皮分化而来的心包膜、腹膜和胸膜等组织，在正常女性输卵管、子宫内膜和子宫颈上皮细胞中亦可见表达，CA125 高水平表达主要见于上皮卵巢癌组织及其患者血清中。CA125 对来源于上皮细胞的非黏液性卵巢肿瘤患者血清中有很高的检测率，而正常卵巢（成人及胎儿）的上皮细胞则不表达。CA125 存在于卵巢、输卵管、子宫内膜和子宫颈的上皮细胞中，是诊断卵巢癌并检测其复发最敏感的指标，是上皮性卵巢癌与子宫内膜癌的良好肿瘤标志物，可用于卵巢包块的良恶性鉴别。动态监测其水平有助于卵巢癌的预后分析及治疗控制。卵巢癌经治疗有效者 CA125 很快下降；复发时，CA125 升高可先于临床症状出现。CA125 联合检测 CA19-9 可用于子宫内膜癌的病情评估。

（2）CA125 升高还可见于卵巢囊肿、卵巢化生、子宫内膜异位、子宫肌瘤和子宫颈炎、乳腺癌、胃肠道癌和其他恶性肿瘤，妊娠初期和一些良性疾病（如急慢性胰腺炎、良性胃肠道疾病、肾衰竭、自身免疫疾病等）CA125 亦会轻度升高，良性肝脏疾病（如肝硬化、肝炎）CA125 会中度升高。各种恶性肿瘤引起的腹水也可见 CA125 升高。CA125 升高还可见于多种妇科良性疾病，如卵巢囊肿、子宫内膜病、宫颈炎及子宫肌瘤等。

（杨云山）

第六节 CA15-3 检测

CA15-3（carbohydrate antigen 15-3）属于糖蛋白类抗原，其抗原决定簇由糖和多肽两部分组成，为两种抗体所识别，该两种抗体分别为自肝转移乳腺癌细胞膜制成的单克隆抗体（DF-3）和自人乳脂肪球膜上糖蛋白 MAM-6 制成的小鼠单克隆抗体（115-D8），故将其命名为 CA15-3。

一、检测方法

（一）ELISA 法

1. 原理

采用 ELISA 双抗体夹心法。将抗 CA15-3 抗体包被微孔板，在包被孔中分别加入标准品，阳性、阴性对照和待测标本，反应后加入酶结合物（HRP- 抗 CA15-3 单克隆抗体），使特异性地形成固相抗 CA15-3 抗体 -CA15-3- 酶标抗 CA15-3 抗体复合物，洗去未结合在固相上的反应物，加入酶显色底物呈色，测定 OD 值。呈色程度在一定范围内与标本中 CA15-3 含量成正比。

2. 试剂

试剂组成：包被有抗 CA15-3 抗体的微孔板、一系列浓度的标准品、酶标记的抗体、酶显色底物溶液以及阴性对照、阳性对照、浓缩洗涤液、终止液等。

3. 操作

按试剂盒使用说明书或实验室制订的 SOP 进行操作，主要操作流程参见本章第一节 ELISA 法检测 AFP。

4. 结果计算

以系列标准品浓度值的对数值为横坐标（X 轴），以标准品 OD 值的对数值为纵坐标（Y 轴），建立标准曲线，计算待测标本的 CA15-3 含量。

5. 参考区间

（1）正常人血清 CA15-3 ＜ 30 U/mL。

（2）各实验室最好根据本室使用的检测系统，检测一定数量的正常人群，建立自己的参考区间。如用文献或说明书提供的参考区间，使用前应加以验证。

6. 注意事项

参见本章第一节 ELISA 法检测 AFP。

（二）CLIA 法

1. 原理

采用两步法免疫检测测定人血清或血浆中的 DF-3 限定抗原的含量。第一步，将标本、冲洗缓冲液和包被了 115-D8 的顺磁性微粒子混合；标本中的 DF-3 限定抗原与 115-D8 包被的微粒子结合。第二步，经冲洗后加入吖啶酯标记的 DF-3 结合物，然后将预激发液和激发液添加到反应混合物中，测量化学发光反应的强度，以相对发光单位（RLUs）表示。标本中 DF-3 限定抗原含量与系统检测出的 RLUs 成正比。

2. 试剂

试剂组成：包被了 115-D8 的微粒子、吖啶酯标记的 DF-3 结合物、标本稀释液以及通用的发光激发液、清洗缓冲液等。

3. 操作

按试剂盒使用说明书或实验室制订的 SOP 进行操作，主要操作流程参见本章第一节 CLIA 法检测

AFP。

4. 结果计算

（1）全自动发光免疫分析仪的数据分析系统可以自动给出检测结果，应根据校准物和质控物的数据判定结果的有效性。

（2）如待测标本中 CA15-3 浓度超过检测上限 800 U/mL 时，应以稀释液稀释后重测，手工稀释结果应乘以稀释倍数，仪器自动稀释所检测的结果会自动校正。

5. 参考区间

（1）正常人血清 CA15-3 ＜ 31.3 U/mL。

（2）各实验室最好根据本室使用的检测系统，检测一定数量的正常人群，建立自己的参考区间。如用文献或说明书提供的参考区间，使用前应加以验证。

6. 注意事项

参见本章第一节 CLIA 法检测 AFP。

（三）ECLIA 法

1. 原理

采用双抗体夹心法原理。将待测标本（标本与通用稀释液 1 ∶ 10 自动进行预稀释）、生物素化的 CA15-3 特异性抗体和钌复合体标记的 CA15-3 特异性单克隆抗体一起孵育，形成抗原 - 抗体夹心复合物；加入链霉亲和素包被的磁珠微粒后，该复合体通过生物素与链霉亲和素间的反应结合到微粒上；将反应液吸入测量池中，通过电磁作用将磁珠吸附在电极表面，未与磁珠结合的物质通过清洗液被去除。仪器自动通过两点校正的定标曲线计算得到检测结果，主曲线由试剂条形码提供。

2. 试剂

试剂组成：包被链霉亲和素的磁珠微粒、生物素化的抗 CA15-3 抗体、钌复合物标记的抗 CA15-3 抗体、质控物和定标液以及通用的标本稀释液、洗涤液、清洁液等。

3. 操作

按试剂盒使用说明书或实验室制定的 SOP 进行操作，主要操作流程参见本章第一节 CLIA 法检测 AFP。

4. 结果计算

（1）全自动电发光免疫分析仪的数据分析系统可以自动给出检测结果，应根据校准物和质控物的数据判定结果的有效性。

（2）检测范围 1.00 ~ 300 U/mL。如待测标本中 CA15-3 浓度超过检测上限，应以稀释液稀释后重测，手工稀释结果应乘以稀释倍数，仪器自动稀释所检测的结果会自动校正。

5. 参考区间

（1）正常人血清 CA15-3 ≤ 25 U/mL。

（2）各实验室最好根据本室使用的检测系统，检测一定数量的正常人群，建立自己的参考区间。如用文献或说明书提供的参考区间，使用前应加以验证。

6. 注意事项

（1）检测结果不受黄疸（胆红素 ＜ 1 112 μmol/L 或 ＜ 65 mg/dL）、溶血（血红蛋白 ＜ 1.9 mmol/L 或 ＜ 3.0 g/dL）、脂血（脂肪乳剂 ＜ 1 500 mg/dL）和生物素 ＜ 100 ng/mL 或 ＜ 409 nmol/L 的影响。对于接受高剂量生物素（ ＞ 5 mg/d）治疗的患者，必须在末次生物素治疗 8 小时后才能采血。检测结果不受类风湿因子影响（RF ＜ 1 500 IU/mL）。

（2）其他应注意的问题参见本章第一节 CLIA 法检测 AFP。

二、临床意义

（1）CA15-3 是一种由腺体分泌的多形态上皮糖蛋白，在多种腺癌（乳腺癌、肺腺癌、胰腺癌等）细胞中表达。CA15-3 可用于判断乳腺癌的进展、转移及疗效监测，它对转移性乳腺癌的敏感性和特异性高于 CEA，可作为诊断转移性乳腺癌的首选指标。30% ~ 50%乳腺癌患者 CA15-3 增高，有转移灶者增高可达 80%，发现癌转移的敏感性比癌胚抗原和组织多肽抗原高，且早于临床发现转移。CA15-3 亦是检测乳腺癌术后复发情况及转移的重要指标，血清 CA15-3 水平增高，提示乳腺癌的局部或全身复发，且增高早于核素检查和临床检查。CA15-3 与 CA125 联合检查，用于卵巢癌复发的早期诊断。CA15-3 与 CEA 联合检测时，可提高乳腺癌早期诊断的敏感性和特异性。但对早期肿瘤阳性检出率低，不宜作为早期筛查指标。

（2）CA15-3 血清增高亦可见于肺癌、卵巢癌、结肠癌、肝癌等其他恶性肿瘤。某些良性乳腺疾病，卵巢疾病等非恶性肿瘤疾病亦可引起 CA15-3 水平的增高。

（杨云山）

第七节　CA242 检测

1. 原理

常用 ELISA 双抗体夹心法检测。操作时将标准品、阴性对照、阳性对照及待测标本和生物素标记的抗 CA242 单克隆抗体滴加至链霉亲和素包被的微孔板中一起温育，标准品 / 待测标本中的 CA242 抗原通过生物素标记的抗 CA242 单克隆抗体吸附到微孔板上；清洗微孔板后，加入 HRP 标记的抗 CA242 单克隆抗体进行温育反应，经过清洗后，加入底物 7 显色缓冲液（过氧化氢和 3，3'，5，5' 四甲基联苯胺）使其发生呈色反应。颜色的深浅与标本中的 CA242 含量成正比。

2. 试剂

试剂组成：包被链霉亲和素的微孔板、生物素标记的抗 CA242 抗体、一系列浓度的标准品、酶标记的抗 CA242 单克隆抗体、酶显色底物溶液以及阴性对照、阳性对照、浓缩洗涤液、终止液。

3. 操作

按试剂盒使用说明书或实验室制定的 SOP 进行操作，主要操作流程如下。

设定和加载标准品、阴性对照、阳性对照、待测标本和生物素标记的抗 CA242 单克隆抗体→温育反应→洗涤→加入 HRP 标记的抗 CA242 单克隆抗体→温育反应→洗涤→加入酶显色底物溶液→温育反应→终止→比色。

4. 结果计算

采用单波长（450 nm）或双波长（450 nm/620 nm 或 630 nm）比色测定，通常选用双波长比色。每次试验均需根据每个标准液的浓度与其相对应的 OD 值绘制标准曲线，待测标本中的 CA242 浓度即可从标准曲线上读出。

5. 参考区间

（1）正常人血清 CA242 ≤ 20 U/mL。

（2）各实验室最好根据本室使用的检测系统，检测一定数量的正常人群，建立自己的参考区间。如用文献或说明书提供的参考区间，使用前应加以验证。

6. 注意事项

参见本章第一节 ELISA 法检测 AFP。

7. 临床意义

（1）CA242 （carbohydrate antigen 242）水平在正常人和良性肿瘤患者中很低，但在消化道等多种器官恶性肿瘤患者中 CA242 的水平很高，特别是胰腺癌、结直肠肿瘤中呈现高表达，因此对胰腺和结直肠癌具有很高的特异性和灵敏度，是胰腺癌和结直肠癌的第三代肿瘤标志物。

（2）对胰腺癌的诊断，CA242 优于 CA19-9，敏感性可达 66% ~ 100%，对大肠癌的敏感性也达 60% ~ 72%。与 CEA、CA19-9 联合应用可以提高胰腺癌、结、直肠癌诊断的敏感性。CA242 是肺癌、胃癌等恶性肿瘤的辅助诊断标志物。CA242 可用于正常人群的肿瘤早期筛查。

（杨云山）

第八节　CA72-4 检测

1. 原理

常用 ECLIA 法检测。待测标本、生物素化的特异性 CA72-4 单克隆抗体（CC49）和钌复合物标记的特异性 CA72-4 单克隆抗体（B72.3）一起孵育，形成抗原 - 抗体夹心复合物；加入链霉亲和素包被的磁珠微粒后，该复合体通过生物素与链霉亲和素间的反应结合到微粒上；将反应液吸入测量池中，通过电磁作用将磁珠吸附在电极表面，通过清洗液去除未与磁珠结合的物质；给电极加以一定的电压，使复合体化学发光，通过检测发光强度以及校准曲线确定待测标本中 CA72-4 的浓度。

2. 试剂

试剂组成：包被链霉亲和素的磁珠微粒、生物素化的特异性 CA72-4 单克隆抗体、钌复合物标记的特异性 CA72-4 单克隆抗体、质控物和定标液以及通用的标本稀释液、清洗液等。

3. 操作

按试剂盒使用说明书或实验室制订的 SOP 进行操作，主要操作流程参见本章第一节 CLIA 法检测 AFP。

4. 结果计算

（1）全自动电发光免疫分析仪的数据分析系统可以自动给出检测结果，应根据校准物和质控物的数据判定结果的有效性。

（2）检测范围 0.200 ~ 300 U/mL。如待测标本中 CA72-4 浓度超过检测上限，应以稀释液稀释后重测，手工稀释结果应乘以稀释倍数，仪器自动稀释所检测的结果会自动校正。

5. 参考区间

（1）正常人血清 CA72-4 $\leq$ 6.9 U/mL。

（2）各实验室最好根据本室使用的检测系统，检测一定数量的正常人群，建立自己的参考区间。如用文献或说明书提供的参考区间，使用前应加以验证。

6. 注意事项

（1）检测结果不受黄疸（胆红素 < 1 129 μmoL/L 或 < 66 mg/dL）、溶血（血红蛋白 < 1.4 mmol/L 或 < 2.2 g/dL），脂血（脂肪乳剂 < 1 500 mg/dL）和生物素 < 60 ng/mL 或 < 246 nmol/L 的影响。对于接受高剂量生物素（ > 5 mg/d）治疗的患者，必须在末次生物素治疗 8 h 后才能采血。检测结果不受类风湿因子影响（RF < 1 500 IU/mL）。

（2）其他应注意的问题参见本章第一节 CLIA 法检测 AFP。

7. 临床意义

（1）ECLIA 法采用 B72.3、CC49 两种单克隆抗体检测血清黏蛋白样肿瘤相关糖蛋白 TAG72。这两种抗体能与以下各类组织发生反应：乳腺癌、结肠癌、非小细胞肺癌、上皮性卵巢癌、子宫内膜癌、胰腺癌、胃癌以及其他癌，可与胎儿组织如结肠、胃和食管发生反应，但与成人的正常组织无反应。

（2）CA72-4 （carbohydrate antigen 72-4）是一种对胃癌具有较高敏感性和特异性的血清肿瘤标志物，它可以提高对胃肠腺癌的检出率，并且与胃癌的淋巴结转移有较高的相关性，其在血清中的水平与胃癌的分期有明显的相关性，有助于正确估计临床分期。其对胃癌诊断灵敏度为 40% ~ 46%。而对良性胃肠疾病的诊断特异性 > 95%。CA72-4 升高的程度与胃癌的疾病分期有关系。外科手术后，CA72-4 水平可迅速下降至正常值。如果肿瘤组织被完全切除，CA72-4 可持续维持在正常水平。在 70% 的复发病例中，CA72-4 浓度升高先于临床诊断。

（3）CA72-4 对黏液样卵巢癌的诊断灵敏度高于 CA125。两者结合起来可使初诊的诊断灵敏度提高到 73%；动态监测的诊断灵敏度可提高到 67%。

（4）结直肠癌完全切除后 CA72-4 可显著下降，长期随访发现 CA72-4 持续升高提示有残余的肿瘤存在，与 CEA 联合检测能使术后肿瘤复发的诊断灵敏度从 78% 提高到 87%。

（5）一些良性疾病如风湿病和卵巢囊肿也发现有 CA72-4 的升高。

（杨云山）

第九节 神经元特异烯醇化酶检测

糖分解烯醇酶有多种二聚异构体，由 α-、β-和 γ 三种亚单位组成。其中 α-亚单位见于哺乳动物多种类型组织，β-亚单位主要见于心脏和肌肉组织。α-γ 和 γγ 两种酶异构体被称为神经元特异烯醇化酶（neuron-specific enolase，NSE），高浓度存在于神经细胞和神经内分泌细胞以及由这些细胞所引发的肿瘤细胞中。NSE 是烯醇化酶的同工酶，其酶异构体为 α-γ 和 γγ。

一、检测方法

（一）ELISA 法

1. 原理

NSE 分子上的两个不同的抗原决定簇可采用单克隆抗体检测，单克隆抗体与 γ 亚单位结合，可检测 γγ 和 α-γ 两种形式。将标准品、阴性对照、阳性对照、待测标本及生物素标记的抗 NSE 抗体滴加至链霉亲和素包被的微孔板中一起温育，标准品及待测标本中的 NSE 抗原通过生物素标记的抗 NSE 单克隆抗体吸附到微孔板上；清洗微孔板后，加入辣根过氧化物酶标记的抗 NSE 抗体进行温育反应，清洗后加入底物 / 显色缓冲液使其发生反应。颜色的深浅与标本中的 NSE 含量成正比。

2. 试剂

试剂组成：包被链霉亲和素的微孔板、生物素标记的抗 NSE 抗体、一系列浓度的标准品、辣根过氧化物酶标记的抗 NSE 抗体、酶显色底物溶液以及阴性对照、阳性对照、浓缩洗涤液、终止液等。

3. 操作

按试剂盒使用说明书或实验室制订的 SOP 进行操作，主要操作流程如下。

设定和加载标准品、待测标本、阴性对照、阳性对照和生物素标记的抗 NSE 单克隆抗体→温育反应→洗涤→加入 HRP 标记的抗 NSE 单克隆抗体→温育反应→洗涤→加入酶显色底物溶液→温育反应→终止→比色。

4. 结果计算

采用单波长（450 nm）或双波长（450 nm/620 nm 或 630 nm）比色测定，通常选用双波长比色。每次试验均需根据每个标准液的浓度与其相对应的 OD 值绘制标准曲线，待测标本中的 NSE 浓度即可从标准曲线上读出。

5. 参考区间

（1）正常人血清 NSE < 13 ng/mL。

（2）各实验室最好根据本室使用的检测系统，检测一定数量的正常人群，建立自己的参考区间。如用文献或说明书提供的参考区间，使用前应加以验证。

6. 注意事项

（1）待测标本避免溶血，因红细胞与血小板中含有大量的 NSE，会产生假阳性结果。

（2）其他应注意的问题参见本章第一节 ELISA 法检测 AFP。

（二）ECLIA 法

1. 原理

将待测标本、生物素化的抗 NSE 特异性单克隆抗体和钌复合体标记的 NSE 特异性单克隆抗体一起孵育后，反应形成抗原抗体复合体；加入链霉亲和素包被的磁珠微粒，复合体在链霉亲和素和生物素相互作用下形成固相；将反应液吸入检测池中，通过电磁作用吸附在电极表面，未结合物质通过清洗液去除；在电极上加以一定的电压，使复合体化学发光，通过检测发光强度以及校准曲线确定待测标本中

NSE 的浓度。

2. 试剂

试剂组成：包被链霉亲和素的磁珠微粒、生物素化的特异性 NSE 单克隆抗体、钌复合物标记的特异性 NSE 单克隆抗体、质控物和定标液以及通用的标本稀释液、清洗液等。

3. 操作

按试剂盒使用说明书或实验室制订的 SOP 进行操作，主要操作流程参见 CLIA 法检测 AFP。

4. 结果计算

（1）全自动电发光免疫分析仪的数据分析系统可以自动给出检测结果，应根据校准物和质控物的数据判定结果的有效性。

（2）检测范围 0.050 ~ 370 ng/mL。如待测标本中 NSE 浓度超过检测上限，应以稀释液稀释后重测，手工稀释结果应乘以稀释倍数，仪器自动稀释所检测的结果会自动校正。

5. 参考区间

（1）正常人血清 NSE < 16.3 ng/mL。

（2）各实验室最好根据本室使用的检测系统，检测一定数量的正常人群，建立自己的参考区间。如用文献或说明书提供的参考区间，使用前应加以验证。

6. 注意事项

（1）待测标本避免溶血，因红细胞与血小板中含有大量 NSE，会产生假阳性结果。

（2）检测结果不受黄疸（胆红素 < 1231 μmol/L 或 < 72 mg/dL）、高脂血（症）（脂肪乳剂 < 22.8 mmoL/L 或 < 2 000 mg/dL）和生物素 < 100 ng/mL 或 < 409 mmoL/L 的影响。对于因某些疾病需要而接受高剂量生物素治疗的患者（ > 5 mg/d），必须在末次生物素治疗 8 h 后采集标本。浓度达 1 500 U/mL 的风湿因子对测定无影响。

（3）其他应注意的问题参见本章第一节 CLIA 法检测 AFP。

二、临床意义

正常人群或良性疾病患者中，NSE 水平很低。而在患有神经内分泌分化的恶性肿瘤的患者中 NSE 的水平增高。在患小细胞肺癌（SCLC）和神经母细胞瘤（NB）的患者中尤为明显。NSE 是 SCLC 和 NB 主要的肿瘤标志物，SCLC 患者血清 NSE 明显增高，其灵敏度达 80%，特异性达 80% ~ 90%，而非小细胞肺癌（NSCLC）NSE 并无明显增高，可作为 SCLC 与 NSCLC 的鉴别诊断指标，NSE 是目前公认的 SCLC 高特异性和高灵敏性的肿瘤标志物。NSE 水平与 SCLC 转移程度和治疗反应性有良好相关性，动态监测可判断 SCLC 的病情进展和治疗效果。NSE 水平在嗜铬细胞瘤、胰岛细胞瘤、甲状腺髓样癌和黑色素瘤等肿瘤亦可升高。

（杨云山）

第十节　细胞角蛋白 19 片段检测

细胞角蛋白组成上皮细胞的中层丝状结构。细胞角蛋白丝状结构本身不易溶解，但随着蛋白变性，能够形成可溶性细胞角蛋白成分，并释放进入体液循环。在病理条件下，上皮细胞发生恶行性变，蛋白酶激活加速细胞降解，大量细胞角蛋白片段释放入血。细胞角蛋白 19（cytokeratin19，CYK-19）是角蛋白家族中最小的成员。CYK-19 广泛分布于正常组织表面，如层状或鳞状上皮中。病理条件下，其可溶性片段（CYFRA21-1）释放入血并可与两株单克隆抗体 KS19.1 和 BM19.21 特异性结合，是检测非小细胞肺癌的首选肿瘤标志物。

一、检测方法

（一）ELISA 法

1. 原理

CYFRA21-1 的两个不同抗原决定簇采用单克隆抗体检测。将标准品、阴性对照、阳性对照、待测标本及生物素标记的抗 CYFRA21-1 单克隆抗体滴加至链霉亲和素包被的微孔板中一起温育，标准品及待测标本中的 CYFRA21-1 抗原通过生物素标记的抗 CYFRA21-1 单克隆抗体吸附到微孔板上；清洗微孔板后加入辣根过氧化物酶（HRP）标记的抗 CYFRA21-1 单克隆抗体进行温育反应，清洗后加入底物 / 色原溶液使其发生呈色反应。颜色的深浅与标本中的 NSE 含量成正比。

2. 试剂

试剂组成：包被链霉亲和素的微孔板、生物素标记的抗 CYFRA21-1 抗体、一系列浓度的标准品、辣根过氧化物酶标记的抗 CYFRA21-1 抗体、酶显色底物溶液以及阴性对照、阳性对照、浓缩洗涤液、终止液。

3. 操作

按试剂盒使用说明书或实验室制定的 SOP 进行操作，主要操作流程参见本章第九节 ELISA 法检测 NSE。

4. 结果计算

采用单波长（450 nm）或双波长（450 nm/620 nm 或 630 nm）比色测定，通常选用双波长比色。每次试验均需根据每个标准液的浓度与其相对应的 OD 值绘制标准曲线，待测标本中的 CY-FRA21-1 浓度即可从标准曲线上读出。

5. 参考区间

（1）正常人血清 CYFRA21-1 ＜ 1.8 ng/mL。

（2）各实验室最好根据本室使用的检测系统，检测一定数量的正常人群，建立自己的参考区间。如用文献或说明书提供的参考区间，使用前应加以验证。

6. 注意事项

参见本章第一节 ELISA 法检测 AFP。

（二）ECLIA 法

1. 原理

采用双抗体夹心法原理。待测标本、生物素化的抗细胞角蛋白 19 单克隆抗体和钌标记的抗细胞角蛋白 19 单克隆抗体一起孵育，形成抗原 - 抗体夹心复合物；添加包被链霉亲和素的磁珠微粒进行孵育，复合体与磁珠通过生物素和链霉亲和素的作用结合；将反应液吸入测量池中，通过电磁作用将磁珠吸附在电极表面，未结合磁珠的物质通过清洗液去除；给电极加以一定的电压，使复合体化学发光，通过检测发光强度以及校准曲线确定待测标本中 CYFRA21-1 的浓度。

2. 试剂

试剂组成：包被链霉亲和素的磁珠微粒、生物素化的抗细胞角蛋白 19 抗体、钌复合物标记的抗细胞角蛋白 19 抗体、质控物和定标液以及通用的标本稀释液、清洗液等。

3. 操作

按试剂盒使用说明书或实验室制订的 SOP 进行操作，主要操作流程参见 CLIA 法检测 AFP。

4. 结果计算

（1）全自动电发光免疫分析仪的数据分析系统可以自动给出检测结果，应根据校准物和质控物的数据判定结果的有效性。

（2）检测范围 0.100 ~ 500 ng/mL。如待测标本中 CYFRA21-1 浓度超过检测上限，应以稀释液稀释后重测，手工稀释结果应乘以稀释倍数，仪器自动稀释所检测的结果会自动校正。

5. 参考区间

（1）正常人血清 CYFRA21-1 ＜ 3.3 ng/mL。

（2）各实验室最好根据本室使用的检测系统，检测一定数量的正常人群，建立自己的参考区间。如用文献或说明书提供的参考区间，使用前应加以验证。

6. 注意事项

（1）检测结果不受黄疸（胆红素＜ 1 112 μmol/L 或＜ 65 mg/dL）、溶血（血红蛋白＜ 0.93 mmol/L 或＜ 1.5 g/dL）、脂血（脂肪乳剂＜ 1 500 mg/dL）和生物素＜ 50 ng/mL 或＜ 205 nmol/L 的影响。对于接受高剂量生物素（＞ 5 mg/d）治疗的患者，必须在末次生物素治疗 8 h 后才能采血。检测结果不受类风湿因子影响（RF ＜ 1 500 IU/mL）。

（2）其他应注意的问题参见本章第一节 CLIA 法检测 AFP。

二、临床意义

（1）CYFRA21-1 主要用于监测非小细胞性肺癌（NSCLC）的病程。CYFRA21-1 也适用于监测横纹肌浸润性膀胱癌的病程。CYFRA21-1 较好的特异性可鉴别诊断肺部良性疾病（如肺炎、结节病、结核病、慢性支气管炎、支气管哮喘、肺气肿）。CY-FRA21-1 水平在个别良性肝脏疾病和肾衰竭轻微上升（＜ 10 ng/mL）。其与性别、年龄或吸烟习惯无相关性，不受妊娠影响。

（2）肺癌的临床诊断主要根据临床症状、影像学或内镜检查和外科手术。肺部不能明确诊断的病灶，如果伴有 CYFRA21-1 检测结果的增高（＞ 30 ng/mL），预示患原发性支气管肺癌的可能性相当高。血清高水平的 CYFRA21-1 提示肿瘤晚期和预后较差。血清 CYFRA21-1 水平正常或轻微上升，不能排除肿瘤存在的可能。患者治疗中，血清 CYFRA21-1 水平快速下降到正常范围内提示治疗有效。血清 CYFRA21-1 水平持续性保持、轻微改变或缓慢下降提示肿瘤可能切除不完全。在疾病进展过程中，CYFRA21-1 水平的升高往往早于临床症状及影像学检查。

（杨云山）

第十一节　胃泌素释放肽前体检测

胃泌素释放肽前体（pro-gastrin-releasing peptide，ProGRP）可由小细胞肺癌（SCLS）肿瘤细胞分泌，是 SCLS 的重要血清诊断标志物，其特异性和敏感性均高于其他肺癌相关指标如 NSE 和 CYFRA21.1 等，在 SCLS 的诊断、复发转移判断、疗效监测以及预后评价中有重要的指导价值。

一、检测方法

（一）CLIA 法

1. 原理

双抗体夹心全自动化学发光检测法。将标本与包被有抗 ProGRP 抗体的顺磁微粒子混合，通过抗体将标本中 ProGRP 抗原固定在微粒子上；洗涤后加入吖啶酯标记的抗 ProGRP 抗体（二抗），使特异地形成包被抗体 -ProGRP- 吖啶酯标记抗体免疫复合物，洗涤后加入预激发液和激发液启动化学发光反应，检测其相对发光单位（RLU），标本中 ProGRP 的含量与 RLU 呈正相关。

2. 试剂

采用与仪器配套的商品化试剂盒。试剂一般包括抗 ProGRP 抗体包被的顺磁微粒子、吖啶酯标记的抗体、预激发液、激发液、稀释液、校准品、质控物、洗涤液和清洁液。

3. 操作

按试剂盒使用说明书或实验室制定的 SOP 进行操作，只需分离血清或血浆，准备试剂，上机检测包括加样、分离、搅拌、温育、检测和打印结果在内的各项操作均由仪器自动进行。

4. 结果计算

按照试剂盒使用说明书进行结果判定，一般原则如下。

（1）每隔 24 h 运行三个质控水平（正常值和异常值），质控结果在试剂盒说明书或实验室所要求的可接受范围内。

（2）仪器自动计算和打印结果。该法的线性范围为 3 ～ 5 000 pg/mL，如待测标本中的 ProGRP 浓度超过此范围上限时，应以自动稀释模式或手工稀释程序进行稀释后重新检测；手工稀释结果乘以稀释倍数，仪器自动稀释所检测的结果会自动校正。

5. 参考区间

正常人血浆 ProGRP ≤ 65 pg/mL；血清 ProGRP 较之略低（≤ 63 pg/mL 或更低），该值易受标本采集条件的影响。因此，各实验室应规范实验室内部的标本采集流程，并通过检测本地区一定数量的正常人群，建立自己的参考区间；建议对血浆和血清中的 ProGRP 分别建立各自的参考区间。如用文献或说明书提供的参考区间，使用前应加以验证。

6. 注意事项

（1）按说明书要求储存和处理试剂，试剂盒必须在 2 ～ 8℃下直立储存；不同批号试剂不能混用，每批试剂应分别制作标准曲线。

（2）建议使用血浆标本，因为在血液凝固过程中产生的内源性蛋白酶可能会降解血清中的 ProGRP。

（3）血清标本采集后应尽快检测：为了减少血清标本中 ProGRP 的降解量，应当缩短标本在室温中的放置时间，不能超过 3 h（包括血液凝固、存放和检测所需的时间）。血清标本在完全凝固后进行分离检测，如不能立即检测，应将其转移至 2 ～ 8℃下储存，从 2 ～ 8℃冷藏环境中取出后也应立即进行检测。

（4）如果血清在室温或 2 ～ 8℃下 3 h 内、血浆在室温下 8 小时或 2 ～ 8℃下 24 h 内不能检测，应将血清或血浆从血细胞、凝块或分离胶中分离出来，冻存于 -20℃下，并在 7 天内检测（避免反复冻融）；标本的长期储存应置于 -70℃下。

（5）患者标本中的人抗小鼠抗体或嗜异性抗体可能会干扰检测；标本中含有纤维蛋白、红细胞和其他颗粒物质，或冻融的标本，或标本需要重复检测时，均需进行离心。

（6）不能使用以下标本：热灭活标本、严重溶血标本（Hb ＞ 500 mg/dL）、明显微生物污染、尸检标本或其他体液。

（7）采自同一个体的血清和血浆标本得到的检测结果可能不同，应当在结果报告中说明标本类型；同一患者 ProGRP 连续检测时，必须使用相同类型的标本基质，以监控治疗反应或疾病进展状况。

（8）如果 ProGRP 检测结果与临床表现不符时，建议通过附加试验来验证检测结果。

（二）ELISA 法

1. 原理

双抗体夹心 ELISA 法。鼠抗人 ProGRP 单抗包被微孔板，加入待测标本孵育，形成同相抗体 -ProGRP 复合物；洗涤后加入辣根过氧化物酶（HRP）标记的抗 ProGRP 二抗，使特异性形成同相抗体 -ProGRP 酶标抗体免疫复合物，洗涤后加入酶显色底物呈色；呈色强度与标本中 ProGRP 浓度成正比。

2. 试剂

试剂组成：包被抗人 ProGRP 单抗的微孔板、HRP- 抗 ProGRP 多克隆抗体、酶显色底物溶液、稀释液、标准品和质控物。

3. 操作

按试剂盒使用说明书或实验室制订的 SOP 进行操作，主要流程如下。

试剂准备→加载标本（标准品、质控物和待测标本）→温育反应→洗涤→加酶标二抗→温育反应→洗涤→显色→终止→比色。

4. 结果计算

按照试剂盒使用说明书进行结果判定，一般原则如下。

（1）以每块微孔板为一个批次，同时检测阴阳性质控物，质控结果符合试剂盒说明书或实验室所规定的要求。

（2）计算复孔检测的各标准品的吸光度平均值，标准品检测结果应符合试剂盒说明书的要求；每批次试验后均需以系列标准品浓度为横坐标，相应吸光度值为纵坐标，制备标准曲线；待测标本 ProGRP 浓度可从标准曲线中获得。

（3）该法的线性范围为 12.3 ~ 1 000 pg/mL，如待测标本中 ProGRP 浓度超过了此范围上限，应以标本稀释液稀释后重新检测，测值乘以稀释倍数。

5. 参考区间

正常人血清 ProGRP < 46 pg/mL。各实验室最好根据本室使用的检测系统，检测一定数量的正常人群，建立自己的参考区间。如用文献或说明书提供的参考区间，使用前应加以验证。

6. 注意事项

待测标本的要求同上 CLIA 法，其他参见本章第一节 ELISA 法检测 AFP。

二、临床意义

（1）临床应用 ProGRP 作为肿瘤标志物时，必须检查患者的肾功能以排除肾小球滤过率降低所导致的血清 / 浆 ProGRP 增高，血清肌酐 > 353.6 mmol/L，可出现血清 / 浆 ProGRP 升高。

（2）SCLC 的诊断和鉴别诊断：SCLC 患者血清 ProGRP 阳性率约 68.6%；与其他检测指标联合（如 NSE 和 CYFRA21-1 等），有助于对肺部肿块进行小细胞癌和非小细胞癌的分类诊断，尤其是对于那些不能获得病理检查结果的患者。

（3）如果非小细胞肺癌（NSCLC）患者血清 ProGRP > 100 pg/mL，则在排除肾功能影响后，应进一步检查肿瘤组织是否含有小细胞成分或存在神经内分泌分化。

（4）对于治疗前血清 / 浆 ProGRP 水平增高的 SCLC 肺癌患者，该指标的动态分析有助于疗效监测、复发转移判断和预后评价，需要结合患者的临床信息和其他诊断手段，综合评判。

（5）其他神经内分泌源性肿瘤如类癌、具有神经内分泌特征的肺未分化大细胞癌、甲状腺髓样癌，以及具有神经内分泌特征的亚群雄激素非依赖性前列腺癌等，也会出现 ProGRP 水平的增高，因此，ProGRP 检测不是判断 SCLC 的绝对指标，必须结合其他的检查手段综合评判；另外，SCLC 在一般人群中的发病率低，因此 ProGRP 也不适用于该病的筛查。

（杨云山）

第十二节　前列腺特异性抗原检测

前列腺特异性抗原（prostate specific antigen，PSA）是一种与前列腺癌相关的抗原，生理条件下主要由前列腺导管上皮细胞合成，分泌入精浆，微量进入血液循环。

PSA 的测定目前广泛应用于前列腺患者的检查和治疗，被认为是首选前列腺癌血清诊断指标。

一、检测方法

目前对前列腺特异性抗原的常用检测方法有 ELISA、CLIA 和 ECLIA 检测总 PSA（t-PSA），CLIA 检测结合 PSA（c-PSA），ELISA、CLIA 和 ECLIA 检测游离 PSA（f-PSA）。

（一）总 PSA 检测

1. ELISA 法

（1）原理：操作时将标准品、阴性对照、阳性对照、待测标本及生物素标记的抗 PSA 抗体滴加至链霉亲和素包被的微孔板中一起温育，标准品及待测标本中的 PSA 通过生物素标记的抗 PSA 抗体吸附到微孔板上；清洗微孔板后加入辣根过氧化物酶标记的抗 PSA 抗体进行温育反应，清洗后加入底物 / 色原溶液使其发生呈色反应。颜色的深浅与标本中的 PSA 浓度成正比。

（2）试剂：试剂组成包被链霉亲和素的微孔板、生物素标记的抗 PSA 抗体、一系列浓度的标准品、辣根过氧化物酶标记的抗 PSA 抗体、酶显色底物溶液以及阴性对照、阳性对照、浓缩洗涤液、终止液等。

（3）操作：按试剂盒使用说明书或实验室制定的 SOP 进行操作，主要操作流程参见本章第九节 ELISA 法检测 NSE。

（4）结果计算：采用单波长（450 nm）或双波长（450 nm/620 nm 或 630 nm）比色测定，通常选用双波长比色。每次试验均需根据每个标准液的浓度与其相对应的 OD 值绘制标准曲线，待测标本中的 PSA 浓度即可从标准曲线上读出。

（5）参考区间：①正常男性血清 PSA ≤ 4 ng/mL。②各实验室最好根据本室使用的检测系统，检测一定数量的正常人群，建立自己的参考区间。如用文献或说明书提供的参考区间，使用前应加以验证。

（6）注意事项：在进行前列腺检测之前应检测总 PSA 含量，建议在进行外科直肠检测之前先抽血。如果外科检查前列腺，比如活检或经尿道的切除手术等，必须在不少于 6 周后方可抽血检测 PSA，否则有可能会因此导致 PSA 水平升高。其他应注意的问题参见本章第一节 ELISA 法检测 AFP。

2. CLIA 法

（1）原理：将标本和抗 PSA 包被的顺磁性微粒子混合，标本中存在的 PSA 结合到抗 PSA 包被的微粒子上；洗涤后，加入吖啶酯标记的抗 PSA 结合物，随后将预激发液和激发液添加到反应混合物中。测量的化学发光反应的结果，以相对发光值（RLUs）表示，标本中 t–PSA 含量与系统检测出的 RLUs 成正比。

（2）试剂：试剂组成抗 PSA 包被的微粒子、吖啶酯标记的抗 PSA 结合物、标本稀释液以及通用的发光激发液、清洗缓冲液等。

（3）操作：按试剂盒使用说明书或实验室制定的 SOP 进行操作，主要操作流程参见本章第一节 CLIA 法检测 AFP。

（4）结果计算：①全自动发光免疫分析仪的数据分析系统可以自动给出检测结果，应根据校准物和质控物的数据判定结果的有效性。②如待测标本中 PSA 浓度超过检测上限 100 ng/mL 时，应将稀释液稀释后重测，手工稀释结果应乘以稀释倍数，仪器自动稀释所检测的结果会自动校正。

（5）参考区间：①正常男性血清 PSA ≤ 4.0 ng/mL。②实验室最好根据本室使用的检测系统，检测一定数量的正常人群，建立自己的参考区间。如用文献或说明书提供的参考区间，使用前应加以验证。

（6）注意事项：直肠指诊、直肠内超声检查、前列腺按摩、前列腺穿刺和膀胱镜检均可致血清 PSA 明显升高，应确保在任何有关前列腺的活动之前进行血样的抽取。其他应注意的问题参见本章第一节 CLIA 法检测 AFP。

3. ECLIA 法

（1）原理：待测标本、生物素化的抗 PSA 特异性抗体和钌标记的抗 PSA 单克隆抗体一起孵育，形成抗原 – 抗体夹心复合物；添加包被链霉亲和素的磁珠微粒进行孵育，复合体与磁珠通过生物素和链霉亲和素的作用结合；将反应液吸入测量池中，通过电磁作用将磁珠吸附在电极表面，未与磁珠结合的物质通过清洗液去除；给电极加以一定的电压，使复合体化学发光，通过检测发光强度以及校准曲线确定待测标本中 t–PSA 的浓度。

（2）试剂。试剂组成：包被链霉亲和素的磁珠微粒、生物素化的抗 PSA 特异性抗体、钌标记的抗 PSA 单克隆抗体、质控物和定标液以及通用的标本稀释液、清洗液等。

（3）操作：按试剂盒使用说明书或实验室制订的 SOP 进行操作，主要操作流程参见本章第一节 CLIA 法检测 AFP。

（4）结果计算：①全自动电发光免疫分析仪的数据分析系统可以自动给出检测结果，应根据校准物和质控物的数据判定结果的有效性。②检测范围 0.002 ~ 100 ng/mL。如待测标本中总 PSA 浓度超过检测上限，应以稀释液稀释后重测，手工稀释结果应乘以稀释倍数，仪器自动稀释所检测的结果会自动校正。

（5）参考区间：①正常男性血清 PSA，< 40 岁时≤ 1.4 ng/mL，40 ~ 50 岁时≤ 2.0 ng/mL，50 ~ 60 岁时≤ 3.1 ng/mL，60 ~ 70 岁时≤ 4.1 ng/mL，> 70 岁时≤ 4.4 ng/mL。②各实验室最好根据本室使用的检测系统，检测一定数量的正常人群，建立自己的参考区间。如用文献或说明书提供的参考区间，使用前应加以验证。

（6）注意事项：参见本节 CLIA 法检测总 PSA（t-PSA）。

（二）结合 PSA 检测

1. 原理

临床通常采用 CLIA 夹心法检测结合 PSA（c-PSA）。先制备鼠抗人 c-PSA 单克隆抗体；制备羊抗人 c-PSA 抗体并与碱性磷酸酶联结制备酶结合物（ALP-gAb）；以提纯的鼠 IgG 免疫山羊制备羊抗鼠 IgG 抗体，并包被于磁性颗粒上；最后合成发光底物 AMPPD。

实验时标本中待测的 c-PSA 与 mAb、ALP-gAb 结合，形成双抗体夹心大分子免疫复合物 mAb-c-PSA-ALP-gAb；反应平衡后加入包被有羊抗鼠 IgG 抗体的磁性颗粒，捕获上述抗原 - 抗体复合物，在磁场的作用下自行沉淀；分离并吸弃上清液后加入发光底物 AMPPD，后者在 ALP 的作用下迅速发出稳定的光量子，光子的产出量与待测 c-PSA 的量成正比。

2. 试剂

购买与仪器配套的商品成套试剂。

3. 操作

按试剂盒使用说明书或实验室制订的 SOP 进行操作，主要操作流程参见本章第一节 CLIA 法检测 AFP。

4. 结果计算

全自动发光免疫分析仪的数据分析系统可以自动给出检测结果，应根据校准物和质控物的数据判定结果的有效性。

5. 参考区间

（1）c-PSA/t-PSA < 0.78。

（2）各实验室最好根据本室使用的检测系统，检测一定数量的正常人群，建立自己的参考区间。如用文献或说明书提供的参考区间，使用前应加以验证。

6. 注意事项

（1）溶血或脂血标本应避免使用。标本置- 20℃存放，避免反复冻融。

（2）不同批号试剂不能混用。每批试剂应分别制作标准曲线。同批试剂如超过定标稳定时间，应重新定标。

（3）采血前 48 h 内不得做灌肠，前列腺指诊或穿刺等检查治疗，否则测定结果会增高。

（4）其他应注意的问题参见本章第一节 CLIA 法检测 AFP。

（三）游离 PSA（f-PSA）检测

1. ELISA 法

（1）原理：操作时将标准品、阴性对照、阳性对照、待测标本及生物素标记的抗 f-PSA 抗体滴加至链霉亲和素包被的微孔板中一起温育，标准品、待测标本中的 f-PSA 通过生物素标记的抗 f-PSA 抗体吸附到微孔板上；清洗微孔板后，加入辣根过氧化物酶标记的抗 f-PSA 抗体进行温育反应，经过清洗后，加入底物 / 色原溶液使其发生酶反应。颜色的深浅与标本中的 f-PSA 浓度成正比。

（2）试剂。试剂组成：包被链霉亲和素的微孔板、生物素标记的抗 f-PSA 抗体、一系列浓度的标准品、辣根过氧化物酶标记的抗 f-PSA 抗体、酶显色底物溶液以及阴性对照、阳性对照、浓缩洗涤液、终止液。

（3）操作：按试剂盒使用说明书或实验室制定的 SOP 进行操作，主要操作流程参见本章第九节 ELISA 法检测 NSE。

（4）结果计算：采用单波长（450 nm）或双波长（450 nm/620 nm 或 630 nm）比色测定，通常选用双波长比色。每次试验均需根据每个标准液的浓度与其相对应的 OD 值绘制标准曲线，待测标本中的 f-PSA 浓度即可从标准曲线上读出。

（5）参考区间：①正常男性血清 f-PSA ≤ 0.93 μg/L，f-PSA/t-PSA ＞ 25%。②各实验室最好根据本室使用的检测系统，检测一定数量的正常人群，建立自己的参考区间。如用文献或说明书提供的参考区间，使用前应加以验证。

（6）注意事项：参见本节 ELISA 法检测总 PSA（t-PSA）。

2. CLIA 法

（1）原理：将待测标本和 f-PSA 抗体包被的顺磁性微粒子混合，标本中的 f-PSA 与 f-PSA 抗体包被的微粒子结合；洗涤后，加入吖啶酯标记的抗 PSA 抗体结合物，随后将预激发液和激发液添加到反应混合物中。测量的化学发光反应的强度，以相对发光值（RLUs）表示，标本中 f-PSA 含量与系统检测出的 RLUs 成正比。

（2）试剂：试剂组成：f-PSA 抗体包被的微粒子、吖啶酯标记的抗 PSA 抗体结合物、标本稀释液以及通用的发光激发液、清洗缓冲液等。

（3）操作：按试剂盒使用说明书或实验室制定的 SOP 进行操作，主要操作流程参见本章第一节 CLIA 法检测 AFP。

（4）结果计算：①全自动发光免疫分析仪的数据分析系统可以自动给出检测结果，应根据校准物和质控物的数据判定结果的有效性。②如待测标本中总 f-PSA 浓度超过检测上限，应以稀释液稀释后重测，手工稀释结果应乘以稀释倍数，仪器自动稀释所检测的结果会自动校正。

（5）参考区间：①正常男性血清 f-PSA ≤ 0.93 μg/L，f-PSA/t-PSA ＞ 25%。②各实验室最好根据本室使用的检测系统，检测一定数量的正常人群，建立自己的参考区间。如用文献或说明书提供的参考区间，使用前应加以验证。

（6）注意事项：参见本节 CLIA 法检测总 PSA（t-PSA）。

3. ECLIA 法

（1）原理：待测标本、生物素抗前列腺抗原单克隆抗体和钌复合物标记的前列腺抗原单克隆抗体一起孵育后，反应形成抗原 - 抗体复合体；加入链霉亲和素包被的磁珠微粒后，该复合体通过生物素与链霉亲和素间的反应结合到微粒上；将反应液吸入测量池中，通过电磁作用将磁珠吸附在电极表面，未与磁珠结合的物质通过清洗液被去除；给电极加以一定的电压，使复合体化学发光，通过检测发光强度以及校准曲线确定待测标本中 f-PSA 的浓度。

（2）试剂。试剂组成：包被链霉亲和素的磁珠微粒、生物素化的抗前列腺抗原单克隆抗体、钌复合物标记的前列腺抗原单克隆抗体、质控物和定标液以及通用的标本稀释液、洗涤液、清洁液等。

（3）操作：按试剂盒使用说明书或实验室制定的 SOP 进行操作，主要操作流程参见本章第一节 CLIA 法检测 AFP。

（4）结果计算：①全自动电发光免疫分析仪的数据分析系统可以自动给出检测结果，应根据校准物和质控物的数据判定结果的有效性。②检测范围 0.010 ～ 50.00 ng/mL。如待测标本中 f-PSA 浓度超过检测上限，测量值报告为＞ 50.00 ng/mL。

（5）参考区间：①正常男性血清 f-PSA ≤ 0.93 μg/L，f-PSA/t-PSA ＞ 25%。②各实验室最好根据本室使用的检测系统，检测一定数量的正常人群，建立自己的参考区间。如用文献或说明书提供的参考区间，使用前应加以验证。

（6）注意事项：参见本节 CLIA 法检测总 PSA（t-PSA）。

二、临床意义

（1）PSA 具有较强的器官特异性，虽在前列腺肥大及前列腺炎等良性前列腺疾病有升高，但在前列腺癌的筛查、辅助诊断、疗效监测及复发预测等方面仍发挥重要作用，可用于前列腺良、恶性疾病的鉴别辅助诊断。

（2）PSA 升高可见于前列腺癌、前列腺肥大及前列腺炎等疾病。前列腺癌手术后，t–PSA 可降至正常，若术后 t–PSA 浓度不降或降后又升高，提示肿瘤转移或复发。前列腺癌患者的 f–PSA 低于正常和良性疾病，因此 f–PSA/t–PSA 比值可作为前列腺癌的诊断指标，当 f–PSA/t–PSA < 15%，高度提示前列腺癌变，是前列腺良恶性疾病的鉴别点。

（3）PSA 水平随年龄的增长而增加，一般以每年 0.04 ng/mL 的速度递增。与前列腺增生的程度有关，但两者并不具有相关性。可能引起前列腺损伤的各种检查均可引起 PSA 的明显升高。

（杨云山）

第十三节　人绒毛膜促性腺激素检测

人绒毛膜促性腺激素（human chorionic gonadotropln，hCG）是人胎盘滋养层细胞分泌的一种糖蛋白类激素，有 α－和 β－两种亚单位，β－亚基为 hCG 所特有，可通过免疫试验测定。

一、检测方法

（一）ECLIA 法

1. 原理

待测标本、生物素化的抗 hCG 单克隆抗体和钌标记的抗 hCG 单克隆抗体混匀，形成夹心复合物；添加包被链霉亲和素的磁珠微粒进行孵育，复合物与磁珠通过生物素和链霉亲和素的作用结合；将反应液吸入检测池，微粒通过电磁作用吸附在电极表面，再由清洗液将未结合物质去除；对电极加一定电压后产生化学发光，通过检测发光强度以及校准曲线确定待测标本中 hCG 的浓度。

2. 试剂

试剂组成：包被链霉亲和素的磁珠微粒、生物素化的抗 hCG 单克隆抗体、钌标记的抗 hCG 单克隆抗体、质控物和定标液以及通用的标本稀释液、清洗液等。

3. 操作

按试剂盒使用说明书或实验室制定的 SOP 进行操作，主要操作流程参见本章第一节 CLIA 法检测 AFP。

4. 结果计算

（1）全自动电发光免疫分析仪的数据分析系统可以自动给出检测结果，应根据校准物和质控物的数据判定结果的有效性。

（2）检测范围 0.100 ~ 10 000 mIU/mL。如待测标本中 hCG 浓度超过检测上限，应以稀释液稀释后重测，手工稀释结果应乘以稀释倍数，仪器自动稀释所检测的结果会自动校正。

5. 参考区间

（1）男性 hCG ≤ 2.0 mIU/mL，绝经后女性≤ 6.0 mIU/mL，非妊娠妇女≤ 2.0 mIU/mL。

（2）各实验室最好根据本室使用的检测系统，检测一定数量的正常人群，建立自己的参考区间。如用文献或说明书提供的参考区间，使用前应加以验证。

6. 注意事项

（1）检测结果不受黄疸（胆红素 < 410 μmoL/L 或 < 24 mg/dL）、溶血（血红蛋白 < 0.621 mmoL/L 或 < 1.0 g/dL）、脂血（脂质 < 1 400 mg/dL）和生物素 < 80 ng/mL 或 < 327 nmol/L 的影响。对于接受高剂量生物素（ > 5 mg/d）治疗的患者，必须在末次生物素治疗 8 h 后才能采血。检测结果不受类风湿因子影响（RF < 3 400 IU/mL）。

（2）其他应注意的问题参见本章第一节 CLIA 法检测 AFP。

（二）ELISA 法

1. 原理

采用 ELISA 双抗体夹心法原理。通常用一株抗 hCG β－链（β－hCG）单克隆抗体包被微孔板制成同相抗体，以辣根过氧化物酶标记另一株抗 β－hCG 单克隆抗体制成酶标记抗体；实验时于包被抗体的微孔中分别加入标准品、阴性对照、阳性对照、待测标本及酶标抗体，形成抗体－hCG－酶标抗体复合物，再加入底物显色后用酶标仪测定。颜色的深浅与待测标本 hCG 含量成正比。

2. 试剂

试剂组成：包被有抗 β－hCG 单克隆抗体的微孔板、一系列浓度的标准品、酶标记的抗 β－hCG 单克隆抗体、酶显色底物溶液以及阴性对照、阳性对照、浓缩洗涤液、终止液。

3. 操作

按试剂盒使用说明书或实验室制订的 SOP 进行操作，主要操作流程参见本章第一节 ELISA 法检测 AFP。

4. 结果计算

采用单波长（450 nm）或双波长（450 nm/620 nm 或 630 nm）比色测定，通常选用双波长比色。每次试验均需根据每个标准液的浓度与其相对应的 OD 值绘制标准曲线，待测标本 hCG 浓度即可从标准曲线上读出。所有稀释的标本需乘以相应的稀释倍数来进一步推算其浓度。

5. 参考区间

（1）男性与未绝经女性 $<$ 5.0 mIU/mL，绝经女性 $<$ 10.0 mIU/mL。

（2）各实验室最好根据本室使用的检测系统，检测一定数量的正常人群，建立自己的参考区间。如用文献或说明书提供的参考区间，使用前应加以验证。

6. 注意事项

参见本章第一节 ELISA 法检测 AFP。

二、临床意义

1. 血清 hCG 是诊断早期妊娠的常用指标，也用于异常妊娠性疾病的早期发现和鉴别诊断。血清 hCG 升高常见于育龄妇女。正常受孕后，血中 hCG 含量迅速增加，孕 60 ~ 80 d 达到最高峰，随后逐渐下降，孕 160 ~ 180 d 时降到最低，但仍明显高于正常，此后又稍回升继续保持到分娩；双胎妊娠时，血清 hCG 比单胎增加 1 倍以上，血清 hCG 异常升高也可见于绒毛膜癌或葡萄胎；异位妊娠时，血清 hCG 则低于同期正常妊娠值。

2. 若早孕妇女血清 hCG 明显偏低或连续监测呈下降趋势，则预示先兆流产；实施人工流产手术后，若血清 hCG 值仍明显高于正常或呈上升趋势，则提示手术不彻底；hCG 升高还可见于生殖细胞、卵巢、膀胱、胰腺、胃、肺和肝脏肿瘤的患者。

（杨云山）

第十四节 $\beta-_2-$ 微球蛋白检测

$\beta-_2-$ 微球蛋白（$\beta-_2-$microglobulin，$\beta-_2-$MG）是由血小板、淋巴细胞和多形核白细胞产生的一种小分子球蛋白。其分子量 11 800，由 99 个氨基酸组成。它是细胞表面人类组织相容性抗原（HLA）的 β－链部分，分子内含一对二硫键，与免疫球蛋白稳定区结构相似。

一、检测方法

（一）胶乳增强免疫比浊法

1. 原理

基于标本中的 $\beta-_2-$MG 与试剂中包被有 $\beta-_2-$MG 抗体的乳胶颗粒反应形成不溶性的复合物，可在波长 500 ~ 600 nm 处比浊测定，再通过标准曲线读取标本中 β-₂-MG 的浓度。

2. 试剂

包被抗体的聚苯烯乳胶颗粒、含聚乙二醇的 Tris 缓冲液、NaCl 溶液、清洁剂和防腐剂等。

3. 操作

按试剂盒使用说明书或实验室制订的 SOP 进行操作。

4. 结果计算

仪器自动给出检测结果，应根据校准物和质控物的数据判定结果的有效性。

5. 参考区间

（1）血清：0.8 ~ 2.8 mg/L。

（2）尿样：0.03 ~ 0.10 mg/24 h。

（3）各实验室最好根据本室使用的检测系统，检测一定数量的正常人群，建立自己的参考区间。如用文献或说明书提供的参考区间，使用前应加以验证。

6. 注意事项

（1）标本中的血红素≤ 500 mg/dL、胆红素≤ 30 mg/dL、apoB ≤ 200 mg/dL、纤维蛋白原≤ 200 mg/dL、甘油三酯≤ 1 000 mg/dL 不会影响 β-₂-MG 的测定。

（2）由于 β-₂-MG 在酸性环境中不稳定，疑为尿中酸性蛋白酶的分解作用所致，故取样不宜采集清晨第一次尿，且标本采集后使用 K_2HPO_4 调整 pH7.8 后进行测定，2 ~ 8℃保存可以稳定 2 d 或 -20℃保存可以稳定 2 个月。

（二）CLIA 法

1. 原理

待测抗原、荧光素标记抗原竞争性与一株抗 β-₂-MG 单克隆抗体结合；当反应平衡后，形成抗原 - 抗体复合物；加入包被另一株抗被 β-₂-MG 单克隆抗体的磁性颗粒，捕获此抗原 - 抗体复合物，在磁场的作用下此磁性微粒自行沉淀；加入触发剂（如 H_2O_2 等）即迅速发出稳定的光量子，光量子的产出量与待测血清中的 β-₂-MG 量成反比。

2. 试剂

试剂组成：抗 β-₂-MG 单克隆抗体包被的磁性颗粒、荧光素标记抗原、标本稀释液以及通用的发光激发液、清洗缓冲液等。

3. 操作

按试剂盒使用说明书或实验室制定的 SOP 进行操作，主要操作流程参见本章第一节 CLIA 法检测 AFP。

4. 结果计算

全自动发光免疫分析仪的数据分析系统可以自动给出检测结果，应根据校准物和质控物的数据判定结果的有效性。

5. 参考区间

（1）血清：1.3 ~ 2.7 μg/mL。

（2）随机尿：< 0.2 μg/mL。

（3）各实验室最好根据本室使用的检测系统，检测一定数量的正常人群，建立自己的参考区间。如用文献或说明书提供的参考区间，使用前应加以验证。

6. 注意事项

收集尿液时应弃晨尿，喝 500 mL 水 60 min 后留尿，其他应注意的问题参见本章第一节 CLIA 法检测 AFP。

二、临床意义

1. 血 β-₂-MG 检测的临床意义

（1）肾功能是影响血 β-₂-MG 浓度的最主要因素，可用血 β-₂-MG 估测肾功能。血 β-₂-MG 是反映肾小球滤过功能的灵敏指标，各种原发性或继发性肾小球病变如累及肾小球滤过功能，均可致血 β_{-2}-MG 升高；血 β_{-2}-MG 是反映高血压和糖尿病肾功能受损的敏感指标；长期血液透析患者血 β_{-2}-MG 升高与淀粉样变、淀粉骨关节病及腕综合征的发生相关；血 β_{-2}-MG 有助于动态观察、诊断早期肾移植排斥反应。

（2）血 β_{-2}-MG 是淋巴细胞增殖性疾病的主要标志物。多发性骨髓瘤、慢性淋巴性白血病者血 β_{-2}-MG 浓度明显增加。其 β_{-2}-MG 血清水平可用于评价骨髓瘤的预后及治疗效果。人巨细胞病毒、EB 病毒、乙肝或丙肝病毒及 HIV 感染时血 β_{-2}-MG 亦可增高。

（3）自身免疫性疾病时血 β_{-2}-MG 增高，尤其是系统性红斑狼疮（SLE）活动期。50%类风湿关节炎患者血 β_{-2}-MG 升高，并且和关节受累数目呈正相关。目前认为测定血 β_{-2}-MG 可用于评估自身免疫性疾病的活动程度，并可作为观察药物疗效的指标。

2. 尿 β_{-2}-MG 检测的临床意义

（1）检测尿 β_{-2}-MG 是诊断近曲小管损害敏感而特异的方法。当近曲小管轻度受损时，尿 β_{-2}-MG 明显增加，且与肾小管重吸收率呈正相关。

（2）尿蛋白 / 尿 β_{-2}-MG 比值有助于鉴别肾小球或肾小管病变。单纯肾小球病变尿蛋白 / 尿 β_{-2}-MG 比值大于 300，单纯肾小管病变比值小于 10，而混合性病变其比值介于两者之间。

（3）尿 β_{-2}-MG 用于鉴别尿路感染，上尿路感染时尿液 β_{-2}-MG 浓度明显增加，而下尿路感染时则基本正常；糖尿病、高血压患者早期尿 β_{-2}-MG 与其肾功能损害程度显著相关；恶性肿瘤、自身免疫性疾病肾损害时尿中 β_{-2}-MG 明显增高；尿 β_{-2}-MG 检测可用于判断肾移植的排斥反应，肾移植患者血、尿 β_{-2}-MG 明显增高常提示机体发生排斥反应。

（杨云山）

第十五节 鳞状上皮细胞癌抗原检测

鳞状上皮细胞癌抗原（squamous cell carcinomaantigen，SCC-Ag 或 SCC）在正常鳞状上皮细胞中表达极微，其主要功能为抑制细胞凋亡和参与鳞状上皮层的分化；在肿瘤细胞中表达增高，通过细胞凋亡通路对机体的几种细胞自杀机制产生抵抗并参与细胞外基质的降解，从而促进肿瘤细胞的增殖和浸润。血清 SCC 检测常用于以宫颈鳞癌为代表的所有鳞状上皮细胞起源癌的辅助诊断和监测，特异性高。

血清中 SCC 至少有 4 种形式存在：游离 SCC1、游离 SCC2，以及相对应的丝氨酸蛋白酶结合物。

一、检测方法

（一）CLIA 法

1. 原理

双抗体夹心全自动化学发光检测法。将标本与包被有抗 SCC 抗体的顺磁微粒子混合，通过抗体将标本中 SCC 抗原固定在微粒子上；洗涤后加入吖啶酯标记的 SCC 抗体（二抗），使特异地形成微粒子抗体 -SCC- 吖啶酯标记抗体免疫复合物；洗涤后加入预激发液和激发液启动化学发光反应，检测其相对发光单位（RLU），标本中 SCC 的含量与 RLU 呈正相关。

2. 试剂

采用与仪器配套的商品化试剂盒。试剂一般包括：抗 SCC 抗体包被的顺磁微粒子、吖啶酯标记的二抗、预激发液、激发液、校准品、质控物、稀释液、洗涤液和清洁液。

3. 操作

按试剂盒使用说明书或实验室制定的 SOP 进行操作，只需分离血清或血浆，准备试剂，上机检测包括加样、温育、洗涤和打印结果在内的各项操作均由仪器自动完成。

4. 结果计算

按照试剂盒使用说明书进行结果判定，一般原则如下。

（1）每隔 24 h 运行三个质控水平（包括正常值和异常值），质控结果在试剂盒说明书或实验室所要求的可接受范围内。

（2）仪器自动计算和打印结果。该法的线性范围为 0.1 ～ 70 ng/mL；如待测标本中 SCC 浓度超过此范围上限，应以稀释液稀释后重新检测，手工稀释结果乘以稀释倍数，仪器自动稀释所检测的结果会自动校正。

5. 参考区间

正常人血清或血浆 SCC ≤ 1.5μg/L（即 1.5 ng/mL）。各实验室最好根据本室使用的检测系统，检测一定数量的正常人群，建立自己的参考区间。如用文献或说明书提供的参考区间，使用前应加以验证。

6. 注意事项

（1）SCC 广泛存在于皮肤、汗液和唾液中，因而标本应避免汗液、唾液或气溶胶（喷嚏）污染，以防止假阳性结果；对于 SCC 阳性结果，特别是其结果与临床表现不符时，需要再次试验予以确认。

（2）冷藏试剂使用前需室温（20 ～ 25℃）平衡 30 min，上机检测时要确保试剂的充分混匀，并注意避开光源；不同批号试剂不能混用；每批试剂应分别制作标准曲线。

（3）患者标本中的人抗小鼠抗体或嗜异性抗体可能会干扰检测。

（4）不能使用以下标本：热灭活标本、严重溶血标本（Hb ＞ 500 mg/dL）、尸检标本或其他体液。

（5）仪器的定期校准：由生产商专业工程师定期提供校准服务，对仪器的关键部分如加样系统、温控系统和检测系统进行校准，以确保仪器处于正常的工作状态。

（6）仪器的维护保养：做好仪器的日、周和月维护，保证仪器的工作状况和使用寿命。

（7）项目的定期校准：检验项目校准及校准验证周期应遵照生产商建议的时间，在更换试剂批号或仪器的重要部件后以及质量控制失控处理后也应做项目校准。

（8）在疗效或随访监测中，检测值的比较必须使用相同的检测方法，否则，必须对新旧两种方法进行平行比对检测。

（二）MEIA 法

1. 原理

双抗体夹心全自动酶免荧光检测法。经探针吸取标本和包被了抗 SCC 抗体的微粒至反应杯上的孵育孔，通过抗体将标本中 SCC 抗原固定在微粒上；然后加入碱性磷酸酶（ALP）标记的抗 SCC 二抗，使特异地形成微粒抗体 –SCC– 酶标抗体免疫复合物，洗涤后加入底物 4– 甲基酮磷酸盐（4–MUP）；酶标抗体上的 ALP 分解 4–MUP，脱磷酸后形成甲基酮，在激发光的照射下发出信号很强的荧光，并与标本中 SCC 浓度成正比。

2. 试剂

采用与仪器配套的商品化试剂盒。试剂一般包括：抗 SCC 抗体包被的微粒、ALP 标记的抗 SCC 二抗、4– 甲基酮磷酸盐、缓冲液、稀释液、校准品、质控物、洗涤液和清洁液。

其他与上述 CLIA 法相同。

（三）ELISA 法

1. 原理

采用双抗体夹心模式。采用链霉亲和素包被同相，标本中的待测抗原与生物素化抗 SCC 单抗结合后，通过生物素、链霉亲和素的作用吸附到固相上；然后加入辣根过氧化物酶（HRP）标记的抗 SCC 二抗，使特异地形成生物素化抗体 –SCC– 酶标抗体免疫复合物，洗涤后加入酶显色底物呈色；呈色强度与标本中 SCC 浓度成正比。

2. 试剂

试剂组成：包被链霉亲和素的微孔板、生物素化的抗 SCC 单抗、HRP 标记的抗 SCC 二抗、酶显色底物溶液以及标准品和质控物。

3. 操作

按试剂盒使用说明书或实验室制定的 SOP 进行操作，主要流程为：

试剂准备→加载标本（标准品、质控物和待测标本）、生物素化的抗 SCC 单抗和酶标二抗→温育反应→洗涤→显色→终止→比色。

4. 结果计算

按照试剂盒使用说明书进行结果判定，一般原则如下。

（1）以每块微孔板为一个批次，同时检测阴阳性质控物，质控结果符合试剂盒说明书或实验室所规定的要求。

（2）计算复孔检测的各标准品的吸光度平均值，标准品检测结果应符合试剂盒说明书的要求；每批次试验后均需以系列标准品浓度为横坐标，相应吸光度为纵坐标，制备标准曲线；待测标本 SCC 浓度可从标准曲线中获得。

（3）该法的线性范围为 0.3 ~ 50 ng/mL。如待测标本中 SCC 浓度超过此范围上限，应使用 SCC 检测阴性的正常人血清进行稀释，然后重新检测，测值乘以稀释倍数。

5. 参考区间

正常人血清或血浆 SCC ≤ 1.5μg/L（即 1.5 ng/mL）。各实验室最好根据本室使用的检测系统，检测一定数量的正常人群，建立自己的参考区间。如用文献或说明书提供的参考区间，使用前应加以验证。

6. 注意事项

标本应避免汗液、唾液或气溶胶（喷嚏）污染；打开试剂盒及试验全过程需要戴手套操作，以防止假阳性结果。

其他参见本章第一节 ELISA 法检测 AFP。

二、临床意义

血清中 SCC 水平升高，可见于约 83% 的宫颈鳞癌、25% ~ 75% 的肺鳞状细胞癌、30% 的Ⅰ期和 89% 的Ⅲ期食管鳞癌；也可见于部分卵巢癌、子宫癌和颈部鳞状上皮细胞癌。

1. 对宫颈鳞癌有较高的辅助诊断价值

原发性宫颈鳞癌敏感性为 44% ~ 69%，特异性为 90% ~ 96%，早期诊断价值有限；其临床意义主要体现在对治疗疗效以及复发和转移的监控上，必须定期检测、动态观察，并与其他诊断或治疗检测手段结合评判。

2. 辅助诊断肺鳞癌

其水平与肿瘤的进展程度相关，与 CYFRA21-1、NSE 和 CEA 联合检测可提高肺癌患者诊断的敏感性。

3. 辅助诊断食管鳞癌

不能单独作为早期诊断指标，阳性率随病情发展而上升，对于晚期患者，其灵敏度可达 73%，与 CYFRA21-1 联合检测可提高诊断的敏感性。

4. 其他鳞癌

如头颈癌、外阴癌、膀胱癌、肛管癌和皮肤癌等，SCC 也有一定的疗效和病程监测价值。

5. 良性疾病

如表皮过度角化的皮肤疾病、子宫内膜异位、肺炎、肾衰竭，结核、肝炎和肝硬化等 SCC 水平也会有不同程度升高。因此，SCC 检测不是诊断鳞状细胞癌的绝对指标，必须结合其他的检查手段；也不能作为鳞状细胞癌的筛查指标。

（杨云山）

第十六节 人表皮生长因子受体 -2 蛋白胞外区检测

人表皮生长因子受体 -2 蛋白胞外区（human epidermal growth factor receptor-2 extracellular domain，HER-2ECD）是 HER-2 蛋白的胞外区受蛋白酶裂解，从细胞表面脱落至血液中形成的可溶性糖蛋白（分子量约 105 kD，故又被称为 p105）。血清 HER-2ECD 检测具有与肿瘤组织 HER-2 相关性好且易于实时动态监测的优点，是组织学检测的一种重要补充。

一、检测方法

（一）CLIA 法

1. 原理

双抗体夹心全自动化学发光检测法。标本、荧光素标记的抗 HER-2 单抗以及吖啶酯标记的抗 HER-2 单抗（二抗）共同孵育，使特异地形成荧光素化抗体 -HER-2ECD- 吖啶酯标记抗体免疫复合物；然后加入固相载体（与鼠单克隆抗荧光素抗体共价结合的顺磁粒子），使上述免疫复合物通过荧光素 - 抗荧光素抗体特异地吸附到固相载体上；洗涤后加入发光启动剂激发化学发光反应；标本中 HER-2ECD 的含量与相对发光单位（RLU）呈正相关。

2. 试剂

采用与仪器配套的商品化试剂盒。试剂一般包括荧光素标记的抗 HER-2 抗体、吖啶酯标记的抗 HER-2 抗体、包被有抗荧光素抗体的固相载体、发光启动剂、校准品、质控物、稀释液、洗涤液和清洁液。

3. 操作

按试剂盒使用说明书或实验室制定的 SOP 进行操作，只需分离血清，准备试剂，上机检测包括加样、温育、洗涤和打印结果在内的各项操作均由仪器自动完成。

4. 结果计算

按照试剂盒说明书进行结果判定，一般原则如下。

（1）每隔 24 h 运行至少两个水平的质控物（正常值和异常值），质控结果在试剂盒说明书或实验室所要求的可接受范围内。

（2）仪器自动计算和打印结果。如待测标本中 HER-2ECD 浓度大于 350 ng/mL，应以稀释液稀释后重新检测，手工稀释结果乘以稀释倍数，仪器自动稀释所检测的结果会自动校正。

5. 参考区间

正常女性血清 HER-2ECD < 15 ng/mL。各实验室最好根据本室使用的检测系统，检测一定数量的正常人群，建立自己的参考区间。如用文献或说明书提供的参考区间，使用前应加以验证。

6. 注意事项

（1）规范实验室标本采集流程，血清标本采集后应尽快分离和检测（3 h），否则将血清分离后放置 2 ~ 8℃，或 -20℃下贮存并避免反复冻融。

（2）待测标本和质控物禁用叠氮化物防腐，含有沉淀物的待测标本检测前需充分离心。

（3）正在接受眼底荧光血管造影的患者，在治疗后 36 ~ 48 h 会在体内保留大量荧光素，肾功能不全者可能会停留更长时间，这类患者使用该检测法时可能会产生错误的数值降低，需要谨慎解释结果。

其他参见本章第十五节 CLIA 法检测 SCC。

（二）ELISA 法

1. 原理

采用双抗体夹心模式。抗人 HER-2 抗体包被微孔板，将标本、生物素化的抗 HER-2 抗体（二抗）和辣根过氧化物酶（HRP）标记的亲和素依次加入微孔内，使特异地形成固相抗体 -HER-2ECD- 生物素化抗体免疫复合物，并通过生物素、亲和素的结合被标记上 HRP，洗涤后加入酶显色底物呈色；呈色强度与标本中 HER-2 浓度成正比。

2. 试剂

试剂组成：包被人 HER-2 抗体的微孔板、生物素化的抗 HER-2 抗体、HRP 标记的亲和素、酶显色底物溶液以及标准品和质控物。

3. 操作

按试剂盒使用说明书或实验室制定的 SOP 进行操作，主要流程为：

试剂准备→加载标本（标准品、质控物和待测标本）并温育→洗涤→加入生物素化的抗 HER-2 抗体并温育→洗涤→加入 HRP 标记的亲和素并温育→洗涤→显色→终止→比色。

4. 结果计算

按照试剂盒使用说明书进行结果判定，一般原则如下。

（1）以每块微孔板为一个批次，同时检测阴阳性质控物，质控结果符合试剂盒说明书或实验室所规定的要求。

（2）标准品检测结果符合试剂盒说明书的要求；每批次试验后均需以系列标准品浓度为横坐标，相应吸光度值为纵坐标，制备标准曲线；待测标本 HER-2ECD 浓度可从标准曲线中获得。

（3）该法的线性范围 1.56 ~ 100 ng/mL，如待测标本中 HER-2ECD 浓度超过此范围上限，应以稀释液稀释后重新检测，测值乘以稀释倍数。

5. 参考区间

正常女性血清 HER-2ECD < 15 ng/mL。各实验室最好根据本室使用的检测系统，检测一定数量的正常人群，建立自己的参考区间。如用文献或说明书提供的参考区间，使用前应加以验证。

6. 注意事项

参见本章第一节 ELISA 法检测 AFP。

二、临床意义

（1）实验室检测 HER-2 状态已成为乳腺癌临床评估的常规项目，是对适宜患者采取 HER-2 基因靶向药物治疗的先决条件，同时也是判断预后和制定有效治疗方案（包括激素治疗和化疗）的重要参考指标。临床上通常使用免疫组织化学法检测 HER-2 蛋白的表达或原位荧光杂交法检测 HER-2 基因的扩增，具有取材受限（需手术或活检）、无法跟踪监测，以及判断方法尚未标准化、易受检测者主观干扰等缺点；因此，血清标本 HER-2ECD 的检测受到重视。

（2）对于血清 HER-2ECD 水平超过 15 ng/mL 的乳腺癌患者，该指标的动态分析有助于疗效监测、复发判断和预后评价，需要结合患者的临床信息和其他诊断手段综合评判。

（3）在指导药物治疗，尤其是靶向药物应用方面，血清 HER-2ECD 的检测可作为组织学检测的一个补充，且有可能使靶向治疗的适应人群得以放宽。

（4）血清 HER-2ECD 浓度正常不能排除乳腺癌；浓度升高可能也会在一些非恶性疾病或其他类型的上皮起源肿瘤如肺癌、肝癌、胰腺癌、结肠癌、胃癌、卵巢癌、宫颈癌和膀胱癌中出现，因此血清 HER-2ECD 不能用于诊断筛查。另外，解释妊娠期间的 HER-2ECD 浓度时需要谨慎。

（杨云山）

第十七节　人附睾蛋白 4 检测

人附睾蛋白 4（human epididymis protein 4，HE4）由 Kirchhoff 等于 1991 年首次在附睾远端上皮细胞中被发现，并且最初认为它是一种与精子成熟相关的蛋白酶抑制剂。后经多种方法证实 HE4 在正常生殖道腺上皮细胞、上呼吸道和肾远曲小管上皮细胞呈低表达，在卵巢癌、移行细胞癌、肾癌、乳腺癌、胰腺癌和消化系统肿瘤均有不同程度的表达，尤以卵巢癌为明显；它不仅在细胞水平上有高表达，分泌型 HE4 也已经在卵巢癌患者的血清中检测到有高水平表达，并于 2002 年被证实为卵巢癌血清标志物。

一、检测方法

（一）CLIA 法

1. 原理

包括 CLIA 的电化学发光法和微粒子化学发光法，基本原理相同，均是以双抗体夹心化学发光法全自动定量检测 HE4。电化学发光法原理如下：待测标本、生物素化的抗 HE4 单抗以及钌复合体标记的抗 HE4 单抗（二抗）在反应体系中混匀，形成生物素化抗体 -HE4- 标记抗体免疫复合物；然后加入链霉亲和素包被的磁性微粒，该免疫复合物通过生物素和链霉亲和素的相互作用结合在磁性微粒上；在磁场的作用下，磁性微粒被吸附到电极上，未结合的游离成分被吸弃，电极通过电加压后产生光信号，并与标本中 HE4 浓度成正比。

2. 试剂

采用与仪器配套的商品化试剂盒。试剂一般包括链霉亲和素包被的磁性微粒、生物素化的抗 HE4 抗体、钌复合物标记的二抗、校准品、质控物、稀释液、洗涤液和清洁液。

3. 操作

按试剂盒使用说明书或实验室制定的 SOP 进行操作，只需分离血清或血浆，准备试剂，上机检测包括加样、分离、搅拌、温育、检测和打印结果在内的各项操作均由仪器自动完成。

4. 结果计算

按照试剂盒使用说明书进行结果判定，一般原则如下。

（1）每隔 24 h 运行至少两个水平的质控物（正常值和异常值），质控结果在试剂盒说明书或实验室所要求的可接受范围内。

（2）仪器自动计算和打印结果。该法的线性范围为 15 ~ 1 500 pmol/L；如待测标本中 HE4 浓度超过此范围上限，应以标本稀释液稀释后重新检测，手工稀释结果乘以稀释倍数，仪器自动稀释所检测的结果会自动校正。

5. 参考区间

正常人血清中 HE4 含量分布存在年龄、性别和种族等差异，国内外文献报道的参考区间也不相同。各实验室最好根据本室使用的检测系统，通过调查本地区一定数量的不同年龄、性别的正常人群，建立自己的参考区间。如用文献或说明书提供的参考区间，使用前应加以验证。

6. 注意事项

（1）对于接受高生物素治疗的患者，必须在末次生物素治疗 8 h 后，采集标本。

（2）待测标本和质控物禁用叠氮化物防腐，切勿使用加热灭活的标本；含有沉淀物的待测标本检测前需要充分离心。

（3）患者血清 HE4 检测值与检测方法有关，检验报告单中应注明 HE4 检测方法。

其他参见本章第十五节 CLIA 法检测 SCC。

（二）ELISA 法

1. 原理

采用双抗体夹心模式。采用链霉亲和素包被同相，标本中待测抗原与生物素化抗 HE4 单抗结合后，通过生物素——链霉亲和素的作用吸附到固相上；洗涤后加入辣根过氧化物酶（HRP）标记的抗 HE4 单抗（二抗），使特异地形成固相抗体 -HE4- 酶标抗体免疫复合物，洗涤后加入酶显色底物呈色。呈色强度与标本中 HE4 浓度成正比。

2. 试剂

试剂组成：包被链霉亲和素的微孔板、生物素化的抗 HE4 单抗、酶标记的抗 HE4 单抗、酶显色底物溶液以及标准品和质控物。

3. 操作

按试剂盒使用说明书或实验室制定的 SOP 进行操作，主要流程如下。

试剂准备→加载标本（标准品、质控物和待测标本）和生物素化的抗 HE4 单抗→温育反应→洗涤→加入酶标抗 HE4 单抗并温育→洗涤→显色→终止→比色。

4. 结果计算

按照试剂盒使用说明书进行结果判定，一般原则如下。

（1）以每块微孔板为一个批次，同时检测阴阳性质控物，质控结果符合试剂盒说明书或实验室所规定的要求。

（2）计算复孔检测的各标准品的吸光度平均值，标准品检测结果应符合试剂盒说明书的要求；每批次试验后均需以系列标准品浓度为横坐标，相应吸光度值为纵坐标，制备标准曲线，待测标本 HE4 浓度可从标准曲线中获得。

（3）该法的线性范围为 15 ~ 900 pmol/L，如待测标本中 HE4 浓度超过此范围上限，应以稀释液进行稀释，然后重新检测，测值乘以稀释倍数。

5. 参考区间

与上述 CLIA 法相同。

6. 注意事项

推荐用血清标本检测，标本在检测之前可放置 2 ~ 8℃贮存 3 d，否则应置- 20℃下存放并避免反复冻融。尚未证实血浆和其他体液对 HE4 ELISA 试剂盒有效。

其他参见本章第一节 ELISA 法检测 AFP。

二、临床意义

主要用于辅助临床卵巢癌的早期诊断、鉴别诊断、治疗监测和预后评估，与血清癌抗原 CA125 联合检测，可进一步提高肿瘤诊断的敏感性和特异性。在子宫内膜癌和呼吸系统肿瘤中也表现出较好的辅助诊断和病程监测价值。不过，由于目前国内外对 HE4 参考区间尚无明确界定，且其含量分布存在种族差异，如有文献报道欧洲人群临界值为 < 150 pmol/L，进口试剂盒说明书建议的正常人血清 HE4 参考区间为 0 ~ 150 pmol/L，而国内试剂厂商建议的血清 HE4 参考区间为 0 ~ 75 pmol/L。因此，该指标用于临床肿瘤患者的辅助诊断尚有待完善。

（1）帮助评估绝经前和绝经后盆腔肿瘤妇女患上皮细胞型卵巢癌的风险，该检测结果必须与卵巢癌临床管理指南所规定的其他方法结合使用，综合评判，因为术前确诊可改善卵巢癌的预后。不过尚未证明其对下列人群有效：曾经进行治疗的恶性肿瘤患者、正在进行化疗的患者和年龄 < 18 岁的患者。

（2）辅助上皮细胞型卵巢癌的早期诊断：HE4 诊断敏感度约为 72.9%，特异性约为 95%；尤其是在疾病初期无症状表现的阶段，敏感性优于 CA125。

（3）监控侵袭性上皮细胞型卵巢癌患者的治疗疗效以及疾病的复发和转移；应定期检测以观察 HE4 水平的动态变化，结果的判断必须结合临床和其他检查。不推荐 HE4 用于监控患有已知黏蛋白型或生殖细胞型卵巢癌患者。

（4）非恶性疾病的个体也可能会出现 HE4 水平的升高，因此 HE4 的浓度水平不能作为判断恶性疾病存在与否的绝对证据；也不适用于癌症的筛查。

（杨云山）

第十八节　肾脏肿瘤有关标志物检测

一、p27 基因

p27 基因是近年来发现的一种抑癌基因，其编码的 P27 蛋白为细胞周期素（cyclin）依赖性蛋白激酶抑制因子（cyclin dependent kinase inhibitor，CDKI）。由于其在细胞周期调控中的枢纽作用，很快成为细胞分子生物学、肿瘤分子生物学的研究热点。

（一）p27 基因生物学特性

p27 基因是 1994 年 Polyak 等发现的一种调控细胞周期并抑制细胞分裂的重要基因，定位于第 12 号染色体短臂 1 区 3 带（12p13），其编码的蛋白质含有 198 个氨基酸，相对分子质量约 27 kD，由 2 个外显子和 2 个内含子组成。P27 蛋白质 N 端没有结构锌指的结构域，C 端有 2 个分开的核定位信号。p27 主要与 cyclin 结合而发挥对 cyclin–CDK 的抑制作用，具有多种生物学功能：①可直接抑制 cyclin–CDK 复合物的生物学活性，从而阻止细胞由 G1 期向 S 期的转变，同时还可作为细胞外刺激信号的潜在媒介来调控细胞周期。②促进细胞分化，介导细胞间黏附及诱导细胞凋亡。研究发现，缺氧可诱导 p27 的产生，抑制 CDK2 的活性，从而阻滞细胞周期，如减少或清除 p27 将清除缺氧所致的 G1 期阻滞，但也有 p27 抑制细胞凋亡的报道。p27 诱导还可抑制细胞凋亡，可能与细胞类型、生长状态及其恶性化与否有关。③与细胞衰老有关。目前发现，CD4 与 CD8 的胸腺细胞和激活的成熟 T 细胞的 p27 表达下降，人为上调 p27 表达后，可引起胸腺细胞发育障碍和成熟 T 细胞增殖能力下降，推测 p27 表达下降对 T 细胞的发育、增殖及免疫反应是必需的。另有研究表明，pRb 导致细胞衰老可因 p27 表达减弱而丧失，pRb 可能通过转录后的调节上调 p27 表达，并特异性地抑制 CDK2 活性来延长细胞周期阻滞，从而实现其诱导衰老的作用。

（二）p27 基因实验室检测

1. 免疫组化染色

在常规的临床实验室中一般采用免疫组化方法检测 p27 基因的表达。免疫组化，是应用免疫学基本原理——抗原抗体反应，即抗原与抗体特异性结合的原理，通过化学反应使标记抗体的显色剂（荧光素、酶、金属离子、核素）显色来确定组织细胞内抗原（多肽和蛋白质），对其进行定位、定性及定量的研究。有商品化试剂盒供应，按说明书操作，同时做阴阳性对照即可进行检测。

2. 基因原位杂交

对组织标本的检测同样可以用原位杂交法，探针序列为：5'–GGCGGCTCCCGCTGACATCCTGGCTCTCCT–3'，共 30 bp，解链温度 72℃。其他试剂可成套采购。

（三）p27 蛋白质检测的影响因素

p27 与肾小球细胞增殖有关。P27 蛋白含量的变化与肿瘤的发生及其恶性程度具有一定的相关性。

（四）p27 基因在肾脏疾病中的临床意义

1. 生理情况下 p27 在肾脏的表达及调控

应用免疫组织化学方法观察胎儿（孕龄 54 ~ 104 d）肾脏及成熟肾脏（肾切除所得）的 p27 分布情况，结果发现在胚胎肾脏的胚基、输尿管芽中无 p27 的表达，随着胚胎肾的发育，p27 的表达逐渐增加，在成熟肾脏肾小球中呈现强烈表达。由此可见必参与人肾细胞的分化和成熟过程。此外，有研究表明在 $p27^{-/-}$ 的转基因小鼠，由于致炎作用，相对于正常小鼠有明显的肾系膜细胞和肾小管细胞的大量凋亡，离体实验也证实 p27 可阻止系膜细胞的凋亡效应，由此可见 p27 对人肾细胞的凋亡具有一定的调控作用，但其详细机制有待进一步证明。

2. p27 与肾癌

对 p27 蛋白表达与肾癌关系的研究表明，p27 蛋白表达水平可能是衡量及判断肾癌预后的一种关键尺度，低表达者肿瘤侵袭性强，预后不良。

应用免疫组织化学方法检测各种类型肾癌中蛋白表达情况，发现肾癌 p27 阳性表达率为 37.6%，在颗粒细胞癌、混合细胞癌及未分化癌等三种病理类型肾癌中 p27 阳性表达随 Robson 分期增加而降低（$P < 0.05$）。从而认为用免疫组织化学方法检测 p27 蛋白表达在上述三种病理类型肾癌的预后方面有一定的临床应用价值，并且认定 p27 失活或低表达与这三种肾癌的 Robson 临床分期高密切相关。另外，用免疫组化的方法检测肾透明细胞癌及正常肾组织中 p27 蛋白的表达，结果发现 p27 在正常肾组织中的阳性率明显低于其在肾癌组织中的阳性率（$P < 0.01$），并且 p27 蛋白表达的高低与肾癌的组织学分级呈负相关（$P < 0.01$），分级越高，p27 表达越低。因此认为 p27 有可能作为判别肾癌分化程度的标志物，

并可能成为判断肾癌预后的有用指标。在基因研究方面，野生型 VHL 抑癌基因可下调 p27 mRNA 水平，进而减少其蛋白表达。近年来国外学者发现 40% ~ 70% 肾透明细胞癌在肿瘤发生早期存在 VHL 基因突变，而该抑癌基因在其他病理类型肾癌中并无突变，这说明肾透明细胞癌的肿瘤发生机制不同于其他类型肾癌，p27 蛋白的低表达可能与 VHL 基因失活有关，二者可能均是透明细胞癌肿瘤发生过程中的一个早期事件。最近，采用基因转染技术，用脂质体介导将 p27 cDNA 导入肾癌 CRC-1 细胞系中，结果发现外源性 p27 基因的表达可使 GRC-1 细胞端粒酶活性降低，肾癌细胞生长受到抑制。因而认为，提高肾癌细胞 p27 的表达，能抑制肿瘤细胞的生长，而导入 p27 基因是一种理想的临床治疗肾癌的新途径。据报道，肿瘤的分级、分期和淋巴结转移情况与肾盂、输尿管移行细胞癌患者的生存率是相关的，研究发现较低水平的 p27 与肾盂及输尿管移行细胞癌侵袭度及预后不佳是相关的，这说明 p27 对上尿路恶性肿瘤患者存活率的影响可能是一种有用的预后指标；同样，用多元回归统计分析表明，对于肾盂及输尿管移行细胞癌，p27 有一种独立的前瞻性的预后价值（$P < 0.05$）；最近，研究表明，在肾细胞癌患者当中 p27 低表达与肿瘤的大小及不良预后是极其相关的。也就是说，对于上尿路恶性肿瘤来讲，p27 很可能是一种新的预后标志。

（五）P27 蛋白质的参考范围

目前，P27 蛋白的研究还处于起步阶段，而免疫组化和基因原位杂交受各方面影响因素较多，主要用于对比研究。由于缺乏统一的标准检验方法，P27 的参考范围未见报道。

二、VHL 基因

VHL 基因得名于 VHL 病——Von Hippel-Lindau 综合征的简称，即中枢神经系统血管网状细胞瘤合并肾脏或胰腺囊肿、嗜铬细胞瘤、肾癌，以及外皮囊腺瘤等疾病。VHL 病为一种常染色体显性遗传的家族性肿瘤综合征，涉及多个系统病变，包括肾癌，中枢神经系统和视网膜的成血管细胞瘤，肾上腺嗜铬细胞瘤，肾、胰腺和附睾囊肿等，其中肾癌的发生率高达 28% ~ 45%。1993 年成功地克隆出 VHL 基因并证实 VHL 基因失活是 VHL 病的根本原因，98%以上的 VHL 病中存在 VHL 基因失活。

（一）VHL 基因生物学特征和理化性质

人类 VHL 基因定位于染色体 3p25 ~ 26 区，全长约 15 kb，包含有 3 个外显子和 2 个内含子，编码长 4.7 kb 的 mRNA。VHL 基因编码产生的蛋白产物称作 VHL 蛋白（pVHL），此蛋白与现存数据库内的蛋白质无同源性。最初认为 VHL 蛋白包含 284 个氨基酸，现已证实为 213 个氨基酸，其分子量为 28 ~ 30 kD，称为 p30 或 pVHL L 蛋白；另外 VHL 基因还可编码产生分子量为 19 kD 的蛋白，称为 p19 或 pVHL S 蛋白。p19 蛋白曾被认为是 p30 蛋白的降解产物，现证实 p19 蛋白是在 VHL 基因的第二转录起始位点（54 号密码子）上转录形成的异构体，具有与 p30 蛋白相似的功能，产生 p19 蛋白的原因尚不清楚。

VHL 蛋白的二级结构由位于 C 末端的 4 个 α－－螺旋和位于 N 末端 7 个 β－折叠构成。其中 3 个 α－螺旋位于蛋白的一侧，构成了 α－区；另外 4 个 α－折叠和 1 个 α－螺旋位于一侧，构成了 β－区。这两个区域包含不同的蛋白结合位点：α－区可以与转录延长因子 B-C（Elongin B-C）复合物相连接，β－区可以与缺氧诱导因 1a（HIF-1a）等底物分子相连接。这两个区域的完整对 VHL 蛋白的功能有重要意义，VHL 病和肾癌中 VHL 基因的“突变热点”即发生在与蛋白结合的关键位点上。

（二）VHL 基因实验室检验方法

1. 突变基因检测

在临床实验室中常采用聚合酶链反应（PCR）和单链构象多态性分析（SSCP）来分析 VHL 基因的突变。先行 VHL 基因的 PCR 扩增（95℃变性 3 min，加入 Taq 酶，循环参数为：94℃ 60 s、60℃ 60 s、72℃ 60 s 共 35 个循环周期，最后于 72℃延伸 10 min），取 PCR 产物进行凝胶电泳，电泳后行凝胶银染。根据与自身对照样本单链带在数目、位置上的差异来判断是否存在 VHL 基因突变。重复实验 3 次，以排除假阳性。

2. 免疫组织化学检测

免疫组织化学采用 Rb 二步法，所有步骤需在室温条件下完成。取部分新鲜肿瘤标本 10%福尔马林固定、石蜡包埋。所有蜡块 4μm 厚连续切片，检测肿瘤组织中 VHL 的表达，结果判定：胞质内棕黄色颗粒为 VHL 阳性表达（CD31 抗体标记血管内皮细胞）。结合病理图像分析系统采用盲法阅片的方式，进行结果评价。

（三）VHL 基因检测的影响因素

大量研究证实 VHL 基因的突变与肿瘤细胞生长、增殖、分化及转移关系密切，恶性肿瘤中具有较高的突变概率。

（四）VHL 基因在肾脏疾病检测的临床意义

目前已知的基因失活机制包括：基因突变，杂合性缺失（LKOH）和基因的甲基化。在肾癌中，VHL 基因的以上变化得到了充分的研究。人们普遍认为，VHL 基因失活是肾癌（特别是透明细胞癌）发生的主要分子机制，而且是肿瘤发生早期的、频发的，并可能是必需的步骤。

1. VHL 基因与杂合性缺失

肾癌中普遍存在 3 号染色体短臂（3p）的 LOH 高发现象，3p 的 LOH 发生率高达 98%。在直径 4 ~ 9 mm 的微小肾癌中检测到 3p LOH，说明 3p LOH 是肾癌发生的早期事件。肾癌的 3p 中 LOH 分布并不连续，而是存在有多个 LOH 高发区，分别定位在 3p12-13、3p14.2、3p21.3 和 3p25-26 区域，呈斑带状（zebra-like pattern）分布。近年来研究发现，除了定位在 3p25-26 的 VHL 基因外，其他 LOH 高发区域也可能包含与肾癌发生有关的基因，如 FHIT 基因（3p14.2）、NRC-1 基因（3p12）、RASSFIA 基因（3p21.3）等。Chino 对肾癌中的这些 LOH 高发区进行比较，发现 VHL 基因所在的 3p25-26 区域的 LOH 发生率远高于其他区域，说明 VHL 基因的 LOH 是肾癌中最主要的改变。

以上研究均采用微卫星作为标志物，由于 VHL 基因内部不包含微卫星，所以各家对 VHL 基因的 LOH 发生率报道差别很大。Chino 报道微卫星 D3S1560 和 D3S1317 的 LOH 发生率为 28.6%和 14.3%，而 Sukosd 报道此 2 个位点的 LOH 发生率均为 100%。为了明确肾癌中 VHL 基因确切的 LOH 发生率。Hamano 应用 VHL 基因内部的 SNP 位点作为标记物，检测到 LOH 发生率为 59.1%。

2. VHL 基因与突变

肾癌中 VHL 基因突变具有极高的发生率，国内外一般报道为 50% ~ 80%。肾癌的不同亚型之间 VHL 基因突变率差异很大，其中透明细胞癌最为多见，乳头状癌极少。在透明细胞癌、嫌色细胞癌和乳头状癌的 VHL 基因突变率分别为 50%、43%和 0。Kondo 报道 VHL 基因突变在早期和进展期肾癌中均可检测到，而且发生率无显著性差异，说明 VHL 基因突变是肾癌发生的早期事件。但是 VHL 基因突变并不意味着一定导致肾癌发生，人们观察到肾癌常发生于成人，即使遗传有 VHL 基因突变的 VHL 病个体在儿童亦少发病，因此 VHL 基因突变是肾癌发生的必要条件，而非充分条件。

无论在肾癌还是在 VHL 病中，VHL 基因突变均发生在 54 号密码子之后，这揭示了 VHL 蛋白结构和功能之间的联系。54 号密码子为 VHL 基因的第二转录起始位点，即使在 1 ~ 53 号密码子中有突变发生，VHL 基因仍可编码产生具有正常功能的 P19 蛋白，因此只有在 54 号密码子之后的基因突变才能导致 VHL 基因功能丧失。肾癌的 VHL 基因突变也具有一些不同于 VHL 病之处。Kondo 报道肾癌的 VHL 基因突变多见于 2 号外显子，而 VHL 病多见于 1 号和 3 号外显子。Gallou 发现造成 VHL 蛋白结构完全破坏的突变（如移码突变、无义突变等）比例高达 78%，而在 VHL 病中仅为 37%，与之相反，对 VHL 蛋白结构影响较小的突变（如点突变、同义突变等）在肾癌中的发生率仅为 22%，在 VHL 病中高达 63%，造成这种差异的机制尚在研究中。

（五）VHL 基因正常值参考范围

VHL 基因的研究还处于起步阶段，而免疫组化和基因原位杂交受各方面影响因素较多，主要用于对比研究，无统一的正常值参考范围。

三、B7-H1

（一）B7-H1 生物学特征和理化性质

B7-H1（PD-L1，CD274）由 Dong 等首次报道，它是 B7 家族的新成员，又称为程序性死亡配体（programmed death ligand 1，PD-L1）。人类 B7-H1 基因定位于染色体 9p24，编码一个含有 290 个氨基酸的Ⅰ型跨膜糖蛋白。它是由胞外区，疏水跨膜区和胞内区组成。其中胞外区由 IgV 样区和 IgG 样区组成，胞质区有一段短的胞质尾区。B7-H1 mRNA 在多种组织中被发现，包括肺、心、骨骼肌和胎盘。在许多淋巴器官中也有发现，包括脾、胸腺、肝。但 B7-H1 蛋白在大多数细胞不表达，仅在巨噬细胞、树突细胞（DC）、诱导活化的 T 细胞、B 细胞、内皮细胞、上皮细胞表达。B7-H1 蛋白表达可在多种细胞因子刺激下而激活并上调。在老鼠实验中发现，在抗 IgM 抗体、LPS 和抗 CD40 抗体存在下，B 细胞的 B7-H1 表达明显上调；在抗 CD3 抗体存在下，T 细胞 B7-H1 表达明显上调；在抗 CD40 抗体、LPS、IFN-γ 和 GM-CSF 存在下巨噬细胞 B7-H1 表达明显上调；在抗 CD40 抗体、IFN-γ、IL-4、IL-12 和 GM-CSF 存在下树突状细胞 B7-H1 表达明显上调。B7-H1 在人类肿瘤组织，如肺癌、宫颈癌、卵巢癌、结肠癌、黑色素瘤、头颈部肿瘤、肾透明细胞癌、膀胱癌、肝癌、神经胶质瘤等肿瘤中大量表达。许多肿瘤细胞在 IFN-γ 作用下表达或上调表达 B7-H1。

B7-H1 的受体是 PD-1。人类 PD-1 基因定位于染色体 2q37。PD-1 cDNA 全长 2 106 个核苷酸，编码一个含 288 个氨基酸残基的蛋白质。PD-1 是一个Ⅰ型跨膜糖蛋白，相对分子质量 50 ~ 55 kD，在溶液和细胞表面呈单体结构，胞外区 IgV 样区序列与 CTLA-4，CD28 和 ICOS 有 21% ~ 33% 的一致性。PD-1 胞浆区有两个酪氨酸残基，一个免疫受体酪氨酸抑制基序（ITIM）和一个免疫受体酪氨酸转换基序（ITSM）。PD-1 表达于激活的外周 T、B 细胞，巨噬细胞。与 CD28 家族成员在 T 细胞的表达相比，PD-1 的表达更为广泛，这表明它调节更为广泛的免疫作用。

（二）B7-H1 的实验室检验方法

目前，B7-H1 检测方法较多，主要应用 RT-PCR、免疫组化、Western blot 和流式细胞技术在 mRNA 水平和蛋白水平分别检测了 B7-H1 基因在相关组织中的表达情况，并使用相关分析软件进行统计分析。

（三）B7-H1 实验室检测的影响因素

B7-H1 与多种肿瘤患者预后不良的病理学指标显著相关。同时，随着细胞的分化，B7-H1 的表达呈现缓慢升高的趋势，受相关细胞因子的诱导，B7-H1 的表达显著增强。

（四）B7-H1 的临床意义

目前已证实 B7-H1 与其受体 PD-1 的结合可以在体外抑制 T 细胞的增殖和某些细胞因子的分泌，在 T 细胞活化的过程中作为负性共刺激分子存在，B7-H1 诱导 CTL 凋亡的功能是其介导肿瘤逃逸的主要机制。

1. B7-H1 与肾癌

B7-H1 在肾透明细胞癌（RCC）中表达可能是肿瘤破坏宿主 T 细胞调节抗肿瘤免疫的机制之一。Webster 等在老鼠肾细胞癌动物模型的研究中发现 B7-H1 和 $CD4^+$ T 调节细胞共同破坏肿瘤特异的记忆 T 细胞的回忆应答。在给予肾细胞癌的荷瘤鼠肿瘤细胞疫苗，并结合 B7-H1 封闭和 $CD4^+$ T 细胞耗竭三联治疗，发现肾细胞癌瘤体缩小和持续的免疫保护。Blank 等在人 RCC 细胞的体外研究中发现，体外 RCC 细胞表达 B7-H1，但正常组织中不表达。PD-1/ B7-H1 之间的相互作用并不影响肿瘤相关抗原特异性 T 细胞的起始阶段，但能抑制 CTL 和 T 辅助细胞的功能。封闭 B7-H1 能提高 RCC 中 CTL 和 T 辅助细胞抗 P53 的活性。Thompson 等发现高表达 B7-H1 的 RCC 患者预后明显差于低表达的患者。

2. B7-H1 与肾癌免疫治疗

研究发现 IFN-γ 能使许多肿瘤细胞（包括 RCC）表达或上调表达 B7-H1，而 B7-H1 途径是肿瘤细胞免疫逃逸的机制之一。IFN-γ 上调 B7-H1 表达促进了肾癌的进展。IL-2 其抗肿瘤机制主要包括：IL-2 促进 T 淋巴细胞的增殖，诱导细胞毒性 T 淋巴细胞及自然杀伤细胞的活性，同时诱导大量细胞因子的释放，包括肿瘤坏死因子、IFN-γ 等。IL-2 分泌 IFN-γ 的作用有可能不利于其在肾癌免疫治疗中的作用。B7-H1 途径是否是 IFN 和 IL-2 治疗转移性肾癌效果欠佳的重要原因仍需进一步的研究已证实。

（五）B7-H1 的参考值范围

临床上对 B7-H1 的研究还处于初级阶段，各种方法对 B7-H1 基因和蛋白表达的检测，主要用于对比研究，无统一的正常值参考范围。

四、基质金属蛋白酶

（一）基质金属蛋白酶的生物学特征和理化性质

基质金属蛋白酶（matrix metalloproteinases，MMPs）是一个大家族，因其需要 Ca^{2+}、Zn^{2+} 等金属离子作为辅助因子而得名，其家族成员具有相似的结构，一般由 5 个功能不同的结构域组成：①疏水信号肽序列。②前肽区，主要作用是保持酶原的稳定。当该区域被外源性酶切断后，MMPs 酶原被激活。③催化活性区，有锌离子结合位点，对酶催化作用的发挥至关重要。④富含脯氨酸的铰链区。⑤羧基末端区，与酶的底物特异性有关。其中酶催化活性区和前肽区具有高度保守性。MMPs 成员上述结构的基础上各有特点。各种 MMP 间具有一定的底物特异性，但不是绝对的。同一种 MMP 可降解多种细胞外基质成分，而某一种细胞外基质成分又可被多种 MMP 降解，但不同酶的降解效率可不同。

MMPs 几乎能降解 ECM 中的各种蛋白成分，破坏肿瘤细胞侵袭的组织学屏障，在肿瘤侵袭转移中起关键性作用，从而在肿瘤浸润转移中的作用日益受到重视，被认为是该过程中主要的蛋白水解酶。目前 MMPs 家族已分离鉴别出 26 个成员，编号分别为 MMP-1 ~ 26。根据作用底物，以及片断同源性，将 MMPs 分为 6 类，为胶原酶、明胶酶、基质降解素、基质溶解素、furin 活化的 MMP 和其他分泌型 MMP。Ⅳ型胶原酶为其中重要的一类，它主要有两种形式，一种被糖化，分子量为 92 kD，命名为 MMP-9；另一种非糖化，分子量为 72 kD，被称为 MMP-2。当前对 MMP-2，MMP-9 的研究较深入。

MMP-2 基因位于人类染色体 16q21，由 13 个外显子和 12 个内含子所组成，结构基因总长度为 27 kb，与其他金属蛋白酶不同，MMP-2 基因 5' 旁侧序列促进子区域含有 2 个 GC 盒而不是 TATA 盒。活化的 MMP-2 定位于细胞穿透基质的突出部位，估计其在酶解细胞间基质成分及基底膜的主要成分Ⅳ型胶原中有“钻头”的作用。

此外，已证实 MMP-3 和 MMP-10 能作用于 PG、LN、FN、Ⅲ型和Ⅳ型胶原及明胶。MMP-7 能作用于明胶和 FN。MMP-1 的产生范围较广，可由基质成纤维细胞、巨噬细胞、内皮细胞、上皮细胞产生。正常情况下 MMP-1 阳性率很低，但在各种刺激下可高表达。有研究显示恶性肿瘤中 MMP-1 高表达与预后相关。MMPs 的活性受到三个水平的调节，即基因转录水平、无活性酶前体经蛋白水解作用而激活，以及特异性抑制因子（TIMP）的作用。

（二）检验方法

1. 活性检测法

（1）底物胶电泳酶谱法：该方法基于 SDS- 聚丙烯酰胺凝胶电泳（SDS-PAGE）的原理和技术方法而建立，是一种改良的明胶 - 聚丙烯酰胺凝胶电泳方法（gelatin-PAGE），简称底物胶电泳法，用于测定能够水解明胶的 MMPs 的水解活性。方法的基本过程是先将样品进行 SDS- 聚丙烯酰胺（SDS-PAGE，含 0.1% 明胶）电泳分离，然后在有 2 价金属离子存在的缓冲系统中使样品中的 MMPs 恢复活性，主要为 MMP-2 和 MMP-9，在各自的迁移位置水解凝胶里的明胶，最后用考马斯亮蓝将凝胶染色，再脱色。在蓝色背景下可出现白色条带，条带的强弱与 MMPs 活性成正比。该方法简便实用，将底物胶中明胶浓度从 10 g/L 降至 2 g/L 并将分子质量标准浓度提高至≤ 40μg/ 孔，该法较好地解决了实验过程中所遇到的有关分子量鉴定的难题。

（2）比色法：通过显色底物硫环状多肽的水解所产生的巯基团，与二硫基 - 双 2- 硝基苯甲酸（DTNB）反应后吸收峰值的增加来测定细胞样品中酶的活性。该技术用于各种细胞（动物、人体、植物、昆虫等）萃取样品、培养上清悬液、血清和关节滑液等样品中 MMPs 活性及其抑制剂的检测。目前主要进行对 MMP-2 的检测。

2. 酶联免疫法

酶联免疫法（ELISA）可以定量测定血清、血浆、唾液、细胞培养物上清或其他相关液体中 MMPs 各组分的含量，目前已开发出了基于此原理的试剂盒，此类试剂盒应用双抗体夹心酶标免疫分析法测定标本中 MMPs 水平。用纯化的抗体包被微孔板，制成固相抗体，往包被单抗的微孔中依次加入 MMPs 抗原、生物素化的抗兔 MMPs 抗体、HRP 标记的亲和素，经过彻底洗涤后用底物四甲基联苯胺（TMB）显色。TMB 在过氧化物酶的催化下转化成蓝色，并在酸的作用下转化成最终的黄色。颜色的深浅和样品中的 MMPs 呈正相关。用酶标仪在 450 nm 波长下测定吸光度（OD 值），计算样品浓度。

3. 高效液相色谱法

（1）高效液相色谱法与荧光联用：目前报道的高效液相色谱法（HPLC）采用荧光基团和荧光淬灭基团（共 2 个标记基团）标记的多肽作为底物，该底物被样品中的 MMPs 催化水解后，经 HPLC 分离，用荧光检测器测定荧光强度，用外标法定量求得样品中 MMPs 的活性。荧光法主要采用的底物通常是在多肽链的碳端接上 1 个荧光生成基团，在多肽链的另一端接上 1 个荧光淬灭基团，例如 FS-1（Mca-Pro-Leu-Gly-Leu-Dpa-Ala-Arg-NH2），以及改进过的 FS-6（Mca-Lys-Pro-Leu-Gly-Leu-Dpa-Ala-Arg-NH2），MMPs 则可以特定地水解多肽链的其中 1 个缩氨键。MMPs 的水解产物 1 个有强荧光活性，另 1 个没有荧光活性，如果 MMPs 没有水解多肽链，则检测出的荧光活性微弱。

（2）高效液相色谱法与紫外基团联用：为进一步简化 HPLC 测定 MMPs 活性的方法，可采用紫外基团标记的多肽作为底物，色谱分离后采用紫外检测器进行检测，既降低了分析成本，又使该方法具有更广的实用性。同时，为进一步提高方法的准确度，以合成的 Ala-Dpa 作为内标物，建立了内标法定量测定 MMP-9 活性的 HPLC 法。并采用该方法测定了抑制剂 GM6001 对 MMP-9 的半数抑制浓度（IC50）。该方法经进一步的完善后，可用于生物体内 MMP-9 活性的测定。

4. 比色法

MMPs 活性的检测可以单纯利用酶切底物的产物显色的原理来实现。Ⅳ型胶原酶是明胶的特异性水解酶，明胶在水解过程中会产生新的末端氨基，三硝基苯磺酸钠（TNBS）能够与产生的新的末端 N 基发生显色反应，以产生新的末端氨基量的多少来衡量血浆当中Ⅳ型胶原酶含量。该反应显色后无需加酸终止，最大吸收波长在 420 nm 处，可用酶标仪标配 405 nm 滤光片测量。对明胶琥珀酰化是比色法中重要且必要的一步，因为明胶自身就有一定量的末端 N 基，采用琥珀酰化的方法可以封闭其自身的末端氨基，以排除其对新产生的 N 基显色的影响。该方法的测量结果能够直接体现出血浆中具有活性意义的Ⅳ型胶原酶的含量，因此与目前成熟的 ELISA、酶谱法及 HPLC 法相比，比色法极大地提高了测量速度，降低了测量成本，也可以做到大量样本的同时检测。

（三）MMPs 检测的影响因素

1. 引起 MMPs 升高的因素

EDTA 抗凝剂：检测 EDTA 抗凝血浆标本的平均浓度明显高于血清标本的浓度，其差异的大小依赖时间的长短。

2. 引起 MMPs 降低的因素

（1）肝素：肝素抗凝血浆标本的平均浓度低于血清标本的浓度，其差异的大小依赖时间的长短。

（2）枸橼酸盐：枸橼酸盐抗凝的血浆标本的平均浓度低于血清标本的浓度，其差异的大小依赖时间长短。

（四）临床意义

Liotta 首先证实了肿瘤转移与明胶酶降解基底膜之间的关系之后，经许多实验进一步得到了证实。在人体多种肿瘤研究中，乳腺癌患者 MMP-2、MMP-9 活性比纤维腺瘤明显升高，Kugler 证实 MMP-2 和 MMP-9 在肾癌中的表达随肿瘤分期增加。本组资料研究显示：MMP-2 和 MMP-9 在肾癌Ⅰ级、Ⅱ级、Ⅲ级分级中，阳性率分别呈递增趋势，Ⅰ级和Ⅲ级之间阳性率相差显著。MMP-2 和 MMP-9 均阳性者在分级中无显著差异。在肾癌细胞类型中，二者分别在透明细胞癌、颗粒细胞癌及混合细胞癌中阳性率均无显著差异。MMP-2、MMP-9 在肿瘤高分期组中阳性率均明显高于低分期组，这一结果与 Kugler 的研究结果相符。

肿瘤的侵袭与转移也影响着肿瘤患者的预后。在肾癌中，MMP-2 和 MMP-9 表达升高与患者生存率下降、预后差相关。Grignon 等证实膀胱癌患者进展情况与 MMP-2、TIMP-2 表达水平相关。Gohji 等也进一步证实尿路上皮细胞癌患者中，MMP-2 和 MMP-3 的血清水平与复发有关。本组肾癌患者的研究显示，MMP-2 和 MMP-9 阴性表达者 5 年生存率明显高于阳性表达者（$P < 0.05$）。这一结果显示，随着 MMP-2 和 MMP-9 表达阳性率的增高，肾癌肿瘤侵袭和转移的倾向增加，5 年生存率下降，预后差，建议 MMP-2 和 MMP-9 可作为肾癌预后判断的主要指标之一。

（五）参考值范围

血清 MMP-9：≤ 117.17 μg/L。

由于基质金属酶种类多，检测的方法多种多样，临床应用目的也各不相同，故未形成统一的正常参考值。各实验室应根据自己的情况，建立自己的正常参考值，供临床使用。

五、核基质蛋白 -22（NMP-22）

（一）核基质蛋白 -22 的生物学特征和理化性质

核基质蛋白（nuclear matrix protein NMP）是核基质的重要组成部分，其结构和功能多种多样，且有较强的组织器官特异性。NMP-22 为核有丝分裂装置蛋白（nuclear mitotic apparatus protein，NuMAP，238 kD）的一个亚单位。NuMAP 与有丝分裂期间纺锤体的形成有关。其主要功能为协调核有丝分裂期间染色体正确、均等地分配到子代细胞。故 NMP-22 多分布于细胞有丝分裂较为活跃的组织，如上皮细胞，尤其尿路上皮细胞。细胞发生恶变时，核内遗传物质在有丝分裂末期分配极度异常，NuMAP 合成激增。有学者报道在有些膀胱癌细胞株内其含量要高于正常尿道上皮内的 25 倍以上。因此，NMP-22 被认为是种尿路上皮特异性肿瘤标志物。

（二）核基质蛋白 -22 的实验室检测方法

目前，NMP-22 测定采用酶联免疫吸附双抗夹心法。用纯化的 NMP-22 抗体包被微孔板，制成固相载体，往微孔中依次加入标本或标准品、生物素化的 NMP-22 抗体、HRP 标记的亲和素，经过彻底洗涤后用底物（TMB）显色。TMB 在过氧化物酶的催化下转化成蓝色，并在酸的作用下转化成最终的黄色。颜色的深浅和样品中的 NMP-22 呈正相关。用酶标仪在 450 nm 波长下测定吸光度（OD 值），计算样品浓度。

（三）核基质蛋白 -22 的分析前因素影响

NMP-22 多分布于细胞有丝分裂较为活跃的组织，如上皮细胞，尤其尿路上皮细胞。细胞发生恶变时，核内遗传物质在有丝分裂末期分配极度异常，NMP-22 合成激增。

（四）核基质蛋白 -22 的临床意义

正常人体条件下呈低水平表达，细胞恶变时，合成急剧增加，并随着细胞的凋亡释放出来。对于肾癌，肾脏近曲小管细胞发生癌变，细胞变性、坏死、溶解，以可溶性复合物或片段的形式释放入血或尿，这种过度释放的核基质蛋白可被检测出来。Kaya 等发现肾癌组尿 NMP-22 值明显比对照组高。38 例肾癌患者中，60.5% 尿 NMP-22 值阳性。说明尿 NMP-22 值可辅助诊断肾癌，增加发现肾癌的概率。

（五）核基质蛋白 -22 的参考值范围

正常尿 NMP-22：≤ 10 ng/mL。健康人群中平均浓度为 2.9 U/mL。

六、组织多肽特异性抗原（TPS）

（一）组织多肽特异性抗原的生物学特征和理化性质

组织多肽特异性抗原（tissue polypeptide specific antigen，TPS）由 Bjorklund 等 1990 年鉴定出，是角质细胞蛋白 18 片段上的 M3- 抗原决定簇，位于 CYK-18 上第 322 ~ 340 位氨基酸残基处。细胞从正常转变为恶性，细胞角蛋白的形式无改变，但由于恶性细胞的增殖，细胞角蛋白量增多，细胞角蛋白 18

片段在癌细胞中的含量明显上升，并释放至体液中，这一特性使细胞角蛋白 -18 用作肿瘤标志物成为可能。免疫组化发现，正常肝细胞、乳腺导管、大部分内分泌细胞、甲状腺、前列腺和女性生殖道上皮细胞都存在细胞角蛋白 -18 的表达，而上皮细胞来源的恶性肿瘤细胞角蛋白 -18 的表达更为明显。血清 TPS 主要通过胆汁及肾清除。血清中 TPS 含量的高低是衡量肿瘤细胞分裂和增殖活性的一个十分灵敏的指标。研究表明，TPS 在肿瘤的早期诊断、复发和转移，以及预后判断方面有独特的价值。

（二）组织多肽特异性抗原的实验室检测方法

目前，检测 TPS 有免疫放射分析（IRMA）和酶联免疫分析（ELISA）。IRMA 受放射性核素半衰期的限制，标记物应用时间较短，标记者又需防护措施，相比之下酶联免疫分析试剂保存期较长，且无放射性污染。

（三）组织多肽特异性抗原检测的影响因素

1. 年龄

婴幼儿的血清 TPS 水平较成人高，然后随年龄增长而逐渐下降，直到 14 岁左右降至成人水平。在老年人，TPS 水平似乎随年龄增长而有所增高。

2. 妊娠

妊娠早期血清 TPS 水平与常人无异，从妊娠 15 周开始，TPS 浓度随孕龄的增加而进行性增高，尤其在妊娠 28 ~ 37 周和分娩时显著增高。因此，在对孕妇用 TPS 诊断恶性肿瘤时，以及在检测乳腺癌术后怀孕的患者时，均应考虑到妊娠的影响。

3. 肝脏损害

如急慢性病毒性肝炎、酒精性肝炎、药物性肝炎、脂肪肝、肝硬化等亦均可使血清 TPS 升高，在诊断时应加注意。

4. 肿瘤血管形态

经过对子宫内膜癌的血管学形态研究发现，血管腔的直径、周长、横截面积的大小与血清 TPS 浓度呈正比，推测原因可能是血管扩张，内皮间隙增大，使低分子量的 TPS 被动通过间隙进入血液循环增多。

5. 心功能不全

血清 TPS 值与心力衰竭、心脏移植明显相关。对心力衰竭及接受心脏移植的患者用 TPS 诊断恶性肿瘤时，应充分考虑这一影响。

6. 上皮细胞良性增生或炎性病变

TPS 不但在恶性肿瘤细胞中有高表达，在不少正常细胞中亦有一定程度的表达。因此，在各种上皮组织良性增生及炎性病变时，血清 TPS 浓度亦可升高。因此，在诊断恶性肿瘤时，TPS 应与其他特异性较高的肿瘤标志物进行优化联合检测，并结合病史、症状、体征及影像学等检查全面分析，才能做出正确判断。

（四）组织多肽特异性抗原的临床意义

国外文献对 TPS 的报道很多，几乎对所有常见恶性肿瘤都有研究，综合文献结果，TPS 在某些肿瘤具有提高肿瘤的灵敏度，但由于 TPS 在多种肿瘤中均有高表达，且有较高的假阳性率，因此，单独应用于肿瘤诊断的意义不大。同时由于其具有很高的敏感性，用于提前预告复发及转移，监测病情及疗效，提示预后等有重要价值。Hobarth 等发现肾癌患者血清 TPS 明显升高。陈文彤等将 TPS 应用于肾细胞癌的诊断分析及预后判断研究显示：① TPS 在肾细胞癌诊断的灵敏度为 73.5%（61/83），假阴性率为 26.5%，特异度 72%（36/50）；② TPS 在Ⅰ、Ⅱ期肾细胞癌患者中阳性率为 50.5%（20/36），在Ⅲ、Ⅳ期肾细胞癌患者中阳性率为 87.2%（41/47），后者显著高于前者，$P = 0.002$；③术前 TPS 阳性的 61 例肾细胞癌患者中，术后复发 12 例，其中 10 例 TPS 持续阳性占 83.3%（10/12），术后未复发 49 例，其中 13 例 TPS 持续阳性占 26.5%（13/49），前者显著高于后者，$P < 0.001$。以上结果可见，TPS 在肾细胞癌诊断中有较高的灵敏度，但也有较高的假阳性率，所以，在肾细胞癌的诊断中只能作为辅助

诊断作用。TPS 阳性患者术后复发时，83.3% 的患者复又出现 TPS 阳性，而不复发的患者很少出现 TPS 阳性，因此，TPS 在肾细胞癌术后复发的监测中具有较大的价值，可望作为肾细胞癌术后复发监测的指标。

TPS 属低分子量蛋白质，经肾脏排泄，故肾小球滤过率直接影响血清水平的高低。Tramonti 等报道肾小球滤过率下降者其血清 TPS 浓度升高，提示在临床应用 TPS 判别良恶性肿瘤时，应考虑到患者的肾功能状态。

（五）组织多肽特异性抗原的正常参考值范围

正常血清：≤ 4.5 ng/mL 或≤ 80 U/L。

七、神经特异性烯醇化酶（NSE）

（一）神经特异性烯醇化酶的生物学特征和理化性质

血清神经元特异性烯醇化酶（NSE）是神经元和神经内分泌细胞所特有的一种酸性蛋白酶，神经内分泌肿瘤的特异性标志物，如神经母细胞瘤、甲状腺髓质癌和小细胞肺癌（70% 升高），可用于鉴别诊断、病情监测、疗效评价和复发预报。

NSE 是糖酵解通路中的一种肝糖分解酶，为 5 种二聚体的烯醇化酶异构酶中的其中一种。正常存在于神经元、周围神经组织和神经内分泌组织细胞质内，在细胞被破坏时释放出来，因此，在源于神经外胚层或神经内分泌组织的肿瘤患者，血清内会出现高水平的 NSE 浓度，如神经母细胞瘤和小细胞肺癌。

（二）神经特异性烯醇化酶的实验室检验方法

NSE 的检测方法主要有酶联免疫吸附法（ELISA）、放射免疫分析法（RIA）、电化学发光法等。

（三）神经特异性烯醇化酶检测的因素影响

衰老：随着年龄的增长，脑脊液中 NSE 的浓度逐渐升高。

病理因素：在重型颅脑损伤、脑卒中或蛛网膜下腔出血患者中脑脊液神经元特异性烯醇化酶的浓度增高。

性别：男性脑脊液中 NSE 的浓度同年龄阶段的女性。

血清标本的冷藏放置时间：血清标本放置 24 h 和 48 h 后，对 NSE 的影响很大，随着时间延长，其浓度减低。

溶血：NSE 也存在于正常红细胞中，因此溶血会使结果偏高，干扰结果的正常判定。

抗凝：由于凝血时 NSE 从血小板释放，血清活性大于血浆活性，所以血浆应该为首选样本。

（四）神经特异性烯醇化酶的临床意义

小细胞肺癌患者 NSE 水平明显高于肺腺癌、肺鳞癌、大细胞肺癌等非小细胞肺癌（NSCLC），可用于鉴别诊断，监测小细胞肺癌放疗、化疗后的治疗效果，治疗有效时 NSE 浓度逐渐降低至正常水平，复发时血清 NSE 升高。用神经元特异性烯醇化酶监测小细胞肺癌的复发，比临床确定复发要早 4 ～ 12 周。

神经元特异性烯醇化酶还可用于神经母细胞瘤和肾母细胞瘤的鉴别诊断，前者神经元特异性烯醇化酶异常增高而后者增高不明显，对神经母细胞瘤的早期诊断亦有较高的临床应用价值。也可用来监测神经母细胞瘤的病情变化，评价疗效和预报复发。

神经内分泌细胞肿瘤，如嗜铬细胞瘤、胰岛细胞瘤、甲状腺髓样癌、黑色素瘤、视网膜母细胞瘤等患者的血清 NSE 也可增高。

NSE 与肾癌的关系：研究发现肾癌组织中 NSE 的含量是正常肾皮质的 34 倍。103 例肾癌患者中 53 例血清 NSE 升高，占 51%，若按肿瘤分期计算，Ⅰ期为 34%，Ⅱ期为 22%，Ⅲ期为 80%，Ⅳ期为 61%，有肿瘤复发的为 61%，各期之间有显著性差异。肾癌组血清 NSE 高于对照组，两组差别也有显著意义。肿瘤切除后血清 NSE 水平降至正常，肿瘤复发时再度升高。Kaoru 用放免法测定血清 NSE，发现 17 例肾癌中有 11 例升高，其中Ⅱ、Ⅲ、Ⅳ期肿瘤 100% 升高；免疫组化研究也表明肾癌组织中 NSE 呈强阳性反应。另外有些学者报道肾盂肿瘤及睾丸恶性肿瘤病例血清 NSE 升高。由此可见，血清 NSE 并非肾癌特异性的肿瘤标志物，且对早期肾癌的诊断意义不大，但血清 NSE 水平的变化能反映肾癌的预后情况，并在一定程度上反映出肾癌的分期及进展情况。因而，NSE 仍有其临床应用价值，但应选择敏感性好的测定方法。

（五）参考值范围

脑脊液浓度：1 岁时，2.2 ~ 10.2 ng/mL；20 岁时，2.7 ~ 12.0 ng/mL；40 岁时，3.1 ~ 13.8 ng/mL；60 岁时，3.8 ~ 16.0 ng/mL。

血清 NSE 水平（电化学发光法）：< 15 ng/mL。

八、丙酮酸激酶 M2 型同工酶

（一）丙酮酸激酶 M2 型同工酶的生物学特征和理化性质

丙酮酸激酶（pyruvate kinase，PK）是糖酵解的关键酶之一，主要催化磷酸烯醇式丙酮酸形成丙酮酸并伴有 ATP 的形成。PKM2 是 PK 的 M2 型同工酶，是近年来研究较多的一种新型肿瘤标志物，在恶性肿瘤的早期诊断及预后判断中显示出较好的应用前景。在糖代谢通路中，葡萄糖首先磷酸化为 6- 磷酸葡萄糖（glucose 6-P），再转化为 6- 磷酸果糖（fructose 6-P），然后在 6- 磷酸果糖激酶催化下，生成 1，6- 二磷酸果糖（fructose 1，6-P2），其在经过多步反应后生成 3- 磷酸甘油酸（glycerate 3-P），3- 磷酸甘油酸进而生成磷酸烯醇式丙酮酸（phosphoenol-pyruvate，PEP），PEP 在丙酮酸激酶催化下生成丙酮酸，对 ATP 的生成至关重要。丙酮酸激酶已知具有 L、R、M1、M2 等 4 种同工酶（PKL、PKR、PKM1、PKM2），其表达差异取决于细胞和组织的代谢情况。L 型丙酮酸激酶主要表达在糖异生旺盛的组织，如肝和肾；R 型丙酮酸激酶主要表达在红细胞中；M1 型丙酮酸激酶表达于能量消耗快速耗氧量大的组织，如肌肉和脑；M2 型丙酮酸激酶表达在核酸合成旺盛的组织，比如胚胎细胞、干细胞和肿瘤细胞。丙酮酸激酶 L 型和 R 型由相同的基因编码，但它们的表达由不同的启动子控制。丙酮酸激酶 M1 型和 M2 型则是 M 基因转录的同一 mRNA 的不同剪切产物，它们之间只有 21 个氨基酸的差别。

在正常增殖细胞中，PKM2 主要以四聚体形式存在，然而肿瘤细胞和组织中 PKM2 主要是二聚体形式。这两种存在方式的区别在于，四聚体形式下的 PKM2 与其底物磷酸烯醇式丙酮酸有很高的亲和力，而二聚体形式下 PKM2 与 PEP 亲和力却很低，这意味着四聚体的 PKM2 有很高的活性而 PKM2 二聚体则几乎无活性，肿瘤中主要以二聚体形式存在导致了肿瘤细胞内糖代谢中间体的高浓度，对肿瘤细胞的增殖具有重要的作用。肿瘤细胞内 PKM2 四聚体与二聚体的比例并不是一个恒定的值，它们的比例受细胞内 1，6- 二磷酸果糖浓度的调节而能上下波动。1，6- 二磷酸果糖是糖代谢的中间产物，由于肿瘤细胞 PKM2 的高度二聚体化，1，6- 二磷酸果糖等中间产物无法进一步往下游产物转化，导致了 1，6- 二磷酸果糖的高浓度，而当 1，6- 二磷酸果糖浓度高到一定值时，抑制型二聚体将结合 1，6- 二磷酸果糖导致构形转变，重新聚合形成四聚体，使 PEP 催化生成丙酮酸，进而进入三羧酸循环供给能量。当 1，6- 二磷酸果糖浓度下降到最低值时，聚合的四聚体又将转化变成二聚体。

此外，糖代谢中间产物 3- 磷酸甘油酸生成的 L2 丝氨酸能增强 PKM2 与 PEP 的亲和力，减少 1，6- 二磷酸果糖的浓度，抑制 PKM2 的四聚体化。肿瘤细胞 PKM2 的这种激活型四聚体和抑制型二聚体的相互转化在肿瘤适应环境不断改变的氧含量和营养条件中起着至关重要的作用，强大的糖代谢能力和 PKM2 的存在使肿瘤细胞能在低氧环境下生长并转移。

（二）丙酮酸激酶 M2 型同工酶的实验室检测方法

PKM2 的检测过去多采用醋酸纤维素薄膜电泳法，随着单克隆抗体及免疫标记等各项技术的发展，目前主要采用免疫学方法，包括酶联免疫吸附法（ELISA）、放免分析法（RIA）、免放测定法（IRMA）和荧光免疫测定法（FIA）。ELISA 法具有灵敏度高、无污染、简便快捷等优点，在临床上应用较为广泛，具有较高的应用价值。对 PKM2 的检测主要采用 ELISA 法中的双抗体夹心法，该法依赖于针对 PKM2 抗原分子上不同抗原决定簇的两种单克隆抗体，分别作为固相抗体和酶标抗体。其检验灵敏度为 5 U/mL。

ELISA 法采用双抗体夹心法测定标本中人丙酮酸激酶 M2 型同工酶（PKM2）水平。用纯化的人 PKM2 抗体包被微孔板，制成固相抗体，往包被单抗的微孔中依次加入 PKM2，再与 HRP 标记的羊抗人抗体结合，形成抗体 – 抗原 – 酶标抗体复合物，经过彻底洗涤后加底物 TMB 显色。TMB 在 HRP 酶的催化下转化成蓝色，并在酸的作用下转化成最终的黄色。颜色的深浅和样品中的 PKM2 呈正相关。用酶标仪在 450 nm 波长下测定吸光度（OD 值），通过标准曲线计算样品中人 PKM2 浓度。

（三）丙酮酸激酶 M2 型同工酶检验的影响因素

标本的选择：PKM2 具有两种表达形式，即四聚体和二聚体，前者对磷酸烯醇式丙酮酸亲和力较强，后者较弱。而恶性肿瘤组织中过度表达的主要为二聚体 PKM2。PKM2 由恶性肿瘤组织分泌进入血液。因此，血液中升高的 PKM2 可作为恶性肿瘤比较有特异和敏感的标志物，其浓度变化可以反映恶性肿瘤的进展程度。选择合适的标本对于准确检测 PKM2 的含量具有重要作用。

抗凝：EDTA 或柠檬酸抗凝血浆中的 PKM2 含量受外界因素（如振荡、室温）影响较小，重复性较好。相反，如果选用肝素血浆或血清标本，则必须在采血后 2 h 内迅速离心，原因在于淋巴细胞含有少量的 PKM2，它在肝素血浆或血清中能够释放 PKM2，而在 EDTA 或柠檬酸抗凝血浆中则不释放，只有通过离心才能消除它的影响。因此，EDTA 或柠檬酸抗凝血浆更适合用于 PKM2 的检测，结果可靠，且重复性较好。

（四）丙酮酸激酶 M2 型同工酶的临床意义

1. PK 及 PKM2 与恶性肿瘤的关系

PK 的相对分子质量约为 240 kD，主要以由 4 个亚基组成的四聚体形式存在。它有两种结构基因，L 基因编码 L 和 R 型同工酶，M 基因编码 M1 和 M2 型同工酶。

早在 1968 年就报道在大鼠移植肝癌中出现 PK 活性及同工酶谱的改变。经过多年的研究，目前已证实，细胞恶变时 PK 活性无论是升高或是降低，都伴有同工酶谱的变化，表达该组织在胎儿期的同工酶类型（PKM2），并伴有成年型同工酶（PKL、PKM1）的减少或消失，这种逆向胚胎期表达的情况称为去分化。酶动力学研究发现 PKM2 和 PKL 的区别主要在于，PKM2 对底物 ADP 的亲和力大于 PKL，并且 PKM2 对 ATP 抑制敏感性低于 PKL，不受激素和饮食调节，故可使糖酵解速度失控增快，有利于提供能量用于细胞增殖。而恶性肿瘤组织较突出的表现就是巴士德效应（Pauster effect，有氧氧化对糖酵解的抑制作用）降低，克奈特瑞效应（Crabtree effect，在充分给予葡萄糖时，无论有氧与否，都有很强的糖酵解作用，而有氧氧化反而减少的现象）增加。在恶性肿瘤中，促进糖异生的关键酶活性下降，而促进糖酵解的酶活性升高，使 ATP 失去对糖酵解的调节作用，从而使糖酵解易于进行，有利于肿瘤组织的生长。因此，PK 活性及同工酶谱的改变在肿瘤的发生发展过程中具有普遍性，检测 PKM2 水平的改变对肿瘤的辅助诊断及恶性程度的判断方面具有重要意义。

2. PKM2 与肾癌

近年来通过对 PKM2 的研究，发现其对肾癌具有较高的敏感性，被认为是有前途的一种肾癌标志物。Wechsel 等应用免疫组化法对 40 例肾癌患者和 39 例健康人体进行了检测，发现在肾癌组织及其转移部位均有 PKM2 的表达，而在健康人体肾组织中未发现有其表达，进一步测定 PKM2 血清水平，结果显示，肾癌组 PKM2 血清水平显著高于健康对照组，并且与肾癌 Robson 分期呈正相关，但与肾癌病理类型无显著相关性，其中 6 例患者在经过成功的肾癌根治术之后，PKM2 水平在 11 周内降至正常，而在肾癌复发或转移时，PKM2 水平随之上升，说明 PKM2 对肾癌具有监测作用。Oremek 等应用 ELISA 法对 116 例肾癌患者、42 例肾炎患者 EDTA 血浆中 PKM2 水平进行了检测，结果显示，两组之间 PKM2 值无重叠，肾癌组 PKM2 水平显著高于肾炎组，并且与肾癌 Robson 分期显示出正相关性。Roigas 等的研究结果为 PKM2 对无转移肾癌的敏感性为 27.15%，对转移性肾癌敏感性达到 66.7%，而且转移性肾癌的血浆 PKM2 表达水平显著高于无转移肾癌。

（五）丙酮酸激酶 M2 型同工酶的参考值范围

血清 PKM2：< 15 U/mL。

九、黏多糖

（一）黏多糖的生物学特征和理化性质

黏多糖是含氮的不均一多糖，是构成细胞间结缔组织的主要成分，也广泛存在于哺乳动物各种细胞内。化学组成为糖醛酸和酪氨基己糖交替出现，有时含硫键。也称为糖胺聚糖。重要的黏多糖有：硫酸皮肤素，硫酸类肝素，硫酸角质素，硫酸软骨素和透明质酸等，前三种与疾病关系密切。这些多糖都是直链杂多糖，由不同的双糖单位重复联接而成；其中一个成分是N-乙酪氨基己糖，另一个则为糖醛酸或己糖。如对S为N-乙酪氨基葡萄糖（GlucN）和艾杜糖醛酸（IdUA）或葡萄糖醛酸（GlueUA），HS为N-乙酪氨基半乳糖（GlucN）和艾杜糖醛酸（或葡萄糖醛酸），KS为N-乙酪氨基葡糖和半乳糖（Gal），CS为N-乙酪氨基半乳糖和葡萄糖醛酸。

黏多糖的生物合成就是起始于核心蛋白，经过多种糖基转移酶和有关修饰酶（差向异构酶、硫酸基转移酶等）的作用，形成有特定顺序的重复单位的线型分子。

（二）黏多糖的实验室检测方法

早期曾采用甲苯胺蓝斑点法、酸性白蛋白浊度试验和氯化十六烷基吡啶试验作为筛查试验，但因斑点法只能定性，浊度法和吡啶试验操作费时费力，假阴性率高而被淘汰。

1. 紫外分光光度法

主要应用于黏多糖的定量检测。根据显色原理的不同，紫外分光光度法又分为Elson-Morgan法、硫酸咔唑法、染色法和间苯三酚法等。紫外分光光度法具有应用范围广、重现性好、灵敏度高等特点，但容易受杂质的干扰。

2. 色谱法

主要应用于不同类型黏多糖的定性和定量检测。根据其分离原理的不同，可分为离子色谱法、反相离子对高效液相色谱法和吸附高效液相色谱法等。色谱法具有分离效率和灵敏度高、重现性好等优点。

3. 电泳法

一般应用于不同结构或不同分子量黏多糖检测。根据其支持体的不同，可将其分为醋酸纤维素薄膜电泳法、聚酰胺凝胶电泳法、琼脂糖凝胶电泳法和毛细血管区带电泳法等。电泳法具有检测速度快、选择性好、分离效率高、样品预处理简单等优点。

琼脂糖凝胶电泳检测：0.06 mol/L磷酸盐缓冲液（Na_2HPO_4 21.5 g，KH_2PO_4 8.16 g，蒸馏水溶解至1 000 mL，缓冲液pH为6.7）；染色液（甲苯胺蓝0.5 g，用20 mL甲醇研磨，溶解后，加5%醋酸至100 mL）；0.6%琼脂糖凝胶（0.6 g琼脂糖加0.06 mol/L磷酸盐缓冲液100 mL，微波炉2 min煮沸溶解）。电泳：用有机玻璃板，制成约2 mm厚的胶，依次加入患者标本及硫酸软骨素（CS）、硫酸皮肤素（DS）标准对照物各30μL，点样，用三层纱布搭桥，点样处为负极，电压：15 V/cm，电泳2 h，取胶用甲苯胺蓝染色5 min，水漂洗，再用5%醋酸漂洗至区带清晰为止。根据标准参照物泳动位置确定尿黏多糖性质，根据区带与标准参照物间着色深浅判断尿黏多糖多少：如无区带为（-），区带色浅于标准为（±），相等为（+），色深于标准为（++）。

4. 原子吸收分光光度法

黏多糖在水溶液中会解离出等摩尔的硫酸根离子，原子吸收法可通过检测滴定加入的过量的钡离子，从而间接表示样品中黏多糖的含量。

5. 比浊法

比浊法是根据黏多糖的聚阴离子可与氯化十六烷基吡啶络生成稳定的乳浊液，通过测定反应生成的络合物来表征黏多糖的含量的方法。

6. 配位滴定法

配位滴定法是通过黏多糖水解释放的硫酸根，用氯化钡溶液进行滴定，从而间接表示黏多糖含量的方法。

（三）黏多糖检验方法的影响因素

由于临床实验室检测GAG方法较多，影响检测结果的因素也较为复杂，特别是在标本采集、运送、保存等环节。同时，各种方法检测结果的可比性也值得重视，注意区分不同检测方法的检测结果，结合临床合理应用和判断结果。

（四）黏多糖的临床意义

黏多糖是由氨基已糖与糖醛酸两种已糖衍生物所组成的二糖单元聚合而成的直链高分子化合物，是结缔组织的主要成分，在组织间质及腺体分泌的黏液中均含有。Sarica 等研究发现肾癌患者尿黏多糖增高，与肿瘤大小正相关（$r = 0.8235$；$P < 0.001$），而与肿瘤分期无明显差异，多中心的 RCC 尿黏多糖排泄率比单个同等大小的肿瘤要高。有学者从肾母细胞瘤分离出的黏多糖数量比正常肾脏组织高 10 倍，认为 GAF 有肿瘤特异性。GAG 作为一种可能有用的肾癌肿瘤标志物，有待进一步研究论证。

（五）黏多糖的正常值参考范围

定性试验正常值：阴性。

定量试验由于方法较多，未见正常值报道，各实验室应建立自己的参考正常值。

十、免疫抑制酸性蛋白

（一）免疫抑制酸性蛋白的生物学特征和理化性质

免疫抑制酸性蛋白（immunosuppressive acidic protein，IAP）属 α_{-1}- 酸性糖蛋白糖链结构异常的一种亚类组分。主要产生于肝细胞、巨噬细胞和粒细胞，其相对分子质量为 50 kD，沉降系数为 3.85，等电点为 3.0，IAP 含糖量 31.5%（其中乳糖 4.7% ~ 9.1%，唾液酸含量 7.6% ~ 12.2%），由 17 种氨基酸组成，富含谷氨酸、天冬氨酸、亮氨酸、缬氨酸。IAP 在体内它可抑制荷瘤宿主的体液免疫和细胞免疫功能，同时由于其对 PHA 诱导的淋转及小鼠产生 SRBC 抗体等免疫均有抑制作用，因此将其命名为免疫抑制酸性蛋白。

（二）免疫抑制酸性蛋白的检验方法

随着 IAP 日益广泛地用于肿瘤研究，其检测方法也逐步完善。早年检测 IAP 多用火箭电泳法、双相扩散法。但因这些方法敏感性较差、特异性不佳，逐渐被近年来用的单向免疫扩散法和酶联免疫吸附反应（EILSA）所取代。ELISA 检测 IAP 较其他方法更特异、更敏感。除检测血和尿标本 IAP 外，还可采用免疫组化方法检测肿瘤组织中 IAP 的表达。

免疫扩散法主要检测步骤为：在已制备好的免疫扩散板上的小孔中，加入标准品 5 μL。IAP 含量分别为 250 μg 和 1 000 μg。其他孔中依次加入患者待测血清（或胸腔积液、腹水）5 μL，放置湿盒于 37℃孵育 48 h，即可见明显扩散沉淀线，用卡尺测定其直径大小。应用标准品检测结果建立标准曲线，就可以从标准曲线上查得 IAP 的含量。

IAP 的 ELISA 试剂盒采用固相夹心法酶联免疫吸附原理。已知 IAP 浓度的标准品、未知浓度的样品加入微孔酶标板内进行检测。先将 IAP 和生物素标记的抗体同时温育，洗涤后，加入亲和素标记过的 HRP，再经过温育和洗涤，去除未结合的酶结合物，然后加入底物 A、B，和酶结合物同时作用，产生颜色，颜色的深浅和样品中 IAP 的浓度呈比例关系。

（三）免疫抑制酸性蛋白检测的影响因素

手术：接受复杂外科手术的直肠癌患者的免疫抑制酸性蛋白平均浓度明显高于术后 1 ~ 2 周有少量失血的患者。

肿瘤：肺癌患者血清 IAP 明显高于健康人和良性肺部疾病者。卵巢癌患者血清 IAP 水平明显高于健康妇女和良性卵巢肿瘤，IAP 值随卵巢癌分期的增加而增加，化疗后其血清 IAP 水平明显下降，术后复发者血清 IAP 水平又明显升高。

炎症：肝炎、肺炎、急性胰腺炎，亚急性甲状腺炎、急性甲状腺炎等疾病时，IAP 值也会增高，但多为一过性增高。

年龄：IAP 随年龄而增长，个别有增高倾向。

（四）免疫抑制酸性蛋白的临床意义

IAP 作为一种免疫抑制因子，在肾癌的临床诊治和预后评价方面中的作用已受到人们的关注。对一组 143 例 RCC 患者分别检测肾癌根治术前、术后的血清 IAP 水平。结果发现，随着肿瘤直径增大、肿瘤分期增加，IAP 的阳性率也相应增加，分别为 Ⅰ / Ⅱ 期 45%、Ⅲ 期 75%、Ⅳ 期 100%，血清 IAP 水平在手术后3个月降低，肿瘤复发时升高，与3年生存率强相关，表明IAP适合作为肾癌肿瘤标志物。研究认为血清IAP在评价肾癌复发和淋巴结转移均具有较重要的临床价值，特别是在确定有无淋巴结转移方面，其敏感性和特异性分别达94%、84%，研究认为血清IAP是转移性肾癌患者的一个重要的预后因子。因而对于IAP在肾癌的诊断、病情判断和预后方面的价值有待人们更深入的研究。

（五）IAP的正常值参考范围

血清：237 ± 106 mg/L。尿液：0.13 ～ 1.3 ng/24 h。

十一、波形蛋白

（一）波形蛋白的生物学特征和理化性质

细胞骨架包括微管、微丝和中间纤维，中间纤维家族中包含波形蛋白、角蛋白等许多成员，其中波形蛋白（vimentin）是间质细胞中最主要的中间纤维，它存在于中胚层起源的细胞中，如成纤维细胞、内皮细胞和白细胞等，并与微管、微丝共同形成了一个细胞支架网络而维持细胞完整性。波形蛋白的结构分为3部分：头部的氨基端（N端）、尾部的羧基端（C端）和两端之间的螺旋杆状区，其中螺旋杆状区包含两个卷曲片段，这两个片段又可分为若干结构域。编码人波形蛋白的基因位于染色体10p13，其DNA全长约10 kb，cDNA全长1 848 bp，包含9个外显子，开放读码框架为1 401 bp，波形蛋白由464个氨基酸残基组成，相对分子质量约为57 kD，从鱼类到人类的不同种属间，波形蛋白的序列一致性很高，说明其在进化上是非常保守的。

（二）波形蛋白的实验室检测方法

波形蛋白的检测方法主要有免疫印迹、免疫组化法、免疫荧光法、酶联免疫吸附实验。免疫组化法可以检测肿瘤细胞中的波形蛋白，以评价其侵袭性和转移性。酶联免疫吸附实验测定抗突变型瓜氨酸波形蛋白（mutated citrullinated vimentin，MCV）抗体，可以辅助类风湿关节炎的诊断。

免疫印迹法：组织标本加入组织裂解液（50 mmol/L Tris，pH 8.0，150 mmol/L NaCl，1% Triton X-100，0.1 mg/mL PMSF）及蛋白酶抑制剂cocktail，匀浆器裂解组织，离心收集上清，Bradford法测定蛋白溶液浓度。取50μg等量蛋白质采用12% SDS-聚丙烯酰胺凝胶垂直电泳进行分离，然后转至PVDF膜上，室温下摇动封闭（TBST + 5%脱脂奶粉）2 h，加入鼠抗人Vimentin单克隆抗体（1 ∶ 200稀释）4℃过夜，室温下TBST洗膜后加入羊抗鼠辣根过氧化物酶标记的二抗，37℃孵育1 h，自动电泳凝胶成像分析系统（Chemi Imager 5500型）下成像，采集数据。以电泳条带的密度值（ISO）作为条带的强度指标，以β-tubulin蛋白表达条带的强度为标准，采用条带密度值与相应β-tubulin密度值的比值作为指标进行比较。

（三）波形蛋白检测的影响因素

1. 黏附分子

E-钙黏附素表达缺失与波形蛋白表达升高相关。

2. 肿瘤

癌细胞中波形蛋白的高表达与细胞的侵袭性相关，高度分化和中度分化的癌细胞未显示有波形蛋白染色，而分化程度低的癌细胞中波形蛋白染色阳性率明显升高，向分化程度低的癌细胞中转染表达反义波形蛋白的载体后，创伤修复实验和侵袭实验均提示癌细胞的侵袭、迁移能力受到抑制。

3. 药物

全反式维A酸对神经母细胞瘤的影响时发现，全反式维A酸能够升高波形蛋白在细胞内的表达。

（四）波形蛋白的临床意义

波形蛋白与皮肤老化、睾丸发育和生精细胞凋亡、神经损伤、类风湿关节炎、肿瘤等相关；新近研究发现，还与白内障、丙型肝炎、妊娠子痫等疾病相关。目前，抗MCV抗体的检测已成功用于临床诊断类风湿关节炎，但是，波形蛋白通过何种途径影响疾病的研究仍不够深入，而且未见关于波形蛋白与疾病治疗方面的报道。

1. 波形蛋白与前列腺癌

前列腺癌是男性常见肿瘤之一，在我国的发病率不断增加。有学者对比高转移性前列腺癌细胞1E8-H和低转移性细胞284-L，发现前者波形蛋白的含量明显高于后者，向1E8-H细胞中导入表达反义波形蛋白的质粒而产生的1E8-HVIMs细胞，其侵袭性明显降低，而向284-L细胞中导入表达正义波形蛋白的质粒后，细胞的迁移性明显增加。魏军成等发现PC-3M-1E8和PC-3M-284这两种前列腺癌细胞中，波形蛋白表达有明显差异，向细胞中转染表达全长反义波形蛋白的质粒后，癌细胞的体外侵袭能力明显降低，而转染表达正义波形蛋白的质粒则增加了肿瘤细胞侵袭性，进一步研究发现，在波形蛋白基因干预的细胞株中，C-src的磷酸化状态会发生改变，因而推测波形蛋白通过调节C-src激酶，促进前列腺癌细胞侵袭性生长，它的出现与否可能可以作为判断前列腺癌细胞是否转移的重要指标。

2. 波形蛋白与肾嗜酸细胞腺瘤

肾嗜酸细胞腺瘤是一种良性肿瘤，波形蛋白是否存在于该瘤细胞中有明显争议。有学者认为，肾嗜酸细胞腺瘤细胞中不存在波形蛋白，因为细胞中一旦出现波形蛋白即被认为是肾癌的标志。但是，有报道在该肿瘤细胞胞质中出现波形蛋白阳性表达。研究者对234例肾嗜酸细胞腺瘤标本的组化染色发现，波形蛋白染色阳性率是72.6%，将标本分成7组不同的亚型并比较各组的染色阳性率，结果显示，每组的阳性率均高于70%，由此得出结论，在肾嗜酸细胞腺瘤中波形蛋白呈显著的灶状阳性分布，与其他类型的肾脏肿瘤明显不同，这一区别有助于肾脏肿瘤的鉴别诊断。但是，目前未见关于波形蛋白参与肾嗜酸细胞腺瘤发病机制的研究报道。

3. 波形蛋白与肾癌

应用免疫组化ABC法检测肾母细胞瘤中vimentin表达后发现，vimentin的高表达与其分级程度密切相关。近年来关于vimentin与肾脏肿瘤发生发展的关系越来越受到重视。Hwa等应用蛋白组技术研究肾癌与正常肾组织的差异蛋白后，鉴定出了vimentin在肾癌中高表达，并认为vimentin是早期发现肾脏肿瘤的潜在瘤标。吴志新等运用western blot技术进一步半定量分析了vimentin与RCC进展之间的关系，并发现vimentin的表达水平与RCC的分级和分期有关，进一步证实了vimentin表达上调是肾癌细胞转移能力增强的表现，并可促进肾癌发生局部浸润和远处转移。目前，国内外大量研究发现，vimentin在上皮源肿瘤中的反常高表达现象只是肿瘤发生“上皮细胞间质转化态”过程中的一种表型改变。尽管vimentin在预测肿瘤进展及预后状况等方面的潜在价值已逐渐为研究人员所认可并接受，但是对vimentin高表达致肿瘤进展的原因，以及进一步确认能够影响vimentin表达的内、外源信号蛋白仍需深入研究。

4. 波形蛋白与肾脏损伤

在糖尿病肾病的研究中，有学者发现，终末期纤维化的肾脏中表达较多的波形蛋白，但其发挥的作用仍不清楚。研究发现，肾脏受损2 d后，波形蛋白的mRNA开始升高，第6天达到最高（为正常小鼠的3倍），而且波形蛋白的升高明显早于蛋白尿的出现，于是推测在肾脏损伤早期波形蛋白增多可以提高细胞的机械稳定性，使足细胞保持正常的收缩能力，以维持肾脏的正常功能。另有报道，$VIM^{-/-}$小鼠接受肾脏次全切除术（只留50%左肾），在72 h内死亡，当给予内皮素受体阻滞剂Bosentan后，可降低小鼠的死亡率，其死亡原因可能和$VIM^{-/-}$小鼠肾脏中含有较多的促血管收缩的内皮素1和较少的促血管舒张的一氧化氮分子有关。

（五）参考值范围

由于vimentin检测方法主要以定性试验为主，进行对比研究，故未形成统一的正常参考值。各实验室应根据自己的情况，建立自己的正常参考值，供临床使用。

（杨云山）

第十六章

病理检查技术

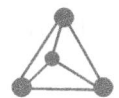

第一节　细胞学检查技术基本概念

细胞学制片技术，包括标本的收集、涂片、固定、染色、脱水、透明、封固等。良好的制片是细胞学诊断的重要条件，高度的责任感和严格的操作流程，以及新技术的应用是提高细胞学制片质量的重要保证。

一、细胞学检查范畴

细胞病理学可分两大部分：脱落细胞学和针吸细胞学。

1. 脱落细胞学

采集人体中管腔器官表面脱落的细胞，其标本可来自与外界相通的脏器，如胃肠道、呼吸道、泌尿道、女性生殖道等；其次来自与外界不相通的腔隙、脏器表面，如胸腹腔、颅脑腔、关节腔等积液。

2. 针吸细胞学

通过细针吸取的方法吸取组织中的活细胞，如乳腺、甲状腺、淋巴结、前列腺等穿刺。除了进行一般细胞形态学诊断外，尚可以进行细胞培养，细胞 DNA 检测。

二、细胞学检查程序

标本采集→涂片制作→涂片固定→涂片染色→涂片封固→涂片阅片→报告打印→玻片归档。

三、细胞学检查的特点和意义

1. 准确性

通常以阳性率来表示（诊断率、符合率、准确率）。目前国际统一标准，即用敏感性及特异性来表示。前者显示除去假阴性后的阳性率，后者显示除去假阳性后的诊断准确性。

2. 敏感性

细胞学诊断以子宫颈癌检查效果最佳，敏感性达 90% 以上。痰及尿液脱落细胞阳性率较低为 50% ~ 60%，细胞学诊断的特异性较高，为 98% ~ 99%，即假阳性很低，只占 1% ~ 2%，可疑细胞只占 5%。一个可靠的诊断技术应为敏感度越高越好，即假阳性和假阴性率越低越好。

3. 实用性

操作简便、创伤性小、安全性高，且费用少。有利于疾病的早期发现，早期诊断和早期治疗。细胞学检查技术已不再是一种单纯的诊断方法，是观察癌前期病变的演变，指导临床用药和随访观察的重要指标。

4. 局限性

细胞学诊断有许多优点，但阳性率较低，时有漏诊和误诊。这主要由于取材局限性，与制片方法不当有关；此外，缺乏组织结构也是影响诊断准确性的因素。

四、细胞学标本制作质量控制

细胞学制片是涂片技术重要的基本技能，质优的细胞制片直接关系到诊断的准确率和阳性率高低。

细胞学送检标本大概可分为以下三大类：

一类标本是临床医师取材后马上制成涂片固定后送细胞学检查（如妇科的宫颈涂片、纤支镜刷片涂片）；另一类是临床医师抽取标本后未经固定直接送到细胞室行细胞制片检查（如浆膜腔积液、痰液、尿液等）；第三类主要是妇科液基细胞学标本，临床医师用特殊的刷子取材后，将刷子上的细胞放入细胞保存液中送到细胞室行细胞制片检查。

细胞学涂片制作前质控要求如下。

（1）涂片前应准备好各种用具，如干净的载玻片、固定液、吸管、玻璃棒、小镊子。

（2）各类标本要新鲜制作，4℃冰箱保存的标本不超过 4 h。

（3）涂片制作要轻巧，以免损伤细胞。

（4）涂片制作要均匀，厚薄要适度，掌握细胞量与溶液比例的稀释度。细胞量多的标本制片宜薄，细胞量少的标本制片宜集中。

（5）细胞应有效固定在载玻片的位置上，各类涂片制作后原则上应湿固定为佳，特殊情况下涂片亦可半湿干固定。

（张　娜）

第二节　细胞学标本采集原则和方法

一、标本采集原则

（1）采集标本必须保持新鲜，以免细胞自溶，影响细胞着色和正确诊断。

（2）采集方法应简便，以减轻患者痛苦，且不至于引起严重的“并发症”或促使肿瘤扩散。

（3）正确选择取材部位，尽可能由病区直接采取细胞并获取丰富有效的细胞成分。

（4）绝对避免错号和污染（器具和玻片干净、固定液及染液过滤、每份标本一瓶）。

（5）针吸穿刺操作时有两人配合完成采集标本较好，并了解病情和影像学资料，选择恰当的体位及穿刺点。

二、标本采集前准备

（1）所有细胞学送检标本容器清洁并要求即采集即送检。

（2）送检标本必须填写细胞送检申请单，每份标本一瓶并写明患者姓名、性别和年龄。

（3）临床送检血性胸水、腹腔积液、心包液，为防止标本凝固，应在容器中加入抗凝剂。可用商品化的肝素抗凝试管或用 100 g/L 浓度的乙二胺四乙酸钠（EDTA-Na_2），亦可用 3.8％的枸橼酸钠，与标本量之比为 1 ∶ 10。

三、标本采集方法

1. 标本采集方式

（1）直观采集外阴、阴道、宫颈、穹隆、鼻腔、鼻咽、眼结膜、皮肤、口腔、肛管等部位，可用刮片、吸管吸取、擦拭或刷洗的方法。

（2）宫颈细胞采集从早期棉棒阴道后穹隆分泌物法、木制宫颈刮片法到现代的专用扫帚状刷取样法。

（3）用纤维光束内镜带有的微型网刷直接在食管、胃、十二指肠、气管、肺内支气管等部位的病灶处刷取细胞涂片。

（4）体表可触及的原发病变和体内脏器标本收集可采用针刺抽吸收集方式，用穿刺针准确刺穿皮肤进入病区域后，通过提插针方式，使针尖斜面部对病变组织进行多次切割；并同时借助针管内的持续负压将切割获得的标本吸入针芯及针管内。

2. 分泌液收集法

细胞学检查收集的分泌液包括自然分泌液：尿液、痰液、前列腺液、乳头分泌液等。

（1）尿液：

男性用自然排尿，女性采取中段尿。尿量不应少于 50 mL，标本要新鲜，尿液排出后 1 ～ 2 h 制成涂片。如不能立即制片，可在标本内加 1/10 尿量的浓甲醛液或等量的 95% 乙醇。但尿内加入上述的固定液可使细胞变形或影响制片，因此，尽可能新鲜尿液离心沉淀制成涂片。

（2）痰液：

指导患者漱口，深咳痰液，约 3 口量的痰液。挑选来自肺、支气管内的带铁锈色的血丝痰，或透明黏液痰及灰白色颗粒状痰等有效成分进行薄层均匀的涂片，每例患者制片 2 ～ 3 张。

（3）前列腺液：

采用前列腺按摩取分泌物直接涂片。

3. 灌冲洗收集法

此法常用于采集胃脱落细胞，例如用于胃肠、腹腔、卵巢肿瘤术后向空腔器官灌冲。冲洗一定数量的生理盐水，使肿瘤细胞脱落，然后将冲洗液抽取离心沉淀后取细胞层直接涂片。

4. 浆膜积液收集法

此法常用于胸腔、腹腔、心包腔等器官内积液的抽取，抽取胸腹腔积液送检，通常由临床医师操作完成。送检胸腹腔积液的容器瓶必须事前加入抗凝剂（3.8% 的枸橼酸钠），送检浆膜腔积液的量为 20 ～ 200 mL 较合适。因特殊原因不能马上制片的标本，应放入 4℃的冰箱内保存，时间不应超过 16 h。

（张 娜）

第三节 细胞学涂片固定

一、固定目的

细胞离体后如果不及时固定，就会释放出溶酶体酶将细胞溶解，导致组织自溶，丧失原有结构。因此，细胞采集后应选用合适的固定液进行固定，使细胞内的蛋白质凝固、沉淀成不溶性，并使细胞尽可能保持原有的形态结构和所含的各种物质成分。细胞涂片的固定在细胞学制片中极为关键。细胞固定的好坏会直接影响后续的涂片和染色，进而影响细胞学诊断的准确性。

通过乙醇能迅速凝固细胞内的蛋白质、脂肪和糖类，使其保持与活细胞状态相仿的成分和结构，使细胞各部分尤其是细胞核染色后能清楚地显示细胞的内部结构。进行经典的巴氏染色，用乙醇和乙醚或甲醇固定细胞涂片是极为重要的。假如乙醇浓度不够细胞核固定不佳，易造成人为的假阴性报告。

二、固定液种类

乙醇是细胞涂片常用的固定液，可使细胞内的蛋白质、核蛋白和糖类等迅速凝固，产生不溶于水的沉淀。乙醇很少单独使用，通常与冰醋酸、乙醚等混合使用。在巴氏染色中，乙醇类固定液更是首选的固定液。

常用的固定液如下。

1. 95%的乙醇－冰醋酸固定液

95%的乙醇 100 mL；冰醋酸 1 mL；常用的细胞涂片固定液，冰醋酸渗透力强，可加快细胞的固定。

2. 乙醇－乙醚固定液

无水乙醇 49.5 mL；乙醚 49.5 mL；冰醋酸 1 mL；常用的细胞涂片固定液，固定快速，尤其是作巴氏染色，为首选的固定液。乙醚容易挥发，气味较大，应密封保存。

3. Camoy 固定液

无水乙醇 60 mL；三氯甲烷 30 mL；冰醋酸 10 mL。

适用核酸、糖原、黏蛋白等特殊染色；也适合固定含血较多的细胞标本，冰醋酸能够加强胞核染色，也能溶解红细胞，并可减低细胞由于乙醇引起的收缩。一般固定 3 ～ 5 min，再用 95%乙醇继续固定 15 min。

4. 甲醇固定液

用于干燥固定的涂片（血涂片）和某些免疫细胞化学染色。

5. 丙酮固定液

冷丙酮常用于酶的细胞化学染色和免疫荧光染色。

6. 10%的中性缓冲甲醛固定液

主要用于固定细胞沉渣制作细胞蜡块。如果用于固定细胞涂片，固定较慢，也容易引起细胞脱落，因此，不适宜直接固定细胞涂片。

三、固定方法

1. 浸泡湿固定法

（1）固定操作：

将细胞涂在玻片上后，应稍晾干，但不能完全干燥，在涂片快干且还湿润时，立即浸泡在固定液中固定 15 ～ 20 min。这种固定方法也称为湿固定。

（2）注意事项：

①玻片标本固定时应将玻片垂直置入固定液，避免涂片相互摩擦。

②各种细胞涂片均应及时用湿固定法进行固定，否则涂片干燥后会严重影响染色效果。

2. 喷雾固定法

将采集的细胞涂好片后，平放在架子上，将乙醇等固定液喷洒在涂片上进行固定，干燥后保存或待染色。染色前需要在蒸馏水中浸泡约 10 min。优点是简单快速，缺点是容易固定不均匀。

四、质量控制

1. 制作标本要新鲜

送检标本要新鲜制作，在室温下不能停留超过 2 h，脑脊液更不能超过 1 h。胸腹腔积液、心包积液、痰液可在冰箱内放置 12 ～ 24 h。尿液在冰箱中停放不超过 2 h。

2. 湿固定的原则

制片后标本玻片尾部最易干燥，干燥后的玻片会引起细胞核膨胀和着色不清，胞质干燥后巴氏伊红、亮绿着色不鲜艳，诊断受影响。

3. 固定液要过滤

每天每次使用后的固定液要用滤纸或棉花过滤后才能重复使用，但乙醇浓度不能低于 90%的含量，否则要更换新固定液，主要是防止交叉细胞污染。

（张　娜）

第四节 细胞学常规染色技术

一、染色作用

没有经过染色的细胞，难以通过显微镜观察到细胞核和细胞质内部各种细微的结构。因此，需要用不同的染料将细胞的形态结构及不同的成分显示出来，以便在显微镜下进行观察。

二、染色机制

细胞染色机制比较复杂，一般认为细胞染色主要是通过物理吸附作用和化学结合作用来使细胞核和细胞质染上不同的颜色，并且产生不同的折射率，从而能通过显微镜来观察。

1. 物理吸附作用

染料的色素成分被吸附进入组织和细胞间隙内而显色。

2. 化学结合作用

染料的助色团具有与组织细胞很强的亲和力，能够与细胞及其细胞内相应物质结合生成有色的不溶性的化合物沉淀而显色。

三、染料分类

（1）染料根据其来源可分为天然染料如苏木精和人工合成染料如结晶紫等。

（2）根据染料所含有的发色团分为硝基染料、偶氮染料、醌亚胺染料、咕吨染料、苯甲烷染料、蒽醌染料、重氮盐和四重氮盐类和四唑盐类染料等。

（3）根据染料所含有的助色团性质分为酸性染料、碱性染料和中性染料等。

四、常规染色方法

细胞学染色方法有多种，主要有常规染色、特殊染色（或称细胞化学染色）和免疫细胞化学染色。可根据不同的检验要求和研究目的加以选择应用。

常规染色法有巴氏（Papanicolaou）法、HE 法和迈格林华 – 吉姆萨染色（MGG 染色）法等。

（一）巴氏（Papanicolaou）染色

巴氏染色起初仅用于阴道上皮雌激素水平的测定以及检测生殖道念珠菌、滴虫等病原体的感染。染色方法经过不断改良后，胞质染色液分别有 EA36、EA50 和 EA65。目前主要用于妇科细胞学涂片染色，多采用 EA36 和 EA50 染色液，是用来筛查宫颈癌及癌前病变的常用细胞学染色方法。巴氏染色也适合胸、腹腔积液、痰液等非妇科标本的染色，常采用 EA65 染色液。

巴氏染色法染液中含有阳离子、阴离子和二性离子，具有多色性染色效能。因此，染出的细胞质具有色彩多样、鲜艳、透明性好及细胞核的核膜、核仁、染色质结构清晰的特点。巴氏染色主要有两组染液，胞核染液如苏木精和胞质染液如 EA36，以达到核质对比清晰鲜艳的目的。

1. 试剂配制

（1）改良 Lillie–Mayer 苏木精染液：

苏木精（hematoxylin）5 g，无水乙醇（absolute alcohol）50 mL，硫酸铝钾（aluminium potassium sulphate）50 g，蒸馏水 650 mL，碘酸钠（sodium iodate）500 mg，甘油（glycerine）300 mL，冰醋酸（glacial acetic acid）20 mL。

分别将苏木精溶于无水乙醇，硫酸铝钾溶于蒸馏水（可加热至 40 ~ 50℃使硫酸铝钾更容易溶解），用玻璃棒轻轻搅动使彻底溶解，待恢复至室温后，与苏木精无水乙醇液充分混合，再加入碘酸钠，最后加入甘油和冰醋酸。

（2）碳酸锂水溶液：

碳酸锂（lithium carbonate）1 g，蒸馏水 100 mL。

（3）橘黄 G 染液：

橘黄 G（Orange G）0.5 g，蒸馏水 5 mL。

用橘黄 G 0.5 g 溶于 5 mL 蒸馏水，再加无水乙醇 95 mL，然后加 0.015 g 磷钨酸，使用前过滤。存储在深棕色瓶中。

（4）0.5%的淡绿乙醇储备液：

淡绿（light green）0.5 g，95%乙醇 100 mL。

（5）0.5%的伊红 Y 乙醇储备液：

伊红 Y（eosin Y）0.5 g，95%乙醇 100 mL。

（6）1%的伊红 Y 乙醇储备液：

伊红 Y（eosin Y）1 g，95%乙醇 100 mL。

（7）0.5%的俾斯麦棕乙醇储备液：

俾斯麦棕（Bismarck brown）0.5 g，95%乙醇 100 mL。

（8）EA36 染液配方：

0.5 %的淡绿乙醇储备液 45 mL，0.5%伊红 Y 乙醇储备液 45 mL，0.5%俾斯麦棕乙醇储备液 10 mL，磷钨酸（phosphotungstic acid）0.2 g。

（9）EA50 染液配方：

0.5%的淡绿乙醇储备液 6 mL，1%伊红 Y 乙醇储备液 40 mL，纯甲醇 25 mL，冰醋酸 2 mL，95%乙醇 21 mL，磷钨酸 2 g。

2. 染色操作流程

（1）涂片用 95%乙醇，冰醋酸固定液固定 10 ~ 15 min。

（2）95%乙醇、80%乙醇、70%乙醇、蒸馏水分别浸泡 1 min。

（3）改良 Lillie-Mayer 苏木精染液染色 5 ~ 10 min。

（4）自来水中冲洗多余染液。

（5）1%盐酸乙醇液分化约 4 s。

（6）1%碳酸锂水溶液蓝化 1 min，自来水洗 5 min。

（7）依次置入 70%乙醇、80%乙醇、95%乙醇（Ⅰ）和 95%乙醇（Ⅱ）各 1 min。

（8）橘黄 G 液染色 1 ~ 2 min（此步可省略）。

（9）依次在 95%乙醇（Ⅰ）、95%乙醇（Ⅱ）漂洗去掉多余橘黄 G 染液。

（10）EA36 染液染色 3 ~ 5 min。

（11）依次用 95%乙醇（Ⅰ）、95%乙醇（Ⅱ）、无水乙醇（Ⅰ）和无水乙醇（Ⅱ）脱水各 1 min。

（12）二甲苯透明，中性树脂封片。

3. 结果

角化细胞胞质呈粉红色，全角化细胞胞质呈橘黄色，角化前细胞胞质呈浅蓝色或浅绿色，细胞核呈蓝紫色，核仁呈橘红色，白细胞核呈蓝色，胞质呈淡蓝淡绿，红细胞呈橙红色。

（二）苏木精 - 伊红（HE）染色方法

1. 试剂配制

（1）改良 Lillie-Mayer 苏木精染液。

（2）0.5%伊红 Y 乙醇液。

2. 染色操作

（1）涂片从 95%乙醇 - 冰醋酸固定液内取出，80%乙醇浸泡 1 min。

（2）蒸馏水洗 1 min。

（3）改良 Lillie-Mayer 苏木精染液染色 ~ 10 min。

（4）自来水冲洗 1 min。

（5）0.5%盐酸乙醇液分化 3 ~ 5 s。

（6）自来水冲洗促蓝 10 min，80%的乙醇浸洗 1 min。
（7）0.5%伊红 Y 乙醇液染色 1 min。
（8）80%乙醇浸洗 1 min。
（9）依次用 95%乙醇（Ⅰ）、95%乙醇（Ⅱ）、100%乙醇（Ⅰ）和 100%乙醇（Ⅱ）脱水各 1 min。
（10）二甲苯透明，中性树胶封片。
3. 结果
胞质呈淡红色，胞核呈紫蓝色，核仁呈红色。

（三）迈格林华－吉姆萨染色（MGG 染色）法

1. 染液配制
（1）迈格林华染液：
迈格林华（May–Grunwald）原液 1 mL，蒸馏水 9 mL。
新鲜配制，不能保存。
（2）吉姆萨染液：
吉姆萨（Giemsa）原液 1 mL，蒸馏水 9 mL。
新鲜配制，不能保存。
2. 染色操作
（1）涂片固定后蒸馏水洗 2 mL。
（2）迈格林华染液滴染 15 min。
（3）倒弃涂片上的染液，用自来水冲洗干净。
（4）吉姆萨染液滴染 15 min。
（5）倒弃涂片上的染液，用自来水冲洗干净。
（6）甩干水分，镜检。必要时干燥后用中性树胶封片。
3. 结果
细胞核呈紫红色，细胞质和核仁呈深浅不同的蓝色。
4. 注意事项
（1）适用于淋巴造血系统（血涂片）或胸、腹腔积液等标本。
（2）必要时可干燥染片后用中性树胶封片，不宜用乙醇脱水，否则容易脱色。

五、质量控制

1. 固定好细胞涂片是染色质量的保证
细胞样本涂片完成后应及时固定，但要注意涂片含水太多，立即固定时容易使细胞脱落；太干燥又会使细胞胀大，甚至溶解，导致胞核染色不佳、结构模糊。
2. 常用 EA 染色液有 EA36、EA50 和 EA65 三种
均由淡绿、伊红 Y、俾斯麦棕和磷钨酸组成，各自比例不同，但染色结果相似。EA36 适用于妇科标本染色，而 EA65 比较适合于非妇科的标本。
3. 橘黄 G 和 EA 类染液通常使用 15 天
时间过久，会使胞质染色的颜色不够鲜艳，应根据染片量定期更换。
4. 配制 EA 染液时，pH 的调节对胞质分色好与差较大影响
如 pH 偏高，则上皮细胞质染色偏红，可加少许的磷钨酸降低其 pH；如 pH 偏低，则上皮细胞质染色偏蓝或绿色，可加少许饱和碳酸锂溶液调高其 pH。
5. 细胞核在盐酸分化时要把握好时间和盐酸的浓度
着色浅或过深对细胞学的诊断都会造成严重的影响。
6. 血液多和蛋白质多的液体标本
容易造成核染色过深或背景复杂，应先用缓冲液或标本清洗液处理后再制作标本涂片。

7. 商品化学色剂

可选用商品化的染色试剂，建立规范的操作流程。

8. 苏木精注意事项

使用染色时应控制好苏木精染色时间，掌握盐酸、乙醇的浓度及分化时间避免核染色过深或太浅。苏木精质量较差或使用过久的苏木精染液，会导致核浅染或核染色质不清，也会出现蓝染的结晶颗粒。

9. 注意脱水

应及时更换脱水透明的100%乙醇或在其后增加一道苯酚，二甲苯脱水透明剂（在南方潮湿天气尤其适合选用），避免脱水不彻底引起片子出现雾状，使细胞轮廓模糊不清，不利于镜下观察。如果细胞片封片不及时，吸入空气中的水分，鳞状上皮细胞胞质出现深褐色斑点。

10. 分开固定

细胞涂片中的细胞较容易脱落，不同病例的细胞片应分开固定，避免样本之间的交叉污染；染片中有皱褶而且重叠的细胞，应考虑到在染色中有可能发生的交叉污染。

11. 涂片量较多时选用分多次染色

应该先染脑脊液和尿液等细胞量较少的标本，其次是宫颈脱落细胞标本，最后染痰、支气管冲洗、纤支镜毛刷和体液等细胞涂片；并每天过滤染色所用的试剂和染色液。

（张　娜）

第五节　其他细胞学染色技术

在临床细胞学诊断中，许多在常规巴氏染色和HE染色难以诊断的疾病，需要通过应用其他一些细胞学染色技术进一步确诊。

一、特殊染色和组织化学染色技术

在细胞学诊断中，用常规的染色方法很难观察到细胞中的一些物质如细菌、黏液和色素等，需要用特殊染色方法来将这些特殊的物质显示出来。因此，通过应用特殊染色和组织化学染色技术，可使一些细胞学常规染色难以诊断的疾病得到进一步确诊，有助于提高细胞病理诊断水平。

细胞学特殊染色方法有很多种，显示不同的物质可选用相应的染色方法，其试剂配制和染色操作和组织的特殊染色操作相似。

二、免疫细胞化学技术

免疫细胞化学技术是在常规染色和细胞化学染色的基础上，根据抗原抗体反应原理而发展起来的染色技术，广泛应用于临床病理诊断，也是细胞诊断中重要的辅助技术之一。尤其是对于判断肿瘤细胞的来源、分类和鉴别诊断起着重要作用。许多在常规染色依靠细胞形态学难以诊断的疾病，通过应用免疫组织化学技术大部分可得到确诊。

细胞涂片的免疫细胞化学技术染色操作和组织的免疫组化技术染色操作相似，但也有其不同之处，如固定液的选用，是否需要抗原修复等会有所差异；尤其是细胞涂片中细胞膜完整，抗原抗体要通过细胞膜浸入，往往需要进行增加细胞膜通透性等处理。而细胞蜡块切片的染色操作和组织切片的染色相同。

三、分子病理学技术

细胞学分子生物学技术是新兴的病理学诊断辅助技术之一，是指在细胞学的基础上，将分子生物学和细胞遗传学的一些技术，在分子水平上检测细胞中的生物性标志物来辅助细胞学诊断。在肿瘤的早期诊断、鉴别诊断以及指导和评估临床治疗有着重要作用。随着技术的稳定，也越来越广泛地应用于临床细胞学诊断，成为临床细胞学诊断中不可缺少的辅助技术，有助于提高细胞学诊断水平。在临床细胞学诊断中，主要应用显色原位杂交技术和荧光原位杂交技术。细胞学原位杂交和组织学原位杂交相似，但也有所不同。目前大多采用商品化检查试剂盒，不同的试剂盒操作步骤不同，应按试剂盒说明书进行操作。

四、涂片重染方法

常规涂片染色一般都有 2 张或 2 张以上的涂片，当诊断需要再行其他特殊染色或免疫细胞化学染色时，需要将其中一张片脱色来重新染色；一些旧片因褪色，或染色错误，也需要将其脱色后再进行重染。

1. 去除盖玻片

将片子先轻微加热，使中性树胶软化，然后浸入二甲苯并经常上下移动玻片，直到盖玻片自然脱下。不能人为将盖玻片移除，否则容易一起把细胞脱下。

2. 水化脱去盖玻片

再用二甲苯完全洗去中性树胶，用 95% 的乙醇洗去二甲苯，80% 的乙醇洗 1 min，蒸馏水洗 2 min。

3. 胞核褪色

将涂片浸入 1% 的盐酸乙醇液浸泡 15 ~ 30 min，或更长时间，在镜下观察，直至将苏木精完全脱去。流水冲洗 10 ~ 15 min 完全除去盐酸。

4. 胞质褪色

将细胞核脱色后的涂片浸泡在 80% 的乙醇中，至胞质颜色脱去，蒸馏水洗 2 min。

5. 完全脱色的涂片根据需要重新染色。

（张 娜）

第六节 浆膜腔积液细胞涂片制作

一、标本采集和处理

1. 离心沉淀

将标本液体上半部轻轻倒掉，保留底部沉淀物 20 mL。摇匀后注入 2 ~ 4 支锥形离心管内，平衡后中速（2 000 r/min）离心 5 ~ 10 min。

2. 标本取材

将离心后上清液用毛细吸管吸出弃掉，若为血性胸、腹腔积液则吸取红细胞沉淀层与上清液接触液面的灰白色薄层液进行混匀涂片，此灰白色层为有效细胞成分，是涂片制作的材料。若非血性积液则将上清液吸出后留约 0.2 mL 与离心管底的沉渣混匀涂片。

二、涂片制作

（1）取离心沉淀标本，用毛细吸管滴 1 小滴位于载玻片 1/3 处，即置于载玻片的一侧端。

（2）然后取一玻片与载玻片成 30° 夹角，将标本液夹在两玻片之间向前推进，涂片形成头、体、尾三部分，肿瘤细胞多数集中在尾部。

三、涂片固定

1. 固定液选择

细胞涂片以高浓度的固定液为佳，常用乙醇 - 乙醚固定液。高浓度的固定液无论是细胞形态的保存，还是细胞在玻片上的黏附都优于其他固定剂。

2. 固定方法

涂片制作完成后应立即垂直投进细胞固定液内固定，固定液必须浸泡整个涂片。

3. 固定时间

10 ~ 15 min。

四、涂片染色

染色前先按次序整理申请单，并与玻片核对名字、编号及玻片数量。细胞学常规染色方法首选巴氏染色法，大量妇科宫颈细胞学检查或穿刺涂片亦可用常规 HE 染色。血液细胞学涂片检查可用瑞氏染色、吉姆萨染色。

五、质量控制

（1）细胞样本离心后，如果细胞数量较多，制作涂片时，除了吸取底层细胞外，还应吸取少许上层液体混合后再涂片，避免细胞过多重叠，引起细胞脱落。

（2）用作推片的载玻片与液体接触的角度大小，直接影响涂片的均匀与细胞成分分布的厚度。推片夹角角度小涂片的厚度显示薄，相反推片夹角角度大涂片的厚度显示厚，合适的夹角度数为 30°。

（3）细胞量多的标本制片宜薄，细胞量少的标本制作时涂片宜集中偏厚。

（张　娜）

第七节　尿液细胞涂片制作

一、标本采集和处理

（1）尿液标本采集，尿液采集需要避免清晨第一次晨尿，因晨尿内会有较多残渣和退行性变的细胞。男性患者可自行排尿，收集中、后段排出尿；女性患者一般采用导管尿，或收集中、后段尿。

（2）标本收集后在 1 ~ 2 h 完成制片，否则细胞易发生腐败自溶。

（3）不能及时制片时可在尿液中加入 1/10 尿量的浓甲醛溶液或 95%的乙醇，尿量不应少于 100 mL。

二、涂片制作

（1）将尿液倒去上清液，留下 50 ~ 100 mL 底层尿液分别注入 2 支 50 mL 尖底离心管内。

（2）经平衡配置后放入离心机以 2 000 r/min，离心 7 min，2 次。

（3）倾去标本的上清液，或用毛细玻璃吸管吸去上清液。

（4）将沉渣用玻璃棒或吸管搅匀沉淀物。

（5）吸取 1 ~ 2 滴沉淀物在玻片上进行推片或抹片（涂片），根据沉淀物的多少和细胞的数量来决定制片张数，通常制 1 ~ 2 张玻片。如果离心沉淀物少，则细胞成分少，应制成厚片，反之则制成薄涂片。

三、涂片固定

（1）涂片制作完成后应立即垂直投进等量的乙醇 - 乙醚固定液固定。

（2）细胞成分少标本可潮干或半潮干固定。

四、涂片染色

尿液细胞涂片染色方法首选巴氏染色法，选用 EA36 染液或 EA50 染液，细胞核和胞质着色鲜艳、染色质清晰。

五、质量控制

（1）尿液第一次离心后，如果沉淀物较多，可直接涂片而不必做第二次离心。

（2）为了防止细胞在固定和染色时的脱落可在载玻片上先涂血清液或甘油蛋白，或在涂片制作完成后待涂片呈半干后再置入固定液中固定。但要防止细胞干涸以免影响细胞核着色。

（3）尿内碰到有冻胶样物或大量盐类结晶时，可在尿液内滴加 0.5 mol/L 的氢氧化钠溶解冻胶样物或滴加盐酸溶解盐类结晶，然后再做离心沉淀。

（张　娜）

第八节　乳腺分泌物细胞涂片制作

一、标本采集和处理

乳腺细胞学的检查，主要是采集真性的乳头溢液，即非妊娠或哺乳和感染病变的渗出液，而是自发持续性的乳头分泌液，乳腺分泌物大概可分为以下 6 种类型，以血性（或浆液血性）溢液为常见。

1. 血性溢液

以红褐色为多，其中血性意义较大，常见于导管内乳头状癌和导管内乳头状瘤。

2. 浆液性溢液

透明黄色，大部分为乳头下部的乳头状瘤所致，亦可见于乳腺组织增生。

3. 水样溢液

溢液稀薄无色如清水样。约有 50%的患者不排除有患癌的可能，阳性率极高。

4. 乳汁样溢液

颜色和性状如乳汁，乳腺增生症或泌乳素分泌过多及服用过多的激素类药所致。

5. 黏稠溢液

溢液黏稠，可有多种颜色，常见于双侧导管和乳腺导管扩张症以及更年期或妇女性腺功能低下者。

6. 脓性溢液

多为绿色或黄色，脓样可带血液，见于乳腺感染和导管扩张症。标本采集时可用手指顺导管引流方向轻轻按摩和挤压，当溢液外流时，用玻片承接 1 ～ 2 滴。

二、涂片制作

（1）用示指腹侧由患处乳腺导管向乳头方向轻轻按摩乳房，将溢出的分泌物直接与预先涂有血清或甘油蛋白的载玻片接触。

（2）将载有分泌物的玻片直接推片和抹片，制成 2 ～ 3 张涂片。

三、涂片固定

（1）涂片制作完成后应立即垂直投进乙醇 – 乙醚固定液固定。

（2）固定液必须浸泡整个涂片，固定时间不少于 15 min。

四、涂片染色

乳腺分泌液细胞涂片染色方法首选巴氏染色法，选用 EA50 染液比 EA36 染液对细胞着色较牢靠和鲜艳。

五、质量控制

（1）若乳腺分泌液很多，又含血液，则须收集在生理盐水中，然后按液体标本处理，离心沉淀后，取离心管沉淀物的细胞成分制片。

（2）若按摩后仍得不到乳液标本，必要时可用吸乳器轻轻吸引。

（3）如有乳房肿块又无法获得分泌物者，则考虑用细针穿刺抽吸方法。

（张　娜）

第九节 阴道和宫颈细胞涂片制作

一、标本采集和处理

1. 宫颈刮片法

宫颈外口为子宫颈管的柱状上皮与子宫颈外部的鳞状上皮交界处，是癌症好发部位。采集细胞时必须充分暴露子宫颈外口，以木制宫颈小刮板的小脚端或用特制的塑料毛刷做圆周形搜刮 2 ~ 3 圈，有针对性地采取宫颈病变、上皮内病变及早期癌采到的细胞既有表层和中层细胞，也有外底层和内底层细胞。

2. 阴道后穹隆液吸取法

宫体、宫颈管、阴道部子宫颈以及阴道的上皮或肿瘤细胞均可脱落而汇集于阴道后穹隆。采集时应将玻璃吸管伸到后穹隆吸取分泌物，但此处的细胞数量相对较少，细胞亦有退行性改变，而且炎症细胞多，给诊断造成一定的困难。采集的分泌物要轻轻涂在载玻片上，涂片不能太厚。

3. 子宫颈管、宫腔吸取法

用塑料吸管或用金属等其他吸管插入子宫腔底部，然后慢慢推出，边退边吸，将吸出的细胞涂在玻片上，根据吸出标本多少可多涂 2 ~ 3 张涂片备用。该法常用于诊断子宫颈管内膜、子宫腔内肿瘤。

二、涂片制作

（1）标本取材多数情况是由妇科医师或是社区医院的护士或助产士完成采集标本。

（2）所取的分泌物直接涂在载玻片上，涂片要均匀，不能太厚。

（3）涂片制作数量视所取分泌物量而定，1 ~ 2 张玻片即可。

（4）标本固定好后可邮寄或直接送细胞学检查室。

（5）液基细胞采集后将标本放入保存液后送检。

三、涂片固定

（1）涂片可采用直接投入各类细胞固定液内固定，或喷洒乙醇固定液固定。

（2）需做巴氏染色，涂片要在未干涸以前投入固定液固定 10 min。

四、涂片染色

染色方法首选经典的巴氏染色方法，其他染色法有 HE 染色、甲苯胺蓝染色等，可根据诊断需要选择。

五、质量控制

（1）送检玻片标本必须编好号码或写上姓名，与送检申请单一起送检。

（2）大量宫颈细胞普查，不能当天送检染色的标本，应先用 95% 的乙醇固定 10 min，再用甘油乙醇（5 mL 甘油 + 95 mL 70% 的乙醇）溶液封固 1 min 后，晾干待日后送检（此法可以保持送检玻片标本 15 d 内不干燥）。

（李金凤）

第十节 液基薄层细胞制作技术

巴氏染色涂片作为宫颈癌细胞学的经典检查方法，已有半个多世纪的历史。该技术的应用使宫颈癌中晚期发病率明显下降，死亡率降低了 70%。但到 20 世纪 80 年代以来，根据统计宫颈癌的死亡率未有下降。在实践中人们发现造成这种现象的原因不是参与宫颈癌筛查人数减少，而是传统的巴氏涂片方法本身技术原因的限制所致。由于巴氏方法制作的涂片厚薄不均，血液和炎症细胞过多掩盖了某部分异常细胞。过于简单的取材制片技术，导致细胞涂片制作不佳，细胞数量有限，取样器上的细胞成分不能有效地转移到载玻片上，造成大量的细胞随检查取样器丢弃，严重降低异常细胞的检出率。

为了解决和提高宫颈癌筛查方法的特异性和诊断准确率。新的筛查方法应运而生，如：①微孔薄膜过滤技术；②一次性病变细胞采集器技术；③液基薄层细胞学技术等。

具有代表性的液基薄层细胞制作技术是沉降式液基薄层细胞制片技术和膜式液基薄层细胞制作技术。液基薄层细胞制作技术制作的细胞涂片，细胞在玻片上的特定区域均匀单层分布，克服传统细胞涂片制片的细胞太厚及重叠受到血液、黏液和炎症细胞干扰等问题，在镜下更容易观察和确认异常细胞。

一、沉降式液基薄层细胞制片染色技术

1. 制片机制

LBP 沉降式液基薄层细胞制片染色技术的制片机制主要有两方面：①在前期处理过程中利用分离提取原理去除杂质成分；②在制片染色过程中利用重力自然沉降原理优先捕获病变细胞。

（1）分离提取原理：标本前期处理时，离心管中预先加入分离提取液（密度液），含有样本的保存液由于比重轻，加入后置于分离提取液上层。样本中的所有细胞成分受到一定的离心力后向下沉降，到达两种液面的交界处后，只有自身比重大，能克服下层分离液阻力的细胞才能继续下降，从而被收集。样本中的黏液，红细胞比重轻，无法透过分离提取液，被分层在上部，继而被去除；上皮细胞，肿瘤细胞及部分炎症细胞则被收集用来制片。

（2）自然沉降原理：前期处理完毕的样本，被振荡混匀后转移至制片染色舱中，样本中的细胞成分在重力作用下自然沉降。由于病变细胞表现为核质比增大，比重大于正常细胞，沉降速度快，因此，优先被特殊处理后的载玻片捕获，形成薄层制片（图 16–1，图 16–2）。

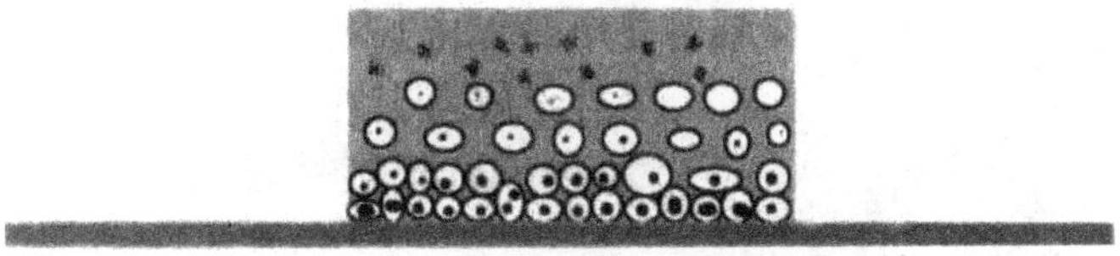

图 16–1　细胞在重力作用下自然沉降

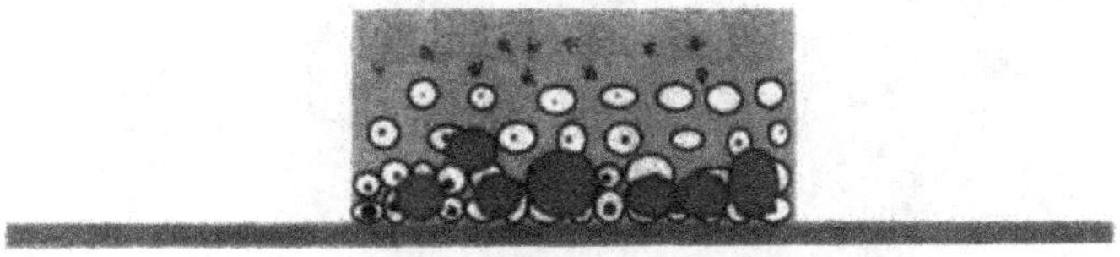

图 16–2　比重大的肿瘤细胞能先沉降下层

2. 技术特点

（1）标本采集：宫颈细胞刷取材后直接放入保存瓶中，保证细胞刷收集到的细胞 100% 用于制片，避免丢弃采样刷而导致刷上有用细胞丢失的情况。

（2）标本制片：通过设备运行，批量制片，全自动完成整个制片染色过程。

（3）自动独立染色，每份样本都在独立的染色舱中完成整个染色过程，染液一次性使用，避免出现交叉污染现象。一批次可完成 16 ～ 48 份标本。

（4）制片染色过程由电脑专用监控软件控制，设定好相应的参数后，即可标准化、程序化地完成整个过程。

（5）制成的薄片为直径 13 mm 的细胞区域，细胞总数可调控在 5 000 ～ 120 000 个。

3. 临床应用

沉降式液基薄层细胞制片染色技术可以在临床应用于宫颈和非宫颈脱落细胞学检测。

（1）妇科标本的检查：沉降式液基细胞学技术，用细胞刷取材能 100% 获得宫颈全面细胞，取得的细胞被立即固定，不变形萎缩；通过一系列的试剂和专用设备能去除标本中的血液黏液等干扰成分制成细胞薄层涂片，使诊断的准确性大为提高。

（2）非妇科标本的检测：沉降式液基细胞学检查技术在非妇科方面的应用，主要包括痰液、尿液、浆膜腔积液、内镜刷检及针吸细胞检查等。采用沉降式液基细胞学检查技术能避免传统涂片检查时细胞量过少、杂质去除不干净、涂片过厚等诸多影响制片及阅片的因素，可以显著提高诊断的准确性及阳性检出率。

4. LBP 沉降式液基薄层细胞学技术操作流程

使用不同的仪器设备，操作流程可能有所不同。

（1）标本的采集、保存、标记、送检：将宫颈取样刷中间细长的部分插入宫颈口，两侧缘抵住宫颈外口，力度适中地顺时针旋转 3 ~ 5 圈，将取好样的刷头放进保存瓶中，在瓶壁上填写好受检者的姓名、年龄、取样日期，填写好申请单送检。

（2）样本处理：①将标本瓶放置旋涡混合器上振荡约 30 s；②将标本瓶、离心管对应放置于妇科标本架上，并把标本瓶、离心管及申请单对应写上编号；③在 12 mL 离心管中注入 4 mL 分离提取液；④在妇科标本架上插入注射移液器，放上自动样本转移机转移 8 mL 样本；⑤第一次离心：200 G，2 min，吸去 8 mL 上清液；⑥第二次离心：800 G，10 min，弃上清液；⑦置旋涡混合器上振荡约 30 s。

（3）染色：①将处理好的载玻片放置在染色板上并扣上制片染色舱，在载玻片上注上相应编号；②将装有处理好样本的离心管放置在制片染色机的离心管架上，检查离心管编号次序与摆放位置一致；③染液管道插入相应的试剂瓶，检查试剂量足够完成整批制片；④在监控软件操作界面上，根据制片数量设置好染色参数；⑤设备自动完成整个制片染色过程（图 16–3）。

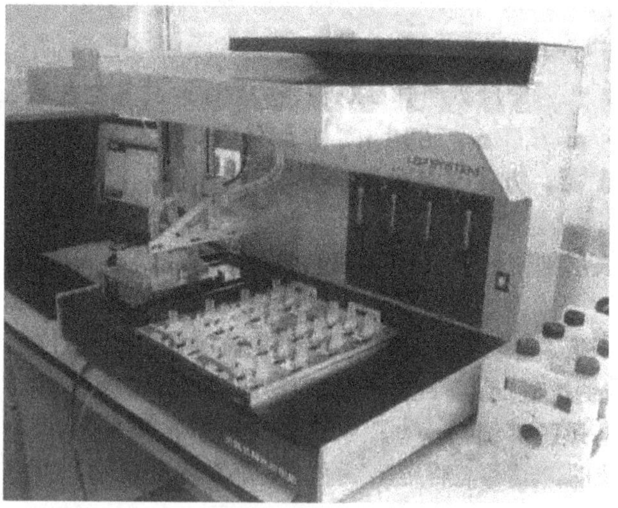

图 16-3　LBP 沉降式涂片染色系统

（4）封片：①依次拆除制片染色舱，将完成制片染色的样片插入乙醇缸中的玻片架上，脱水约 5 s；②放入二甲苯内透明约 5 min；③中性树胶封片。

5. 制片质量控制

（1）样本收集阶段：提供给临床医师设计合理的申请单，并要求临床医师认真填写，申请单必须包括以下内容：①患者的姓名、性别、年龄；②患者的住院 / 门诊号，床位；③患者的联系方式；④临床情况简介，既往病史；⑤末次月经；⑥申请检查医师的签名。

（2）样本接受阶段：①检查每份送检的样本及申请单上的信息是否相符；②检查样本是否有漏出，是否已适当固定；③任何疑问之处应及时联系临床，核实或者纠正错误后才能接受；④对于样本，标签与申请单内容不符合，字迹不清晰，样本渗漏，污染或保存不当者拒收并做好记录。

（3）样本制备阶段：①严格按照制片步骤进行制片操作；②制片过程中使用设备及仪器，按照使用方法及操作步骤进行。

（4）样本染色阶段：①苏木精后细胞核染成蓝色为满意，而紫色、浅蓝色、灰色或棕色均为不满意；胞质有苏木精着色则提示核染色时间太长或染液浓度太高，应适当调整染色时间或稀释染液浓度。② EA/ 橘黄 G 染液染胞质时要能清晰显示不同的胞质分化程度，呈现出应有的绿色、粉红色或橘黄色。③染色过程中要按照染色效果调试好合适的染色参数，包括染色时间、清洗次数等，由设备程序化完成整个染色步骤；无设备或者设备出现故障无法运作时，用手工方法按照染色步骤完成整个流程。④应常规监测缓冲液的 pH 是否为 7.4 ～ 8.0。

（5）样本封片阶段：染色后的涂片应采用湿式封片，经无水酒精，二甲苯后，直接用中性树胶封片，封片胶不要溢出盖玻片。

二、膜式液基薄层细胞制作技术

1. 制片机制

用膜式液基薄层细胞制作技术制片，主要是通过过滤膜将细胞样本过滤，使细胞贴附在滤膜上，再通过负压作用将滤膜上的细胞转移到载玻片上，最后将细胞涂片放入固定液中固定。整个过程在制片机自动完成。

2. 技术特点

制片机中的过滤器是一个直径为 25 mm 的真空柱状容器，下面为过滤膜，滤膜孔径大小通常为 5μm 和 7μm，分别用于非妇科细胞样本和较大的妇科细胞样本，可以制成直径 2 mm 的细胞薄层，方便在直径 2 mm 区域进行观察。

3. 细胞采集

（1）非黏液性的表层细胞样本，如口腔黏膜、乳头分泌物和皮损伤口等标本直接放到含保存液的样本瓶中。

（2）胸水、腹腔积液、尿液、脑脊液、心包积液等体液以及针吸细胞样本，加入 1/10 样本体积的 3% 枸橼酸钠抗凝剂，离心后取沉淀物加入到含保存液的样本瓶中。

（3）妇科阴道、宫颈脱落细胞样本用取样器（刷子）采集后，尽快将刷子浸泡在样本瓶的保存液中，不断转动，尽可能将细胞从刷子转移到保存液中。

4. 制片操作

（1）根据所采集细胞样本的类型，选择对应的运行程序、机器进行自检。

（2）机器进入程序后自动检测细胞样本和保存液混合液的量，液体过多或不足，程序将自动停止操作并显示错误信息。如果液体不足，可用保存液补足；液体过多，可吸走部分液体，如果细胞样本不多，应取出稍做离心再吸走部分上清液。

（3）过滤器自动插入样本瓶里旋转，混匀细胞样本，打散黏液。过滤器通过负压作用，将细胞吸附在过滤器的滤膜上。当过滤膜上覆盖一定数量的细胞时，就自动停止过滤，避免细胞过多相互重叠，但保证有足够数量的细胞吸附在玻片上。

（4）将吸附了细胞在过滤器底端的滤膜贴向载玻片，通过过滤器正压的作用，将细胞转移到玻片上。载玻片经过特殊处理，能牢固吸附细胞。

（5）细胞片自动移到含 95% 乙醇固定液的瓶中存放。需要手工取出细胞片集中到另一含有固定液的容器存放待染色，然后继续下一例样本制片操作。

5. 染色

将取出的涂片进行染色，染色方法是首选经典的巴氏 EA36、EA50、EA65 染色方法。

6. 临床应用

膜式液基薄层细胞学技术主要应用于妇科阴道、宫颈脱落细胞学标本的制作，也可以用于非妇科标本。

7. 制片质量控制

（1）血性的细胞标本，在上机前应先行去红细胞处理：①经平衡后放入离心机以 2 000 r/min，离心 10 min；②吸出清液后将 5 mL 1% 的冰醋酸加入到沉渣，振荡 5 min；③弃去冰醋酸后将原标本上清液加到沉渣里，混匀后即可放入制片机制片。

（2）若标本量较少则直接将其倒入标本瓶内，静置 15 min 后制片。

（3）痰液等黏液性标本可加入消化液进行消化处理。

（4）对于胸腹腔积液标本应在取样时加入抗凝剂，若标本量较多，在前期处理时应取自然沉淀后底部的标本 10 ~ 15 mL。

（5）制片之前必须检测是否装载好样本瓶、过滤器和载玻片，根据样本类型选择合适孔径的滤膜。

（6）95% 的乙醇固定液需每天更换。

（李金凤）

第十一节 细针吸取细胞学技术应用和操作

一、细针吸取细胞学技术的应用范围

（1）体表可触及的肿块，包括皮肤、黏膜及软组织、骨组织等肿块和淋巴结、甲状腺、乳腺、前列腺等器官的肿块。

（2）一些深部器官如肝、肾等的肿块，需要在影像学的协助下行细针吸取细胞。

（3）可疑的转移性病灶，如皮下结节、手术瘢痕结节、颈及腋窝淋巴结、骨质破坏性肿块等。

（4）疑为肿瘤破裂出血、感染、癌瘤播散等不适宜手术切除，或取活检有困难而又必须获取形态学依据诊断的患者。

（5）经皮和借助影像学设备对颅脑、胸腔、腹腔和盆腔内各深部脏器病变的术前或术中快速诊断。

（6）对肿瘤患者放疗、化疗的监测及预后判断。

二、针吸器械的选用

1. 针头

细针吸取细胞学采用的是外径 0.6 ~ 0.9 mm 的针头。国产的针头用号数表示，号数与针头外径相一致，如 7 号或 8 号针头分别表示 0.7 mm 或 0.8 mm 外径。国际穿刺针头外径以 Gauge（G）表示，如 21 G、22 G 等。G 数越大，针头外径越细。7 号、8 号针头分别对应为 22 G 和 21 G。

7 号、8 号针头通常用于淋巴结、唾液腺、甲状腺等体表可及的肿块。8 号、9 号针头通常用于较硬的肿块，纤维组织多，实质细胞不易被抽吸出来的肿瘤。要根据病变大小、部位、性质、硬度、深度等选择适当外径的针头，才能有效地获得足够的细胞学诊断材料。

2. 注射器

大多数实验室选用 10 ~ 20 mL 的一次性无菌塑料注射器（配 7 号针头），可以满足对多数肿块取材的需要。

三、针吸方法的选择

1. 徒手针吸法

操作者一手固定肿块，另一手执行完成穿刺及抽吸过程，也可以在确认刺入肿块后，用左手固定针头与注射器前部，右手完成抽吸操作过程（图 16-4）。

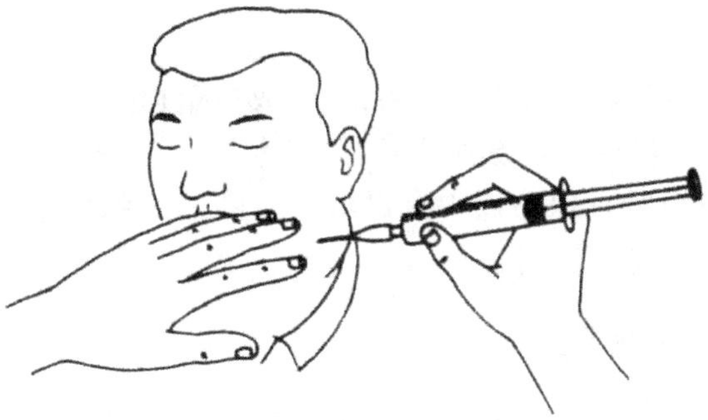

图 16-4 徒手针吸法

2. 无负压针吸方法

穿刺过程中不使用负压抽吸，而是借提插穿刺方式，使少量插切下的病变标本进入针芯内，这种方法通常仅限用于血管丰富的组织（如甲状腺等），该方法特点是出血少，细胞学标本量通常不多（图 16-5）。

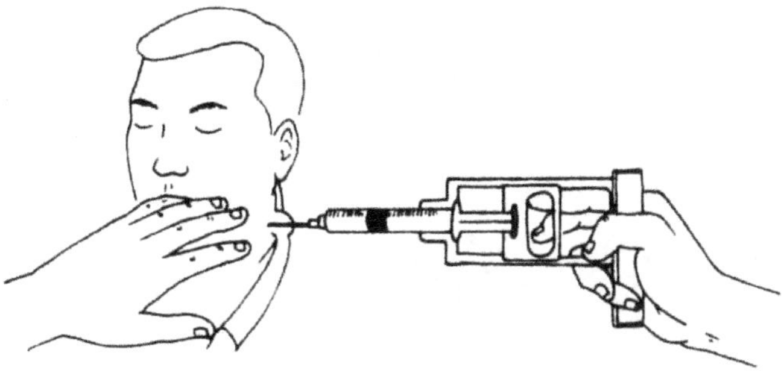

图 16-5 无负压针吸方法

四、穿刺点与肿块的固定

（1）通常采取坐位针吸，但甲状腺肿块有时也可采用仰卧位，并抬高头部。

（2）穿刺点尽量避开大血管、神经及要害组织器官。

（3）同时有原发灶与转移灶的病变首选转移灶实施穿刺。

（4）对直径 < 2 cm 的肿块通常应刺入其中心部位；而 > 5 cm 的肿块，应针吸取病变组织靠边缘的部分，以避免其中心部位可能发生的出血与坏死。

（5）对囊性肿块，除尽量吸尽液体外，还应对其边缘部位（或囊壁部分）穿刺取材，以获得有代表性的诊断细胞。

（6）固定肿物：为了防止刺入抽插时滑脱或针头穿过肿块，所采用的固定方法有以下几种。

①捏提法：用左手拇指与其他手指捏起肿物，右手持针刺入肿块。此法适用于活动的小肿块。

②指压法：单指固定，用拇指或示指压住肿物，使其固定于皮下或被推向一边而不滑动，针头在指尖上方刺入肿块，双指固定，对直径 > 3 cm 的肿块，可用拇指与示指捏压肿块固定，小于 1 cm 小肿物用单指固定法，用示指与中指行加压固定。

五、针吸细胞操作

（1）穿刺前先用 3% ~ 5%碘酒对局部皮肤行常规消毒，口腔黏膜可采用复方汞液消毒。

（2）固定肿块后，手持预先装好的注射器或针吸器，迅速刺入病灶或肿物内，针筒保持无气状态抽吸 3 ~ 4 次。保持负压，并在不同方向抽吸几次，去负压后用消毒棉球或棉签压迫针吸点，并迅速拔针，继续压迫局部数分钟即可。

（3）从针筒推出吸出物于载玻片上，然后用推片法进行涂片。

六、注意事项

（1）进针要迅速，部分肿物或器官丰富的毛细血管或薄壁血管，针吸时极容易出血，标本常被血液稀释，影响诊断，为了避免上述情况，可选用无负压针吸法，通常提插移动 4 ~ 5 次即可拔针。

（2）获取有效的细胞成分，为确保涂片中有足够于诊断的细胞含量，应尽量在避免出血的基础上，对肿块实质至少向两个方向迅速进退针刺。

七、针吸并发症与肿瘤播散

针吸细胞可能出现的并发症很少，少数患者因血管神经性反应导致头昏、心悸、恶心等虚脱症状；也可能会出现穿刺点局部出血和红肿或感染等情况。如果多加注意，一般不会出现。国内外文献报道，针吸细胞引起肿瘤播散的概率极低。

（李金凤）